턱관절 장애 – 도수치료, 운동 및 침술

Temporomandibular Disorders - Manual therapy, exercise, and needling

턱관절 장애

도수치료, 운동 및 침술

김 선 엽 외 옮김

Temporomandibular Disorders

Manual therapy, exercise, and needling

Edited by
César Fernández-de-las-Peñas
and
Juan Mesa-Jiménez

Forewords
Leon Chaitow
Thomas List
Jeffrey P. Okeson

영 문 출 판 사

■ **옮긴이** (가나다 순)

김선엽 대전대학교 물리치료학과 교수
김윤환 군장대학교 물리치료과 교수
김지혁 경남정보대학교 물리치료과 교수
오재섭 인제대학교 물리치료학과 교수
이상빈 남서울대학교 물리치료학과 교수
이인수 신성대학교 물리치료과 교수

Temporomandibular Disorders - Manual therapy, exercise, and needling
by **César Fernández-de-las-Peñas and Juan Mesa-Jiménez**

The original English language work has been published by:
Handspring Publishing Limited Pencaitland, EH34 5EY, United Kingdom

턱관절 장애
도수치료, 운동 및 침술

2022년 2월 15일 초판인쇄
2022년 2월 22일 초판발행

지은이 : César Fernández-de-las-Peñas and Juan Mesa-Jiménez
옮긴이 : 김 선 엽 외
발행인 : 박 병 조
발행처 : 도서출판 영문출판사
등 록 : 1987년 12월 21일 제2-419호
주 소 : 서울시 강남구 삼성동 69-1
전 화 : (02) 514-5590, 776-5590
팩 스 : (02) 756-8943
홈페이지 : www.ymsbook.net
E-mail : yeongmunsa@empas.com
정 가 : 35,000 원
ISBN 978-89-7224-520-9 93510

※ 파본은 교환해 드립니다.

목 차 CONTENTS

PART 3 턱관절 장애의 도수치료
Manual therapy for temporomandibular disorders

PART 4 턱관절 장애의 기타 중재법
Other interventions for temporomandibular disorders

서문 by Leon Chaitow

흥미진진한 이 책의 내용에 나오는 것들은 하나의 계시이다. 다양한 문화권에서 나오는 속담 중 하나로 '한 아이를 키우는 데 온 마을이 필요하다'는 속담이 있는데, 이 책에서 알 수 있듯이 턱관절 장애(TMD)를 포괄적으로 설명하고 정확하고 안전하게 검사하고 진단하기 위해서는 대규모 팀이 필요하다. 이것은 진단 기준에 따라 차이는 있지만 전 세계적으로 유병률이 비특이적 요통에 이어 두 번째이며, 성인 인구의 약 10%에 영향을 미치는 이 질환은 극도로 광범위한 근골격계 통증 질환으로 이해하고 치료와 관리를 하고 있다.

시작하는 단원은 삼차신경 유해수용성 과정(trigeminal nociceptive processing)과 병태생리학, 감각 검사, TMD(과 구강안면 통증)이 포함된 검사와 분류를 명확하고 세부적으로 설명하는 내용으로 설정하였다. 현재는 TMD를 정의하는 것이 간단하다고 생각할 수 있다. 그러나 첫 번째 단원(통증성 턱관절 장애의 정의, 역학 그리고 병인)에서 법의학적으로 설명했듯이, 이러한 상태를 효과적으로 관리하기 위해서는 임상가가 TMD와 관련된 기능장애와 통증 문제의 진행과 유지에 영향을 줄 수 있는 여러 요인들을 이해하고 인지하는 것이 매우 중요하다.

TMD의 효과적인 검사와 도수치료 그리고 관리에 대해 자세히 설명하는 단원에 앞서, 최적의 관리에 있어 TMD가 한가지의 '원인'을 가진 독립된 장애인 경우는 매우 드물고, 일반적으로 광범위한 상호작용에 의한 적응, 요인들 그리고 영향 요인들에 의한 결과라는 것을 인지할 필요가 있다. 이러한 병인학적 특징 중 일부는 예방할 수 있고/또는 가역적일 수 있지만 일부는 병력(예를 들어, 손상)이 있거나 유전적일 수도 있다. 예를 들어, 아프리카계 미국인(3.8%), 백인/원주민 혼혈(12.7%) 그리고 아시아인(2%) 간에 TMD의 유병률은 확실하게 불일치하며, 예상하지 못한 인종과 민족 간에 차이가 있다. 또 다른 잠재적인 중요한 영향으로 교육적, 직업적 그리고 사회경제적 특징, 체중, 신체적 활동, 공존하는 질환들, 흡연과 같은 습관 그리고 생체역학적, 심리학적 요인들이 포함된다. 당연한 것으로 이와 같은 특성들은 비특이적 요통과 만성 경부통의 일반적인 위험 요인들이기도 하다.

TMD와 구강안면부의 통증 검사에 관한 단원에서는 턱관절 자체와 저작근, 경흉추부에 대한 주요 구조적, 기능적 연결 상태에 대한 상세한 평가와 함께 포괄적인 임상적 병력에 대한 평가의 필요성에 대해 명확하게 설명해야 하며, 여기에는 자세적, 신경학적, 인대의 안정성, 동맥의 기능장애, 분절성 관절가동범위와 가동성 그리고 심부 목 굴곡근의 기능이 포함된다. 이러한 주제들의 전부 또는 일부는 TMD의 발생에 잠재적인 주요한 특성이 될 수 있으므로 주어진 사례에 특별히 영향을 미치는 것에 대한 이해와 평가가 필수적이다.

도수치료 중재에 대해 다루는 단원에서는 치료적 운동과 관절 도수교정 그리고 관절가동술, 연관통(referred pain)의 관리(통증유발점), 다양한 연부조직 기법, 자세 재교육과 훈련에 관한 세부적인 증거-기반 정보들을 제공한다. 이러한 심도 있는 도수치료 단원에는 두개-경부하악 부위와 관련된 근막 해부학의 역할에 대한 명확하고 상세한 설명도 포함되어 있다. 이 단원에는 입과 인후부(throat), 머리 그리고 목에 여러 가지 동적 근막 연결(links), 결합과 기능에 대한 조사의 한 부분으로 씹는 동작과 관련된 근막의 아주 상세하고 복잡한 내용들이 포함되어 있다. 또한 TMD의 관리와 관련하여 자세한 내용들도 제공하는 것은 건침(dry needling)과 별도의 단원으로 유용하게 사용되는 침술, 그리고 통증 심리학과 뇌의 치료에 대한 현재의 관점이 제시되었다. 마지막 단원 중 하나에는 턱관절 장애에서 뇌의 치료로 통증에 대한 신경과학 교육과 뇌 운동(brain exercises)에 대한 흥미로운 연구들이 포함되어 있다.

임상가로서 이 책의 독자들은 TMD와 관련된 복잡한 문제들과 연관된 요인들 중 주 원인에 대해 훨씬 더 명확하게 이해하게 되었다. 이 멋진 교재는 훌륭하게 디자인되었고 정성을 들여 제작하였으므로 관련된 모든 분들이 축하를 받을 만하다.

Leon Chaitow ND DO
Honorary Fellow, University of Westminster
London, UK
Editor-in-Chief
Journal of Bodywork and Movement Therapies
Corfu, Greece,
November 2017

서문 by Thomas List

이 책의 서문을 쓰게 되어 매우 기쁘고 영광으로 생각한다. 턱관절 장애(TMD) 통증 환자에 기전과 치료의 효능 그리고 효과에 의한 결과에 대한 이론적 지식 그리고 물리치료를 적용 방법에 대한 우리들의 실제 임상 경험 사이의 격차는 이 책에서 논의된 바와 같이 오랫동안 그 필요성을 제시하였다. 물리치료 영역의 광범위한 치료 방법들은 특정한 상황에서 가장 적합한 치료법을 찾을 것에 혼란을 일으킬 수 있다. 이 책은 만성 TMD 통증 환자의 치료법으로 도수치료와 치료적 운동, 자세 훈련, 건침 그리고 침술을 최고로 사용하는 것에 중점을 두었다.

유럽에서 46,394명을 대상으로 시행한 대규모 역학 연구에 따르면 인구의 19%가 중등도에서 중증 수준의 만성 통증을 앓고 있다고 보고하였다. 이들 중 2/3는 마사지(30%)나 물리치료(21%), 침술(13%)과 같은 비약물적 치료를 사용했으며, 38%는 매우 도움이 되었다고 보고하였다. 흥미롭게도 물리치료의 유형과 이것들의 사용 빈도는 국가 간에 광범위했는데 이것은 문화적 차이가 크다는 것을 의미한다. 대부분의 물리치료는 신체의 다양한 근골격계 통증 장애를 치료할 수 있도록 설계되었다. 저작 시스템에 많은 특징들이 분명히 독특하지만 우리가 배웠던 것은 유해성 자극으로 시작되어 전달되고, 감지되는 기전은 통증이 신체 전체에서 크거나 작게 공통적이지는 않다라는 것이다. 이것은 신체의 다른 부위에서는 유용한 것으로 밝혀진 중재가 TMD에서도 유용할 수 있음을 나타내는 것이다. 근거는 다소 제한적이지만, 턱 운동과 같은 물리치료의 일부 방법은 건강 관리를 위한 스웨덴 국가 지침서(Swedish national guidelines)와 여러 출판물을 통해 자가-관리의 한 부분과 통합하여 권장되었다. 중등도 수준의 근거에 기초하여, 구강안면 통증 치료에 대한 스웨덴 국가 지침에서 현재 특별히 건강-경제적 관점에서 TMD에 대한 턱 운동을 권장하고 있다.

여러가지 물리치료 방법들이 종종 내인성 통증 억제 조절 시스템(endogenous pain inhibitory modulation system)을 활성화하기 때문에 유익한 것으로 알려져 있으며 부작용이 거의 없고, 신체 인지(body awareness) 수준을 높이고 가정에서 사용할 수 있는 새로운 통증-완화 장비를 제공하여 환자를 활성화시키며, 건강관리 제공자와의 의사 소통을 촉진한다. 추가적인 이점은 다른 치료법과 함께 하는 복합적 치료가 좀 더 쉽고 잠재적으로 더 효과적이라는 것이다.

만성 통증은 종종 복합적인 통증을 동반한 질환에서 나타난다. 최적의 치료 결과는 거의 대부분 다른 의료 분야와의 다학제적(multidisciplinary) 협력을 필요로 한다. 이 책은 TMD 환자에게 유용한 물리치료에 대한 정보를 제공하고 TMD 전문가를 대상으로 하지만, 이러한 치료는 이 책에 포함된 정보를 유용하게 사용할 수 있는 다른 건강관리 전문가에 의해 제공될 수 있다.

이 책은 네 부분으로 나뉘며, 각 부분에는 여러 개의 단원이 포함되어 있다. 첫 번째 부분은 TMD의 역학과 분류, 유해감각의 처리과정과 저작 시스템의 병태생리학에 대해 다룬다. 이 단원들은 임상가에게 만성 통증의 기초 과학에 대한 심도 있는 이해를 제공한다. 2부에서는 저작계와 상부 경추에 임상 사례와 임상적 검사법에 초점을 맞추었다. 2부에 단원들은 환자를 평가하고 검사하기 위해 현재 사용되는 검사법과 인정받는 방법들에 대해 자세히 설명하였다. 3부에서는 TMD와 목 장애에 대한 다양한 도수치료법에 대해 검토한다. 이 단원은 사용 가능한 근거-기반 문헌에 초점을 맞추고 독자들에게 이러한 치료법의 사용에 대한 과학적으로 긍정적이며 효과적인 지원을 제공한다. 4부에서는 침술과 같은 다른 중재에 대해 논의하고, 마지막 단원에서는 생물심리사회적 관점에서 만성 TMD 통증 환자 관리를 위해 물리치료와 다른 기법들을 통합하기 위한 체계를 제시하였다.

TMD와 구강안면부 통증에 대해 지난 수십 년 동안 큰 발전을 이루었지만, 임상의 상황은 여전히 우리들의 지식에 한계를 상기시킨다. 임상가로서 우리는 매일 통증과 고통에 대한 도움을 필요로 하는 환자들을 만나고 있다. 우리는 이용 가능한 최고의 과학적 근거와 우리 자신의 임상 경험 그리고 환자에 대한 잠재적 가치를 기반으로 하여 우리가 할 수 있는 최선을 다하고, 현재 이 환자들에게 최적의 결과와 삶의 질을 제공할 수 있는 치료방법을 결정해야 한다. 이 책은 이러한 목적을 위해 구상되었고 쓰여졌다.

치료는 개별적인 만성 통증 환자에 맞게 조절할 필요가 있다. 이는 종종 행동 치료와 약리학적 치료, 교합 치료(스플린트) 그리고 물리치료와 같은 치료 방법들의 다양한 접근이나 조합을 의미한다. 한 가지 지침이 다른 모든 것을 압도하는데, 항상 가장 보존적인 접근 방식을 선택하고 그 무엇보다도 해를 끼치지 말아야 한다. 환자는 올바른 진단을 하기 위해 모든 시도가 이루어졌다는 것을 알고, 필요한 경우 적절한 치료 또는 다른 전문가나 치료사에게 의뢰가 이루어진다는 것을 이해할 수 있는 믿음을 느낄 필요가 있다.

저자들 중 많은 사람들이 인정받고 있으며 해당 분야를 선도하고 있는 전문가이며 연구와 과학적 출판물을 통해 우리의 현재 지식에 크게 기여하고 있는 편집자와 저자들에게 나는 축하를 보낸다. 이 책은 구강안면부 통증과 이 환자의 고통을 완화하고 만성 통증 환자들이 매일 하는 경험을 어느 정도 또는 실질적으로 개선하는 데 도움이 되는 효과적이고 신뢰할 수 있는 정보를 임상가에게 제공하는 해당 분야의 보석과 같은 책이다.

Thomas List DDS OdontDr
Professor and Chairman
Department of Orofacial Pain and Jaw Function
Faculty of Odontology, Malmö University,
Malmö, Sweden
November 2017

서문 by Jeffrey P. Okeson

내가 전문적인 경력을 쌓는 동안 나는 나의 환자들에게서 매우 긍정적인 변화를 목격할 기회가 있었다. 이들 중 한 명은 구강안면 통증 부위에 전문적인 치료들을 혼합한 것이었다. 우리는 통증에 대해 더 잘 이해하려고 노력하면서 이 분야의 복잡성을 이해하기 시작하였다. 통증은 인간이 경험하는 가장 강력한 부정적인 감정 중 하나이므로, 고통받는 환자를 도우려고 애쓰는 경우가 많다. 우리는 통증이 감각 이상이라는 것을 알게 되었다. 그 대신, 통증은 실제로 단순한 감각이기 보다 훨씬 더 복잡한 경험이다. 우리는 또한 대부분 통증의 원인으로 생각되는 말초부 손상의 일반적인 원인이 임상가가 직면하는 문제가 아님을 배웠다. 우리는 유해성 감각이 중추신경계에 들어갈 때 그것의 흥분성과 억제성 기전에 의해 크게 영향을 받는다는 것을 이해하고 있다. 그 결과로, 우리는 통증이 하나의 의학적 부분으로 국한되지 않는다는 것을 알게 되었다. 대신 우리의 환자들은 자신의 통증을 줄이기 위해 모든 분야에서 제공하는 최선의 치료를 제공받을 자격이 있다.

이 교재는 환자에게 최상의 치료를 제공한다는 아이디어를 가진 세 가지 다른 직업전문가들의 의견을 결합한 진보적 사고의 한 샘플이다. 급성 손상 환자에게 물리치료는 회복을 돕는 필요한 관리 방법을 제공할 수 있다. 통증이 만성화되면 중추성 요인들이 통증을 유지하는 주요 요소가 된다는 점을 인식하는 것이 중요하다. 이러한 환자들에게 다양한 전문가 팀은 환자의 회복을 위한 중요한 방법을 추가 제공한다. 이 교재는 물리치료 분야에서 구강안면 통증과 임상 심리학 분야에 잘 알려진 권위자들로부터 받은 정보를 제공하며, 임상가의 각 분야에 대해 더 잘 이해하는 데 도움을 줄 것이다. 이러한 다양한 전문가들의 노력은 환자 관리에 최고의 성공을 위한 가능성을 제공한다. 이와 같은 교재는 매우 드물며, 저자들의 연합된 작업에 대해서 칭찬을 받아야 한다. 이러한 전문적인 노력은 근거-기반 과학을 반영하였고, 우리의 환자에게 최신의 노력을 제공하였다. 이 교재에서 볼 수 있는 정보들은 모든 임상가들에게 환자를 더 잘 평가하고 관리하는 데 도움을 줄 것이다.

Jeffrey P. Okeson DMD
Provost's Distinguished Service Professor Professor and Chief, Division of Orofacial Pain Director, Orofacial Pain Program
College of Dentistry, University of Kentucky Lexington, Kentucky, USA October 2017

머리말 PREFACE

턱관절 장애(TMD)라는 용어는 머리와 얼굴에 통증을 포함하며, 이는 환자가 매우 고통스럽고 무력해질 수 있는 질환이다. 임상가로서 우리는 이러한 환자를 도울 수 있는 치료적 접근 방법에 주의를 집중해야 한다. 도수치료와 운동 그리고 침술의 가치는 통증 신경과학에 대한 새로운 개념을 통해 이해될 수 있으며 이러한 모든 중재들이 생물심리사회적 모델에서 함께 제공된다는 것이 점점 더 명확해지고 있다. 실제적으로 도수치료와 운동치료는 아마도 많은 의료 건강관리전문가가 만성 통증 환자를 치료하기 위해 가장 일반적으로 사용하는 치료적 조합일 것이다. 오늘날은 중추신경계가 통증에 대한 개인적인 경험과 임상적 양상에 중요한 역할을 하며, 도수치료와 운동 또는 침술 치료가 말초신경계와 중추신경계의 반응을 유발한다는 것은 보편적으로 받아들여지고 있다. 우리가 TMD를 평가하고 치료하는 다양한 접근 방식에 대한 포괄적이고 실용적인 방법을 제공하기 위해 우리는 전 세계에서 광범위한 전문가들을 모아 서로 영감을 교류하는 것은 이러한 기전에 대한 더 잘 이해하게 된 배경이었다.

이 책을 구상하고 편집하는 과정에서 우리는 근거와 임상적 정보에 대한 패러다임을 채택하였다. 우리는 근거와 임상 경험의 조합을 만성 통증이 있는 환자들의 관리에 있어 모든 임상가에게 제공해야 한다고 믿는다. 근거-기반 패러다임의 주요 특징은 진단과 관리가 이용 가능한 최상의 과학적 근거에 따라 이루어져야 한다는 것이다; 그러나 치료사가 임상에서 일상적으로 사용하는 모든 중재나 진단 과정에 대한 좋은 근거가 없기 때문에 이러한 자료들의 관련성은 제한적일 수 밖에 없다. 근거-기반 실무가 지속적으로 발전하고 있지만 임상가는 환자들의 기대와 신념을 염두에 두고 가장 유용한 과학적 근거들을 취합하고 이를 임상적 경험과 결합하기 때문에 근거-기반 패러다임이 좀 더 적절한 것으로 판단된다.

이 책은 전반에 걸쳐서, 각 단원 저자들은 신경생리학적 근거에 기반한 임상 경험과 임상 추론을 가장 최신의 근거들과 통합한 사실상 최고의 근거-기반 패러다임과 임상 기반 패러다임을 결합하여 임상가가 일상적인 임상 실무에서 수행하는 것과 유사하게 하였다. 우리는 이러한 접근을 통해 실제 임상가들이 TMD 통증을 가진 환자의 실제적인 감별, 진단과 관리를 위해 꼭 알아야 할 것을 실질적으로 제공하는 교과서를 만들었다고 믿는다. 이것은 TMD 환자에게 나타낼 수 있는 다인성 병인과 증상들이 임상가에게 실질적인 도전이 될 수 있기 때문에 특히 가치가 있다.

이 책은 네 부분으로 나뉜다. 1부에서는 여러 저자들이 TMD 통증 증후군(TMD pain syndromes)의 역학과 분류 그리고 두개안면 통증의 기저에 깔려있는 신경생리학적 기전에 대해 검토한다. 2부에서는 저자들이 TMD의 영향을 받는 환자에 포괄적인 병력을 수집하는 단계와 신체 검사의 기본 원리에 대해 설명한다. 이 단원에서 저자들은 TMD로 고통받는 환자에서 흉추와 경추도 함께 평가해야 하는 이유를 제시함으로써 신체 부위별 상호 의존성의 관련성을 명확하게 보여준다. 나머지 부분에서는 TMD에 대한 치료적 중재법에 대해 다룬다. 3부에서는 관절과 근육, 근막 그리고 신경 중재와 치료적 운동을 포함한 여러 가지 도수치료 중재법들에 대해 설명한다. 마지막으로 4부에서는 이러한 중재법들을 현재의 통증 신경과학과 신경과학 교육의 맥락 안에서 제시함으로써 다양한 침술 치료를 포함한 여러가지 다른 치료 옵션에 대해 다룬다.

우리는 이 교재가 TMD 환자의 도수치료적 관리에 대한 표준이 될 것으로 기대하며 서로 다른 의견들 차이를 해소할 수 있기를 바란다. 우리는 치료적 접근법으로 도수치료, 운동치료 그리고 침술을 사용하여 다양한 건강관리 전문 분야들과 통합하는 것을 목표로 한다. 이 책이 궁극적으로 전 세계 환자들에게 도움이 되기를 바란다.

Cesar Fernández-de-las-Peñas,
Juan Mesa-Jiménez
Madrid, Spain
January 2018

편집자 EDITORS

César Fernández-de-las-Peñas PT, DO, MSc, PhD, DrMedSci

Director of the Department of Physical Therapy, Occupational Therapy, Rehabilitation and Physical Medicine at Universidad Rey Juan Carlos, Madrid, Spain.

그는 통증 과학 연구 그룹(pain sciences research group)의 학장이며 만성 통증 관리에 대한 도수치료 접근법에 중점을 둔 개인 통증 클리닉에서 15년의 임상 경험을 가지고 있다. 그의 연구 활동은 상지 사분면 통증 증후군(upper quadrant pain syndromes), 특히 두경부 통증 질환에 신경과학적 측면에 관한 것이다. 그는 동료–심사평가 저널(peer–reviewed journals)에 300편 이상의 과학 출판물을 발표했으며, 그 중 약 150편의 제 1 저자였다. 그는 또한 두통과 편두통, 도수치료와 건침술에 관한 여러 교재들의 편집자이며 50개의 국제 회의에서 발표를 위해 초대되었다.

Juan Mesa-Jiménez PT, MSc, PhD

Professor in the Faculty of Medicine and Director of the Masters in Cranio- Mandibular Dysfunction and Orofacial Pain at Universidad San Pablo CEU, Madrid, Spain.

그는 구강안면부 통증 환자 관리에 중점을 둔 통증 클리닉을 개업하고 20년 이상의 임상 경험을 가지고 있다.
그는 구강안면부 만성 통증과 관리를 위한 침술 치료에 관한 주제로 동료–심사평가 저널에 과학적 논문들을 발표했으며 세계적인 학술대회에 발표를 위해 초대되었다.

기여자 CONTRIBUTORS

Susan Armijo-Olivo, PT, MSc, PhD
Adjunct Professor, Faculty of Rehabilitation Medicine and Faculty of Medicine and Dentistry, University of Alberta, Edmonton; Principal Research Lead, Institute of Health Economics, Edmonton, Alberta, Canada

Lars Arendt-Nielsen, PhD, DrMedSci
Center for Sensory-Motor Interaction (SMI®), Department of Health Sciences and Technology, Faculty of Medicine, Aalborg University, Aalborg, Denmark

Brian E. Cairns, PhD, DrMed, ACPR
Professor, Faculty of Pharmaceutical Sciences, University of British Columbia, Vancouver, Canada; Professor, Center for Neuroplasticity and Pain, SMI®, Department of Health Science and Technology, Faculty of Medicine, Aalborg University, Aalborg, Denmark

Eduardo Castro-Martín, PT
Professor of Physiotherapy, Department of Physiotherapy, Universidad de Granada, Granada, Spain; Physiotherapist, 'VértexCentro,' Granada, Spain

Joshua A. Cleland, PT, PhD
Professor, Physical Therapy Program, Franklin Pierce University, Manchester, New Hampshire, USA

Mike Cummings, MB ChB, DipMedAc
Medical Director, British Medical Acupuncture Society, United Kingdom

Bill Egan, PT, DPT, OCS, FAAOMPT
Associate Professor of Instruction, Department of Physical Therapy, Temple University, Philadelphia, USA

Fernando G. Exposto, DDS, MSc
PhD student, Section of Orofacial Pain and Jaw Function, Department of Dentistry and Oral Health, Aarhus University, Denmark; Member, Scandinavian Center for Orofacial Neurosciences, Denmark

Blanca Codina García-Andrade, PT, MSc
Lecturer, Masters Program in Orofacial Pain and Temporomandibular Dysfunction, Universidad San Pablo CEU, Madrid, Spain

Joe Girard, DPT, DScPT
Assistant Professor, Physical Therapy Program, Franklin Pierce University, Manchester, New Hampshire, USA

Thomas Graven-Nielsen, DMSc, PhD
Professor, Center for Neuroplasticity and Pain (CNAP), SMI®, Department of Health Sciences and Technology, Faculty of Medicine, Aalborg University, Aalborg, Denmark

Toby Hall, PT, MSc, PhD, FACP
Adjunct Associate Professor, School of Physiotherapy and Exercise Science, Curtin University, Perth, Australia; Senior Teaching Fellow, The University of Western Australia, Perth, Australia

Gary M. Heir, DMD
Clinical and Program Director, Center of Temporomandibular Disorders and Orofacial Pain, Rutgers University School of Dental Medicine, Newark, New Jersey, USA

José L. de-la-Hoz, MD, DMD, MS
Professor and Program Coordinator, Masters Program in Temporomandibular Disorder and Orofacial Pain, School of Medicine, Universidad San Pablo CEU, Madrid, Spain

Abhishek Kumar, BDS, PhD
Postdoctoral Researcher, Department of Dental Medicine, Karolinska Institutet, Huddinge, Sweden; Member, Scandinavian Center for Orofacial Neurosciences, Sweden

Adriaan Louw, PT, PhD
CEO, International Spine and Pain Institute, Story City, Iowa, USA

Cristina Lozano-López, PT, MSc
PhD student, Department of Physical Therapy, Occupational Therapy, Physical Medicine and Rehabilitation, Universidad Rey Juan Carlos, Alcorcón, Madrid, Spain

Megan McPhee, PT
PhD student, Center for Neuroplasticity and Pain (CNAP), SMI®, Department of Health Sciences and Technology, Faculty of Medicine, Aalborg University,

Aalborg, Denmark

Ambra Michelotti, DDS Orthod
Associate Professor, Department of Neuroscience, Reproductive Sciences and Oral Sciences, School of Orthodontics, University of Naples Federico II, Naples, Italy

Michael C. O'Hara, PT, DPT, OCS
Senior Physical Therapist, Good Shepherd Penn Partners, Penn Therapy and Fitness at University City, Philadelphia, USA

Richard Ohrbach, DDS, PhD, Odont Dr(Hons)
Department of Oral Diagnostic Sciences, University at Buffalo School of Dental Medicine, Buffalo, New York, USA

María Palacios-Ceña, PT, CO, PhD
Professor, Department of Physical Therapy, Occupational Therapy, Physical Medicine and Rehabilitation, Universidad Rey Juan Carlos; Clinical Researcher, Cátedra de Docencia e Investigación en Fisioterapia: Terapia Manual y Punción Seca, Universidad Rey Juan Carlos, Alcorcón, Madrid, Spain; Clinical Researcher, Center for Sensory-Motor Interaction (SMI®), Laboratory for Musculoskeletal Pain and Motor Control, Aalborg University, Aalborg, Denmark

Elisa Bizetti Pelai, PT, MSc
PhD student, Movement Science, Methodist University of Piracicaba (UNIMEP), Piracicaba, São Paulo, Brazil

Harry von Piekartz, PT, BSc, MSc, PhD
Professor, Faculty of Movement and Rehabilitation Science; Study Director, MSc in Musculoskeletal Therapy, University of Applied Science, Osnabrück, Germany

Andrzej Pilat, PT
Director, Myofascial Therapy School 'Tupimek', Madrid, Spain; Lecturer, Masters Degree Program, ONCE Physiotherapy School, Universidad Autónoma de Madrid, Madrid, Spain

Laurent Pitance, PT, PhD
Institute of Experimental and Clinical Research, Neuromusculoskeletal Lab (NMSK), Catholic University of Louvain, Brussels, Belgium; Oral and Maxillofacial Surgery Department, Saint-Luc University Clinics, Saint-Luc, Brussels, Belgium

Emilio (Louie) Puentedura,
PT, DPT, PhD, OCS, FAAOMPT
Associate Professor and Coordinator for the PhD in Interdisciplinary Health Sciences, Department of Physical Therapy, University of Nevada, Las Vegas, Nevada, USA

Mariano Rocabado, PT, DPT, PhD
Faculty of Dentistry, Universidad de Chile; Santiago de Chile; Director, Instituto Rocabado, Santiago de Chile

Sonia Sharma, BDS, MS, PhD
Research Assistant Professor, Department of Oral Diagnostic Sciences, University at Buffalo School of Dental Medicine, Buffalo, New York, USA

Peter Svensson, DDS, PhD, Dr Odont
Professor and Head, Section of Orofacial Pain and Jaw Function, Department of Dentistry and Oral Health, Aarhus University, Aarhus, Denmark; Guest Professor, Department of Dental Medicine, Karolinska Institute, Huddinge, Sweden; Member, Scandinavian Center for Orofacial Neurosciences, Denmark

Tom Mark Thayer,
BChD, MA(MedEd), FDS RCPS(Glasg), FHEA
Consultant and Honorary Senior Lecturer in Oral Surgery, Liverpool University Dental Hospital and School of Dentistry, University of Liverpool, Liverpool, UK

Hau-Jun You, MD, PhD
Center for Biomedical Research on Pain, College of Medicine, Xi'An Jiaotong University, Xi'An, People's Republic of China

감사의 글 ACKNOWLEDGMENTS

구강안면부 통증이 있는 환자들과 수년간 함께 일한 후에 Handspring 출판사와 협의하여 TMD에 대한 교과서를 만들 때가 왔다는 데 동의하였다. 우리는 이 프로젝트에 얼마나 많은 사람들이 참여하게 될지 정확히 파악하지 못했지만 그 많은 사람들의 노력의 결과로 이 교과서가 만들어졌다.

먼저 각 단원을 준비하고 세계적인 협력을 만들어낸 공동저자들에게 감사한다. 저자들은 다양한 분야의 건강관리 전문가들이므로 이 책을 진정한 다학제적 협력을 통해 만들었다. 둘째는, 급성과 만성 지속성 TMD 통증을 가지고 살아가는 것이 어떤 것인지에 대해 많은 것을 가르쳐준 것에 대해 환자들에게도 감사의 말씀을 전한다. 셋째는, 본 교재의 제작을 맡겨주신 Handspring 출판사에 감사드린다. 우리는 Handspring 관계자들의 전문성과 열정에 깊은 인상을 받았으며 세밀한 부분까지 신경 써 준 그들의 지도와 관심에 깊은 감사를 드린다.

마지막으로 가족들과 친구, 동료들에게 감사한다. 우리는 책의 각 단원을 쓰고 강의하는 것과 같은 전문적인 활동들이 가족과 친구들로부터 멀어지게 한다는 것을 알고 있다. 우리의 노력에 대한 그들의 이해와 지원에 감사드린다.

Cesar Fernández-de-las-Peñas,
Juan Mesa-Jiménez
Madrid, Spain
January 2018

역자 서문

한국의 물리치료사들과 임상가 그리고 물리치료를 전공하는 학생들에게 심화된 전문 영역 중 하나로 턱관절 장애에 대한 물리치료와 도수치료, 운동치료 더 나아가 침술을 이용하는데 유용하게 참고될 책이 한글로 출간되고 이러한 과정에 참여할 수 있는 귀중한 기회를 가지게 되어 기쁘게 생각합니다.

턱관절 장애라는 진단은 우리나라의 임상 분야에서 흔히 접하는 진단명입니다. 그러나 지난 60년 가까운 한국의 임상 물리치료 분야나 관련 학술단체에서 턱관절 장애에 대해 집중적으로 공부하고 연구하는 모습은 쉽게 찾아볼 수 없었다고 생각됩니다.
최근 한국의 물리치료에 발전과 함께 전문영역에 대한 물리치료, 전문적인 치료기법에 대한 접근 등의 전문물리치료사들이 여러 분야에서 점차 발전되고 있는 모습을 볼 수 있어 물리치료사의 한 사람으로 기쁘게 생각합니다.

이 책의 저자인 César Fernández-de-las-Peñas 교수는 국제적으로 널리 알려져 있는 분으로 지금까지 임상의 물리치료사들에게 유익한 수많은 책들을 저술하신 저명한 저자입니다.
많은 저서 중 특히 "경부와 상지 통증 증후군. 근거-기반 판별과 진단, 관리((Neck and Arm Pain Syndromes: Evidence-Informed Screening, Diagnosis and Management, 2011)"와 한국어로 번역되어 많은 물리치료사에게 사랑받고 있는 "근골격계 통증 증후군에 대한 도수치료 근거 및 임상 기반의 접근법(Manual Therapy for Musculoskeletal Pain Syndromes, 2015)"이 있어 한국의 물리치료사들에게 매우 친숙한 분입니다.

기대되는 점은 2022년 초에 출판 예정 중인 "어깨(이론과 실무)(The Shoulder : Theory and Practice)란 책이 있어 한번 더 기대가 됩니다.

이 책의 제목에서 예상할 수 있듯이 "턱관절 장애. 도수치료, 운동 및 침술" 이 책의 특성은 턱관절 장애의 일반적 특성과 문제점을 쉽게 이해할 수 있도록 개요 부분에서 최신의 정보를 정리하여 제시하였고, 이어 상세한 검사방법들에 대해 설명하고 있습니다. 도수치료 단원에서는 도수치료를 전문으로 하는 물리치료사들이 쉽게 익힐 수 있는 기본적이고 심화된 기법들을 총 망라하여 다루고 있으며, 특별히 4단원에서는 턱관절 장애와 관련된 근막 통증유발점과 그 부분에 적용할 수 있는 건침 기법에 대해 다루고 있어 물리치료사들의 치료적 접근법의 영역을 더 확대하여 익힐 수 있는 기회가 되고 있습니다.

이 책을 통해 턱관절 장애로 고통 받고 있는 많은 환자들의 치유 과정에 물리치료사들이 귀한 역할을 할 수 있기를 기원하며, 이 책을 출판하는 과정에서 번역에 참여해 주신 많은 교수님들과 물리치료사 선생님들께 감사의 마음을 전합니다.
또한 이 책이 한글로 번역 출간될 수 있게 결정하시고 진행해 주신 영문사의 사장님과 관련 팀의 모든 분들에게 마음 깊이 감사하는 마음을 전합니다.
부디 이 책이 많은 물리치료사들에게 사랑 받는 귀한 보물이 될 수 있기를 기원합니다.
감사합니다.

역자대표 대전대학교 김 선 엽

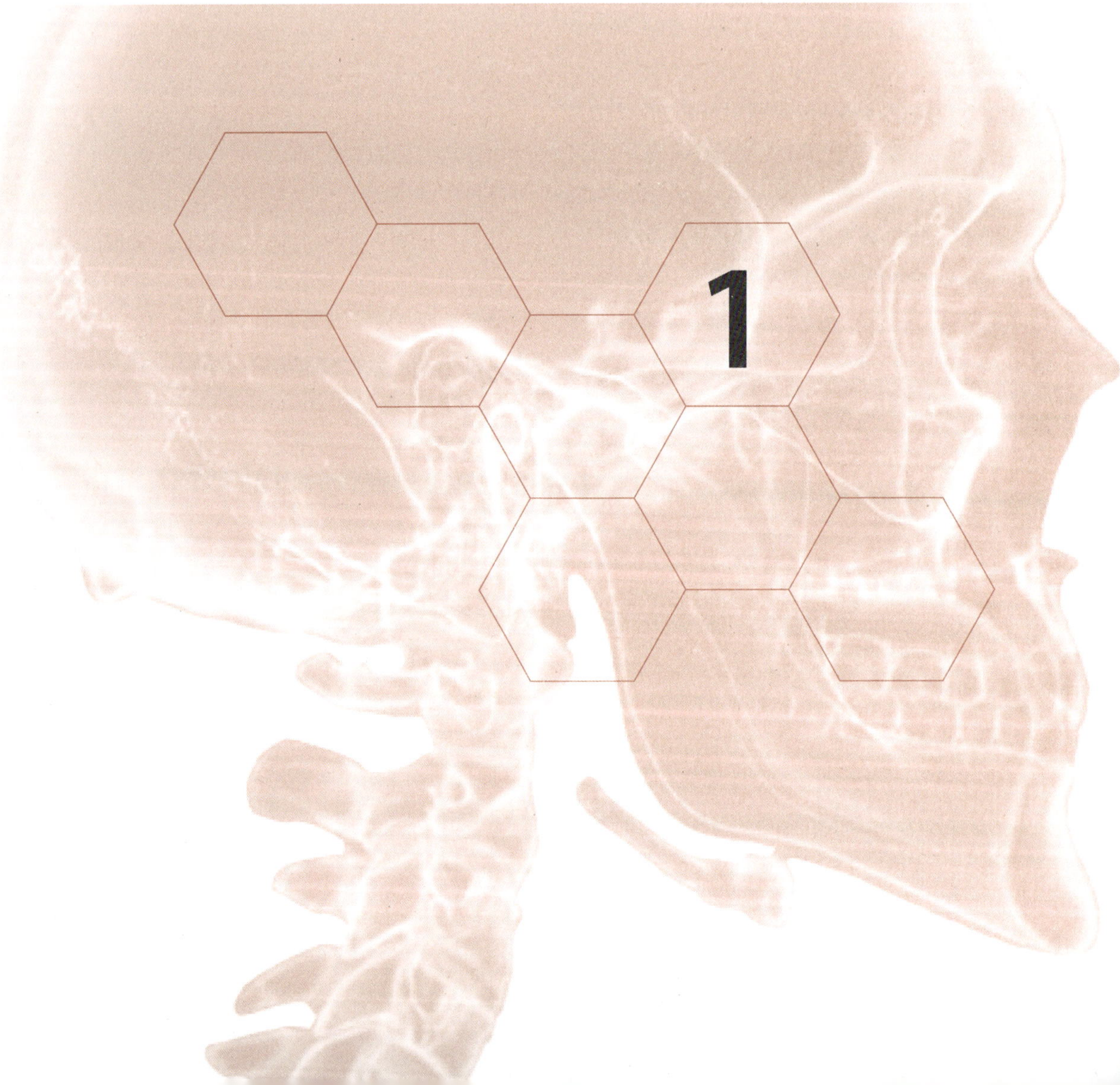

1

PART 1

턱관절 장애의 개요

Introduction to temporomandibular disorders

1장

통증성 턱관절 장애의 정의, 역학 및 병인

Definition, epidemiology and etiology of painful temporomandibular disorders

턱관절 장애의 정의

(Definition of temporomandibular disorders)

턱관절 장애(temporomandibular disorders, TMDs)는 구강안면 영역의 경조직과 연부조직 구조에 영향을 미치는 통증 질환들의 집합체로 주로 통증, 턱 벌림 제한, 턱관절 소음 등이 특징이다(de Leeuw와 Klasser, 2013). 이러한 주요 특징에 기초하여, 기본 근골격계 특성을 벗어나는 장애를 개념화하는데 있어서 접근방법이 상당히 달랐으며, 이는 결국 진단기준을 다르게 만들었다. 사실, 분류와 기준은 이 책의 2장에서 다룬다; 여기서는 턱관절의 정의와 정의가 턱관절의 역학 및 병리학적 이해에 어떻게 영향을 미쳤는지에 초점을 맞춘다. 또한, 정의는 분류, 기준, 임상 실습 및 연구에 직접적인 영향을 미치며 여기에는 임상적 연구와 분류에 초점을 맞춘 연구가 모두 포함된다. 이 장에서는 다음 정의를 적용한다: 'TMDs'는 전체를 지칭하는 반면, 'a TMD'는 특정한 장애를 말한다.

가장 널리 받아들여지는 진단 방법과 기준에 따르면, TMD는 만성 요통 다음으로 미국에서 두번째로 많이 발생하는 근골격계 질환이다(Lipton 등, 1993; NIDCR, 2014). 실제로, 전세계의 유병률 추정치(성인 인구의 약10%)는 미국 유병률을 반영하는 것으로 보인다(Lipton 등, 1993; NIDCR, 2014). 이 장 뒷부분의 역학 부분에서 자세히 논의한 바와 같이 TMD를 광범위하게 정의하는 방법은 유병인구에 상당한 영향을 미칠 것이다; 간단히 말해서, 기준이 매우 제한적인 경우에는 추정치가 낮고 기준이 완화되면 60 퍼센트까지 높아진다. 매우 제한적인 기준에는 가동성 검사와 촉진 시 발생하는 저작근 통증 그리고 높은 일수(예를 들어, 지난 달에 20일 동안 저작근 통증)와 같은 복합적인 소견의 요구사항이 포함될 수 있다. 매우 완화된 기준은 지난 6개월 동안 단일 TMD-유형 증상의 존재, 즉 TMJ 클릭음이 나타날 수 있다. 따라서 이러한 광범위한 가능성을 다루기 위해서는 먼저 사례 정의를 고려해야 한다.

사례 정의(Case definition)

사례 정의의 목적은 일시적일지라도 장애에 대해 구체적으로 예시화된 명확성을 제공하는 것이다; 이러한 정의의 명확성은 아마도 더 확립된(반드시 유효하지는 않지만) 진단 개념과 분리를 허용한다. 특정 사례 정의는 신뢰성을 극대화하기 위해 사용 의도의 맥락에 맞게 구성되며(자연계에서 발생하는 것으로 보이는 질병을 포착하기 위해 구성된 임상 진단과는 대조적으로), 이는 기존 진단에 의해 부과될 수 있는 제한의 부담 없이 발병률, 유병률, 위험 요소, 자연 경과 및 장애의 임상 과정을 의미 있게 묘사할 수 있다. 분류법을 개발할 때와 뷰류법을 개정할 때도 정보에 입각한 사례 정의는 필수이다; 구체적으로 예시화된 명확성은 개발의 한 단계에서 다음 단계로 진단 개념을 부트스트랩핑(bootstrapping)할 때 반복되는 것을 피할 수 있게 도와준다. 많은 경우에, 질병 분류법의 개별 단세는 해당 분야의 현재(그리고 최선) 참조 표준을 나타낸다; 참조 표준을 한 버전에서 다음 버전으로 개선하려면 세번째 관점을 포함해야 한다.

턱관절 장애(RDC/TMD)에 대한 연구진단기준이 개발되기 전에는 다양한 하위 유형을 포함하는 전역 용어로서 TMD에 대해 합의된 단일 정의가 없었다. 여러 연구팀들은 TMD를 정의하는 특징으로 턱관절 구조의 통증에 초점을 맞췄다. 따라서 TMD에 대해 보고된 유병률은 연구에 따라 매우 다양했다. Dworkin와 LeResche는 관절음이나 턱잠김(jaw locking)과 같은 증상보다는 통증이 개인의 고통, 일상활동 간섭, 생산성 저하로 인한 경제적 부담 증가, 건강관리 모색 등에 더 큰 영향을 미친다는 근거를 바탕으로 RCD/TMD를 도입하였다(Dworkin 등, 1990; Dworkin와 LeResche, 1992). 이러한 일련의 진단기준은 주어진 유형의 장애에 대한 일반적인 사례 정의, 표준화된 검사 방법 및 자가 보고 정보를 수집하는 표준화된 방법을 중심으로 이루어진다(Dworkin와 LeResche, 1992).
이에 대한 자세한 내용은 RDC/TMD를 사용한 TMDs 진단에 대한 아래 섹션을 참조해라.

장애가 정의되는 다양한 방식에 따라 불과 몇 퍼센트에서 최대 60퍼센트까지 보고되는 TMDs 유병률의 큰 차이를 감안할 때, '실제' 장애를 정확하게 식별할 수 있는 기준, 즉 임상가의 마음에만 있는 것이 아니라 본질적으로 존재하는 기준을 결정하는 것은 사례 정의를 포함함으로써 이익을 얻는다. 연구 목적상, 제한적 접근법과 완화된 접근법 중 하나를 선택하는 것은 일반적으로 많은 유형의 연구들에 대한 연구 목표에 따라 결정된다. 임상적 일반화를 위한 연구는 클리닉에 더 적합한 표준을 준수할 것이다: 클리닉에서 즉시 이용할 수 있는 검사가 우선 적용될 것이다. TMJ 클릭음의 단일 에피소드가 후속 임상 장애의 잠재적 지표라고 생각하는 임상가는 장애로 인정되는 것에 대한 임계값이 매우 낮을 것이다; 이와는 대조적으로, 예를 들어, 대부분의 경우 이환율이 매우 낮은 TMJ 클릭음에 대한 과잉 치료 결과를 우려하는 임상가는 장애의 자격이 되는 것을 결정할 때 증상 또는 소견의 중증도에 대해 훨씬 더 높은 임계값을 채택할 것이다. TMDs는 대부분의 만성통증 질환과 마찬가지로 병리학적 표지(marker)가 거의 없기 때문에 병리성과 비병리성를 결정하는 참조 표준 역할을 하는 명확한 객관적 질병 표지가 없다. 이는 주로 통증을 특징으로 하는 장애의 경우에 해당되지만, 관절 장애의 경우에도 기존 영상(image)의 참고 표준은 관절 구조의 신체적 상태만을 공개한다. 또한 임상적 관련성을 가진 영상 검사와 장애의 관계는 진단적 특이도(diagnostic specificity)이 낮으며 임상적 장애는 행동적 및 심리학적 변수로 더 잘 설명이 된다(Dionne 등, 2008; Johansson 등, 2008; Leeuw 등, 2007; Türp 등, 2016; Verkerk 등, 2015; Wasan 등, 2005). 결과적으로 사례 정의를 구성하는 방법, 특히 임상 목적을 위한 합리적인 결정은 여러가지 고려사항을 중심으로 이루어진다.

임계값 고려 사항
(Threshold considerations)

역학조사를 목적으로 하는 간단하지만 널리 받아들여지는 TMD 사례 정의에 근거하면, TMD는 통증 및 장애와 연관되며 미국 인구의 5-12%에 영향을 미치고, 연간 추정 비용은 40억 달러로 보고된다(Lipton 등, 1993; NIDCR, 2014). 여기서, 치료비용은 무엇이 장애를 구성하는지에 대한 기준에 따라 결정되므로 치료를 받아야만 한다. 예를 들어, 장애 자격을 갖추기 위한 임계값이 낮으면 시행착오로 여러 번 치료하게 되어 치료 비용이 증가하고 결과적으로 과다 치료로 이어질 수 있다. 반면, 높은 임계값은 단순한 증상에 의한 표현 그 이상으로 장애를 식별할 수 있는 잠재력이 있으며 따라서 더 많은 표적 치료를 지시할 수 있으므로 비용을 절감할 수 있다.

임계값은 장애 내에서 또는 장애의 결과에 따라 고려될 수 있다. 사례 정의가 임상적 장애를 식별해야 하는 임계값을 고려하기 위해 일부 중요한 용어는 정의가 필요하다. 질병 개념에 대한 생체의학 용어 표준은 매우 다양하기때문에 우리는 온톨로지(ontology)를 위해 개발된 일련의 정의를 사용할 것이다(Scheuermann 등, 2009). 이 장에서 선택한 주요 중요도 정의는 다음 출처에서 발췌하였다.

- ***장애.*** 임상적으로 비정상적이며 쉽게 변형될 수 없는 상대적으로 고립된 신체적 구성요소의 조합이다.
- ***병리적 과정.*** 장애의 증상인 신체과정이다.
- ***질병.*** 하나 이상의 장애로 인해 병리학적 과정을 겪는 기질이다.
- ***징후.*** 신체 검사에서 관찰되고 임상가가 중요하다고 간주하는 환자의 신체적 특징이다.
- ***증상.*** 환자에 의해 관찰되고 질병을 실현시키는데 있어 환자가 가정하는 신체적 특징을 말한다.
- ***검사의 정상 값(또는 결과).*** 기준 모집단 값에 대한 통계적 처리를 기반으로 하는 값이다.
- ***질병의 임상 전 징후.*** 병력 청취 또는 신체 검사에서 발견되기 전에 존재하는 질병 징후이다.
- ***진단.*** 수어진 환자의 임상적 증상을 입력으로 갖고 환자가 특정 유형의 질병을 가지고 있다는 주장을 출력으로 갖는 해석 과정의 결론이다.

사례 정의는 식별해야 하는 목적에 대해 구체적이어야 하며, 그 범위 내에서 오직 1차 특성만(예: 징후, 증상 또는 생체 지표), 1차 특성들의 조합, 또는 2차 특성의 포함을 기반으로 할 수 있다. **표 1.1**은 다음 영역을 나타내는 통증 용어의 요약을 제공한다. 이는 경험된 통증의 주요 영역으로 널리 간주되며 일반적으로 사례 정의를 기반으로 한다.

사례 정의를 구성하기 위해서 선택된 특성 내에서 임계값을 결정하는 한가지 측면은 검사 또는 결과의 정상 값에 있으며 즉, 정상적인 변동성을 식별하기 위해 값의 모집단에 의존한다. 따라서 병리학적 과정의 가능한 표시자(marker)를 통해 비정상을 구별한다. 저작근 장애 진단의 한 예는 통증유발 테스트에서 통증이 있는 저작근 하나만 제시하면 되는지(턱관절 장애에 대한 진단기준 [DC/TMD]) 또는 각 진단 시스템 내 장애에 대한 임계값으로서 해당 근육 부위 3개 [RDC/TMD]를 제시해야 하는지 여부이다. 통증 인식의 변화로 인해 임상적으로 정상인에게 통각과민(hyperalgesia)이 예측되고 이로 인해 임상 장애와 무관한 촉진으로 인한 단순 압통의 편재를 초래한다는 점을 감안할 때 이는 거짓 양성진단으로부터 보호하기 위한 보조인자의 존재(예: 유발된 통증은 DC/TMD에서와 같이 임상적 불만사항인 통증을 재현해야 함)에 의존하게 될 것이다(Dworkin와 LeResche, 1992). 이 예시에서, 장애에 대한 임계값은 검사의 정상 값을 기반으로 한다: DC/TMD에서 통증이 없는 사람들은 단순히 통증의 민감성 때문에 근육에 통증을 가질 수 있지만, 오직 장애를 가진 사람들은 유발된 통증의 친숙함을 최근의 다른 경험으로 보고할 것이다(통증 인식); 반면 RDC/TMD 내에서, 통증이 있는 3개의 근육 부위의 임계값은 사례가 아닌(non-case) 경우에 통증유발 검사로부터 통증을 보고할 수 있다는 사실에 기초하였으나, 통계적으로 최근 통증의 이력을 보고하지 않은 사람들에 의해 보고되는 근육 부위는 2개 이하이다. 표준값은 장애의 예상 유병률과 결과의 유병률을 정의하는데 도움이 된다; 예를 들어, TMJ의 전방 관절원판 변위에 대한 양성 소견이 인구의 1/3에서 발생하는 경우, 기준이 영상 소견에만 기초한다면 이 결과로 인구의 1/3이 장애를 갖게 될 수 있다.

장애 식별 임계값은 그 결과에 따라 달라질 수 있으며, TMD에는 세 가지 주요 유형의 결과가 있다: 기능

표 1.1
통증 용어 요약(adapted from Blau, 1982).

통증 특성	정의	일반적 용어의 예
위치	통증의 부위와 확산	국소적, 방사된, 연관된, 찌릿한
강도	단일 에피소드에서 통증의 크기(양); 규모의 시간적 측면을 포함	10점 만점에 6점(0 – 10점 척도) 변동, 안정
기간	단일 에피소드의 기간, 즉, 통증이 없는 두 기간 사이	시간, 일, 주, 월
빈도	시간경과에 따른 통증 패턴	매일 아침 또는 저녁 지속적(한달 이상 지속되는 통증 '에피소드') 간헐적(주 2회)
특징	경험의 감각적, 정서적 측면	아픈, 타는 듯한 찌르는 듯한, 고통스러운, 참을 수 없는
수정 요인	에피소드와 관련된 통증을 시작, 증가 또는 감소시키는 요인	만지기, 씻기, 기침하기, 말하기, 약물치료, 더위, 감기
시간 코스	오랜 시간에 걸친 통증 과정	급성, 아급성, 만성, 재발성

제한, 장애, 만성 통증. 이러한 각각의 주요 결과들은 우리가 말하는 장애가 무엇인지 비판적으로 질문한다. 위에서 정의한 바와 같이, 장애는 임상적으로 비정상적인 특징들의 조합이다. 하지만 임상적으로 비정상적인 특징이 그 사람의 존재 상태를 방해하지 않는다면, 그 특징은 단지 발견에 불과하다. 간단히 말해, 결과가 없다면 특징의 집합(증상, 징후, 또는 둘 다; 생체 표시자 기반 결과)이 장애가 될 수 있는가(Wakefield, 1992)?

근골격계 장애인 TMDs는 저작계의 기능적 제한을 초래하는 것으로 가정되며, 기능적 제한 범위는 TMD의 심각도(severity)에 어느정도 비례한다(Ohrbach, 2001; Ohrbach 등, 2008a). 기능적 제한은 저작(mastication), 턱 움직임, 그리고 언어적 및 감정적 표현의 영역을 포함한다. 기능적 제한을 전체적인 심각도의 측정값으로 사용할 경우, 단일 양성 소견을 가진 사람은(예: 산발적 TMJ 클릭) 기능적 제한을 보고하지 않을 수 있으며, 결과적으로 통증성 장애가 있는 것으로 간주되지 않을 수 있다. 명백한 예외는 한번의 클릭음이 심각한 장애의 후속 발생(subsequent development)에 대한 예측 값을 가지는 경우이다; 단순한 클릭음 이후 장애로의 진행 가능성을 지지하는 이용 가능한 데이터는 없으며, 클릭음이 예방 단계에서 '치료'되었다면 장애가 예방되거나 최소화 되었을 가능성이 더 높다. 결과적으로 통증과 기능적 제한은 모두 유용한 징후에 근거하여 장애의 임계값을 결정할 수 있는 합리적인 척도를 나타내는 반면 징후만으로는 장애의 상태나 정상 범위와 구별되는 열악한 지표이다.

장애는 기능적 제한에 대한 시스템 수준의 구성 이라기 보다는 개인 수준의 구성이다. 일상생활의 활동과 관련된 장애는 TMD의 결과이다. 장애는 기능적 제한이 전혀 없는 상태에서 발생할 가능성은 없지만, 장애 모델은 무능력(disability)과 기능적 제한이 반드시 계층적으로 구성되어 있지 않다는 것을 분명히 나타낸다(Ohrbach, 2001; Osterweis 등, 1987). 통증의 생물심리학적 모델(biopsychosocial model)은 장애로 인한 무능력은 생물학적 변화뿐만 아니라 심리학적 및 사회적 요인 모두의 기여로 인한 결과라는 것을 나타낸다(Dworkin, 1991).

TMD의 최종적이고 일반적인 결과는 해당 장애와 관련된 만성 통증의 발생이다. 만성통증에 대한 적절한 세가지 정의가 있다: 일반적인 조직 치유 시간 이후에도 지속되는 통증, 확인된 장애에 대한 일반적인 치료에 반응하지 않는 통증, 또는, 가장 일반적으로 사용되는 통증, 즉 3개월 또는 6개월 이상 지속되는 통증(사용하는 표준에 따라 다름)(Turk와 Rudy, 1987). 이 세 가지 정의는 모두 연구 및 임상 실무에서 서로 다른 시기에 유용하다; 이 세 가지 정의 모두 일반적으로 고려되는 것보다 더 복잡하다. 첫번째 정의는 IASP 통증 정의(아래 참조)에 기초하여 통증이 최초로 인식되기 이전에 일종의 조직 손상(광범위한 정의)이 존재하며, 정상적인 생물학적 요인이 조직 손상을 치유한다고 가정한다. Wall의 손상 모델(1979)은 통증이 정상적인 치유 시간 이후에도 지속될 경우 급성 통증 장애가 발생할 가능성이 증가함을 나타낸다; 또한, Wall은 손상에서 만성 통증 장애로의 전환 가능성이 증가함을 나타낸다. 정상 치유 단계에서 급성 또는 만성으로 전환 될 가능성은 정상 치유 과정 후반 뿐만 아니라 치유 과정 초기에서도 발생하는 위험 인자의 존재를 강조한다. Wall의 후속 통찰력 뿐만 아니라 통증에 대한 IASP 정의가 시사하는 바는 명백한 조직 손상은 치유되지만(그리고 통증은 조직 손상이 없으면 말초 통각의 잔여 근원이 없어야 한다는 암묵적인 결론과 함께 최종 치유 단계 이후에도 지속될 수 있음), 통증은 지속 될 수 있으며 통증은 초기 손상 및 관련 통각과 인과관계가 있을 수 있다는 것이다. Wall의 통찰력에서 알 수 있듯이 간단한 직접적 인과 경로(causal pathway)와 관련된 몇 가지 합병증이 있다. 그 중 하나는 원발성 통증(원발성 그리고 염증성; [Woolf, 2004])이 시간이 지남에 따라 신경병성 통증으로 발전할 수 있지만 원발성 조직 손상이 치유되고 신경계의 통각과 관련된 부분의 기능적 변화인 새로운 상태가 나타날 수 있다는 해석이다. 그러나 초기 조직 치유 후에도 원발성 통증은 여전히 남아있을 수 있으며, 이는 통증 연구 문헌에서 더 명확하게 정의된 것으로 보이는 보다 복잡한 기능장애 측면과 관련이 있다. 조직 손상의 명백한 부재를 감안할 때, 통증이 없는 상태에서 중추 신경계(CNS)의 만성통증 장애 대신에 중추 장애로 인한 만성 통증이 일종의 조직 손상으로 시작된 말초 장애와 공존할 가능성이 더 높을 수 있다(다시 말하자면, 포괄하기 위해 여기서 의도적으로 광범위하게 정의됨). 그러나 그 다음에는 통증과 관련되어 있시만 잘 이해되지 않는 다른 종류의 기능장애로 진행된다(Moseley, 2003).

만성 통증의 두번째 정의 – 일반적인 치료에는 반응하지 않는 통증 – 클리닉에서 현재까지 치료된 환자의 요인(예: 순응도) 및 조직 시스템(예: 근골격계 통증으로 추정되는 경우 물리치료가 아닌 침술)을 평가하는 데 유용하다. 그러나 이 책이 치료 양식에 대해 많은 장에서 반복적으로 지적하는 것처럼 만성 통증의 정의에는 잠재적이지만 고유의 순환성이 있다. 즉, 이 정의는 이 환자에 대한 '통상적 치료'가 이미 충분히 확

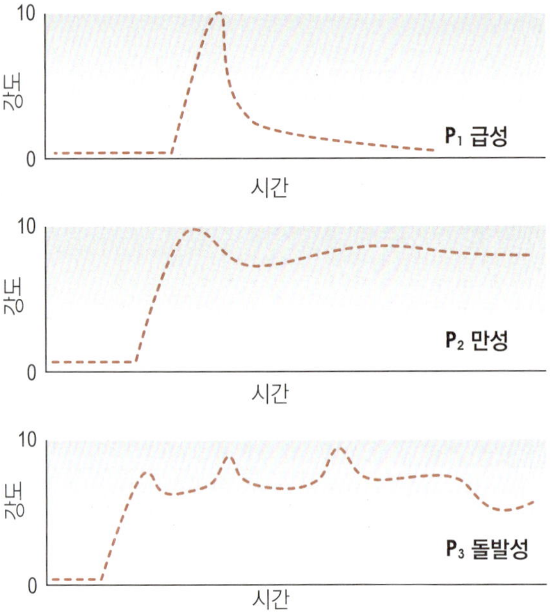

그림 1.1
통증 유형에 대한 시간 프레임

인되었고, 통상적인 치료가 소위 '임상시험관리기준(Good Clinical Practice)'의 목표에 부합하는 방식으로 제공되었다고 가정한다. 그러나 Meoseley가 지적한 바와 같이 신체에 대한 물리적인 치료 형태는 그들이 지속적인 통증의 원인이라고 여긴 특정 조직 시스템(또는 조직 시스템의 일부)에 초점을 맞추는 방식에 따라 크게 다를 수 있으며, 치료 수준에서 충분한 계획은 개인의 만성 통증의 변화에 영향을 미치는 데 필요한 종류의 변화를 만들 수 있는 충분한 임계량의 치료가 포함되도록 치료 계획에 모든 요소를 통합(예: 심리적, 사회적, 또는 행동적)하는데 필수적이다(Moseley, 2003).

3개월 또는 6개월의 기간을 기반으로 하는 만성 통증의 세 번째 정의는(IASP, 2011) 분명히 임의적이지만 클리닉(또는 연구 목적)에서 만성 통증의 잠재적 분류를 고정 할 다른 이정표가 없다면 시간 기반은 적어도 실용적이다. 지속 시간에 따른 통증 유형의 요약은 **표 1.2** 및 **그림 1.1**을 참조해라. 3개월과 6개월의 고전적인 간격은 주로 안전장치 접근 방식(fail-safe approach)으로 등장했다. 이 접근 방식의 주요 문제는 시간 임계값 선택에 있다: 새로운 데이터에 따르면 6개월은 너무 길고, 3개월은 초기 발병 후 나타날 수 있는 요인(예: 부상을 통해)이 이미 행동에 영향을 미치고 일반적인 치료 반응을 방해하고 만성화를 지속시킨다는 측면에서 너무 길다고 하였다. 조기 치료가 더 좋다(Epker 등, 1999).

요약하면, TMD의 임상 지향적 사례 정의에 대한 임계값은 확인된 기관계(organ system)의 특정한 기능적 결함과 결합된 인구의 표준 데이터를 기반으로 하는 것이 가장 좋은 것으로 보인다. 이때, 징후만을 기반으로 한 사례 정의에 대한 예후적 타당성이 없다는 점을 감안할 때 징후보다는 일차적 증상에 기반을 두어야 한다. 이전의 예로 돌아가서, 인구의 1/3이 영상에 의해 밝혀진 TMJ의 전방 관절원판변위를 가지고 있지만, 관절원판변위의 증상이나 기능적 결과를 보고하는 사람이 10%도 안된다면 이 영상의 소견은 장애를 구성하지 않는다. 대조적으로, 영상 소견이 향후 TMD 발병 위험 증가에 대한 예후적 가치가 있거나 발병 후 TMD의 악화에 기여하는 요인이 되는 경우, 영상 소견은 장애를 구성할 것이다(위의 존재론적 정의에 따름). 특징들의 집합체와 관련된 무능력은 해당 특징들의 집합체가 장애를 나타내는지 여부의 임계값을 설정하는데 유용한 표시자(marker)가 아니다; 이는 주로 무능력의 발달에 기여하는 표적 장애 이외의 다른 요인을 포함하기 때문이다. 순 효과는 아마도 너무 극단적인 형태의 응집일 것이다. 마찬가지로, 만성 통증의 출현 잠재성은 진단 목적으로 장애의 임계값을 설정하는 방법에 대한 신뢰할 수 있거나 타당성 있는 고려 사

표 1.2
기간에 따른 통증 유형 요약. 보고된 개인의 통증에 대한 임상 평가 및 특성화는 이러한 범주 중 하나로 분류된다. 사례 정의 또한 이러한 시간 구성을 기반으로 한다(adapted from Von Korff, 1994).

통증 유형	정의
급성	재발성 또는 만성이 아니며 3개월 미만 동안 지속되는 최근에 발병한 통증
아급성	최근 통증은 아니지만, 때로는 심한 급성 통증과 대조적으로 덜 심한 통증을 묘사하기 위해 부정확하게 사용됨
만성	3개월 이상 또는 6개월 이상 지속되는 통증 평소 치유 시간을 넘어 지속되는 통증 일반적인 치료에 반응하지 않는 통증
재발성	장기간에 걸쳐 통증이 없는 기간이 지난 후 반복적으로 재발하는 통증의 새로운 에피소드 예를 들어, 생리 두통 또한, 통증이 일정기간(12개월)동안 반나절 미만일 경우 1년 동안 여러 회에 걸쳐 발생함
첫 발병	생전 처음으로 나타나는 특정한 통증 장애
일시적	12개월의 관찰 기간 동안 90일 이상 지속되지 않는 통증 에피소드

항이 아닐 수 있다.

무능력과 만성화(chronicity)은 장애의 필수적이지 않나; 이 구분을 인식하는 것은 장애의 경계에 관한 중요한 개념이며, 이는 두가지 핵심 기준 중 하나로 다른 장애로의 비환원성(nonreducibility)을 가지고 있다. 예를 들어, TMD는 반드시 경추 통증이나 경추 기능장애를 진단기준에 포함하도록 정의해야 하는가? DC/TMD는 경추 소견을 배제하기 때문에 충분히 포괄적이지 않다는 비판을 받아왔다. 확실히, 이러한 비판의 근거는 저작계와 경추계 각각의 증상과 운동기능의 잘 확립된 신경학적 및 기계적 연관성을 포함할 수 있다.

통증 정의(Pain definition)

통증은 비공식적으로 질병이나 손상으로 인한 신체적 고통이나 불편함으로 정의될 수 있지만, 과학적(그리고 임상적으로 훨씬 더 유용한) 정의는 '실제적 또는 잠재적 조직 손상과 관련된 불쾌한 감각 및 정서적 경험 또는 이러한 손상으로 설명된다'(IASP, 2011). 이 정의의 의미는 세가지 하위 유형의 통증이 존재한다는 것이다: 실제 조직 손상에 수반되는 통증, 이른바 '잠재적 조직 손상'에 수반되는 통증, 그리고 조직 손상과 관련된 설명(일부 환자의 보고)에 수반되는 통증(Smith 등, 2011). 어떤 의미로는, 조직 손상의 이 세가지 측면은 초기 통증 발생이 알려진 조직 손상으로 인한 명백한 통증과 관련이 있는지 여부에 대한 환자 또는 부양자의 확신 정도를 나타낸다. 실제 조직 손상과 함께 최소한의 확실한 형태의 명백한 통증을 수반하는 통증, '이러한 손상의 관점에서'로 기술된 통증은 기능적 통증이라는 임상 범주에 포함되었고(Woolf, 2004) 많은 임상적 그리고 연구적 추론뿐만 아니라 혼란의 원천으로 잘 알려져 있다는 것을 주목해라. 이 범주는 아마도 만성 통증을 가진 대부분의 사람을 차지할 것이며, 만성 TMD통증을 가진 사람 중 가장 큰 범주일 것이다. 더욱이, 새로운 치료법을 통해 표적화(targeting)하기 위해 이 책에서 확인된 다양한 장애와 관련된 가장 흔한 유형의 통증일 가능성이 높다.

제안된 수정된 통증 정의는 '통증은 감각, 정서, 인지, 사회적 구성요소와 관련된 실제적 또는 잠재적 조직 손상과 관련된 고통스러운 경험'으로 명시되어있다(Williams과 Craig, 2016). 이 정의는 특히 현재 통증 정의의 복잡한 측면을 제거하며, ' …또는 이러한 [조직]손상의 측면에서 설명됨'이라고 표현한다; Williams와 Craig는 이 문구가 조직 손상의 명백한 증거가 없는 상태에서 통증을 호소하는 사람들을 의도적으로 포함하려는 현재 정의의 일부였다는 것을 인정하며, 이는 과학적 필요성 보다는 정치적 편의를 위한 것임을 시사한다. 그럼에도 불구하고, 저자들은 통증의 과정과 관련하여 신경가소성 CNS 변화의 강력한 근거가 이전에 그 문구를 포함하기로한 결정의 지혜를 뒷받침한다는 것을 추가로 인정한다. 반면에 지식의 발전에 따라 이러한 사람은 이제 다른 진단 시스템 내에서 분류 되어야 하며, 실제적 또는 잠재적 조직 손상을 가진 사람에 한해서만 '통증'을 유보해야 한다는 것을 추가로 시사한다. 그러나, 임상적으로, 예를 들어, TMD 진단과 관련된 통증 이력은 알려진 통증과 강하게 관련된 특정한 이전의 '실제적 또는 잠재적 조직 손상' 사건을 식별하지 못하는 경우가 많다. 이러한 환자를 이전 손상에 대한 명확한 이력이 있는 환자와 비교할 경우 증상 설명은 일반적으로 구별할 수 없으며(있는 경우, 손상과 관련된 구체적인 사항 제외), 두 유형의 환자 모두 진단 결과가 동일 하다(예: 근막 통증). 이전 조직 손상의 유무에 따라 발병 당시 메커니즘이 달라질 수 있지만, 급성 통증 장애 또는 만성으로의 후속 전환 단계와 관련된 메커니즘은 이러한 유형의 사람들 간에 다르지 않을 수 있다. 결과적으로 '…또는 이러한 [조직] 손상의 관점에서 설명된다'와 같은 현재 정의 수식어는 적절하게 포괄적인 통증 영역에 대해 여전히 매우 중요한 것으로 보인다. 현재 IASP 정의에 대한 비판적 분석은 관찰 가능한 조직 손상이 없다고 해서 현재 평가할 수 있는 보다 미묘한 수준의 조직 손상을 배제하지 않는다는 점에서 광범위하고 포괄적인 체제(framework)를 쉽게 포함한다. 이 체제는 이전 손상 및 관련 조직 손상에 대해 검사자가 확실성을 가지는 현저한 극단치와 관련된다(Smith 등, 2011). 또한, 보고된 손상과 조직 손상에 의해 결정되는 것으로 알려진 통증과의 관계는 이해되지 않는다; 자극의 범위는 손상에 대한 의심스러운 조직 손상에서 특정 조직 손상까지 다양하다. 결과적으로, 현재 통증의 정의는 진단과 치료 모두에 관련된 임상 현상을 포착하는 데 있어 우수한 것으로 보이며, 특히 현재 정의된 '통증'을 기반으로 한 사례 정의를 사용하는 치료에 대한 새로운 접근 방식과 관련하여 더 그러하다.

진단 시스템 개발에 사례 정의 적용 (Application of a case definition to development of a diagnostic system)

1992년에 개발된 RDC/TMD 시스템은 가장 일반적인 형태의 근육 및 관절 관련 TMD 근골격계 상태를 검사, 진단, 및 분류하는 신뢰할 수 있고 검증된 기준으로 구성된다. 통증의 생물심리학적 모델(biopsychosocial model)에 기초하여 RDC/TMD는 이중 축(dual axis) 접근법으로 구성된다: 축I(신체적 소견) 및 축II(통증과 관련된 무능력과 심리사회적 상태). 축 I 측정은 지난 30일 동안 국소적인 통증 뿐만 아니라 턱의 움직임과 촉진에 의한 저작근 통증유발에 의해 현재 통증을 평가하는 임상적 검사를 통해 신체적 진단을 얻는데 사용된다. RCD/TMD의 축 II 측정은 인지, 정서, 또는 행동 장애가 TMD의 발생 및 유지에 기여하는 정도를 판단하기 위한 것이다. 좀 더 구체적으로 말하면, 이러한 측정은 기능, 심리적 상태, 그리고 심리사회적 기능 수준 동안 턱의 무능력을 평가할 수 있고, 신뢰할 수 있고 타당성 있는 행동 및 심리검사를 통해 획득될 수 있다. RCD/TMD 임상 검사 프로토콜을 기반으로 TMD는 세가지 진단 그룹 중 하나를 포함할 수 있다; 그룹 I(근육 장애), 그룹 II(관절원판변위), 그룹 III(관절 장애) 또는 하위 그룹의 조합.

2010년에는 원래의 RDC/TMD의 민감도와 특이도를 결정하기 위해 RMD/TMD 타당도 프로젝트(Validation Project)를 수행하였다. 이전 30일 동안 국소 통증에 대한 간단한 사례 정의를 이용하여 개정된 진단 기준을 개발하였고, 보정 되었지만 독립적인 검사자 2명이 합의하에 통증 장애에 대한 기준 진단을 제공하였다. 타당도 프로젝트에 따르면 축 I 진단 알고리즘에 대한 다음의 민감도와 특이도가 두가지 주요 근육 그룹 진단에 대해 발견되었다: 그룹 Ia 근막통(민감도 0.65, 특이도 0.92) 그리고 제한된 벌림과 함께 근막통을 가진 그룹 Ib(민감도 0.79, 특이도 0.92)(Truelove 등, 2010). 개별 진단 그룹 중 어느 것도 목표 민감도 ≥ 0.70과 특이도 ≥ 0.95를 충족하지 못하며, 두 그룹 I 진단이 근막통으로 결합되었을 때만 특이도가 관찰되었으며(각각 0.87, 0.98) 타당도 프로젝트의 결과는 개정된 RDC/TMD의 개발 필요성을 강하게 시사했다(Truelove 등, 2010).

이후 8개의 축 I RDC/TMD 진단 알고리즘을 수정한 결과 가장 일반적인 통증과 관련된 TMD에 유효한 평가 방법이 입증되었다. 본 연구의 기준 척도에는 종합적인 이력 및 임상 측정, 파노라마 방사선 촬영, 양쪽 TMJ MRI, 그리고 양쪽 TMJ 컴퓨터 단층촬영 등이 포함되었다. 공인된 방사선 전문의가 모든 영상을 해석하고 기준 프로토콜을 사용하여 모든 대상자를 독립적으로 평가한 TMD 전문가 2명의 합의에 따라 진단을 내렸다. 의견이 일치하지 않는 경우 방사선 전문의가 해석한 영상을 사용하여 최종 진단을 수행했다. 근막 통증(각각 0.82, 0.99)과 개구 제한을 가진 근막 통증(각각 0.93, 0.97)에 대한 수정된 알고리즘의 민감도와 특이도는 목표 수준을 초과하였다. 근막 통증에 대한 진단을 결합할 때 민감도(0.91)와 특이도(1.0)가 모두 추가로 증가하였다(Schiffman 등, 2010). 또한 근막통증과 개구 범위가 제한된 근막통증의 카파 계수는 원래 기준인 0.60과 0.70에서 수정된 기준인 0.73과 0.92로 각각 증가하였다(Schiffman 등, 2010).

요약하자면, 근막통증과 같은 이질적인(heterogeneous) 통증 조건에 대해서는 제한된 경우보다 광범위한 사례 정의가 더 유용했다. 예를 들어, 타당도 프로젝트는 TMD의 세가지 기본 징후 또는 증상(턱 통증, 개구 제한, TMJ 소음) 중 적어도 하나를 가진 사람을 TMD의 잠재적 환자로 모집하였다; 병력 및 임상 검사에서 TMD 징후 및 증상이 없는 환자는 잠재적인 대조군으로 포함시켰다. 이러한 광범위한 포함은 TMD 통증이 있는 환자와 없는 환자를 구별하는 데 도움이 될 뿐만 아니라 TMD가 아닌 환자의 구강안면 통증 호소 환자도 구별하는 데 도움이 된다.

턱관절 장애의 역학

(Epidemiology of temporomandibular disorders)

발생률과 유병률

(Incidence and prevalence)

국민건강면접조사(National Health Interview Survey, NHIS)와 국민건강영양검진조사(National Health and Nutrition Examination Survey, NHIS) 같은 미국 전역의 데이터를 사용해온 역학 연구는 대부분 얼굴 또는 턱 통증에 대한 자가 보고에 의존해 왔다. 치아구강 검사와 더불어 TMD에 대한 객관적인 데이터를 얻기 위해 NHANES에서도 움직임 범위와 근육 압통 검사를 측정하였다. 그러나 이러한 측정은 모든 유형의 TMD에 대한 유효한 진단기준의 요구사항을 충족하기에 불충분했다. 다른 사례 정의를 사용하고 용어 사용의 모호성(예: 시간의 경계로서 시점 유병률 대 기간 유병률)으로 인해 TMD 통증의 전역 유병률은 연구에 따라 상당히 다르다. 예를 들어, 자가 보고 정보를 사용하여, 안면 통증에 대한 유병률 추정치는 3.7%(Agerberg와 Bergenholtz, 1989)와 4.6%(Plesh 등, 2011b) 에서 12% 범위인 것으로 확인되었다(Von Korff 등, 1988). 구강안면통증은 다른 비치성 통증(nondental pain)에 비해 유병률이 높기 때문에 TMD 통증의 상당 부분을 나타내는 것으로 여겨진다.

자가보고 방법에 근거하여 TMD통증을 하위 유형화하려는 시도는 정확하지 않을 수 있다. 왜냐하면 잠재적 사례를 포착하는 방법은 사례 승인에 대한 신뢰도 측면에서 매우 중요하며 결과적으로 근육통 및 관절통과 같은 자가 보고된 TMD 통증 하위그룹의 유병률이 연구에 따라 다르기 때문이다. 주변 TMD 통증 또는 기능성 TMD 통증이 있는 성인의 유병률에 대해서는

표 1.3
턱관절 장애(TMD) 유형별 통증 유병률.

TMD 유형	참고문헌	장애 정의	표본 출처	표본 크기	연령 범위(세)	유병률(%)
주변 TMD 통증	Helkimo, 1974	얼굴 및 턱 통증	핀란드 라프인	600	15-65	12
	Molin 등, 1976	귀 앞의 잦은 통증	군 복무 중인 스웨덴 남성	253	18-25	5
	Szentpetery 등, 1986	최근 얼굴 목 또는 귀 주변 통증	헝가리인	600	12-85	5.8
기능성 TMD 통증	Agerberg와 Carlsson, 1972	하품할 때 얼굴 통증	스웨덴인	1,106	15-74	12
	Osterberg와 Carlsson, 1979	크게 물기 위해 입을 크게 벌릴 때 통증	스웨덴 노인	348	70	3
	Alanen와 Kirveskari, 1982	씹을 때 턱관절 통증	핀란드인	853	18-57	5.2

표 1.3을 참조해라. Lipton 등(1993)은 얼굴 위치와 통증의 질에 대한 하위 유형에 근거하여 전체 유병률이 5-12%라고 보고하였다. TMD 하위유형에 대해 보다 구체적으로 설명하자면, Lipton 등(1993)은 턱관절 통증의 경우 6.5%, 근육 통증의 경우 1.5%의 유병률을 보고하였다. 이와는 대조적으로, 검증된 임상검사 프로토콜(예를 들어, RDC/TMD)을 사용했을 때 통증과 관련된 TMD의 개발 진단 하위그룹 유병률은 TMJ 조건인 4.2%보다 근육통만 진단한 경우인 25%에서 더 높은 것으로 나타났으며, 이는 통증성 및 비통증성 관절 진단이 모두 포함되었다(Drangsholt와 LeResche, 1999). 이러한 대조적인 결과에 대해 가장 가능성이 높은 설명은 평가 방식이 자기 보고에 의해서만 이루어지는 경우에 응답자들이 근육과 관절 구조를 신뢰성 있게 구별할 수 없다는 것이다. 결과적으로, 하위 그룹의 유병률 추정이 정확하려면 검사가 필수적이지만 모든 상황에서 실행 가능한 것은 아니다.

TMD 발생을 보고하는 몇 가지 전향적 연구가 있다. TMD 부위 통증 또는 턱 통증 발생을 보고하는 청소년들에 대한 두 연구는 누적 발병률이 3-5년 추적 기간 동안 연간 1.8%(Heikinheimo 등, 1990)에서 2.8%(Kitai 등, 1997)까지 다르다는 것을 보여준다. 18-65세 성인에 대한 연구는 누적 방병률이 2.2%라고 보고하였다(Drangsholt와 LeResche, 1999; Von Korff 등, 1993). 위의 연구는 자가 보고된 정보를 바탕으로 TMD 발병률의 추정치가 달라질 수 있음을 강조하고 TMD의 유효한 임상 측정의 중요성을 다시 강조한다. 보다 최근에 OPPERA 연구는 18-40세 대상자를 등록 후 2.8년간 추적 조사의 중앙값을 기반으로 평생 첫 발병 TMD의 발병률이 연간 3.9%임을 발견하였다(Slade 등, 2013). 지속적인 TMD에 대한 전향적 연구는 드물며, 아마도 방법론적 문제 때문일 것이다. 18-65세 사이의 HMO(Health Maintenance Organization) 등록자 1061명을 대상으로 이전 360일 중 180일 이상 지속되는 통증으로 정의되는 TMD에 대해 평가한 한 연구에서는 매년 1000명당 1.2명의 발병률을 발견하였다(Von Korff 등, 1993). OPPERA 연구의 지속적인 TMD에 대한 추가 연구결과는 현재 평가 중이며 아직 발표되지 않았다.

위험 요소(Risk factors)

병리학과 대조적으로 위험 인자는 질병에 기여하는 요인의 광범위한 영역을 나타낸다. 그 영역에는 발병과 동시에 발생할 수 있는 요인 또는 특정 단계에서 질병의 결과이며 질병을 영속시키는 역할을 하는 요인뿐만 아니라 질병 발병에 분명히 선행하는 요인도 포함된다. 이러한 다양한 단계별 역할을 나누는데 있어 연구 설계의 어려움을 감안할 때, 우리는 여기에서 특정 요인의 기여 시점에 구분을 두지 않는다. 대신에 단면적 연구를 통해 일반적으로 확인된 것으로 표시한다.

나이와 성별(Age and gender)

인터뷰 날짜로부터 지난 3개월 동안 얼굴 또는 턱 통증을 이십하는 TMDs의 포괄적인 정의를 바탕으로, TMD의 연령별 유병률 패턴은 수년간 안정적이었다. NHIS 데이터를 사용하여 Lipton 등(1993)은 얼굴 또는 턱 통증의 연령별 유병률을 보고하였다: 18-34세에서는 6.5%, 35-54세에서는 5.0%, 55-74세에서는 4.0%, 75세 이상에서는 3.9%로 연령이 증가함에 따라 TMDs가 소폭 감소하는 것으로 나타났다. 가장 최근의 NHIS에 따르면, 18세 이상 전체 인구에서 얼굴이나 턱 통증의 유병률은 4.6%였다. 연령별 추정치는 18-44세가 5.0%, 45-64세가 4.6%, 65-74세가 4.2%, 75세 이상이 2.6%였으며, 다시 말해 성인 전체 수명에 걸쳐 턱이나 얼굴 통증이 단조적으로(mono-

표 1.4
TMD 통증 유병률에 대한 역학 연구의 방법론적 약점과 한계(Drangsholt와 LeResche, 1999에서 발췌).

방법론적 약점 또는 한계점	문제가 있는 연구(n=133)
부적절한 표본 크기	〉80%
정의된 모집단의 대표 표본에 대한 연구가 수행되지 않음	〉50%
사례 정의에 통증을 포함하지 않거나 신체 평가에만 의존	〉50%
통증 사례가 명확하지 않음: 심각도 또는 기간을 포함하지 않음	〉95%
연령 및 성별 비율이 제공되지 않음	〉75%
데이터의 표준편차 또는 분산에 대한 언급이 없음; 즉 신뢰구간이 없음	〉95%

tonic) 감소했음을 시사한다(NCHS, 2014). 그러나 얼굴과 턱 통증에 대한 국민 건강 조사의 추정치는 통증 위치에만 초점을 맞춘 자가 보고 질문에 근거한다는 점에서 반드시 TMD 통증을 나타내는 것으로 해석할 때 주의해야 한다. 개발된 유일하게 적절한 역학적 도구는 TMDs에 높은 민감도와 특이도를 가진 간단한 자가 보고 질문 세트이다(Gonzalez 등, 2011).

이와는 대조적으로, 일부 전향적 연구는 연령 증가에 따른 TMD 발병률 증가를 보여준다. 좀 더 최근에, OPPERA 연구는 진단 가능한 TMD가 없는 것으로 확인된 18세에서 44세 사이의 사람들을 등록시켰으며 임상적으로 진단된 TMD의 추후 발생에 기초하여 연간 다음과 같은 연령별 TMD 발생률을 나타낸다: 18-24세 사람들은 2.5%, 25-34세 사람들은 3.7%, 35-44세 사람들은 4.5%였다. 또한, 18-24세의 연령 집단을 기준 그룹으로 사용하여 연령과 TMD 사이의 연관성(위험비 통계, hazard ratio[HR] statistic)은 25-34세 사이의 사람들에게서는 TMD에 대한 위험(HR: 1.4, 95% CI 1.0, 1.9)이 40% 증가, 35-44세 사람들에게서는 50% 증가된 위험(HR: 1.5, 95% CI 1.0, 2.0)을 보여주었다(Slade 등, 2013).

단면적 연구는 남성(0%-10%)과 여성(2%-18%)에 대한 유병률 추정치가 다르며, 여성이 남성보다 1.5-2배 더 TMD에 걸릴 가능성이 높다는 것을 보여준다(Helkimo, 1974; Plesh 등, 2011a; Von Korff 등, 1988). 최근 NHIS 데이터에서도 남성(3.4%)보다 여성(5.8%)이 얼굴 또는 턱 통증의 유병률이 높다는 것을 보여 주었다(NCHS, 2014). 또한, 2000-2005년 NHIS의 합산 데이터를 사용하여, Plesh 등(2011b)은 여성이 남성과 비교하여 두가지 이상의 동반질환 통증 상태의 빈도가 유의하게 더 높다고 보고했으며(odds ratio [OR]: 1.41, P 〈 0.001)(Plesh 등, 2011b), 이는 여성의 더 높은 TMD 통증 비율이 추가적인 통증 장애로 확장된다는 것을 나타낸다. 종단 연구(longitudinal studies)에서도 유사한 결과가 보고되었다. 예를 들어, Von Korff 등(1993)은 또한 3년 추적 조사에서 남성(연간 1.6%)에 비해 여성(연간 2.6%)의 TMD 누적 발생률이 더 높다는 것을 발견하였다. 좀 더 최근에 OPERA 연구는 5년간 추적 조사에서 남성의 TMD 위험 발생률이 100명당 2.8명인 것에 비해 여성의 경우

100명당 2.8명의 TMD 사례가 발생하였지만 이 차이는 현저하지 않았다(HR: 1.3 95% CI 0.9, 1.7) (Slade 등, 2013).

인종과 민족성(Race and ethnicity)

허리통증과 목통증에서 볼 수 있듯이 얼굴이나 턱 통증의 유병률은 혼혈인일수록 높다. 최근 턱이나 얼굴 통증에 대한 추정치는 단일 인종 백인 성인의 경우 4.9%, 아메리칸 인디언이나 알래스카 원주민인 경우 4.0%였다. 반면, 백인과 아메리칸 인디언 또는 알래스카 원주민 혼혈인 성인은 모두 높은 비율(12.7%)이 보고되었다(NCHS, 2014). 그러나 단일 인종인 사람들 중에서, 백인의 유병률은 아프리카계 미국인(3.8%)과 아시아인(2.1%)에 비해 여전히 약간 높았다(NCHS, 2014). 이 패턴은 요통에서 관찰된 것과 동일하거나 거의 동일하다. 마찬가지로, OPPERA 연구는 임상적으로 진단된 TMD의 발생률이 백인(3.0%)에 비해 아프리카계 미국인(4.6%)에서 약간 높은 것으로 나타났다. 또한, 인종과 TMD의 연관성은 히스패닉(Hispanics)(HR: 1.2, 95% CI 0.6, 2.1)보다 아프리카계 미국인(HR: 1.4, 95% CI 1.0, 1.9)이 더 높았다(Slade 등, 2013). 백인과 아프리카계 미국인의 유병률은 연구에 따라 다르지만 동일한 범위에 머물며 거의 동일하다고 결론짓는 것이 안전할 것으로 보인다. 데이터는 혼혈인의 유병률이 더 제한적이라는 것을 나타낸다; 이는 모집단에서 전반적으로 낮은 유병률과 일치하다.

교육 및 사회경제적 지위

TMD와 교육 또는 사회경제적 지위에 대한 연구는 드물다. 건강 유지 단체 등록자를 대상으로 한 교육은 얼굴의 통증을 포함한 5가지 주요 통증 조건과 관련이 없었다(Von Korff 등, 1988). 보다 최근에는 교육 및 턱통증에 대한 NHIS의 자료를 보면 교육 집단 마다 턱 통증에 대한 차이가 미미하다는 것을 알 수 있다. 예를 들어, 2014년 NHIS는 교육 수준별 얼굴 또는 턱 통증에 대해 다음과 같은 유병률 추정치를 발견하였다: 고졸 미만 5.1%, 고졸 4.4%, 일부 대학 교육 5.0%, 학사 이상 4.4%로 나타났다(NCHS, 2014). 더욱이, 특히 TMDs의 경우, OPPERA 연구는 TMDs 교육과 발생률 사이에 유의한 연관성을 발견하지 못했다. 대조적으로, 삶의 물질적 기준 만족도에 대한 자가 보고 점수(가능한 사회경제적 지위를 대체할 수 있는 측정법)와 연관성은 TMDs의 발병률과 감소된 연관성을 보여주었다(HR: 0.87, 95% CI 0.76, 0.98). 변수를 분류할 때도 유사한 결과가 보고되었다: 더 높은 TMD 발생률(HR: 1.71, 95% CI 1.16, 2.51)은 가장 높은 점수를 받은 사람(9 - 10)에 비해 가장 낮은 점수를 받은 사람(0 - 5)에게서 발견되었다(Slade 등, 2013).

체중 및 신체 활동

체중과 TMDs에 관한 문헌에 따르면 체질량 지수(BMI)가 TMD 통증의 추정 위험인자가 될 가능성은 낮다. 워싱턴대학교 쌍둥이 등록자를 대상으로 한 연구에서 과체중과 비만과의 연관성을 5가지 뚜렷한 통증 상태와 3가지 통증 증상으로 비교 평가하였으며 가족간의 영향이 이러한 관계를 설명하는지 여부를 추가로 조사하였다. 연령, 성별, 우울증을 보정한 후에, 과체중 쌍둥이가 정상 체중 쌍둥이 보다 TMD 통증을 보고할 가능성이 더 높았다(OR: 1.49, 95% CI 1.03, 2.17); 그러나 가족의 영향이나 유전적 인자에 대한 추가 보정 후, 이러한 연관성은 거의 변하지 않았다(OR: 1.44, 95% CI 0.99, 2.09)(Wright 등, 2010). 마찬가지로, OPPERA 연구는 BMI가 연구 장소 및 인구학적 특성을 조정한 분석에서 BMI가 TMD 첫 발병에 대한 추정 위험 인자임을 발견하였다(HR: 1.13,

95% CI 1.00, 1.26). 그러나 그 효과는 감소에 대한 책임을 추적조사(follow up)로 전가한 후 통계적 무의미함으로 약화되었다(HR: 1.09, 95% CI 0.97, 1.23)(Sanders 등, 2013). 새로운 모델에 따르면 증가된 활동이 통증 회복력을 증가시켜야 하지만, 신체활동과 TMD의 연관성에 관한 연구가 없다(Ambrose와 Golightly, 2015; Ahn, 2013).

다른 부위의 통증 동반질환

2000-2005년 NHIS의 합산데이터를 사용하여, Plesh 등(2011b)은 TMD-유형 통증에 대해 4.6%의 유병률을 보고하였으며, TMD-유형 통증을 보고한 사람의 약 59%는 목, 허리, 또는 다른 관절에서 2개 이상의 추가적인 통증을 호소하였다. 또한, 다른 인종에 걸친 다른 신체 부위의 관여와 관련하여 Plesh 등(2011b)은 히스패닉(OR: 1.56, P 〈 0.001)과 흑인들(OR: 1.38, P 〈 0.01)이 백인보다 목, 허리 또는 다른 관절에서 두개 이상의 통증 호소 빈도가 상당히 높다고 보고하였다. 마찬가지로 OPPERA 연구에서는 TMD 발생률이 2개이상의 동반질환(HR: 2.70, 95% CI 2.02, 3.59)의 경우 동반질환이 없는 것과 비교한 단일 동반질환(HR: 1.42, 95% CI 1.00, 2.01)경우 보다 높았다. 또한, 요통이 없는 것과 비교해서 5회 이상의 요통 에피소드는 TMD 위험을 강력하게 예측하였다(HR: 2.20, 95% CI 1.54, 3.14)(Sanders 등, 2013).

흡연(Smoking)

흡연과 TMDs의 연관성을 조사한 연구에 따르면 비흡연자에 비해 흡연자가 TMD에 걸릴 확률이 더 높다(OR: 4.56, 95% CI 1.46, 14.24)(Weingarten 등, 2009). 또한, 0-10 통증 숫자평가척도(numeric rating scale)를 사용하여 흡연과 TMD 통증 강도 사이의 용량-반응 관계에 주목하였다: 가벼운 흡연자(mean: 5.8 ± 1.8); 중등도 흡연자(mean: 6.3 ± 2.3), 및 심한 흡연자(mean: 8.1 ± 1.4)(Melis 등, 2010). 흥미롭게도, 백인 여성 중 흡연과 TMD 사이의 연관성은 30세 이상 여성(OR: 4.1, 95% CI 1.6, 11.4)보다 30세 미만 여성(OR: 1.2, 95% CI 0.6, 2.8)에게서 더 강하게 나타났다. 또한, 알레르기 관련 조건, 사이토카인 매개체 및 심리적 변수를 조정한 후의 연관성은 젊은 여성과 나이든 여성 모두 약 45% 감소하였다. 위의 연구 결과는 하나 이상의 설명 요인의 효과가 노인보다 젊은 사람에게서 더 높음을 나타낸다(Sanders 등, 2012).

직업적 요인(Occupational factors)

TMDs와 잠재적으로 관련이 있을 수 있는 가장 일반적인 직업은 악기 연주인 것으로 보이며, 주로 낮은 질적 수준(poor-guqlity)의 연구를 기반으로 했음에도 불구하고 널리 고려되고있다(van Selms 등, 2017). 다른 직업과 TMDs와의 잠재적 관계에 대한 연구는 드물기 때문에 음악가와 TMDs에 대한 연구를 더 자세히 설명한다. 전반적인 방법론적 품질로 주목할만한 환자-대조군 연구에서는 바이올리니스트들 사이에서 악기를 연주하지 않은 대조군 보다 바이올리니스트 그룹에서 TMDs의 징후와 증상의 유병률이 더 높다는 것을 발견하였다(Rodriguez- Lozano 등, 2010). 대조군과 비교했을 때, 바이올리니스트에서 가장 흔하고 현저하게 다른 임상적 특징들은 혀내밀기, 구강 호흡, 손톱 물어뜯기(26.8%), TMJ 소리(51.2%), 최대 입을 벌릴 때의 통증(24.4%)과 같은 이상기능행동들(parafunctional habits)이었다. 전반적으로 악기 연주와 TMDs에 대한 연관성 연구의 근거는 혼합되어 있다; 연관성은 사례 확인을 위해 임상 검사를 활용하는 연구에서 더 일반적이다(van Selms 등, 2017). 예를 들어, 관악기 연주자에 대한 한 연구에서는 관악기에서 중간 톤과 높은 톤을 모두 연주할 때 턱 근육의 EMG활동을 측정한 결과 턱을 닫는 근육의 수축 부하는 작았으며, 장시간 악기를 연주해도 턱을 닫는 근육의 피로가 유발되지 않았다(Gotouda 등, 2007). TMD에 대한 구강 부목의 효과를 조사한 30명의 음악가에 대한 실험 연구에 따르면 구강 부목 치료가 대상자의 83%에서 치아 또는 TMJ 통증을 유의하게 감소시키는데 기여한 것으로 나타났다(Steinmetz 등, 2009). 참고: 악기 및 TMDs에 대한 대부분의 연구는 TMD 증상에 초점을 맞추고 있지만 TMD 진단에는 초점을 맞추고 있지 않다. 관련 실험연구에서는 상지 통증이 있는 14명의 음악가에게서 통증 경험 회상(recall)에 반응하여 동일한 근육 활동이 증가하고 스트레스 이미지에 반응하여 반대 승모근의 활동이 증가한다는 놀라운 증거를 발견하였다(Moulton와 Spence, 1992). 이는 병리학측면에서 언급한 바와 같이, TMDs(또는 다른 근골격계 통증)의 단일 원인은 예외이며, 대신 다중 위험 결정 요인의 복합 효과가 중요하다는 것을 시사한다.

심리적 요인(Psychological factors)

TMD 발병과 만성화에 심리적 요인이 작용한다는 것을 설명하는 풍부한 증거가 존재한다. 특히 TMDs의 경우, 기분장애와 성격장애는 디스크 또는 관절 장애와 달리 근육 장애와 유의하게 관련이 있다(Kight 등, 1999). 연구에 따르면 심리적인 고통은 TMD와 관련된 임상 증상의 심각성 및 지속성과 관련이 있다는 것을 보여준다. 좀 더 구체적으로 말하면, 심리적 스트레스와 우울증 수치는 만성 TMDs를 가진 사람들에게서 더 높은 것으로 나타났다(Dworkin 등, 1990; Gatchel 등, 2007; Keefe 등, 2004). 더욱이 OPPERA 연구는 TMD와 관련된 일련의 심리적 요인을 발견하였으며, 그 중 신체 증상(예: 통증, 쓰림, 팽팽함) 척도인 Pennebaker Inventory of Limbic Languidness을 사용할 때 가장 높은 위험 비율이 발견되었다(HR: 1.44, 95% CI 1.29, 1.60). 확인된 4가지 잠재 심리적 구성 요소 중 스트레스와 부정적인 감정 구성 요소(HR: 1.12, 95% CI 0.97, 1.30)와 전반적인 심리적 증상(HR: 1.33, 95% CI 1.18, 1.50)이 가장 강력한 위험 요인이었지만, 최초 TMD의 위험도는 각각 12% 및 33% 증가하여 약간의 영향만을 보였다(Fillingim 등, 2013). 또한 OPPERA 연구는 반복적인 스트레스 측정을 사용하여 TMD 발병과 동일한 3개월 동안 측정된 스트레스가 TMD의 위험을 55% 증가시키는 것과 관련이 있음을 발견하였다(HR: 1.55, 95% CI 1.34, 1.79)(Slade 등, 2015). 이 두 연구 모두 등록 했을 때와 3개월의 추적 기간 동안 스트레스 관련추정치가 과소평가될 가능성이 있음을 보여주었다. 왜냐하면 두 시점에서 측정된 값은 일상생활에서 내재된 스트레스와 전반적인 심리적 증상의 누적 효과를 포착하지 못하기 때문이다. 예를 들어, Slade 등(2015)에 의해 보고된 스트레스와의 연관성 증가는 시간적으로 더 가까운 측정을 사용하였으며, 과도기적 또는 일시적으로 동적이며 실제 연관성을 포착하기에는 불충분한 구성(construct)인 일회성 측정(one-time measure)을 나타낸다.

통증성 턱관절 장애의 병인
(Etiology of painful temporomandibular disorders)

TMDs의 의심되는 병인은 임상가와 연구원 모두의 상상만큼 광범위했지만, 의견은 대체로 사례군 연구 또는 단면 연구에 기반을 두었으며, 둘 다 병리학의 결정에 대한 적절한 접근방식을 나타내지 않는다. 여기서는 TMDs의 잠재적인 병인과 관련된 주요 영역을 다룬다. 특히 통증과 TMDs와 관련된 유전적 및 후생적인 병리학 요인을 식별하는 데 있어 상당한 진전이 있다(Belfer 등, 2013; Diatchenko 등, 2013; Smith 등, 2013); 그러나 이 복잡한 영역은 이 장의 범위를 벗어난다.

원인과 병인을 이해하기 위한 Bradford Hill 기준은 박테리아성 질병에는 적절하고 생산적이지만, TMDs가 분명히 속하는 범주인 복잡한 질병에는 덜 유용하다(Ohrbach 등, 2015; Rothman와 Greenland, 2005). 따라서 TMD와 같은 복합 질환의 병인을 고려할 때는 위험 결정 요인의 개념이 더욱 적절해 진다. 이는 우리가 간단한 요약을 뒷받침하는 근거를 제시함에 따라 이 장이 끝날 때쯤 더 명확해 질 것이다:

'TMD는 단독으로 발생하는 질환이 아니라 여러 위험 결정 요인이 함께 발생하거나 특정 개인에게 특정한 순서에 따라 발생하므로 단일 위험 결정 요인만으로는 TMD의 "원인"이 되기에 충분하지 않다'

—Slade 등, 2016

손상(Injury)

턱의 손상은 연부조직 구조의 경미한 열상에서부터 경조직(hard tissues)의 골절과 같은 보다 심각한 손상까지 다양하다. 또한, 턱 손상은 여러가지 다른 외상 사건들(traumatic events)에 의해 발생될 수 있다. 문헌에 보고된 다양한 외상 사건 중 폭행은 응급실 방문 시 전체 안면골절의 37%로 가장 빈번하며, 그 다음은 낙상 24.6%, 교통 사고 2%, 페달 자전거 사고 1.6%였다(Allareddy 등, 2011). 턱 손상의 원인이 되는 폭행, 낙상, 및 사고 외에도 턱에 영향을 줄 수 있는 다른 형태의 손상에는 머리와 목 손상이 포함된다(Cassidy 등, 2014).

또한, 구강 삽관법, 후두경 검사 및 치과 치료와 같은 의원성(iatrogenic) 형태의 손상도 치아 손상의 원인으로 보고된다. 그러나 치아 손상은 입술, 치아, 혀 등을 포함한 구조물의 손상을 포괄하기 때문에 얼마나 많은 손상이 턱뼈나 근육에 영향을 미치는지 구체적으로 분석하기는 어렵다. 턱 손상 출처에 대한 자세한 내용은 Sharma(2017)의 논문을 참조해라.

미세 외상(Microtrauma)

근골격계 미세 외상은 관련된 조직의 완전한 무결성(integrity)에 갑작스러운 붕괴를 일으키기에는 불충분하지만 시간이 지남에 따라 신체에 신체적 손상을 초래하는 낮은 크기의 힘을 나타낸다(Fernandez 등, 1995; Hauret 등, 2010). 미세 외상의 가장 흔한 원인은 과사용 행위로 보이는데, 이상기능행동은 구강안면부위의 주된 원인이며, 나머지 신체부위의 주요 원인은 스포츠활동인 것으로 보인다. 정상적인 사용과 달리 과사용은 행동에 의해 부가되는 부하의 정도, 행동 빈도, 각 특정 행동의 빈도, 각 특정 행동의 지속시간, 시합 당 모든 행동의 지속 시간, 회복 기간의 범위 및 이러한 동작이 발생하는 일정 시간의 조합에 따라 결정된다. 일반적으로, 과사용 행동에 대한 구체적인 측정이 존재하지 않으며, 정상적인 사용과는 달리 과사용이 식별되는 임계값은 일반적으로 알려져 있지 않다. 대신, 조직 적응의 임계값이 초과되고 미세 외상으로 추정되는 징후 또는 증상이 나타날 때 과사용 유무가 추론되는 경우가 많다. 미세 외상의 다른 잠재적 원인에는 반복적인 염좌(예: 접촉 스포츠에서 발생하는 반복적인 외력에 대한 생물학적 반응)와 부하에 대한 조직 회복력 감소를 초래하는 컨디션 저하의 영향을 포함한다(Nørregaard 등, 1997).

신체적 손상은 외상성 관절염 또는 건염과 같은 장애로 쉽게 평가될 수 있으며, 종종 미세 외상의 결과로 언급된다; 임상가는 진단을 확신할 수 있으며, 추론은 특정 환자가 조직 회복을 위한 휴식 기간 없이 장거리, 수일에 걸쳐 강제로 행군하는 것과 같은 미세 외상 유발 행동에 대한 좋은 근거에 기초하여 추정 병인을 이끈다. 이러한 맥락에서, 미세 손상은 경험적 데이터에 의해 강력하게 뒷받침되는 것으로 보인다(Hauret 등, 2010).

이와는 대조적으로, 미세외상과 관련된 신체적 손상이 병인으로 추정된 경우에는 건염과 같은 확실성을 가질 수 없다. 예를 들어, 통증 호소와 관련된 근육의 팽팽한 띠(tight band)와 근막 통증유발점과 같은 소견은 임상적으로 근막 통증 장애의 진단적 근거로 널리 간주된다. 임상가는 건염에 비해 약한 소견임에도 불구하고 힘줄염 진단에 대해 확신할 수 있지만, 검사자 신뢰도 연구는 이러한 결과가 중간에서 낮은 검사자간 신뢰도를 가지며(Gerwin 등, 1997) 관측된 현상의 특성이 일부 저자에 의해 완전히 받아들여지지 않는 다는 것을 보여준다(Cohen와 Quintner, 2008; Quintner 등, 2015). 그리나 과사용 행동이 근막 통증 시작과 지속(perpetuation) 모두에서 경험적으로 보이는 강력한 역할 뿐만 아니라(Glaros 등, 2016; Ohrbach 등, 2013; Ohrbach 등, 2011) 명시된 병인으로서의 강력한 역할을 한다는 점을 감안할 때(Travell와 Simons, 1983), 근막 통증 장애는 단순한 신체적 진단 보다는 여러 지표로 이루어진 구성으로 간주해야 할 것이다. 미세 외상이 근막 통증, 단단한 띠(taut bands) 및 통증유발점의 핵심 소견을 형성하는 요인인지 여부는 더 많은 연구가 필요하고 클리닉에서 더 많은 주의를 요한다(이 주제에 대한 논의는 8장 저작 근육의 탐구를 참조해라).

마지막으로, 신체적 손상은 때때로 과사용 행동이 확인될 때 추정된 미세 변형에 근거하여 가정되며, 보고된 통증에 대해 알려지지 않은 메커니즘의 행동적 문제(Glaros와 Burton 2004; Glaros 등, 2016)가 임상가의 마음속에서 통증의 원인으로서 필요한 조직 손상과 함께 진단된 신체적 장애로 전환된다. 신체적 손상이 발생했다는 믿음을 뒷받침하기 위해 모든 종류의 비정상적 발견을 사용하는 추론 패턴은(따라서 신체적 중재의 초점이 되어야 한다) 수십년 동안 TMD 분야에서 풍토화된 패턴을 따르며, 진단 수준을 고려하지 않을 뿐만 아니라 부적절한 평가에서 비롯된다(Ohrbach와 Dworkin, 2016). 그러나 '이러한 손상의 관점에서 설명된' 통증의 원인으로서 미세 외상은 알려진 원인불명의 TMD 통증 문제에 대해 여전히 매우 중요한 가능성으로 남아 있다는 점에 주목할 필요가 있다(Slade 등, 2016).

이러한 예비 과정에서, 특히 TMJ에 영향을 미치는 장애의 경우, 미세 외상이 TMDs의 초기 원인으로 자주 언급되어왔지만, 이는 증거보다는 추측에 근거한 것으로 보인다. 한 연구실의 일부 설득력 있는 근거는 미세 외상이 TMJ에 나타나 영향을 미친다는 하나의 경로를 가리킨다. 건강한 여성(남성과 비교하여)은 딕을 정상적으로 닫는 동안 TMJ 디스크 내에서 더 높은 에너지 밀도를 가진다(Iwasaki 등, 2017b); 관절원판 변위를 가진 여성(변위가 없는 여성과 비교)은 TMJ 에너지 밀도가 더 높다(Iwasaki 등, 2017a); 관절원판 변위와 통증이 있는 여성(둘 중 하나가 없는 여성과 비교하여)은 수면 중 이갈이 동안 근육 수축 기간이 길어지고 충격계수(duty factors)가 더 높아진다(Wei 등, 2017). 종합적으로, 이러한 발견은 TMJ 관절원판변위와 국소 통증이 관절 생체 역학에 영향을 미쳐서 여성들이 미세 외상 범위에 속하는 것으로 보이는 수면 이갈이의 반복적인 힘에 더 민감해질 수 있음을 시사할 것이다. 이러한 발견은 TMDs에 대해 다른 유형의 과사용 행동이 잠재적인 미세 외상 효과에 영향을 미칠 수 있다는 것을 의미한다.

심리적 및 행동적 요인
(Psychological and behavioral factors)

TMDs와 관련된 일련의 심리적 변수를 조사하는 모든 단면적 연구에서 적어도 하나의 대상 변수가 TMDs와 유의미한 연관성을 가지고 있으며 통증성 TMDs가 이를 지배한다는 것을 발견했다고 말하는 것은 과장이 아니다. 알려진 거의 모든 TMD 관련 심리적 변수에 대한 종합적인 평가는 1.3-2.4 범위의 표준화된 교차비(standardized odd ratios, SOR)로 만성 통증 TMDs와의 사전 연관성을 확인하였다(Fillingim 등, 2011); 그러나 이러한 단면적 연구는 병인을 통찰하지 못한다. 추후에 누가 통증성 TMDs를 개발할 것인지 예측했을 때 동일한 변수는 유의하지만 약한 연관성을 보였으며, 위험비율은 TMDs 발병 시 표준화된 범위인 1.1-1.4였다(Fillingim 등, 2013). 만성 코호트에서 가장 강력한 예측 변수는 SOR과 함께 신체 증상이었다: 2.4는 다른 모든 예측 변수와 구별된다; 그러나, 사고에 의한 TMD의 예측 변수 중에는 다른 것에 비해 눈에 띄는 것이 없었다. 이러한 발견을 종합해보면, 통증성 TMDs의 심리적 병인은 주로 일반적인 고통 또는 심리사회적 기능장애를 나타내는 평가기준표로 존재한다는 점을 강조하지만, 반면에 일단 통증이 시작되면 통증의 부담은 통증성 TMDs를 가진 사람들 사이에서 다른 사람들 보다 더 많이 모든 심리적 과정을 실질적으로 악화시킨다. 통증 상태에 생물심리사회적 모델을 적용하고 광범위한 구강안면 통증에 대해 특별한 언급을 하는 것과 일관되게, 이러한 발견은 또한 통증과 관련된 많은 측면을 더 잘 이해하기 위해 종합적인 다축 평가(multiaxial assessment)가 임상 및 연구 대상자 모두에게 필수적이라는 것을 나타낸다(Durham 등, 2015; Ohrbach와 Durham, 2017).

TMDs의 병인에 대해 자주 고려되는 행동 변수는 이상기능행동이며, 이전에 미세 외상 섹션에서 과사용 행동이라고 설명하였다. 많은 단면적 연구에서는 TMDs와 관련된 이러한 행동의 잠재적 중요성을 증명한다. 실험 연구에서는 충분한 크기, 지속시간 및 빈도로 행동 패턴을 유지하면 근육통 진단과 일치하는 통증 증상으로 확실하게 이어진다는 것을 증명하였다(Glaros, 2007; 2008). 보행 연구는 스트레스 반응에 통증을 유발하는 이상기능행동이 포함된다는 것을 보여준다(Glaros 등, 2016; Glaros 등, 2005). 통증성 TMDs의 실제 예측 측면에서, 구강 행동 체크리스트에 따르면(Kaplan와 Ohrbach, 2016; Markiewicz 등, 2006; Ohrbach 등, 2008b) 25점 이상(전체 가능한 점수의 30%를 차지함)의 구강 이상기능행동을 가진 사람들이 17점 미만의 점수를 가진 사람 보다 첫 발병 시 통증성 TMDs가 발생할 확률이 75% 더 높았다고 하였다. 이러한 발견은 또한 행동의 수와 각각의 빈도에 근거하여 충분한 행동 밀도가 존재할 때에만 이러한 행동이 안정적으로 문제가 된다는 것을 나타낸다; 이것은 미세외상에 대한 이전 논의와 일치한다.

통증 처리 시스템의 변화
(Alterations in the pain processing system)

통증의 만성화와 함께 나타나는 통증 처리 시스템의 변화와 관련하여 다수의 통증 장애에 걸쳐 상당한 근거가 존재한다. 이러한 변화는 여러 영역에서 측정할 수 있다: 압력 통증 역치, 온열 통증 역치 및 내성, 온열 windup 그리고 잔류감각, 피부 핀프릭(pinprick) 역치, 피부 windup 그리고 잔류 감각(현재 본문의 6장 참조). 이러한 각 영역의 변화는 만성적으로 통증성 TMDs를 가진 사람에게서 측정가능하다(Greenspan 등, 2011). 이와는 대조적으로 통증 처리의 변화는 통증성 TMDs 발병 전에 덜 두드러지며, 더 적은 측정 영역에 걸쳐 작은 변화가 나타난다(Greenspan 등, 2013). 특히, 만성 및 사고에 의한 TMDs 모두에서 압력 방식으로 측정된 통증 처리의 변화가 가장 두드러지지만, 흥미롭게도 압력 통증 민감도의 변화는 통증성 TMDs 발병과 함께 변동하며 발병을 예측하지 못한다(Slade 등, 2014).

통증 동반질환(Pain comorbidity)

한 시스템에 국한된 통증 상태(예: 관련 요인에 대해 부적적인 병력이 있는 저작 시스템 내의 TMD)와 일반적인 건강 요인 또는 기타 통증 장애 내에 존재하는 통증 상태를 구분하는 것은 중요하며 상당한 경험적 데이터의 근거가 필요하다. 일반적인 건강 요인은 만성 TMDs와 강한 연관성을 보이며 새로운 TMD 발병도 강력하게 예측한다(Aggarwal 등, 2010; Ohrbach 등, 2011; Sanders 등, 2013). 이러한 요인에는 새로운 발병 및 만성 TMD 모두에 대한 기타 통증 장애, 신경감각 장애, 호흡기 장애 및 흡연이 포함된다(Ohrbach 등, 2011; Sanders 등, 2013). 또한, 시간이 지남에 따라 수면 부족이 증가하는 것은 새로운 발병 TMDs의 실질적인 예측 변수이다(Sanders 등, 2016). 이러한 일반적인 건강 요인 중 다른 통증 장애(예: 요통, 과민성 대장 증후군, 두통, 생식기 통증)는 아마도 통증성 TMDs에 대해 가장 많이 조사되고 입증된 위험 요인일 것이다. 둘 이상의 동반 통증 장애의 복합 효과에 대한 초기 통찰은 이후 관문조절이론(Gait-control theory)에 영향을 미쳤으며, 나중에 신경매트릭스 이론(neuromatrix theory)(Livingston, 1998; Melzack, 1989; Melzack와 Wall, 1965)은 다수의 통증 장애가 경험된 통증, 언짢은 기분 및 파국화, 통증 관련 장애와 같은 심리학적 변수 그리고 또 다른 통증 장애의 후속 발병 위험을 포함한 통증의 결과에 가산효과가 아니라 곱셈 효과가 있음을 암시한다(Aggarwal 등, 2006; Creed 등, 2012; Macfarlane 등, 2003; McBeth 등, 2002; Raphael 등, 2000). 또한 이러한 연구 결과는 다른 동반질환 통증장애와 분리되어 존재하는 국소 장애로서의 TMD와 다른 통증 장애와 혼합된 장애로서의 TMD가 상태별(condition-specific) 치료에 다르게 반응할 것임을 시사한다. 그리고 실제로 강력한 증거는 예를 들어, 광범위한 통증이 있을 때 구강장치를 이용한 수면 이갈이 치료가 현저히 낮은 효능을 나타내다는 것을 가리킨다(Raphael와 Marbach, 2001).

TMD는 근골격계 통증 질환으로서 두개의 다른 주요 구조 사이에 위치한 안면 부위에서 발생하며, 각각 다음과 같은 복잡한 통증 장애를 가지고 있다: 머리와 두통, 경추와 목통증. TMD는 광범위하게 통증 처리 시스템과 관련된 보다 일반적인 중추신경계 메커니즘을 통한 기타 통증 장애와의 연관성 이외에도 두통과 경추문제 모두와 특정한 메커니즘을 공유한다(Ballegaard 등, 2008; Häggman-Henrikson 등, 2016; Häggman-Henrikson 등, 2002; Wiesinger 등, 2013). 메커니즘 중첩에는 삼차신경미핵(trigeminal nucleus caudalis)의 말초신경 수렴, 저작과 같이 기본 기능을 보조하는 기계적 활동 기반 운동 조절 전략이 포함되며, 턱 기능을 하는 측두근이 위치하고 많은 비율의 두통이 발생하는 지점인 측두영역(temoporal region)과 같이 총체적 구조가 중복된다.

결론(Conclusion)

요약하면, 근골격계 질환은 비특이성 요통, 목 통증, TMD 통증으로 대표되며, 조건에는 공통적인 두 가지 주요 위험 요소, 즉 심리적 요인과 부상 그리고 한가지 가능한 위험 요소인 흡연이 있으며, 결론은 다른 곳에 잘 요약되어 있다(McLean 등, 2010; Taylor 등, 2014; Sharma, 2017). 여기서, 우리는 통증성 TMD에 대한 더 넓은 관점을 취하며 근골격계 질환들 중 하나로 간주한다. 두 가지 주요 위험 요소 중 심리적 특성은 이러한 질환의 발달을 촉진 할 뿐만 아니라 통증 증상의 지속 및 만성 통증의 발생에 가장 강력한 역할을 한 것으로 보인다. 또한, 이러한 심리적 특성에 대한 보다 강력한 역할은 손상에 초점을 맞춘 제한된 연구와 대조적으로 이러한 특성을 조사하는 더 많은 그리고 더 나은 연구의 기능일 수 있다. 흡연은 요통과 TMDs의 일반적인 위험 요인이다; 종종 열악한 사회 또는 건강 조건에 대한 잠재적 대용물로 간주되지만 그 근거는 또한 통증에 직접적인 영향을 시사한다. 요통에는 직업적 요인이 주요한 역할을 하는 반면, TMDs에는 직업적 요인이 훨씬 약하거나 존재하지 않으며 현재 목 통증에는 불분명한 역할을 하고 있다. 이와 유사하게, 교육, 사회경제적 지위, 신체활동은 목통증이나 TMDs 보다 요통과 더 강한 연관성을 보여왔다.

사례 정의의 역할과 그것이 연구에 미치는 영향은 TMDs 뿐만 아니라 이러한 다른 두 가지 근골격계 통증 유형에 따라 다르며 동일한 효과를 나타낸다. 최근 매우 잘 사용되고 신뢰 할 수 있는 TMDs 정의와 달리, 요통과 목 통증에 대한 사례 정의의 다양한 타당성 수준은 각 연구 프로그램을 방해했을 수 있다. 현재 개발된 TMDs는 정의의 표준화가 잘되어 있어 TMD 통증에 대한 연구가 비교적 빠른 속도로 진행될 수 있었다는 점이 눈에 띈다(Ohrbach와 Dworkin, 2016).

또한, 이용 가능한 정보를 종합해보면, 근골격계 통증 질환에 대한 위험 요인은 시간이 지남에 따라 더욱 복잡한 동적 관계를 가질 수 있으며, 이는 상호인과성도 포함할 수 있음을 시사한다. 근골격계 통증 질환은 현재 복잡한 질병으로 간주되며, 복잡한 인과관계가 집합된 양상이다. 최근에서야 OPPERA 연구를 통해 복잡성의 한 가지 측면이 명확해 졌고, 그것은 한 가지 위험 요소만으로는 통증 장애를 일으키기에 충분하지 않다는 것이다. 근골격계 통증에 대한 이해는 지금까지 TMDs에 국한되었지만, TMDs가 근골격계 통증 문제들 중에서 독특하다는 것을 시사하는 근거는 없다. 그러나 지금까지 위험인자에서 통증 장애로의 전환을 뒷받침하는 메커니즘은 잘 이해되지 않고 있다. 폐암이 통증 문헌에서 누락된 것은 좋은 예를 제공한다. 폐암의 경우 흡연과 석면과 같은 위험 요소가 충분하고 생물학적 용어로 쉽게 설명할 수 있으며, 이에 대해 조직 수준의 관련성을 찾을 수 있고 공중 보건에 대한 보다 명확한 의미를 제공할 수 있다. TMDs에 대한 기존 연구를 바탕으로 개별 위험인자의 특성이 제시되었지만, 일반적으로 근골격계 통증 질환의 발달에 작용하는 다변수 예측인자의 기초가 되는 주요 신경생물학적 과정이 있으며, 인과과정의 특성이 복잡한 것은 이러한 요인들 전반에 걸쳐 더 높은 수준의 상호작용을 나타낸다. 우리는 통증성 TMDs의 발달과 지속된 만성화에 있어서 함께 그리고 시간이 지남에 따라 작용하는 다중 위험 결정 요인의 중요성을 강조하면서 이 장을 마무리한다.

참고문헌

Agerberg G, Bergenholtz A. Craniomandibular disorders in adult populations of West Bothnia, Sweden. Acta Odontol Scand 1989; 47: 129–140.

Agerberg G, Carlsson GE. Functional disorder of the masticatory system: I. Distribution of symptoms according to age and sex as judged from investigation by questionnaire. Acta Odontol Scand 1972; 30: 597–613.

Aggarwal VR, McBeth J, Zakrzewska JM, Lunt M, Macfarlane GJ. The epidemiology of chronic syndromes that are frequently unexplained: do they have common associated factors? Int J Epidemiol 2006; 35: 468–476.

Aggarwal VR, Macfarlane GJ, Farragher TM, McBeth, J. Risk factors for onset of chronic oro-facial pain: results of the North Cheshire oro-facial pain prospective population study. Pain 2010; 149: 354–359.

Ahn AH. Why does increased exercise decrease migraine? Current Pain and Headache Reports 2013; 17: 379.

Alanen P, Kirveskari P. Stomatognathic dysfunction in a male Finnish working population. Proc Finnish Dental Society 1982; 78: 184–188.

Allareddy V, Allareddy V, Nalliah RP. Epidemiology of facial fracture injuries. J Oral Maxillofac Surg 2011; 69: 2613–2618.

Ambrose KR, Golightly YM. Physical exercise as non-pharmacological treatment of chronic pain: Why and when. Best Practice & Research. Clinical Rheumatology 2015; 29: 120–130.

Ballegaard V, Thede-Schmidt-Hansen P, Svensson P, Jensen R. Are headache and temporomandibular disorders related? A blinded study. Cephalalgia 2008; 28; 832–841.

Belfer I, Segall SK, Lariviere W et al. Pain modality- and sex-specific effects of COMT genetic functional variants. Pain 2013; 154: 1368–1376.

Blau JN. How to take a history of head or facial pain. Br Med J 1982; 285: 1249–1251.

Cassidy JD, Boyle E, Carroll L. Population-based, inception cohort study of the incidence, course, and prognosis of mild traumatic brain injury after motor vehicle collisions. Arch Phys Med Rehabil 2014; 95: S278–285.

Cohen M, Quintner J. The horse is dead: let myofascial pain syndrome rest in peace. Pain Med 2008; 9: 464–465.

Creed FH, Davies I, Jackson J et al. The epidemiology of multiple somatic symptoms. J Psychosom Res 2012; 72: 311–317.

de Leeuw R, Klasser GD. Orofacial Pain: Guidelines for Assessment, Diagnosis, and Management. 5th ed. Hanover Park, IL: Quintessence Publishing; 2013.

Diatchenko L, Fillingim RB, Smith SB Maixner W. The phenotypic and genetic signatures of common musculoskeletal pain conditions. Nature Rev Rheumatol 2013; 9: 340–350.

Dionne CE, Dunn KM, Croft PR et al. A consensus approach toward the standardization of back pain definitions for use in prevalence studies. Spine 2008; 33: 95–103.

Drangsholt M, LeResche L. Temporomandibular disorder pain. In Crombie IK, Croft PR, Linton SJ, LeResche L, Von Korff M(eds). Epidemiology of Pain. Seattle, WA: International Association for the Study of Pain; 1999.

Durham J, Raphael KG, Benoliel R, Ceusters W, Michelotti A, Ohrbach R. Perspectives on next steps in classification of oro-facial pain – part 2: role of psychosocial factors. J Oral Rehabilitation 2015; 42: 942–955.

Dworkin SF. Illness behavior and dysfunction: review of concepts and application to chronic pain. Can J Physiol Pharmacol 1991; 69: 662–671.

Dworkin SF, Huggins KH, LeResche L et al. Epidemiology of signs and symptoms in temporomandibular disorders: clinical signs in cases and controls. J Am Dent Assoc 1990; 120: 273–281.

Dworkin SF, LeResche L. Research diagnostic criteria for temporomandibular disorders: review, criteria, examinations and specifications, critique. J Craniomandib Disord 1992; 6: 301–355.

Epker J, Gatchel RJ, Ellis E. A model for predicting chronic TMD: practical application in clinical settings. JADA 1999; 130: 1470–1475.

Fernandez JE, Fredericks TK, Marley RJ. The psychophysical approach in upper extremities work. In Robertson SA(ed.) Contemporary Ergonomics. London: Taylor & Francis; 1995, pp. 456–461.

Fillingim RB, Ohrbach R, Greenspan JD et al. Potential psychosocial risk factors for chronic TMD: descriptive data and empirically identified domains from the OPPERA case-control study. J Pain 2011; 2: T46-T60.

Fillingim RB, Ohrbach R, Greenspan JD et al. Psychological factors associated with development of TMD: the OPPERA prospective cohort study. J Pain 2013; 14: T75-T90.

Gatchel RJ, Peng YB, Peters ML, Fuchs PN, Turk DC. The biopsychosocial approach to chronic pain: scientific advances and future directions. Psychol Bull 2007; 133: 581–624.

Gerwin RD, Shannon S, Hong CZ, Hubbard D, Gevirtz R. Interrater reliability in myofascial trigger point examination. Pain 1997; 69: 65–73.

Glaros AG. EMG biofeedback as an experimental tool for studying pain. Biofeedback 2007; 35: 50–53.

Glaros AG. Temporomandibular disorders and facial pain: a psychophysiological perspective. Appl Psychophysiol Biofeedback 2008; 33: 161–171.

Glaros AG, Burton E. Parafunctional clenching, pain, and effort in temporomandibular disorders. J Behav Med 2004; 27: 91–100.

Glaros AG, Williams K, Lausten L. The role of parafunctions, emotions and stress in predicting facial pain. JADA 2005; 136: 451–458.

Glaros AG, Marszalek JM, Williams KB. Longitudinal multilevel modeling of facial pain, muscle tension, and stress. J Dent Res 2016; 95: 416–422.

Gonzalez YM, Schiffman E, Gordon SM et al. Development of a brief and effective temporomandibular disorder pain screening questionnaire: reliability and validity. J Am Dent Assoc 2011; 142: 1183–1191.

Gotouda A, Yamaguchi T, Okada K, Matsuki T, Gotouda S, Inoue N. Influence of playing wind instruments on activity of masticatory muscles. J Oral Rehabil 2007; 34: 645–651.

Greenspan JD, Slade GD, Bair E et al. Pain sensitivity risk factors for chronic TMD: descriptive data and empirically identified domains from the OPPERA case-control study. J Pain 2011; 12: T61-T74.

Greenspan JD, Slade GD, Bair E et al. Pain sensitivity and autonomic factors associated wtih development of TMD: the OPPERA prospective cohort study. J Pain 2013; 14: T63-T74.

Häggman-Henrikson B, Zafar H, Eriksson PO. Disturbed jaw behavior in whiplash-associated disorders during rhythmic jaw movements. J Dent Res 2002; 81: 747–751.

Häggman-Henrikson B, Lampa E, Marklund S, Wänman A. Pain and disability in the jaw and neck region following whiplash trauma. J Dental Res 2016; 95: 1155–1160.

Hauret KG, Jones BH, Bullock SH, Canham-Chervak M, Canada S. Musculoskeletal injuries: description of an under-recognized injury problem among military personnel. Am J Prev Med 2010; 38 S61-S70.

Heikinheimo K, Salmi K, Myllarniemi S, Kirveskari P. A longitudinal study of occlusal interferences and signs of craniomandibular disorder at the ages of 12 and 15 years. Eur J Orthod 1990; 12: 190–197.

Helkimo M. Studies on function and dysfunction of the masticatory system. IV. Age and sex distribution of symptoms of dysfunction of the masticatory system in Lapps in the north of Finland. Acta Odontol Scand 1974; 32: 255–267.

IASP. IASP Taxonomy, 2011. [Online] Available: https://www.iasp-pain.org/Education/Content.aspx?ItemNumber=1698&navItemNumber=576 [Oct 22, 2017].

Iwasaki L, Gonzalez Y, Liu Y et al. Mechanobehavioral scores in women with and without TMJ disc displacement. J Dent Res 2017a; 96: 895–901.

Iwasaki L, Gonzalez Y, Liu Y et al. TMJ energy densities in healthy men and women. Osteoarthritis and Cartilage 2017b; 25: 846–849.

Johansson AC, Gunnarsson LG, Linton SJ et al. Pain, disability and coping reflected in the diurnal cortisol variability in patients scheduled for lumbar disc surgery. Eur J Pain 2008; 12: 633–640.

Kaplan SEF, Ohrbach R. Self-report of waking-state oral parafunctional behaviors in the natural environment. J Oral Facial Pain Headache 2016; 30: 107–119.

Keefe FJ, Rumble ME, Scipio CD, Giordano LA, Perri LM. Psychological aspects of persistent pain: current state of the science. J Pain 2004; 5: 195–211.

Kight M, Gatchel RJ, Wesley L. Temporomandibular disorders: evidence for significant overlap with psychopathology. Health Psychol 1999; 18: 177–182.

Kitai N, Takada K, Yasuda Y, Verdonck A, Carels C. Pain and other cardinal TMJ dysfunction symptoms: a longitudinal survey of Japanese female adolescents. J Oral Rehabil 1997; 24: 741–748.

Leeuw M, Goossens ME, Linton SJ, Crombez G, Boersma K, Vlaeyen JW. The fear-avoidance model of musculoskeletal pain: current state of scientific evidence. J Behav Med 2007; 30: 77–94.

Lipton JA, Ship JA, Larach-Robinson D. Estimated prevalence and distribution of reported orofacial pain in the United States. J Am Dent Assoc 1993; 124: 115–121.

Livingston WK. Pain and Suffering. Seattle: IASP Press; 1998.

Macfarlane TV, Blinkhorn AS, Davies R, Kincey J, Worthington H. Factors associated with health care seeking behaviour for orofacial pain in the general population. Community Dent Health 2003; 20: 20–26.

Markiewicz MR, Ohrbach R, Mccall WD Jr. Oral behaviors checklist: reliability of performance in targeted waking-state behaviors. J Orofac Pain 2006; 20: 306–316.

McBeth J, Macfarlane GJ, Silman AJ. Does chronic pain predict future psychological distress? Pain 2002; 96: 239–245.

McLean SM, May S, Klaber-Moffett J, Sharp DM, Gardiner E. Risk factors for the onset of non-specific neck pain: a systematic review. J Epidemiol Community Health 2010; 64; 565–572.

Melis M, Lobo SL, Ceneviz C et al. Effect of cigarette smoking on pain intensity of TMD patients: a pilot study. Cranio 2010; 28:187–192.

Melzack R. Phantom limbs, the self and the brain. Can Psychol 1989; 30: 1–16.

Melzack R, Wall PD. Pain mechanisms: a new theory. Science 1965; 150: 971–979.

Molin C, Carlsson GE, Friling B, Hedegard B. Frequency of symptoms of mandibular dysfunction in young in young Swedish men. J Oral Rehabil 1976; 3: 9–18.

Moseley GL. A pain neuromatrix approach to patients with chronic pain. Man Ther 2003; 8: 130–140.

Moulton B, Spence SH. Site-specific muscle hyper-reactivity in musicians with occupational upper limb pain. Behav Res Ther 1992; 30: 375–386.

NCHS. Summary Health Statistics Tables for the U.S. Population: National Health Interview Survey, 2014(12/2015) [Online]. CDC/National Center for Health and Statistics. Available: http://www.cdc.gov/nchs/nhis/SHS/tables.htm [Oct 22, 2017].

NIDCR. Facial Pain. [Online] National Institutes of Health, 2014. Available: http://www.nidcr.nih.gov/DataStatistics/FindDataByTopic/FacialPain/ [Oct 22, 2017].

Nørregaard J, Lykkegaard JJ, Mehlsen J, Danneskiold-Samsøe B. Exercise training in treatment of fibromyalgia. J Musculoskeletal Pain 1997; 5: 71–79.

Ohrbach R. Disability assessment in temporomandibular disorders and masticatory system rehabilitation. J Oral Rehabil 2001; 37: 452–480.

Ohrbach R, Durham J. Biopsychosocial aspects of orofacial pain. In Farah CS, Balasubramaniam R, Mccullough MJ(eds). Contemporary oral medicine. Heidelberg, Germany: Springer Meteor; 2017.

Ohrbach R, Dworkin SF. The evolution of TMD diagnosis: past, present, future. J Dental Res 2016; 95: 1093–1101.

Ohrbach R, Larsson P, List T. The jaw functional limitation scale: development, reliability, and validity of 8-item and 20-item versions. J Orofac Pain 2008a; 22: 219–230.

Ohrbach R, Markiewicz MR, Mccall WD. Waking-state oral parafunctional behaviors: specificity and validity as assessed by electromyography. Eur J Oral Sciences 2008b; 116: 438–444.

Ohrbach R, Fillingim RB, Mulkey F et al. Clinical findings and pain symptoms as potential risk factors for chronic TMD: descriptive data and empirically identified domains from the OPPERA case-control study. J Pain 2011; 12: T27-T45.

Ohrbach R, Bair E, Fillingim RB et al. Clinical orofacial characteristics associated with risk of first-onset TMD: the OPPERA prospective cohort study. J Pain 2013; 14: T33-T50.

Ohrbach R, Blasberg B, Greenberg MS. Temporomandibular disorders. In Glick M(ed.) Burket's Oral Medicine. 12th ed. Shelton, CT: PMPH-USA; 2015.

Osterberg T, Carlsson GE. Symptoms and signs of mandibular dysfunction in 70-year old men and women in Gothenburg, Sweden. Community Dent Oral Epidemiol 1979; 7: 315–321.

Osterweis M, Kleinman A, Mechanic D(eds). Pain and disability: clinical, behavioral, and public policy perspectives. Institute of Medicine(US) Committee on Pain, Disability, and Chronic Illness Behavior. Washington DC: National Academies Press; 1987.

Plesh O, Adams SH, Gansky SA. Racial/ethnic and gender prevalences in reported common pains in a national sample. J Orofac Pain 2011a; 25: 25–31.

Plesh O, Adams SH, Gansky SA. Temporomandibular joint and muscle disorder-type pain and comorbid pains in a national US sample. J Orofac Pain 2011b; 25: 190–198.

Quintner JL, Bove GM, Cohen ML. A critical evaluation of the trigger point phenomenon. Rheumatology 2015; 54; 392–399.

Raphael KG, Marbach JJ. Widespread pain and the effectiveness of oral splints in myofascial face pain. J Am Dental Assoc 2001; 132: 305–316.

Raphael KG, Marbach JJ, Klausner J. Myofascial face pain: Clinical characteristics of those with regional vs widespread pain. JADA 2000; 131: 161–171.

Rodriguez-Lozano FJ, Saez-Yuguero MR, Bermejo-Fenoll A. Prevalence of temporomandibular disorder-related findings in violinists compared with control subjects. Oral Surg Oral Med Oral Pathol Oral Radiol Endod 2010; 109: e15–19.

Rothman KJ, Greenland S. Causation and causal inference in epidemiology. Am J Public Health 2005; 95: S144-S150.

Sanders AE, Maixner W, Nackley AG et al. Excess risk of temporomandibular disorder associated with cigarette smoking in young adults. J Pain 2012; 13: 21–31.

Sanders AE, Slade GD, Bair E et al. General health status and incidence of first-onset temporomandibular disorder: the OPPERA prospective cohort study. J Pain 2013; 14: T51-T62.

Sanders AE, Akinkugbe AA, Bair E et al. Subjective sleep quality deteriorates before development of painful temporomandibular disorder. J Pain 2016; 17: 669–677.

Scheuermann RH, Ceusters W, Smith B. Toward an ontological treatment of disease and diagnosis. Proceedings of the 2009 AMIA summit on translational bioinformatics, 2009; 116–120.

Schiffman EL, Ohrbach R, Truelove EL et al. The Research Diagnostic Criteria for Temporomandibular Disorders. V: methods used to establish and validate revised Axis I diagnostic algorithms. J Orofac Pain 2010; 24: 63–78.

Sharma S. The associations of injury and stress with temporomandibular disorders. University at Buffalo; 2017 [Online]. Available: https://www.researchgate.net/profile/Sonia_Sharma6 [Oct 22, 2017].

Slade GD, Bair E, Greenspan JD, et al. Signs and symptoms of first-onset TMD and sociodemographic predictors of its development: the OPPERA prospective cohort study. J Pain 2013; 14: T20-T32.

Slade GD, Sanders AE, Ohrbach R et al. Pressure pain thresholds fluctuate with, but do not usefully predict, the clinical course of painful temporomandibular disorder. Pain 2014; 155: 2134–2143.

Slade GD, Sanders AE, Ohrbach R et al. COMT Diplotype amplifies effect of stress on risk of temporomandibular pain. J Dent Res 2015; 94: 1187–95.

Slade GD, Ohrbach R, Greenspan JD et al. Painful temporomandibular disorder: decade of discovery from OPPERA Studies. J Dental Res 2016; 95: 1084–1092.

Smith B, Ceusters W, Goldberg LJ, Ohrbach, R. Towards an ontology of pain. In Okada M(ed). Proceedings of the Conference on Logic and Ontology. Tokyo: Keio University Press; 2011.

Smith SB, Mir E, Bair E et al. Genetic variants associated with development of TMD and its intermediate phenotypes: the genetic architecture of TMD in the OPPERA prospective cohort study. J Pain 2013; 14: T91-T101.

Steinmetz A, Ridder PH, Methfessel G, Muche B. Professional musicians with craniomandibular dysfunctions treated with oral splints. Cranio 2009; 27: 221–230.

Szentpetery A, Huhn E, Fazekas A. Prevalence of mandibular dysfunction in an urban population in Hungary. Community Dent Oral Epidemiol 1986; 14:177–180.

Taylor JB, Goode AP, George SZ, Cook CE. Incidence and risk factors for first-time incident low back pain: a systematic review and meta-analysis. Spine J 2014; 14: 2299–2319.

Travell JG, Simons DG. Myofascial Pain and Dysfunction: The Trigger Point Manual. Baltimore: Williams and Wilkins; 1983.

Truelove E, Pan W, Look JO et al. The Research Diagnostic Criteria for Temporomandibular Disorders. III: validity of Axis I diagnoses. J Orofac Pain 2010; 24: 35–47.

Turk DC, Rudy TE. Towards a comprehensive assessment of chronic pain patients. Behav Res Ther 1987; 25: 237–249.

Türp JC, Schlenker A, Schröder J, Essig M, Schmitter M. Disk displacement, eccentric condylar position, osteoarthrosis – misnomers for variations of normality? Results and interpretations from an MRI study in two age cohorts. BMC Oral Health 2016; 16: 124.

van Selms M, Ahlberg J, Lobbezoo F, Visscher C. Evidence-based review on temporomandibular disorders among musicians. Occup Med(Lond) 2017; 67: 336–343.

Verkerk K, Luijsterburg PaJ, Heymans MW et al. Prognosis and course of pain in patients with chronic non-specific low back pain: A 1-year follow-up cohort study. Eur J Pain 2015; 19: 1101–1110.

Von Korff M. Studying the natural history of back pain. Spine(Phila Pa 1976) 1994; 19(18 Suppl): 2041s–2046s.

Von Korff M, Dworkin SF, Le Resche L, Kruger A. An epidemiologic comparison of pain complaints. Pain 1988; 32: 173–183.

Von Korff M, Le Resche L, Dworkin SF. First onset of common pain symptoms: a prospective study of depression as a risk factor. Pain 1993; 55: 251–258.

Wakefield J. The concept of mental disorder: on the boundary between biological facts and social values. Am Psychologist 1992; 47: 373.

Wall PD. On the relation of injury to pain. Pain 1979; 6: 253–264.

Wasan AD, Davar G, Jamison R. The association between negative affect and opioid analgesia in patients with discogenic low back pain. Pain 2005; 117: 450–461.

Wei F, Van Horn MH, Coombs MC et al. A pilot study of nocturnal temporalis muscle activity in TMD diagnostic groups of women. J Oral Rehabil 2017; 44: 517–525.

Weingarten TN, Iverson BC, Shi Y, Schroeder DR, Warner DO, Reid KI. Impact of tobacco use on the symptoms of painful temporomandibular joint disorders. Pain 2009; 147: 67–71.

Wiesinger B, Häggman-Henrikson B, Hellström F, Wänman A. Experimental masseter muscle pain alters jaw–neck motor strategy. Eur J Pain 2013; 17: 995–1004.

Williams AC de C, Craig KD. Updating the definition of pain. Pain 2016; 157: 2420–2423.

Woolf CJ. Pain: moving from symptom control toward mechanism-specific pharmacologic management. Annals Intern Med 2004; 140: 441–451.

Wright LJ, Schur E, Noonan C, Ahumada S, Buchwald D, Afari N. Chronic pain, overweight, and obesity: findings from a community-based twin registry. J Pain 2010; 11: 628–635.

2 장
턱관절 장애의 분류
Classification of temporomandibular disorders

개요(Introduction)

정의(Definition)

턱관절 장애(temporomandibular disorders; TMDs)는 턱관절(temporomandibular joints; TMJs), 저작 근육 및 모든 관련 조직을 포함하는 근골격 및 신경근 상태의 그룹을 포함한다. 그들은 안면 및 귀이개 부위의 국소적 급성이나 지속성 통증, 또는 식사, 하품, 말하기 등과 같은 구강안면 신경근 기능의 제한 또는 개입을 특징으로 한다. 징후 및 증상에는 임상 검사 중에 재현되는 저작근 또는 TMJs의 통증 및 TMJs의 소음 또는 소리가 포함될 수 있다. 가장 흔한 TMD 하위 유형에는 통증 관련 장애(근육통 및 관절통) 및 TMJ와 관련된 장애(내부 장애 및 퇴행성 관절 질환)가 포함된다. 환자는 종종 두통, 목과 어깨 통증, 광범위 통증 및 섬유근육통과 같은 다른 고통스러운 장애(동반 질환)로 고통받는다. TMDs는 더 이상 단독 국소 장애로 간주되지 않으며 오히려 여러 위험 결정 요인의 결과이다(Svensson와 Kumar, 2016; Slade 등, 2013). 위험 요인 중에서 생물학적 심리사회적 영역을 평가하는 것이 중요하다. 왜냐하면 만성 형태의 TMD 통증은 일이나 사회적 상호 작용의 부재 또는 손상으로 이어져 전반적인 삶의 질 저하, 약물 남용 또는 남용에 대한 민감성, 치료를 찾는 빈도가 증가했다(Ohrbach와 Dworkin, 2016; Verkerk 등, 2015; AADR, 2015).

분류의 목적(Purpose of classification)

임상적 관점에서 질병이나 장애의 적절한 치료에는 정확한 진단이 필요하다는 것이 널리 받아들여지고 있다(Ceusters 등, 2015a). 연구의 관점에서 기존 지식 기반을 확장하기 위해 신뢰할 수 있는 정보를 수집하기 위해서는 정확한 진단과 분류가 선행되어야 한다. 해부학적으로 TMD 상태는 더 넓은 범위의 구강안면 통증에 포함한다. 국제 두통 학회(International Headache Society; IHS),미국 구강안면 통증 학회(American Academy of Orofacial Pain; AAOP)와 국제 RDC/TMD 컨소시엄 네트워크는 장애에 대한 이해와 과학적 지식의 발전으로 인해 각각의 분류를 지속적으로 모니터링하고 수정하고 있다(Renton 등, 2012). TMD에 대해 가장 일반적으로 사용되는 연구 분류 시스템은 턱관절 장애에 대한 연구진단기준(RDC/TMD)이다(Dworkin과 LeResche, 1992). 이러한 기준은 역학 및 임상 연구 목적으로, 통제의 사례뿐만 아니라 만성 통증 관련 TMDs의 일반적인 하위 유형을 차등적으로 정의하고 진단한다. 이 진단적 접근의 기본 원칙에는 이중 축 시스템(dual-axis system)이 있는 생물심리사회적 모델이 포함한다. 이것은 질병과 질병을 분류하기 위해 장애가 있는 사람의 측면을 설명하는 TMD 임상 징후 및 증상(Axis I) 및 심리사회적 프로필(Axis II)에 기반한 신체 진단으로 구성한다. 진단은 임상 검사에 대한 정확한 설명서(specifications)를 포함하여 용어의 엄격한 운영(operational) 정의를 기반으로 한다.

연구진단기준(RDC)에서 진단기준(DC)으로 이동
(Moving from Research Diagnostic Criteria(RDC) to Diagnostic Criteria(DC))

RDC/TMD의 발전은 약 20년 후 연구 및 데이터 분석의 종단적 프로세스의 결과로 이루어졌다. 결과 간행물에는 턱관절 장애 진단기준(DC/TMD)(Schiffman 등, 2014)이 포함되었고 임상 및 연구 환경에 대한 공통 TMD 및 확장된 DC/TMD에 대한 신뢰할 수 있고 유효한 기준을 제공하고(Peck 등, 2014), 덜 일반적인 TMDs에 대한 기준을 제공했다. 요약하면, RDC/TMD와 비교할 때 DC/TMD는 임상 사용에 대한 유효성이 더 큰 증거 기반 시스템으로 발전했다. 특히 DC/TMD는 진단된 장애의 신뢰성과 타당도를 포함한 증거를 기반으로 구축되었다. 그러나 통증 관련 일반적인 TMD에 대한 진단 테스트는 〉 0.90의 민감도와 특이성을 나타내지만(Schiffman과 Ohrbach, 2016), 테스트와 장애의 근본적인 병리생리 사이의 연관성은 아직 잘 이해되지 않고 있다. 그럼에도 불구하고 DC/TMD는 임상가와 연구자에게 공통 언어를 제공한다. 분류 및 진단기준의 정의는 전 세계 인구의 TMD 유병률, 발병률 및 기타 특성을 더 잘 이해하는 데 중요하다. 임상 실습에서 특히 진단이 불확실하고 환자가 두 가지 이상의 진단을 받는 경우 분류가 필요하다; 연구의 경우 분류는 서로 다른 연구 간의 비교를 허용하기 위해 필요하다.

진단기준 설명: Axis I 및 Axis II

(Description of Diagnostic Criteria: Axis I and Axis II)

다음의 새로운 증거 기반 DC/TMD Axis I은 수용 가능한 민감도 및 특이도 추정치를 포함하는 가장 일반적인 TMD 진단을 포함한다(이상적인 값: ≥ 70%의 민감도 및 ≥ 95%의 특이도). 즉, 통증과 관련된 TMDs - 관절통, 근육통, 근막 통증, TMD로 인한 두통; 정복성 관절원판변위(disc displacement; DD), 간헐적 잠김과 함께 정복성 관절원판변위 DD, 제한된 열림과 감소가 없는 DD, 제한된 열림이 없고 감소가 없는 DD, 퇴행성 관절 질환, 아탈구 또는 탈구 또한 국소 근육통과 근막 통증이라는 두 가지 다른 진단도 근육통 관련 진단에서 고려되어 내용 타당성을 수용한다. 그러나 DC/TMD의 다른 모든 진단과 달리 타당성 측정이 확립되어 있지 않다. 즉, 현재 민감도와 특이도가 알려져 있지 않다. 새로운 DC/TMD Axis II 프로토콜도 확장되었다. 통증 행동, 심리적 상태 및 심리사회적 기능을 평가하기 위한 새로운 도구가 추가되었으며 선별에서 포괄적인 전문가 평가에 이르는 평가가 포함된다.

Axis I 턱관절 진단

(Axis I temporomandibular diagnoses)

Axis I 선별 설문지

(Axis I screening questionnaire)

Axis I TMD Pain Screener(Gonzalez 등, 2011)는 민감도와 특이도가 0.95 이상인 통증 관련 TMD의 존재를 평가하는 데 사용되는 간단하고 신뢰할 수 있으며 타당한 자가 보고식 6개 항목 질문지이다(Chapter 7의 **표 7.1** 참조). 이 설문지는 턱 기능 및 구강 기능 이상을 포함하여 통증에 영향을 줄 수 있는 요인 및 통증 보고를 평가한다. 치과 진료에서 이 자가 보고식 질문지를 일상적으로 사용하여 기존 TMD를 제한하고 만성을 예방하며 치과 치료로 인한 잠재적 합병증에 대한 사전 동의를 받는 것이 좋다. 통증 관련 TMD가 있거나 치과 치료 중 기존 통증을 악화시킬 위험이 있고 치료가 필요할 수 있는 환자를 식별한다. 치료 중 발생할 수 있는 TMD 관련 증상에 대해 환자에게 알리고 치과의사가 환자의 턱을 보호하기 위해 적절한 예방 조치를 취할 수 있도록 알려주는 데 유용하다.

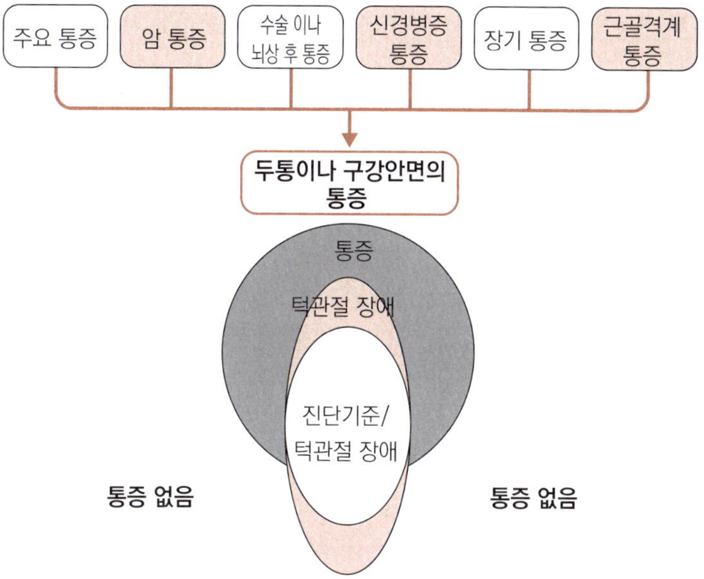

그림 2.1
DC/TMD 진단은 모든 유형의 TMD 중 잘 설명된 부분집합이다. TMD 진단의 하위 집합만이 IASP 분류에 따른 두통 및 구강 안면 통증의 범주에 맞는 통증이 있다. 6가지 다른 유형의 만성 통증 범주가 만성 구강 안면 통증과 공존하거나 겹칠 수 있다. DC, 진단기준; MS, 근골격계 통증; NP, 신경병증; PS, 수술 후; PT, 외상 후; TMD, 턱관절 장애.

Axis I 신체 진단(Axis I physical diagnoses)

DC/TMD 진단은 매우 만연하고 가장 잘 설명되기 때문에 구강안면 통증 불만이 있는 환자의 평가에서 '핵심' 진단으로 간주될 수 있다. **그림 2.1**은 DC/TMD 진단과 다른 유형의 TMD 진단, 구강안면 통증 및 두통의 관계를 포착하려는 시도이다. 특정 통증 및 비통증 DC/TMD 진난에 대한 자세한 설명은 아래에 나와 있다.

근육통(Myalgia)

근육통은 턱, 관자놀이, 귀 또는 귀 앞부분에 국한된 근육통으로 턱의 움직임, 기능 또는 이상 기능에 영향을 받는다. 이 통증(익숙한 통증)의 반복은 저작 근육 조직의 유발(provocation) 검사(근육 촉진 및/또는 입을 벌림)로 발생한다. 민감도는 0.90, 특이도는 0.99이다. 근육통은 표준화된 근육 촉진을 기반으로 한 유발 검사에 따라 세 가지 유형으로 구분된다.

- ***국소 근육통***은 촉진 부위에 국한된 통증이 보고되는 근육통이다. 이 진단에 대한 민감도와 특이도는 확립되지 않았다.
- ***근막 통증***은 통증이 촉진 부위를 넘어 근육 경계 내로 퍼지는 것으로 보고되는 근육통이다. 이 진단에 대한 민감도와 특이도는 확립되지 않았다.
- ***의뢰된(referral) 근막 통증***은 근육통이며, 촉진되는 근육의 경계 너미 부위에서 통증이 보고된다. 민감도는 0.86, 특이도는 0.98이다.

관절통(Arthralgia)

관절통은 턱의 움직임, 기능 또는 이상 기능에 의해 영향을 받는 TMJ 기원의 통증이다. 이 통증(익숙한 통증)의 반복은 TMJ(관절 촉진 및/또는 입 벌림)의 유발 검사에서 발생한다. 민감도는 0.89, 특이도는 0.98이다.

턱관절 장애로 인한 두통

이것은 턱 움직임, 기능 또는 이상 기능에 의해 영향을 받는 통증 관련 TMD에 이차적으로 관자놀이 부위의 두통이다. 이 두통(익숙한 두통)의 반복은 저작계의 유발 검사(측두근 촉진 및/또는 입 벌림)에서 발생한다. 민감도는 0.89, 특이도는 0.87이다. 실제로 'TMD에 기인한 두통'은 International Classification of Headache Disorders II(ICHD-II, 2004)에 기술된 'TMJ 장애에 기인한 두통 또는 안면 통증'을 대체하는 새로운 장애 유형으로 포함된다. ICHD-III(2013)의 베타 버전에 통합되었다.

턱관절원판변위 및 퇴행성 관절 질환

정복성 관절원판변위는 디스크-관절구(condyle) 복합체를 포함하는 관절낭내(intracapsular) 생체역학적 장애이다. 닫힌 입 위치에서 디스크는 관절구 머리에 대해 전방, 내측 또는 외측 위치에 있으며 디스크는 입을 벌릴 때 축소된다. 디스크 축소 시 딸깍 소리, 튀는 소리 또는 딸깍하는 소리가 발생할 수 있다. 이미징 없이 민감도는 0.34이고 특이도는 0.92이다. TMJ 자기 공명 영상(magnetic resonance imaging)은 이 진단을 위한 참조 표준이다.

간헐적 잠김과 함께 정복성 관절원판변위는 디스크-관절구 복합체와 관련된 관절낭내 생체역학적 장애이다. 입을 닫은 상태에서 디스크는 관절구 머리에 대해 전방, 내측 또는 외측 위치에 있으며 디스크는 입을 벌릴 때 간헐적으로 감소한다. 입을 벌려도 디스크가 줄어들지 않으면 간헐적으로 제한된 하악 열림이 발생한다. 제한된 열림이 발생하면 TMJ의 잠금을 해제하기 위해 기법(maneuver)이 필요할 수 있다. 이 장애가 임상적으로 존재할 때, 검사는 임상가나 환자가 잠금을 줄이기 위한 조치를 수행하지 않고는 잠시라도 정상 범위로 입을 열 수 없다는 검사에서 양성이다. 디스크 축소 시 딸깍 소리, 튀는 소리 또는 딸깍하는 소리가 발생할 수 있다. 이미징 없이 민감도는 0.38이고 특이도는 0.98이다. 영상은 이 진단을 위한 참조 표준이다.

제한된 개구와 함께 비정복성 관절원판변위는 디스크-관절구 복합체를 포함하는 관절낭내 생체역학적 장애이다. 닫힌 입 위치에서 디스크는 과두 머리에 대해 전방, 내측 또는 외측 위치에 있으며 디스크는 입을 벌려도 감소되지 않는다. 이 장애는 임상가나 환자가 도수교정을 수행할 때 감소하지 않는 지속적으로 제한된 하악 열림과 관련이 있다. 이를 '닫힌 잠김'라고도 한다. 이 장애는 식사 능력을 방해할 만큼 심각한 하악 열림 제한과 관련이 있다. 수직 절단 겹침을 포함하여 최대 보조 개구(수동적 신장) 움직임은 〈 40 mm이다. 이미징 없이 민감도는 0.80이고 특이도는 0.97이다. 영상은 이 진단을 위한 참조 표준이다.

제한된 개구 없이 비정복성 관절원판변위는 디스크-관절구 복합체를 포함하는 관절낭내 생체역학적 장애이다. 닫힌 입 위치에서 디스크는 과두 머리에 대해 앞쪽, 안쪽 또는 옆쪽 위치에 있으며 디스크는 입을 벌려도 감소되지 않았다. 이 장애는 ≥ 40mm의 수직 절단 겹침을 포함하여 최대 보조 개구(수동 스트레치) 움직임이 있는 현재의 제한된 개구와 관련이 없다. 이미징 없이 민감도는 0.54이고 특이도는 0.79이다. 영상은 이 진단을 위한 참조 표준이다.

퇴행성 관절 질환은 관절과 관련된 퇴행성 장애로 관절 조직의 악화와 과두 및/또는 관절 융기의 골 변화가 수반된다. 임상 검사 중에 다음 움직임 중 하나 이상에서 촉진으로 마찰음이 감지된다: 열기, 닫기, 오른

쪽 또는 왼쪽 측면 또는 돌출. 이미징 없이 민감도는 0.55이고 특이도는 0.61이다. TMJ 컴퓨터 단층 촬영 영상은 이 진단을 위한 참조 표준이다.

아탈구는 디스크-관절구 복합체와 관절 융기를 수반하는 과가동성 장애이다. 입을 벌린 자세에서 디스크-관절구 복합체는 관절 융기의 앞쪽에 위치하며 수기법 없이는 입을 닫은 상태로 돌아갈 수 없다. 탈구의 지속 시간은 일시적이거나 연장될 수 있다. 환자 스스로 탈구를 줄일 수 있는 경우를 아탈구라고 한다.

탈구 또는 완전 탈구는 관절구가 관절 융기의 전방에 위치하며 임상가의 특별한 조작 없이 닫힌 위치로 돌아갈 수 없는 상태이다. 탈구 시 통증이 발생할 수 있으며 에피소드 후 통증이 남는다. 이 장애를 'open lock'라고도 한다. 아탈구에 대해서만 민감도와 특이도가 확립되었다. 영상을 사용하지 않고 이력만 기반으로 하면 민감도는 0.98이고 특이도는 1.00이다.

Axis II 평가(Axis II evaluation)

국세 통증 연구 협회(International Association for the Study of Pain; IASP)에 따르면 통증은 '실제 또는 잠재적인 조직 손상과 관련된 불쾌한 감각 및 감정적 경험'으로 정의되며, '한 가지 또는 해부학적 영역이 많을수록 심각한 정서적 고통(불안, 분노, 좌절 또는 우울한 기분)과 기능적 장애(일상 생활 활동에 대한 간섭 및 사회적 역할 참여 감소)가 특징이다.' 생물학적, 심리적, 사회적 요인 모두가 통증 상태에 기여하기 때문에 통증에 대한 반응은 통증의 원인과 사실상 독립적이다. Axis I은 말초 조직의 침해수용성 입력을 처리한다. 그러나 경험으로서의 고통은 중추신경계의 여러 영역에서의 활동에 의해 조절된다; 결과적으로 사람 전체를 평가해야 한다. Axis II 프로토콜은 통증을 특성화하고 치료 결과를 복잡하게 만들고 만성화에 기여할 수 있는 인지적, 심리사회적 및 행동적 요인을 포함한 효과를 평가하는 생물심리사회적 모델을 기반으로 한다. 따라서 특히 환자가 만성 질환을 앓고 있는 경우 심리사회적 요인을 평가하는 것이 중요하다. C/TMD는 모든 통증 상태 및 턱 기능장애와 관련된 심리 사회적 기능을 평가하기 위해 선별 도구를 추천한다. 이러한 도구를 선택하는 데 사용된 기준은 신뢰성, 타당성, 해석 가능성, 환자 및 임상가의 수용 가능성, 환자 부담, 실행 가능성뿐 아니라 다양한 언어 및 문화에 대한 번역 버전의 유용성이었다(Durham 등, 2015).

Axis II 스크리너(Axis II screeners)

심리 사회적 및 행동 기능과 관련된 통증을 감지하기 위해 5가지 간단한 자가 보고 검사 도구를 사용할 수 있다.

환자 건강 설문지 -4

PHQ-4는 모든 임상 환경에서 환자의 불안 및/또는 우울증으로 인한 '심리적 고통'을 감지하기 위한 짧고 신뢰할 수 있으며 유효한 검사 도구이다. 중등도의 심리적 스트레스를 시사하는 컷오프 값이 6보다 크면 적절한 관찰로 해석되어야 하며, 심각한 심리적 고통을 시사하는 컷오프 값이 9보다 크면 추가 평가나 의뢰가 필요한 것으로 해석되어야 한다.

등급별 만성 통증 척도

GCPS는 통증 강도와 통증 관련 장애를 평가하는 짧고 신뢰할 수 있으며 유효한 도구이다. 두 가지 GCPS 하위 척도는 다음과 같다: 1) 통증 강도를 안정적으로 측정하는 특성 통증 강도(Characteristic Pain Intensity, CPI)로서 50/100 이상을 '고강도'로 간주하고, 2) 통증-장애 등급, 이는 통증이 활동을 방해하는 일의 수와 사회, 직장 또는 정상적인 일상 활동을 방해하는 정도를 기반으로 한다. 심한 통증과 심한 참견, 또는 중등도에서 중증 장애(3등급 또는 4등급으로 분류)는 통증으로 인한 장애로 해석되어야 하며 추가 조사가 필요하고 TMD가 개인의 삶에 상당한 영향을 미치고 있음을 제안한다.

통증 도해

머리, 턱, 몸에서 경험하는 모든 증상을 그리는 것으로 구성되어 있으며 환자가 주요 통증 호소의 위치를 보고할 수 있다. 광범위한 통증은 환자에 대한 종합적인 평가가 필요함을 암시한다.

턱 기능 제한 척도

JFLS는 턱 기능 제한 척도를 사용하는 신뢰할 수 있고 유효한 짧은 형식(8개 항목으로 구성)이다. 저작, 턱 가동성, 언어 및 감정 표현 전반에 걸친 전반적인 한계를 평가한다.

구강 행동 체크리스트

OBC는 구강 이상 기능(parafunctional) 행동의 빈도를 평가하는 도구이다.

포괄적인 Axis II 기기
(Comprehensive Axis II instruments)

Axis II 도구는 심리사회적 기능에 대한 보다 포괄적인 평가를 얻기 위해 임상 전문가나 연구자가 지시할 때 사용해야 한다. 이는 Initiative on Methods, Measurement, and Pain Assessment in Clinical Trials(IMMPACT) 권장 사항을 기반으로 한다. 통증 그리기와 OBC(위 참조)도 종합 평가의 구성 요소이다.

등급별 만성 통증 척도

GCPS는 통증 강도와 통증 장애를 측정하는 데 사용된다.

턱 기능 제한 척도

JFLS는 질병별 신체 기능을 측정하는 데 사용되는 20개 항목의 척도이다.

환자 건강 설문지-9

PHQ-9는 우울증을 평가하는 데 사용된다. 5, 10, 15 및 20의 컷오프는 각각 경증, 중등도, 중등도 및 중증 수준의 우울증을 나타낸다.

일반적인 불안 장애-7

GAD-7은 불안을 평가하는 데 사용된다. 10과 15의 컷오프는 각각 중간 수준과 심각한 수준의 불안을 나타낸다.

환자 건강 설문지-15

PHQ-15는 신체 증상을 결정하는 데 사용된다. 5, 10 및 15의 컷오프는 각각 낮음, 중간 및 높음 신체 증상 중증도를 나타낸다.

RDC/TMD에서 DC/TMD로: 새로운 기능은 무엇입니까?

(From RDC/TMD to DC/TMD: What's new?)

몇 가지 주제가 원래의 RDC/TMD(Dworkin과 LeResche, 1992)에서 새로운 DC/TMD(Schiffman 등, 2014; Peck 등, 2014)로 다음과 같이 발전했다.

1. 통증 관련 TMD를 식별하기 위한 유효하고 신뢰할 수 있는 Axis I 선별 설문지가 현재 기준에 포함되었다.
2. 가장 흔한 통증 관련 TMD와 가장 흔한 관절 내 장애에 대한 유효하고 신뢰할 수 있는 Axis I 진단 알고리즘이 도입되었다. 모든 TMD 통증 관련 진단은 우수한 민감도와 특이도를 나타낸다. 하나를 제외한 모든 관절내 장애에 대한 진단기준은 임상 진단에 대한 타당성이 부족하지만 선별 목적으로 사용할 수 있다.
3. 통증 강도, 통증 관련 장애, 턱 기능, 심리사회적 고통, 이상 기능적 행동 및 광범위한 통증을 평가하는 Axis II 핵심 평가 도구도 도입되었다.
4. 턱 기능, 움직임 또는 이상 기능에 의해 수정된, 즉 개선되거나 악화된 통증에 대한 환자 보고서는 이제 모든 통증 관련 TMD 진단에 대한 요구 사항이다. 통증 수정은 동반 질환, 특히 삼차신경 계통의 다른 통증 상태가 존재할 수 있는 감별 진단에서 특히 중요하다. 관절통, 근육통, 3가지 유형의 근육통 및 TMD에 기인한 두통을 포함한 모든 통증 관련 TMD를 진단하기 위해서는 턱의 움직임이나 촉진에 의해 유발되는 통증에 대해 친숙한 통증에 대한 환자 보고가 필요하다. 그 의도는 무증상 환자의 통증 유발 검사에서 잘못된 양성 소견과 증상이 있는 환자의 우발적 소견을 최소화하기 위해 환자의 주요 통증 호소를 재현하는 것이다. 다른 조건이 익숙한 통증을 유발할 수 있기 때문에 관절통, 근육통, 3가지 근육통 진단만으로 익숙한 통증의 존재와 관련이 없음을 강조해야 한다(예: TMJ에 영향을 미치는 감염 및 류마티스 질환).
5. 근육통과 3가지 근육통 진단을 위해서는 측두근과 교근만 촉진이 필요하며, 측두근 건, 외측 익상돌기 부위, 턱밑 부위 및 하악 후방 부위의 강제(mandatory) 촉진은 신뢰도가 낮아 생략되었다.
6. 같은 이유로 외이도를 통한 TMJ 후면의 촉진도 생략되었지만 필요할 때 사용할 수 있다.
7. TMJ 소음은 청진기를 사용하여 청진하더라도 감지하기 어려울 수 있으며 산발적으로 존재할 수 있다. 딸깍하는 소리, 크런치하는 소리, 갈리는 소리 또는 삐걱거리는 소리(마찰음)와 같은 소음은 임상 정보에 일관성이 없다.
8. 거친 소리와 가는 소리의 구별은 확실하게 구별할 수 없고, 그 구별이 퇴행성 관절 질환의 진단 정확도에 기여하지 않기 때문에 생략했다.

TMDs에 대한 진단기준 분류 확장

(Expanding the taxonomy of Diagnostic Criteria for TMDs)

이전 섹션에서 설명한 DC/TMD는 연구자와 임상 모두에게 유용한 검증된 기준을 사용하여 제한된 TMD 세트에 대한 표준화된 평가를 제공한다. 그러나 일반적이지는 않지만 임상적으로 중요한 장애를 포함하도록 분류를 확장할 필요가 있다. 사실 대부분은 동일한 표준화된 접근 방식 없이 미국 구강안면부 통증 학회(American Academy of Orofacial Pain; AAOP, 2008)에서 결정한 분류에 설명되어 있다. 덜 일반적인

TMD에 대한 임상 및 연구 유용성을 갖는 합의 기반 분류 시스템 및 관련 진단기준을 개발하기 위해 작업 그룹(국제치과연구협회(IADR)의 국제 RDC/TMD 컨소시엄 네트워크, 국제 통증 연구 협회(IASP)의 구강안면 통증 특별 관심 그룹(SIG) 및 기타 전문 학회)은 임상적 중요성과 그럴듯한 진단기준의 가용성을 기반으로 포함할 장애를 검토했다. 민감도와 특이도가 아직 확립되지 않은 기타 장애는 DC/TMD에 추가되어 확장된 분류에 포함되었으며 다음 범주에 배치되었다: TMJ 장애, 저작근 장애, 두통 장애 및 관련 구조에 영향을 미치는 장애(Peck 등, 2014).

턱관절 장애

(Temporomandibular joint disorders)

관절염(Arthritis)

관절염은 영향을 받은 관절에 염증이나 감염의 임상적 특징이 있는 관절 기원의 통증이다: 부종, 홍반 및/또는 체온 상승. 관련 증상에는 치아 교합 변화가 포함될 수 있다. 전신 염증성 질환의 병력은 없다.

디스크 장애 이외의 운동저하 장애: 유착 및 강직

관절 내 섬유 유착(또는 유착) 및 강직(ankylosis)은 주로 열림 시 환측으로 편향되는 제한된 하악 운동을 특징으로 한다. 양측 연류의 경우 임상 검사 중 하악 운동의 비대칭이 덜 뚜렷하거나 없을 것이다. 이 상태는 일반적으로 통증과 관련이 없다. 유착은 직접적인 외상, 과도한 하중 또는 다발성 관절염과 같은 전신 상태로 인한 관절 염증에 이차적으로 발생할 수 있으며 일반적으로 디스크 질환과 관련이 있다. TMJ 강직의 가장 흔한 원인은 거대 외상이다. 덜 빈번한 원인은 유양돌기 또는 중이의 감염, 전신 질환 및 과두 부위의 부적절한 외과적 치료이다.

전신성 관절염(Systemic arthritides)

이들은 류마티스 관절염, 소아 특발성 관절염, 척추관절병증(강직성 척추염, 건선성 관절염, 감염성 관절염, 라이터 증후군), 결정성 관절염(통풍, 연골석회화증)과 같이 관절 염증을 유발하여 통증이나 구조적 변화를 일으키는 전신 염증성 질환이다. TMJ에 영향을 미칠 수 있는 다른 류마티스학적 관련 질병에는 자가면역 장애 및 기타 혼합 결합 조직 질병(경피증, 쇼그렌 증후군, 홍반성 루푸스)이 있다. 따라서 이 관절염 그룹에는 일반 또는 체계적인 치료를 사용하여 류마티스 전문의가 가장 잘 진단하고 관리하는 여러 진단 범주가 포함된다. 진행 중인 만성 턱관절 염증의 임상 징후 및 증상은 환자마다 다양하며 종종 단일 환자에 대해 시간이 지남에 따라 다르다. 징후나 증상이 없는 것부터 통증, 부기/분비물(exudate), 조직 분해 또는 성장 장애에 이르기까지 다양할 수 있다. 관절융기 구조의 흡수(resorption)는 진행성 전방 개방 교합 또는 하악 비대칭과 같은 부정교합과 관련될 수 있다. 질병의 초기 단계의 영상은 뼈의 소견을 나타내지 않을 수 있다.

관절융기분리증((Condylysis) 또는 특발성

관절융기분리증은 관절융기의 흡수로, 관절융기 높이의 특발성 손실과 진행성 전방 개방 교합을 초래한다. 이 상태는 거의 항상 양측성이며 주로 청소년 및 젊은 성인 여성에서 발생한다. 통증이나 관절 소리는 다양하다. 초기 단계에서는 치아 교합 변화가 분명하지 않을 수 있지만 영상 소견은 양성일 수 있다.
에스트로겐이 관련될 수 있다고 제안되었지만 원인은 알려져 있지 않다.

골연골염(Osteochondritis dissecanss)

이것은 관절 내에 느슨한 골연골 조각이 있는 관절 상태이다. 병태생리학은 불분명하다. 일반적으로 무릎과 팔꿈치에 발생하며 종종 스포츠와 관련이 있다. 임상 증상은 통증, 부기, 관절 소음 및 턱 운동 제한의 조합일 수 있다.

골괴사증(Osteonecrosis)

골괴사증은 하악 관절융기에서 발견되는 고통스러운 상태이며 T1 강조 또는 양성자 밀도 영상과 T2 강조 영상(경화 패턴)에서 감소된 신호로 MRI에서 나타나며 T2 영상에서 증가된 신호와 결합될 수 있다. 이 상태는 또한 문헌에서 무혈성 괴사(AVN)로 언급되었다.

신생물(Neoplasms)

신생물은 조직학적 특징을 가진 조직 증식으로 인해 발생하며 양성(연골종 또는 골연골종) 또는 악성(원발성 또는 전이성)일 수 있다. 그들은 부기, 기능 중 통증, 제한된 입 벌림, 마찰음(crepitus), 교합 변화 및/또는 감각 및 운동 변화를 나타낼 수 있다. 병변이 확장됨에 따라 정중선 이동이 있는 안면 비대칭이 발생할 수 있다. 일반적으로 컴퓨터 단층촬영(CT) 또는 원뿔 빔 컴퓨터 단층촬영(CBCT) 및/또는 MRI를 사용하는 진단 영상 및 생체검사는 신생물이 의심되는 경우 필수적이다.

활액막 연골종증(Synovial chondromatosis)

활액막 연골종증은 관절 활막 조직에 중간엽(mesenchymal) 잔재의 연골 화생(metaplasia)이다. 그것의 주요 특징은 관절 공간 내에서 느슨한 몸체가 되는 활액막에서 유륜 모양 및/또는 분리될 수 있는 연골 결절의 형성이다. 이 질병은 진행성 동측 후방 개방 교합과 같은 부정교합과 관련될 수 있다. 진단을 내리기 위해서는 영상 촬영이 필요하다.

골절(Fracture)

골절은 관절과 관련된 뼈의 변위되지 않거나 변위된 파손이다(예: 측두골 및/또는 하악). 골절에는 연골이 포함될 수 있다. 가장 흔한 것은 관절융기하(subcondylar) 골절이다. 이 상태는 부정교합(대측 후방 개방교합) 및 기능장애(개방 또는 제한된 반대측 턱 움직임으로 교정되지 않은 동측 편위)를 유발할 수 있으며 일반적으로 외상성 손상으로 인해 발생한다.

선천성 또는 발달 장애

무형성증은 일반적으로 관절융기의 한쪽 결핍 및 관절와 및 융기의 불완전한 발달로 인해 안면 비대칭을 초래한다. 이것은 일반적으로 다른 선천적 기형과 관련이 있다(골든하르(Goldenhar) 증후군, 반쪽 안면 미소증 및 트리처 콜린스(Treacher Collins) 증후군). 때때로 양측성이며 이러한 경우 비대칭이 나타나지 않지만 소악증(micrognathia)이 우세한 임상 증상이다. 이 상태는 개방 교합을 포함할 수 있는 부정교합과 관련될 수 있다.

저형성증(Hypoplasia)은 하악 관절융기의 불완전한 발달 또는 저발달이다. 그것은 안면 외상에 이차적일 수 있으며, 또한 무형성과 관련된 동일한 선천적 기형에 대해서도 발생할 수 있다. 안면 비대칭 또는 소악증이 발생하고 이 상태는 부정교합과 관련될 수 있다 (예를 들어, 비수평 교합면 및 편측의 경우 대측성 후방 개방교합 또는 양측의 경우 전방 개방교합).

증식증(Hyperplasia)은 두개골 또는 하악골의 과발달이다. 정상 세포 수의 비종양성 증가가 있다. 증식증은 일반적으로 관절융기 증식증과 같은 국부적 비대와 함께 전체 하악 또는 얼굴 측면의 과발달이 편측성이다.

저작근 장애
(Masticatory muscle disorders)

건염(Tendonitis)

건염은 턱의 움직임, 기능 또는 이상 기능에 의해 영향을 받는 건의 기시부(origin)에 통증이며, 저작근 건의 유발 검사를 통해 이 통증이 반복된다. 통증에 따른 하악 운동의 제한이 나타날 수 있다. 측두근 건은 건염의 흔한 부위일 수 있으며 치아 및 기타 주변 구조물에 통증을 나타낸다. 건염은 다른 저작근 건에도 적용될 수 있다.

근염(Myositis)

근염은 부종, 홍반 및/또는 온도 상승과 같은 염증 또는 감염의 임상적 특징을 갖는 근육 기시부의 통증이다. 일반적으로 근육의 직접적인 외상이나 감염으로 인해 급성으로 발생하거나 자가면역 질환으로 만성적으로 발생한다. 통증에 이차적으로 도움이 되지 않는 하악 운동의 제한이 종종 존재한다. 근육의 석회화가 발생할 수 있다(골화성 근염).

경련(Spasm)

경련은 갑작스럽고 비자발적이며 가역적인 근육의 긴장성 수축이다. 저작 근육에 영향을 줄 수 있다. 급성 부정교합이 나타날 수 있다.

구축(Contracture)

구축은 건, 인대 또는 근육 섬유의 섬유화로 인한 근육의 단축이다. 근육이 과도하게 신전되지 않는 한 일반적으로 통증이 없다. 방사선 치료, 외상 또는 감염의 병력이 있는 경우가 많다. 교근이나 내측익상근(medial pterygoid muscle)에서 더 흔히 볼 수 있다.

비대(Hypertrophy)

비대는 하나 이상의 저작 근육의 비대이며 일반적으로 통증과 관련이 없다. 근육의 과사용 및/또는 만성적인 긴장에 이차적일 수 있다. 어떤 경우는 가족 또는 유전이다. 진단은 근육 크기에 대한 임상가의 평가를 기반으로 하며 두개안면 형태와 민족성(ethnicity)을 고려해야 한다.

신생물(Neoplasms)

신생물은 조직학적 특징을 가진 조직 증식으로 인해 발생하며 양성(근종) 또는 악성(횡문근육종 또는 전이성)일 수 있다. 이것은 드물다. 부종, 경련, 기능 중 통증, 제한된 입 벌림 및/또는 감각 또는 운동 변화(감각이상, 쇠약)가 나타날 수 있다. 일반적으로 CT/CBCT 및/또는 MRI를 사용한 진단 영상 및 생체검사는 신생물이 의심되는 경우 필수적이다.

운동이상증(Movement disorders)

구면안면 운동이상증은 얼굴, 입술, 혀 및/또는 턱을 포함할 수 있는 비자발적, 주로 무도병(춤과 같은) 움직임이다.

구악 근긴장 이상은 얼굴, 입술, 혀 및/또는 턱을 포함할 수 있는 과도하고 비자발적이며 지속적인 근육 수축이다.

운동 장애는 어떤 경우에는 주로 저작근 장애로 나타날 수 있기 때문에 확장된 DC/TMD 분류에 포함된다.

전신성 또는 중추성 통증 장애로 인한 저작성 근육

섬유근육통은 저작성 근육통이 동반되는 광범위한 통증 상태이다.

관련 구조에 영향을 미치는 장애
(Disorders affecting associated structures)

상악관 과형성은 상악골(maxilla)의 관골 돌기(zygomatic process)에 의해 막힐 때 하악 개방을 방해하는 구상 돌기(coronoid process)의 점진적 확대이다.

일반의견 및 향후 방향
(General comments and future direction)

턱관절 장애 통증에 대한 일반적인 의견
(General comments on temporomandibular disorder pain)

관절통 및 근육통에 대한 새로운 DC/TMD의 진단 알고리즘에는 이제 기능, 움직임 또는 이상 기능에 따른 통증 수정 기준이 포함된다. 실제로 구강 행동 체크리스트 설문지에서 여러 이상 기능적 행동을 보고한 피험자는 몇 가지만 보고한 피험자에 비해 만성 TMD의 확률이 16배인 것으로 나타났다(Slade 등, 2016). 환자가 보고하는 것과 환자가 실제로 하는 것 사이에는 낮은 상관관계가 있기 때문에 자가 보고된 이상 기능적 활동(예: 이를 악물거나 갈면서 이갈이를 일으키는 행동)과 전기생리학적으로 기록된 턱 근육 활동(구상돌기 기록, 오디오 및 비디오 모니터링 등)을 구별하기 위해 주의를 기울여야 한다(Svensson 등, 2008; Lobbezoo 등, 2013; Castrillon 등, 2016 참조). 임상 검사에는 턱 움직임, 근육 및/또는 TMJ 촉진과 관련된 통증 유발 테스트가 포함된다. 이러한 도발 테스트의 통증은 환자의 통증 불편사항을 복제해야 한다. 익숙한 통증은 환자가 지난 30일 동안 경험한 통증 호소와 비슷하거나 유사한 통증이다. 익숙한 두통은 환자의 두통 호소와 비슷하거나 유사한 통증이다. 두통을 포함한 통증 관련 TMD 진단을 평가하는 기간은 이 기간을 사용하여 유효성이 확립된 이후 '최근 30일'이다.

근육통(Muscle pain)

근육통에 대한 촉진 압력은 2초 동안 1kg이지만, 세 가지 유형의 근육통을 구별하기 위해 촉진 압력 1kg의 지속 시간을 5초로 증가하여 존재하는 경우 확산 또는 관련 통증을 이끌어낼 수 있는 더 많은 시간을 허용한다. 턱 근육이 통증을 치아로 나타낼 수 있기 때문에 의뢰를 통한 근막 통증 평가는 비치과성 '치아' 통증의 경우에 사용한다. Axis I 진단을 사용할 때 임상가는 먼저 저작계에서 발생할 수 있는 치주성 질환 및 기타 통증 장애를 배제해야 한다. 무감각, 부기 및 발적은 일반적으로 일반적인 TMD에는 나타나지 않으며, 있을 때 임상가는 감염, 신생물 및 전신 상태를 포함하여 임상적으로 중요한 질병을 배제해야 한다. 또한 임상가는 흔하지 않은 TMD도 고려해야 한다.

국소 근육통에서 보다 광범위한 통증으로 근육통이 일시적으로 진행되는 가능성을 평가하기 위해 근육통을 세 가지 하위 분류(국소 근육통, 근막 통증 및 소견이 있는 근막 통증)로 세분화하는 것이 제안되었다. 그러나 근막 통증이 단일 장애로 간주될 수 있는지 또는 임상적으로 중요한 하위 유형이 존재하는지 여부, 그리고 존재한다면 이러한 통증 하위 유형을 정의하는 메커니즘과 임상적 의미가 무엇인지는 아직 알려져 있지 않았다(Svensson 등, 2015). 생물학적 주장은 이 세 가지 장애가 치료에 다르게 반응하고 다른 예후 가치를 가질 수 있다는 것이다. 이것은 타당한 추론이지만, 4가지 근육통 관련 진단의 구분이 기계론적 관점이나 관리적 관점에서 명확하지 않을 수 있다는 사실을 자세히 설명하는 것이 중요하다. 국소 근육통이 퍼짐에 따라 근막 통증으로 발전할 수 있고 소견에 따라 근막 통증으로 발전할 수 있다는 가능성이 있지만 현재 이러한 가설을 뒷받침하는 증거는 없다. 근육통의 확산은 삼차 뇌간 감각 핵 복합체에서 2차 뉴런의 수용 영역 증가에 대한 동물 연구의 관찰과 관련될 수 있으며, 통증의 참조는 2차 뉴런으로의 유해수용성 구심성 입력의 중심 수렴과 관련될 수 있다(Sessle, 2000), 또한 중추 감작 및 궁극적으로 내림차순 억제 경로의 변화에 영향을 미친다(Svensson과 Graven-Nielsen, 2001; Graven-Nielsen, 2006). 그러나 인간의 실험 연구에서 교근에 통증이 있는 주사에 노출된 일부 피험자는 주사된 근육의 경계 내에서 통증이 퍼지는 것을 경험할 수 있지만 다른 피험자는 정확히 동일한 유형의 통증 자극을 받는 것으로 알려져 있다. 교근은 치아, TMJ 또는 관자놀이에 관련 통증을 경험할 수 있다. 급성 근육통에 대한 이 간단한 관찰은 두 가지 유형의 반응(확산 또는 의뢰)이 단순히 깊은 유해 입력의 부수 현상일 수 있기 때문에 주의가 필요하다(Svensson과 Kumar, 2016). 근육통에 대한 기준 타당도가 확립되어 있으며 임상 하위 유형 '근막 통증 소견'에 대한 것과 같이 우수하다. 근육을 최소한 5초 동안 촉지하면 압력을 가할 때 통증이 있는 부위가 있음을 알 수 있을 것 같다. 통증 소견이 이러한 특정 지점을 식별하는 데 더 이상 요구되는 기준이 아닌 경우, '근막 통증'과 '근막 통증 소견'은 잠재적으로 동일한 장애이며 신체 부위의 다른 질환에서 발생하는 것으로 알려진 '근막 통증 증후군'과 유사하다. 정확한 정의, 진단적 타당성 및 근본적인 병태생리가 여전히 불분명하기 때문에 이 맥락에서 '유발점'이라는 용어는 사용하지 않았다는 점에 유의해야 한다. 마지막으로, 중추 매개 근육통은 AAOP 분류 시스템에서 별개의 임상 개체였지만 '근막 통증 소견' 및 섬유 근육통과 겹치기 때문에 확장된 분류에 포함되지 않았다. 중추 매개 근육통은 광범위한 통증 장애와 같이 장애가 아니라 아마도 더 많은 메커니즘을 나타낼 수 있다. 독특한 근육통 하위 유형은 최근 ACTTION-American Pain Society Pain Taxonomy(AAPT)(Fillingim 등, 2014)에서 제안된 다차원 통합 접근법을 기반으로 잘 설계된 연구 프로토콜을 통해 평가되어야 한다. 따라서 각 근육통 하위 유형에 대해 구별되는 특징은 5가지 주요 차원에 따라 묘사되어야 한다.

1. 핵심 진단기준
2. 공통적인 양성
3. 잠재적인 일반적인 의학적 동반질환
4. 신경생물학적, 심리사회적, 기능적 결과
5. 추정되는 신경생물학적 및 심리사회적 메커니즘, 위험 요인 및 보호 요인

이 접근법은 DC/TMD에 따른 두 가지 유형의 근막 통증이 병태생리학적 및 심리사회적 기전, 치료에 대한 반응 및 예후의 상당한 차이로 인해 국소 근육통의 독특한 임상적 실체를 나타내는 단일 장애인지 여부를 명확하게 입증하는 요소가 될 수 있다(Michelotti 등, 2016).

관절염(Arthritis)

관절염은 불특정한 병태생리를 나타내어 관절통 진단군에 속하는지 관절질환군에 속하는지 판단이 불가능하다(Michelotti 등, 2016). TMJ 관절염의 정의에는 염증의 기본 징후가 포함되어야 한다(부종, 홍반, 관절의 온도 상승 및 관절 통증); 그러나 부기, 부종 및 온도 상승은 거의 볼 수 없다. 실제로, 만성 TMJ 염증은 질병이 진행되더라도 기본 징후를 나타내지 않을 수 있지만 기능 손실(loss) 및 조직 퇴행(degradation) 또는 성장 장애로 나타날 수 있다. 한편으로 TMJ 관절염은 관절통을 유발할 수 있지만 관절통은 관절통을 유발하는 다른 요인으로 인한 것일 수도 있다. 달성해야 할 중요한 목표는 진행 중인 TMJ 관절염의 조기 진단이다. 미국류마티스학회(American College of Rheumatology)에 따르면, 조기에 보다 구체적인 진단을 위해 고려해야 하는 임상 증상 및 징후는 턱 운동 시 TMJ에서 통증, 하중을 가할 때 TMJ에서 통증 및 최근 진행성 교합 변화일 수 있다. TMJ 휴식 시 통증, 촉진 시 TMJ 통증 또는 TMJ 운동 통증은 TMJ의 염증 활동에 대해 높은 민감도를 나타낸다; TMJ 안정시 통증 없음, 촉진 시 TMJ 통증 또는 TMJ 운동 통증은 염증 활성에 대해 높은 특이성을 갖는다; TMJ 운동 통증은 TMJ의 염증 활동 정도와 밀접한 관련이 있다. 미래에는 생체표시자(biomarker)가 이러한 장애에 대한 보다 객관적인 식별을 제공할 수 있으며 TMJ 연골 또는 뼈 조직 파괴를 감지하기 위해 방사선 영상 촬영이 필요할 수 있다(Ceusters 등, 2015b). 그러나 오늘날 염증성 TMJ 상태를 구별하기 위해 방사선학적 감별 진단을 내리는 것은 불가능하다.

턱관절 장애로 인한 두통
(Headache attributed to temporomandibular disorders)

현재의 DC/TMD 'TMD에 기인한 두통'(HA-TMD)은 우수한 기준타당도(민감도 89%, 특이도 87%)를 가지고 있다. 동일한 참조 표준으로 ICHD-II의 기준 타당도는 84%의 민감도와 33%의 특이도를 갖는다. ICHD-II의 낮은 특이도는 부분적으로 관절 내 TMJ 장애, 감소되거나 불규칙한 개방 및 TMJ 소음에 대한 양성 영상 소견의 필요성 때문이었다 – 이 모든 것은 두통을 포함한 다른 TMD 징후나 증상 없이 두통 환자에게 나타날 수 있다. HA-TMD에 대한 DC/TMD는 TMJ 장애의 존재를 입증하기 위해 영상 소견을 필요로 하지 않는다. 기준은 대신 환자가 통증 관련 TMD 진단을 받아야 한다. 이 접근법은 무증상 개인에게 나타날 수 있는 영상 소견보다 TMD 관련 두통을 통증 관련 TMD와 직접 연결하기 때문에 더 논리적으로 보인다(Michelotti 등, 2016). 최근 연구에서 고통스러운 TMD가 두통에 기인할 수 있고 TMD와 두통 사이의 인과 관계가 근본적인 통증 기전을 더 잘 이해하기 위해 더 많은 연구가 필요할 수 있음을 시사하기 때문에 '기여(attributed)'이라는 용어를 사용할 때 여전히 주의가 필요할 수 있다(Conti 등, 2016).

관절 질환에 대한 일반적인 의견
(General comments on joint disease)

'디스크 변위(disc displacement; DD)의 감소', '벌림 제한이 없거나 감소가 없는 DD', '퇴행성 관절 질환(degenerative joint disease; DJD)'을 평가하는 임상 절차는 민감도는 낮지만 특이도가 우수한 절차를 기반으로 임상 진단을 이끌어 낸다(Schiffman 등, 2014). 따라서 검사는 DD 또는 DJD의 예비 진단을 내리기 위한 선별 목적으로만 사용할 수 있다. 결과적으로, 선택적인 경우의 치료 결정을 위해 잠정적 임상 진단의 확인은 영상화를 필요로 한다. 최종 진단을 위해서는 DD의 경우 TMJ MRI와 DJD의 경우 TMJ CT가 필요하다. 감소된 DD의 진단을 예를 들어, 이 진단의 임상 기준은 TMJ MRI의 소견에 비해 민감도는 낮지만 특이도가 높다. MRI에서 감소된 DD가 있는 많은 환자는 임상적으로 감지할 수 있는 관절 소음이 없거나 이러한 소음이 산발적으로 발생하기 때문에 이 장애의 진단기준이 낮은 민감도를 갖는다. 이에 반해 벌림을 제한하고 감소 없이 DD를 평가하는 임상 절차는 허용 가능한 민감도와 특이도를 가지며 임상 평가는 초기 작업 진단에 충분할 수 있다. 그러나 이러한 진단기준이 제한된 벌림을 초래하는 다른 장애를 가진 환자에서 기준 타당성에 대해 평가되지 않았기 때문에 이 진단을 위한 확실성을 위해서는 MRI가 필요하다. 과거에는 벌림에 제한이 있는 감소이 없는 DD의 기준에는 환측으로 벌림하면서 편위 등의 다른 소견이 포함되어 있었으나 이러한 소견이 일관되게 나타나지 않아 포함하지 않았다. DJD의 경우, 뚜렷한 골 변화 없이 마찰음이 발생할 수 있으며, 마찰음이 항상 DJD와 함께 나타나는 것은 아니다. MRI는 DD 및 관절 삼출액에 대한 우수한 영상 기법이지만 CT를 참조 표준으로 사용할 때 DJD를 감지하는 감도는 59%에 불과하다. 따라서 MRI를 사용할 때 발생하는 위음성 결과를 처리하기 위해 DJD를 정확하게 평가하기 위해 CT가 필요하다. 마지막으로 파노라마 방사선 사진은 일반적으로 치과에서 사용할 수 있다. 그러나 이들 방사선 사진은 CT에 비해 DJD 검출에 대한 민감도가 26%로 임상적으로 상당한 수의 위음성 결과를 보인다.

병력에 의한 TMJ 소음은 감소가 있는 DD 및 DJD의 관절내 장애를 평가하기 위한 권장 기준이다. 이 병력 기준은 검사 전 30일 동안 환자가 관절 소음(딸깍 소리 또는 삐걱거림)을 보고하거나 임상 검사 중 턱 움직임과 함께 환자가 감지한 관절 소음에 의해 충족될 수 있다. 또한, 감소를 동반한 DD를 진단하려면 임상 검사 중에 검사자가 딸깍 소리, 터지는 소리 또는 찰칵하는 소리를 감지해야 한다. DJD의 진단을 확립하는 것은 검사 중 마찰음(딱딱거리는 소리, 갈리는 소리 또는 삐걱거리는 소리)의 감지에 달려 있다. DJD의 경우 미세한 마찰음과 거친 마찰음이 구분되지 않는다. 마지막으로, 감소가 없는 DD의 경우, 〈 40mm의 보조 벌림 측정(수직 절단 겹침의 양 포함)은 '제한된 벌림'의 하위 유형을 생성하는 반면 측정 ≥ 40mm는 '제한된 벌림 없음'의 하위 유형을 생성한다. 간헐적 잠금과 TMJ 아탈구를 동반한 감소가 있는 DD가 새로운 장애로 포함된다. 이러한 장애에 대한 진단 알고리즘에는 TMJ 아탈구에 대한 넓게 열린 위치에서 턱 고정 및 간헐적 잠금이 있는 감소가 있는 DD에 대해 제한된 벌림을 갖는 현재 간헐적 잠금을 포함하여 환자 병력의 특정 기준이 포함된다. 골관절염 및 골관절증이라는 용어는 DJD의 하위 클래스를 나타내는 것으로 간주된다.

디스크-관절구 복합 장애
(Disc–condyle complex disorders)

디스크–관절구 복합 장애는 일반적으로 저운동성 및 과운동성을 포함하여 턱 운동성의 변화를 초래한다(Michelotti 등, 2016). 일부 관절 장애는 비교적 흔하다(예: 디스크 변위는 비임상 인구에서 18%–35%). 그러나 이러한 장애의 병인 및 진행을 평가하는 데 중요할 수 있는 역학 데이터는 사용할 수 없다. 최근 연구에서는 개인의 관절 내 상태와 보고된 통증, 기능 및 장애 사이에 연관성이 없음을 보여주었다(Chantaracherd 등, 2015). 감소된 디스크 변위의 제한된 하위 집합은 비감소 상태로 진행되지만(Schiffman 등, 2017), 탈구와 같은 다른 장애의 진행은 알려져 있지 않다. 장애가 특정 개입을 필요로 하는 고유한 개체를 나타내는지 또는 동일한 방식으로 그룹화하여 관리할 수 있는지 여부도 알려져 있지 않다. 이러한 장애의 원인과 병태생리는 명확하고 완전히 이해되지 않았지만 해부학적(구조적) 및 생체역학적(기능적) 환경이 이러한 장애에 기여하는 것으로 추정된다. 횡단면 연구에 따르면 병인학에 기여하는 해부학적 변수에는 과두와(condylar fossa)의 가파른 앞쪽 벽, 높은 관절 융기(articular eminence), 관절융기-디스크와 와(fossa) 사이의 불일치, 인대 이완, 근육 각도 및 TMJ 디스크에 대한 측면 익상 부착이 포함된다. 추정되는 생체역학적 병인은 예를 들어, 구강 기능 이상, 외상 또는 손상된 관절 윤활로 인한 높은 압축력, 인장력 및/또는 전단력을 포함한다.

디스크-관절융기 복합 장애에 대한 진단기준이 제안되었다. 그러나 그 중 4개는 기준 타당성에 대해 평가되지 않았으며 다른 진단기준은 최종 진단에 대해 허용 가능한 민감도 및 특이도를 갖지 않는다(즉, 민감도 〉 70% 및 특이도 〉 95%). 상대적으로 높은 위음성(민감도가 낮은 것)을 생성하는 진단 체계는 장애가 감소된 디스크 변위와 같이 임상적 결과가 거의 없는 경우 우선순위 연구 영역이 아닐 수도 있다. 연구는 디스크-관절융기 복합 장애가 별개의 개체인지 여부와 영향을 줄이거나 장애의 진행을 예방하는 데 효과적인 관리 전략에 중점을 두어야 한다.

생물심리사회적 영역에 대한 일반적인 의견

(General comments on the biopsychosocial domain)

선별 목적으로 Axis II 설문지에서 선택된 기여 요인을 대상으로 했다(Schiffman 등, 2014; Durham 등, 2015; Michelotti 등, 2016). 이러한 잠재적 기여 요인이 있는 경우 임상가는 이를 추가로 평가하거나 치료 계획에 포함되어야 하는 포괄적인 평가를 위해 환자를 정신 건강 관리 전문가에게 의뢰해야 한다. 반대로 임상가는 이러한 선별 설문지를 사용하여 환자를 분류할 수 있으며, 임상적으로 유의미한 소견이 있는 경우 실패 위험이 높을 수 있는 치료를 시작하기보다는 환자를 더 전문적인 임상가에게 의뢰할 수 있다. 의뢰가 선택 사항이 아닌 경우 임상가는 존재하는 문제와 통증의 완전한 해결이 불가능할 수 있음을 설명할 수 있다. 이러한 방식으로 환자는 포괄적인 정보를 받고 치료가 시작되기 전에 통증 불만에 대한 잠재적인 기여 요인에 대한 정보에 입각한 동의를 제공할 수 있다. 심리적 고통을 진단하기 위한 참조 표준은 통증이 문제일 때 정신 건강 전문가(이상적으로는 건강 심리학자)가 평가하는 것이다. GCPS는 통증이 환자의 삶을 방해하는 정도와 관련하여 통증 강도와 통증 관련 장애를 평가한다. 높은 수준의 통증은 먼저 임상적으로 중요한 질병을 배제할 필요가 있음을 시사하지만 환자가 정서적 고통이나 중추 감작으로 인해 증상이 증폭되었음을 나타낼 수 있다. JFLS는 저작 시스템의 특정 척도로서 기능적 제한을 평가하고 GCPS의 결과를 보완한다. JFLS는 저작, 가동성 및 기타 기능을 위해 턱을 사용하는 환자 보고 능력에 대한 종합 평가를 위한 짧은 형식과 결과를 세 가지 구성으로 그룹화할 수 있는 긴 형식이 있다: 저작, 가동성, 감정적, 언어적 표현.

통증 도해는 국소, 특정 부위 또는 광범위한 통증을 평가한다. 국소 통증은 저작 부위에 국한되며, 많은 TMD 환자가 동시에 경추 질환을 가지고 있기 때문에 국소 통증이 종종 존재한다. 경추 통증이 있는 경우 의사나 물리치료사의 평가를 포함한 의학적 평가를 고려할 수 있다. 전신에 퍼지는 통증은 류마티스 관절염 및 섬유근육통을 포함한 류마티스 질환과 같은 전신 통증 장애를 암시한다. 광범위한 통증이 있는 경우 '국소'

TMD에 임상적으로 유의한 영향을 미치기 위해 전신 상태의 평가가 필요할 수 있다. 그러나 광범위하고 여러 가지 신체 불만은 환자가 중추 과민 및 정서적 조절 장애로 인한 통증이 증폭되었음을 나타낼 수 있으며 이러한 환자는 다학제적 치료 팀이 필요하다. 마지막으로, 이상 기능적 행동(예: 구강 습관)에 대한 포괄적인 평가는 저작 구조에 과부하를 줄 수 있기 때문에 중요하다. 이용 가능한 증거는 이러한 행동이 환자의 통증을 유발하거나 지속시킬 수 있다는 임상적 의심을 뒷받침한다.

구강 안면 및 턱관절 장애 통증 분류의 추가 개발(Further development of orofacial and temporomandibular disorder pain classification)

현재 IASP 테스크 포스팀은 7가지 주요 범주로 제안된 단순하고 실용적인 만성 통증 분류 모델을 작업 중이다(Treede 등, 2015) (**그림 2.1**).

1. 원발성 통증
2. 암 통증
3. 수술 후 및 외상 후 통증
4. 신경병증성 통증
5. 두통 및 구강안면 통증
6. 내장 통증
7. 근골격계 통증

이 새로운 통증 분류의 의미는 TMD 통증이 여러 '모체(parents)'를 가질 수 있다는 것이다. 즉, TMD 통증은 일차 유형의 통증(특발성 통증)으로 간주될 수 있지만 근골격계(근육, 관절, 인대, 건) 유형의 통증에 더하여 분명히 구강안면(해부학적) 유형의 통증이기도 한다. 더욱이, TMD 통증은 다른 많은 만성 통증 상태와 동반될 수 있다. 새로운 정의에 따른 '만성'은 기존 IASP의 6개월 기간 정의 대신 3개월 이상의 기간을 의미한다는 점에 유의해야 한다. 두통 및 구강안면 통증의 하위 그룹은 ICHD-III 및 DC/TMD 분류를 따르고 나머지 유형의 만성 구강안면 통증에 대해 더 강조할 수 있다. 마지막으로 이 새로운 IASP 분류 시스템은 기계적 분류(신경병증성 통증), 지형적 분류(두통 및 구강안면 통증) 및 조직 분류(내장 및 근골격 통증) 사이의 절충안이라는 점이다. 그럼에도 불구하고 이 분류는 충분히 실용적이고 임상적으로 적용 가능하며 중요한 것은 국제질병분류에 의해 채택될 것이다.

이러한 노력이 본질적으로 다학문적이라는 점을 감안할 때 토론은 환영하며 타협이 필요하다. TMD뿐만 아니라 만성 통증 분류의 현재 진행 상황은 TMD 통증 환자의 더 나은 관리와 함께 위험 요인과 근본적인 통증 기전에 초점을 맞춘 개선된 연구 학문으로 이어지기를 바란다.

참고문헌

AADR – American Association for Dental Research. Temporomandibular disorders(TMD). Science Policy, 2015. Available: http://www.iadr.org/AADR/About-Us/Policy-Statements/Science-Policy#TMD [Oct 23, 2017].

AAOP – American Academy of Orofacial Pain. de Leeuw R(ed.) Orofacial Pain: Guidelines for Assessment, Diagnosis and Management. 4th ed. Chicago, IL: Quintessence Publishing Co., Inc.; 2008.

Castrillon EE, Ou KL, Wang K et al. Sleep bruxism: an updated review of an old problem. Acta Odontol Scand 2016; 74: 328–334.

Ceusters W, Michelotti A, Raphael KG, Durham J, Ohrbach R. Perspectives on next steps in classification of orofacial pain – Part 1: role of ontology. J Oral Rehabil 2015a; 42: 926–941.

Ceusters W, Nasri-Heir C, Alnaas D et al. Perspectives on next steps in classification of orofacial pain – Part 3: biomarkers of chronic orofacial pain – from research to clinic. J Oral Rehabil 2015b; 42: 956–966.

Chantaracherd P, John MT, Hodges JS, Schiffman EL. Temporomandibular joint disorders' impact on pain, function, and disability. J Dent Res 2015; 94: 79S-86S.

Conti PC, Costa YM, Gonçalves DA, Svensson P. Headaches and myofascial temporomandibular disorders: overlapping entities, separate managements? J Oral Rehabil 2016; 43: 702–715.

Durham J, Raphael KG, Benolicl R et al. Perspectives on next steps in classification of orofacial pain – Part 2: role of psychosocial factors. J Oral Rehabil 2015; 42: 942–955.

Dworkin SF, LeResche L. Research diagnostic criteria for temporomandibular disorders: review, criteria, examinations and specifications, critique. J Craniomandib Disord 1992; 6: 301–355.

Fillingim RB, Bruehl S, Dworkin RH et al. The ACTTION-American Pain Society Pain Taxonomy(AAPT): an evidence-based and multidimentional approach to classifying chronic pain conditions. J Pain 2014; 15: 241–249.

Gonzalez YM, Schiffman EL, Gordon SM et al. Development of a brief and effective TMD-pain screening questionnaire: Reliability and validity. J Am Dent Assoc 2011; 24: 1183–1191.

Graven-Nielsen T. Fundamentals of muscle pain, referred pain, and deep tissue hyperalgesia. Scand J Rheumatol 2006; 122: S1-S43.

ICHD-II. Headache Classification Subcommittee of the International Headache Society(IHS). The International Classification of Headache Disorders, 2nd ed. Cephalalgia 2004; 24: S9-S160.

ICHD-III. Headache Classification Committee of the International Headache Society(IHS). The International Classification of Headache Disorders, 3rd ed. Cephalalgia 2013; 33: 629–808.

Lobbezoo F, Ahlberg J, Glaros AG et al. Bruxism defined and graded: an international consensus. J Oral Rehabil 2013; 40: 2–4.

Michelotti A, Alstergren P, Goulet JP et al. Next steps in development of the diagnostic criteria for temporomandibular disorders(DC/TMD): Recommendations from the International RDC/TMD Consortium Network workshop. J Oral Rehabil 2016; 43: 453–467.

Ohrbach R, Dworkin SF. The evolution of TMD diagnosis: past, present, future. J Dental Res 2016; 95: 1093–1101.

Peck CC, Goulet J-P, Lobbezoo F, et al. Expanding the taxonomy of the diagnostic criteria for temporomandibular disorders. J Oral Rehab 2014; 41: 2–23.

Renton T, Durham J, Aggarwal VR. The classification and differential diagnosis of orofacial pain. Expert Rev Neurother 2012; 12: 569–576.

Schiffman E, Ohrbach R, Truelove E et al. Diagnostic criteria for temporomandibular disorders(DC/TMD) for clinical and research applications: recommendations of the International RDC/TMD Consortium Network and Orofacial Pain Special Interest Group. J Oral Facial Pain Headache 2014; 28: 6–27.

Schiffman E, Ohrbach R. Executive summary of the diagnostic criteria for temporomandibular disorders for clinical and research applications. J Am Dent Assoc 2016; 147: 438–445.

Schiffman EL, Ahmad M, Hollender L et al. Longitudinal stability of common TMJ structural disorders. J Dent Res 2017; 9: 270–276.

Sessle BJ. Acute and chronic craniofacial pain: brainstem mechanisms of nociceptive transmission and neuroplasticity, and their clinical correlates. Crit Rev Oral Biol Med 2000; 11: 57–91.

Slade GD, Fillingim RB, Sanders AE et al. Summary of findings from the OPPERA prospective cohort study of incidence of first-onset temporomandibular disorder: implications and future directions. J Pain 2013; 14: S116–S124.

Slade GD, Ohrbach R, Greenspan JD, et al. Painful temporomandibular disorder: decade of discovery from OPPERA Studies. J Dent Res 2016; 95: 1084–1092.

Svensson P, Graven-Nielsen T. Craniofacial muscle pain: review of mechanisms and clinical manifestations. J Orofac Pain 2001; 15: 117–145.

Svensson P, Jadidi F, Arima T, Baad-Hansen L, Sessle BJ. Relationships between craniofacial pain and bruxism. J Oral Rehabil 2008; 35: 524–547.

Svensson P, Michelotti A, Lobbezoo F, List T. The many faces of persistent orofacial muscle pain. J Oral Facial Pain Headache 2015; 29: 207–208.

Svensson P, Kumar A. Assessment of risk factors for oro-facial pain and recent developments in classification: implications for management. J Oral Rehabil 2016; 43: 977–989.

Treede RD, Rief W, Barke A, et al. A classification of chronic pain for ICD-11. Pain 2015; 156: 1003–1007.

Verkerk K, Luijsterburg PA, Heymans MW et al. Prognosis and course of pain in patients with chronic non-specific low back pain: a 1-year follow-up cohort study. Eur J Pain 2015; 19: 1101–1110.

3 장
삼차신경 통각 처리
Trigeminal nociceptive processing

삼차신경 통각의 경로
(Pathway of trigeminal nociception)

턱관절 장애(temporomandibular disorders; TMD) 환자에게서 보고되는 통증은 턱관절(TMJ), 교근 및 측두근에 국소적으로 나타나지만 종종 다른 저작 근육(예: 내측익돌근, 이복근, 하악설골근) 및 다른 두개안면 조직으로 퍼져서 나타난다. 저작근과 턱관절은 하악신경의 가지에 의해 공급된다(V3). 작은 직경의 무수섬유(C 섬유)및 자유 신경 말단이 있는 유수섬유(Aδ 섬유)는 이러한 조직으로부터의 유해수용성 자극의 주요 변환기로 생각된다. 사실, 이 조직들은 또한 근육과 관절의 무해한 기계적 자극을 감지하는 데 중요한 역할을 하는 Aβ 섬유에 의해 신경지배를 받으며, 이러한 조직에서 통증의 국소화에 기여할 가능성이 있다. 턱다물기 근육은 방추 구심성 섬유에 의해 신경지배를 받으며, 이는 턱 근육 활동의 반사 조절과 고유수용감각에서 중요한 역할을 한다. 턱열기 근육은 일반적으로 방추 구심성 섬유가 부족하므로 턱은 다른 관절(예: 무릎)과 같은 반대 반사운동을 하지 않는다(Capra 등, 2007). 유해성자극 전달에 직접적으로 관여하지는 않지만, 저작근의 통증은 방추 구심성 섬유의 출력을 수정하고, 이는 저작근 신장 반사의 향상과 같은 변경된 턱 근육 반사 활동으로 이어진다(Capra 등, 2007).

저작근과 턱관절에서 나온 작은 직경의 구심성 섬유는 삼차신경절을 거쳐 2차 및 이상의 삼차신경 감각 뉴런이 위치한 동측 뇌간로 돌출된다. 삼차신경절은 두개안면 부위를 신경지배하는 신경섬유의 세포체(체세포)를 포함한다. 이 삼차신경절 뉴런은 둥글고 시냅스가 없다(**그림 3.1**). 그들은 중추 신경계에서 신경아교세포(glial cell)의 일종인 성상교세포(astrocytes)와 유사한 역할을 하는 것으로 생각되는 위성아교세포(satellite glial cells; SGC)라고 하는 여러 개의 작은 보조세포로 완전히 둘러싸여 있다(Ohara 등, 2009; Takeda 등, 2009). 턱다물기 근육에 신경을 공급하는 삼차신경절 뉴런이 연구되었으며 중추신경계의 유해수용성 뉴런과 일반적으로 관련된 신경세포에 있는 신경수용체(N-methyl-D aspartate; NMDA) 및 퓨리노수용체 3(purinoceptor 3; PX) 수용기를 포함한 많은 수의 수용기를 발현하는 것으로 밝혀졌다. SGC는 신경절 뉴런 주변의 세포외 공간에서 이온과 신경흥분전달물질을 제거하고 삼차 신경 섬유의 건강과 기능을 유지하기 위해 신경 영양 및 기타 요인을 공급한다는 점에서 중추 신경계의 성상교세포와 유사한 방식으로 기능을 한다(Takeda 등, 2009). 이것은 SGC가 신경절 뉴런을 둘러싼 미세 환경을 제어한다는 개념과 일치한다(Takeda 등, 2009; Ohara 등, 2009; Goto 등, 2016). 흥미롭게도 SGC에는 NMDA 및 P2X3 수용체를 활성화하는 글루탐산염(glutamate) 및 아데노신 3인산(adenosine triphosphate; ATP)과 같은 신경 흥분 전달 물질이 포함되어 있는데, 이는 중추신경계로 들어가기 전에 신경절 뉴런과 삼차신경절 주변 SGC들 사이에 교신이 있어 유해수용성 입력을 수정할 수 있다는 것을 의미할 수 있다.

뇌간 삼차신경감각핵 복합체(trigeminal sensory nuclear complex; TSNC)는 관 모양을 가지며 두개안면 영역에서 입력을 받는 뉴런으로 구성된다. TSNC는 구강 안면 통증 처리에서 서로 다른 기능을 갖는 것으로 보이는 여러 하위 핵으로 구성된다. 3 개의 머리쪽 아

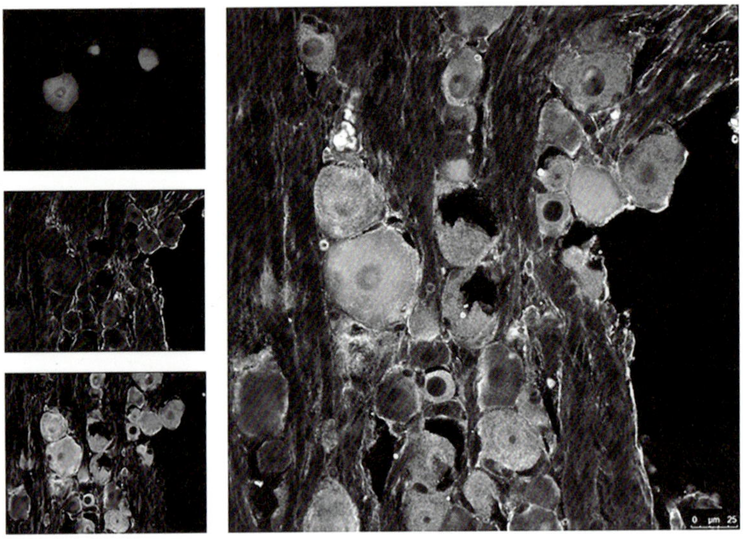

그림 3.1
이미지는 측두근과 관련 위성아교세포(SGC)에 투영되는 삼차 신경절 뉴런을 보여준다(메인 이미지). 신경절 뉴런은 형광 염료 fast blue를 측두근에 주입하여 식별되어있다(왼쪽 상단 이미지). SGC는 글루타민(glutamine) 합성효소의 발현에 의해 식별되며(가운데 왼쪽 이미지) 이 세포가 신경절 뉴런의 체세포를 둘러싸고 있는 것을 볼 수 있다. 주화성 사이토카인(케모카인; chemokine)인 프렉탈카인(fractalkine) 수용체의 발현은 왼쪽 아래 이미지에 나와 있으며, 프렉탈카인은 삼차 신경절 뉴런과 SGC 사이의 크로스토크에 기여하는 것으로 제안되어왔다.

핵은 주신경(principalis, 주요 감각), 구강, 양극부(interpolaris)라고 불리며, 안면, 기저 근육 및 관절에서 발생하는 운동 반사 협응과 무해한 열 및 기계적 감각 입력에 중요한 역할을 하며, 구강으로부터 무해하고 유해한 입력을 받는다(**그림 3.2**). 대조적으로, 구강 외부의 구강안면 영역으로부터의 유해수용성 입력에 반응하는 삼차신경 뉴런은 일반적으로 양극부(interpolaris)의 후방 3분의 1에서, 그리고 TSNC의 가장 꼬리 아핵(caudalsubnucleus)인 꼬리쪽에서 발견된다(Sessle, 2005). 꼬리의 구조는 경추척수에 가까워질수록 추궁판으로 조직화되어 척수후각의 구조와 유사하다. 결과적으로 꼬리는 종종 속질 후각이라고 한다(Sessle, 2005). 저작근과 턱관절에서 나오는 작은 직경의 구심성 섬유는 주로 경추 후각의 머리쪽 부분뿐만 아니라 TSNC의 이 영역에 투영한 것으로 나타난다(Nishimori 등, 1986; Capra와 Dessem, 1992).

양극부(interpolaris)와 꼬리(caudalis)에서 발견되는 뉴런의 하위 그룹은 저작근과 턱관절를 포함한 구강 안면 부위의 유해한 자극에 반응한다. 유해수용성 정보는 삼차시상로를 거쳐 복측기저부복합체(the ventrobasal complex), 핵의 후방군, 시상의 내측 부분으로 올라가고, 여기서 유해한 구강안면 자극에 반응하는 시상 뉴런이 발견된다(Sessle, 2005). 꼬리 TSNC에서 각각 운동 및 자율 제어에 관여하는 운동핵, 팔결핵 및 그물체로의 중요한 투영이 있다(Sessle, 2005).

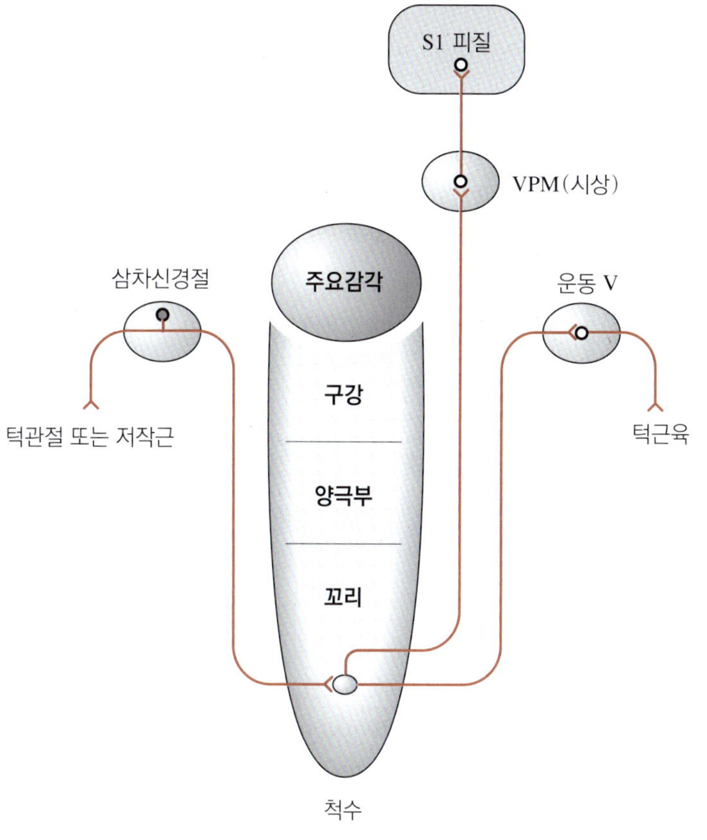

그림 3.2
두개안면 영역을 신경지배하는 삼차신경 구심성 섬유는 삼차신경절을 통해 감각 정보를 통합하는 2차 뉴런이 위치한 TSNC로 투영한다.
꼬리아핵은 저작근과 턱관절로부터 대부분의 유해수용성 입력을 받는다.
TSNC의 주요 출력은 시상의 복측후내측핵(the ventral posteromedial nucleus of the thalamus)으로 가는데,
이 핵은 자체적으로 피질의 다양한 영역으로 투영된다.

시상에서 통각 반응 시상 뉴런의 주요 투영은 통증 인식이 일어나는 것으로 생각되는 1차 체성 감각 피질이다.

저작근과 턱관절 유해감각수용기의 기능적 특성과 말초민감화의 역할

(Functional characteristics of masticatory muscle and temporomandibular nociceptors and the role of peripheral sensitization)

턱관절과 교근을 자극하는 Aδ 및 C 섬유는 유해한 기계적 및 화학적 자극에 반응하여 통각에서 이러한 섬유의 역할과 일치하는 활동 전위 방출을 나타낸다. 턱관절의 기계적 유해감각수용기는 관절의 과도한 돌출, 측방 움직임 또는 턱 회전에 의해 활성화되며 이러한 움직임이 정상적인 턱 움직임 범위를 초과하면 방출되기 시작한다(Cairns, 2007). 근육이나 관절에 지속적으로 유해한 기계직 자극을 가하게 되면 구심성 섬유에서 장기간 활동전위 방전이 연장되어 어떤 경우에는 자극이 중단된 후에도 계속된다(방전후). 조직 손상은 또한 프로스타글란딘(prostaglandins), 신경전달물질 및 유해수용기의 말난을 활성화하여 활동 전위 방출을 초래하는 시토킨(cytokines)을 포함하는 많은 물질의 방출을 초래한다(Sessle, 2005). 이러한 많은 동일한 섬유는 근육 또는 관절 조직에 하나 이상의 통증유발 물질을 주입하는 것에 대한 강력한 반응을 보이며, 이는 그것들이 다형 유해감각수용기 역할을 한다는 것을 의미한다(Sessle, 2005). 예를 들어, 인간에게 극심한 통증을 주는 글루타민산염(glutamate)의 저

작근 주사는 케타민(ketamine)과 같은 NMDA 수용체 길항제에 의해 약화될 수 있는 장기간 활동 전위 방전을 유발한다. 활동 전위를 생성하는 것 외에도 글루타민산염 주사는 또한 신경 종말의 활성화를 위한 기계적 역치를 감소시킨다; 말초민감화라고 하는 효과. 글루타민산염 주사의 경우 이 말초민감화는 한 번 주사 후 몇 시간 동안 지속될 수 있다.

연구에 따르면 세로토닌, ATP, 프로스타글란딘 E2, 신경 성장 인자, 종양괴사인자 알파 및 칼륨을 포함한 그밖의 여러가지 통증완화 물질을 저작근 또는 턱관절에 주사될 때 말초민감화를 유발한다는 것이 입증되었다(Gerdle 등, 2014). 이 중 적어도 두 가지 물질인 글루탐산염과 세로토닌이 TMD 환자의 저작근에서 증가된 것으로 나타났으며, NMDA와 5-HT3 수용체에 대한 길항제가 선택적으로 특정 TMD 환자의 통증을 약화시킬 수 있다는 증거가 있다(Castrillon 등, 2008; Chrisditis 등, 2015. 또한, 프로스탄글란딘(prostanglandins)의 합성을 차단하는 NSAID는 일부 TMD 관련 통증에 효과적인 진통제인 것으로 보인다. 저작근에서 신경의 건강을 유지하는 데 중요한 신경 성장 인자가 증가하는 것은 동물과 인간 모두에서 수일에서 수주까지 지속될 수 있으며, 특히 장기간의 말초민감화를 유발하는 것으로 입증되었다. 또한, 프로스탄글란딘의 합성을 차단하는 NSAID는 일부 TMD 관련 통증에 효과적인 진통제인 것으로 보인다. 신경 성장 인자의 기전은 '표현형' 스위치를 포함하는 것으로 보이며, 이에 의해 이전에는 유해수용기가 아니었던 구심성 섬유가 유해수용기처럼 작용하기 시작한다. 말초민감화가 TMD의 지속적인 통증에 기여하는 정도는 여전히 논쟁의 대상이다. 그러나 이 메커니즘은 턱 근육과 관절 통증을 유발하는 것뿐만 아니라 유지하는 데에도 중요하다.

유해감각수용기의 말단에는 말단이 흥분되면 세포막과 융합하여 신경조절 물질을 특정 조직으로 방출할 수 있는 수포가 있다. 이러한 물질에는 뉴로펩티드(예: 물질 P 또는 칼시토닌 유전자 관련 펩타이드(CGRP))와 글루타메이트와 같은 신경 전달 물질이 포함된다. 신경 펩티드는 혈관 확장 및 혈장 단백질 유출을 생성하는 반면, 글루타메이트의 신경성 방출은 구심성 말단의 흥분 및 민감화를 초래한다. 이 효과를 신경성 염증이라고 하며 편두통에 기여하는 것으로 제안되었지만 TMD의 발병기전에도 유의하게 기여하는지 여부는 알려져 있지 않다.

삼차신경절은 한때 중추신경계에 대한 활동전위의 수동적 통로로 생각되었다. 그러나 신경절 뉴런의 활성화는 이온 채널 단백질과 신경 펩티드의 발현에 변화를 초래하며, 이 세포들이 한 때 생각했던 것처럼 수동적이지 않을 수 있음을 시사한다(Goto 등,2016). 또한, SGC는 신경절 세포막과 SGC 세포막 사이의 약 20nm 간격으로 신경 활성 물질을 방출함으로써 신경절 뉴런의 활성을 조절한다고 제안되었다(Ohara 등,2009; Takeda 등, 2009). 글루탐산염 수용체는 삼차신경절 뉴런에서 발견되었으며(Kondo 등, 1995; Sahara 등, 1997; Quartu 등, 2002; Dong 등, 2007; Wang 등, 2012; Cairns 등, 2014) 글루탐산염이 삼차신경절에서 '신경아교' 전달자 역할을 할 수 있다고 제안되었다(Kung 등, 2013)(**그림 3.3**). 삼차신경절 뉴런과 SGC는 활성화될 때 글루탐산염를 방출한다. 턱 근육을 자극하는 신경절 뉴런은 삼차신경절의 글루탐산염 농도가 증가할 때 활동 전위를 발화한다. 저작근과 턱관절을 신경지배하는 구심성 섬유에서 활동전위 방전이 증가하면 삼차신경절에서 글루탐산염 농도가 증가하여 삼차신경절 뉴런의 이소성 발화를 유발할 수 있다. 이것은 통증 신호를 더욱 증폭시키는 역할을 할 수 있으며, 이는 감각신경절의 신경가소성 변화가 감

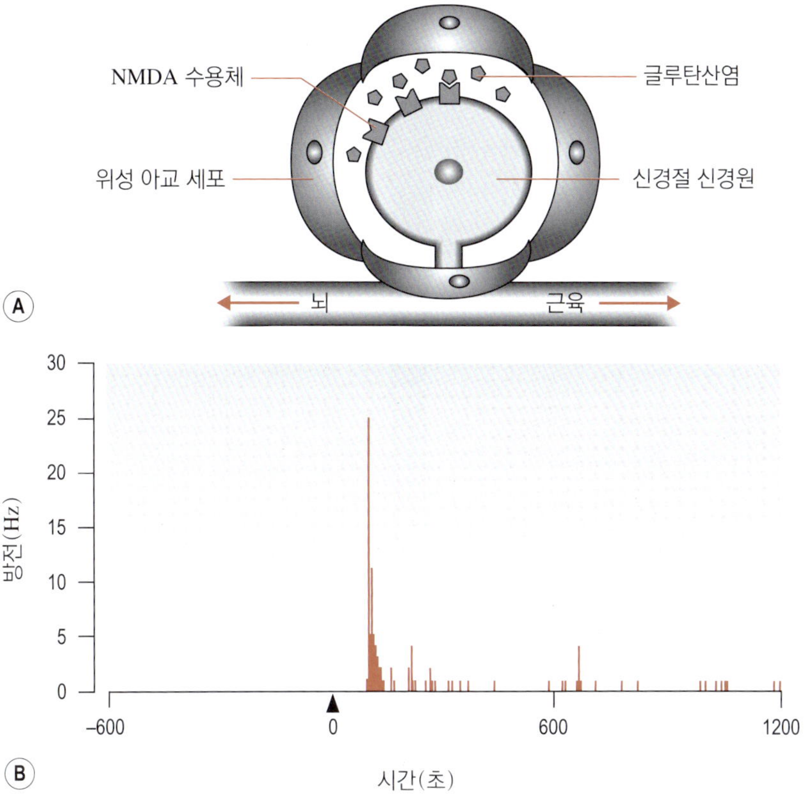

그림 3.3

(A) 이미지는 삼차신경절에서 글루탄산염의 상승이 측두근을 지배하는 삼차신경절 뉴런에서 이소성 활동전위 방전을 어떻게 유도할 수 있는지를 보여준다.

(B) 시간 0(화살표 머리)에서 신경절에 글루탄산염를 주입하면 짧지만 강력한 활동 전위 방전이 발생하고 이 신경절 뉴런에서 장기간의 산발적인 활동 전위 방전이 발생한다.

각에 영향을 미치기 위해 감각 정보가 조직으로부터 뇌로 전달되는 것을 변화시킬 수 있다.

신경절내 글루탐산염 농도의 상승은 또한 저작근의 구심성 말단의 기계적 역치를 감소시킨다. 이 기계적 민감화는 글루탐산염을 한 번 주입한 후 3시간 이상 지속되는 것으로 밝혀졌으며 NMDA 수용체의 활성화를 통해 매개된다. 이 효과의 기본 메커니즘은 결정되지 않았다. 하지만 삼차신경절에서 미측 뇌간으로의 입력이 국소마취로 차단된 경우에도 발생하므로 중추신경계 활성화를 포함하지 않는 것으로 보인다(Laursen 등, 2014). 또한 산화질소 공여체 또는 프렉탈카인(감각 신경절에서 신경절 뉴런-SGC 통신을 매개하기 위해 제안된 분자)의 신경절 내 주입이 활동전위 방전을 유발하지 않고 저작근 구심성 섬유의 장기간 기계적 민감화를 유도하기 때문에 때문에 연구대상인 신경절 뉴런에서 활동 전위를 생성할 필요가 없는 것으로 보인다(Cairns 등, 2014; Cairns 등, 2017). 산화질소에 의한 변화는 SGC에 의한 푸로스타글란딘 E2(prostaglandin E2) 방출을 통해 매개되는 것으로 보였다(Laursen 등, 2013; Cairns 등, 2014). 삼차신경절의 활동이 얼마나 멀리 떨어져 있는 구심성 신경종말에 영향을 미칠 수 있는지에 대한 한 가지 설명은 뉴런이나 SGC가 신경 조절 물질을 체순환계로 방출할 수 있다는 것이다. 만약 이것이 사실이라면, 감각 신경절이 감각 전달 및 아마도 다른 생리적 기능에 영향을 미치는 내분비 기관과 같은 역할을 한다는 것을 의미한다.

또한 신경절 뉴런은 SGC를 통해 서로 통신할 수 있다고 제안되어왔다(Takeda 등, 2009; Goto 등, 2016). 일부 삼차신경절 뉴런과 관련 SGC는 ATP를 방출한다(Villa 등, 2010; Goto 등, 2016). 방출된 ATP가 SGC에 의해 발현된 ATP 수용체에 작용하여, SGC가 이웃 SGC에 영향을 미칠 수 있는 더 많은 ATP를 방출하고, 이 신경전달물질은 그들이 둘러싸고 있는 신경세포 뉴런에 작용하여 한 신경세포 뉴런에서 다음 신경세포 뉴런으로 신호를 전달하도록 하는 것이 제안되어 왔다(Goto 등, 2016). 삼차신경절에서 ATP 수치의 상승은 또한 말초민감화를 유발한다. ATP 또는 글루탐산염과 같은 흥분성 신경 전달 물질이 삼차신경절을 통해 확산되면 다른 조직에 신경을 공급하고 통증 확대 및 연관통을 유도하는 인접한 신경절 뉴런이 활성화될 수 있다. 종합하면, 이러한 최근 연구는 2차 통각 과민 및 연관통 같은 TMD 통증의 일부 특징이 중추 신경계뿐만 아니라 말초 신경계에서 부분적으로 생성될 수 있음을 시사한다.

삼차신경 유해수용성 뉴런
(Trigeminal nociceptive neurons)

척수에서와 같이 TSNC에서 뉴런의 반응 특성은 세 가지 기능적 범주로 나뉜다: 저역치 기계수용기 뉴런, 광동적 범위 뉴런 및 유해 수용-특이성 뉴런(Sessle, 2005). 저역치 기계적 수용기(low-threshold mechanoreceptive; LTM) 뉴런은 얼굴이나 머리에 가해지는 무해한 기계적 자극에 의해 활성화되고 통각 역치 미만의 자극에 최대로 반응한다. 광동적 범위(Wide Dynamic Range; WDR;) 뉴런은 유해한 기계적 피부 자극을 통해 무해한 활동전위 방출을 증가시켜 기계적 자극의 강도를 코드화하는 능력이 특징이다. 유해 수용-특이성(Nociceptive-specific; NS) 뉴런은 이름에서 알 수 있듯이 유해한 피부 자극에 의해서만 활성화된다. 구강의 유해한 자극에 반응하는 일부 NS 및 WDR 뉴런(예: 치아)이 머리쪽 TSNC에서 발견되지만, 저작근 및 TMJ의 유해한 활성화에 반응하는 NS 및 WDR 뉴런의 대부분은 양극부와 꼬리에서 발견된다(Sessle, 2005). 이러한 유해수용성 삼차신경 뉴런은 일반적으로 피부와 깊은 두개안면 조직 모두의 무해 및/또는 유해 자극에 의해 활성화된다. 이러한 단일 뉴런의 서로 다른 두개안면 조직의 입력이 수렴되는 것은 부분적으로 연관통뿐만 아니라 저작근 또는 TMJ의 강한 유해 자극으로 인해 얼굴의 다른 부위에서 통증이 느껴지지만 두개안면 부위의 더 깊은 구조에서 통증의 국소화가 잘 이루어 지지 않는다(Sessle, 2005).

대부분의 삼차신경 유해수용성 뉴런은 얼굴과 특정 심부 조직의 개별 영역을 자극하여 활성화할 수 있다. 삼차신경 유해수용성 뉴런을 활성화하기 위해 자극될 수 있는 조직의 영역을 수용영역이라고 한다. 조직 손상은 지속적으로 유해 입력을 유발하며, 이는 수용영역의 크기를 확장하고 때때로 새로운 수용영역의 발생을 초래할 뿐만 아니라 삼차신경 유해수용서 뉴런을 활성화하는 데 필요한 수용영역 내 자극 강도를 낮추는 것으로 나타났다(손상 전에 신경 활동 전위 방전을 일으키지 않은 얼굴 부위). 이러한 손상에 의한 신경 반응 특성의 변화를 '중추 민감화'라고 하며 TMD 환자에서 통각과민 및 연관통으로 나타난다. 중요하게, 중추 민감화는 뉴런의 수용 영역 외부의 두개안면 영역의 유해한 자극에 의해 삼차신경 유해수용성 뉴런에서 생성될 수 있다. 깊은 조직, 특히 저작근 또는 TMJ에 대한 손상은 피부의 유해한 자극보다 중추 민감화를 생성하는 데 실질적으로 더 효과적이다(Sessle, 2005). 이 효과는 일부 TMD 환자에 의해 보고된 두개안면 영역 및 신체의 다른 부위의 고통스러운 자극에 대한 일반화된 민감화 증가의 기초가 되는 것으로 생각된다.

뉴런과 아교 세포 사이에 상당한 혼선(crosstalk)가 있다는 것이 현재 인식되고 있으며, 두개안면 조직으로부터의 지속적인 유해 입력으로 인해 발생하는 중추 신경계 흥분성의 장기적 변화에 기여하고 있다(Ren과 Dubner, 2016). 아교 세포(즉, 성상교세포 및 미세아교세포)는 TMJ 또는 저작근 손상 후 증가된 활성도를 보이며 중추 민감화를 시작하고 유지하는 메커니즘에 기여하는 것으로 생각된다(Ren과 Dubner, 2016). 감각 뉴런에 대한 강력한 입력은 프랙탈카인 수용체(CX3CR1)를 통해 미세아교세포를 활성화시키는 프랙탈카인이 방출을 초래한다고 세안되었다(Ren과 Dubner, 2016). 이러한 아교세포 활성의 증가는 신경 흥분성을 증가시키는 TSNC의 글루탐산염 및 ATP뿐만 아니라 염증성 사이토카인(예: 인터루킨(IL) 1b 및 6)의 수치 상승을 동반한다. 메티오닌설폭시이민 및 미노사이클린과 같은 아교세포 활성화 억제제는 조직 손상 후 발생하는 TSNC 뉴런의 민감화를 크게 약화시킬 수 있으며, 이는 이 현상에서 아교 세포 기전에 대한 중요한 역할을 나타낸다.

TSNC에서 유해수용뉴런의 활동을 조절하는 것도 가능하다. 많은 대뇌중추가 TSNC 신경 활동의 하행 조절, 예를 들어, 수도관주위 회색질(periaqueductal gray), 문복내측연수(입쪽배쪽 안쪽 연수; RVM) 및 감각운동피질에 관여한다. 이들 센터의 활성화는 TSNC에서 세로토닌, 엔케팔린 및 g-아미노부티릭애씨드(GABA)과 같은 신경화학물질의 수치 증가의 결과로 유해수용성 WDR 및 NS 뉴런의 활성을 촉진하거나 억제할 수 있다. 또한, 유해성 자극 억제 기전(DNIC) 라고 하는 현상을 구강 안면 영역 외부에 유해 자극을 적용하여 삼차신경 유해수용성 뉴런의 흥분성을 감소시키는 것도 가능하다. TMD 환자에서 향상된 통증 민감도의 일부는 내성 통증 조절 메커니즘의 감소로 인한 것으로 추측되었다(King 등, 2009).

구강 안면 영역에서 유해수용성 입력의 시상 처리(Thalamic processing of nociceptive input from the orofacial region)

시상의 후내측복측핵(nucleus ventralis postomedialis; VPM), 후방 그룹 및 내측 시상의 뉴런 하위 집합은 두개안면 영역의 유해한 자극에 반응한다(Sessle, 2005). 이러한 뉴런은 TSNC의 뉴런과 유사하게 WDR 및 NS 범주로 세분될 수도 있다(Sesslc, 2005). 그러나, 꼬리아핵(subnucleus caudalis)은 유해수용성 뉴런과 달리, 시상통각수용성 뉴런은 사발적인 활동전위 방진을 보일 가능성이 훨씬 더 높다. VPM 유해수용성 뉴런은 통증 자극의 국소화 및 구별 기능과 호환되는 체성 감각 대뇌 피질과 연결되어 있다. VPM 뉴런은 또한 조직 손상 후 중추 민감화 과정을 겪을 수 있지만 이는 미측아핵(subnucleus caudalis) 손상되지 않은 경우에만 발생하며(Park 등, 2006), 이는 이전에 설명한 미측뉴런(caudalis neurons)의 변화에 의해 유도될 수 있음을 시사한다. 수판내핵(intralaminar) 및 내측시상핵의 통증수용 뉴런은 시상하부 및 전대상피질(anterior cingulate cortex)과 같은 영역에 연결되어 있는데, 이는 이들이 두개안면 통증의 정서적 또는 동기적 치수를 중재하는 데 더 관여할 수 있음을 시사한다.

구강 안면 통각 정보 처리와 관련된 피질 영역(Cortical regions associated with the processing of orofacial nociceptive information)

얼굴의 유해한 자극에 반응하는 시상 뉴런의 주요 투영은 대뇌 피질의 1차 체성 감각 영역(SI)이다. 뇌간 및 시상에서와 같이 이 영역의 피질 뉴런은 유해한 구강 안면 자극에 의해 흥분될 수 있으며 WDR 및 NS와 유사한 반응 특성을 나타낼 수 있다(Sessle, 2005; Takeda 등, 2010). 이 피질 뉴런은 통증의 감각 판별 차원을 코드화하는 것으로 생각된다(Sessle, 2005; Takeda 등, 2010). 전대상피질(anterior cingulate cortex)과 대뇌섬(insula)와 같은 피질의 다른 영역에도 유해수용성 뉴런이 있다. 피질의 이러한 영역에 있는 뉴런은 자극 위치와 강도를 나타내는 능력이 제한되어 있으므로 만성 구강안면 통증의 정서적, 주의적 및 동기적 구성 요소에 기여하는 것으로 생각된다.

삼차신경통 처리 및 턱관절 장애 통증(Trigeminal pain processing and temporomandibular disorder pain)

교근과 TMJ의 통증 신경 처리에 대해 알려진 대부분은 급성, 종종 염증성 손상이 발생한 동물 모델에서 파생되었다. 이러한 점에서 이러한 모델에서 파생된 통증 기전은 만성 TMD 통증에 적용되지 않을 수 있다. 저작근과 TMD의 더 오래 지속되는 모델을 만들기 위한 몇 가지 시도가 있었다. 예를 들어, 교근의 전-상방 부분에 있는 건의 편측 결찰은 근육의 이 부위에 8주 이상 기계적 중추 민감화를 유발한다(Guo 등, 2010). 이 모델은 꼬리아핵(subnucleus caudalis)에서 성상교세포와 미세아교세포의 강력한 활성화를 포함하는 중추 민감화를 생성한다. 또 다른 모델은 조직 손상 시 방출되는 신경 성장 인자(nerve growth factor; NGF)를 교근에 개별 주입하는 방법을 사용한다.

이 모델은 총 조직 염증이 없는 상태에서 주사 부위에 국한되는 근육 기계적 과민증의 반점 영역(punctate region)을 생성하기 때문에 중요하다. NGF의 주입은 선택적으로 NGF를 결합하는 뉴로트로핀 수용체인 트로포미신 수용체 키나제 A(tropomysin receptor kinase A; TrkA) 수용체의 활성화를 통해 매개되는 기계적 자극에 대한 근육 유해감각수용기의 빠른 민감화를 생성한다. NGF는 근육을 자극하여 유해감각수용기 특성을 나타내기 시작하는 비유해감각수용기 구심성 섬유의 형질 변화를 유도하는 것으로 보인다(Wong 등, 2014). 건강한 인간 대상에 대한 근육 주사의 효과를 평가하는 것도 가능하였다. 건강한 인간 대상에 대한 근육 주사의 효과를 평가하는 것도 가능하였다. 이 감작은 단일 주사 후 몇 주 동안 지속되며 남성보다 여성에서 더 크게 나타난다. 따라서 이 모델은 근막 TMD의 일관된 특징인 저작 근육의 국소 압통 부위를 연구하는 데 유용하다.

통증 클리닉에 참석하는 TMD 환자의 대다수는 여성이었다. 성 호르몬, 특히 에스트로겐이 TMD의 유병률에서 성 관련 차이의 원인이 될 수 있다는 것이 수년 동안 제안되어 왔다(LeResche 등, 1997; LeResche 등, 2003). 유해수용성의 에스트로겐 조절을 위한 말초 및 중추 신경 작용 부위가 모두 확인되었다. 에스트로겐 수용체는 저작근을 자극하는 삼차신경절 뉴런(Wang 등, 2012)과 미측아핵(subnucleus caudalis)의 유해수용성 뉴런에 의해 발현된다(Amandusson와 Blomqvist,2010). TMJ 또는 저작근의 유해한 자극은 남성보다 여성에서 더 큰 구심성성 섬유 방출 및 반사 턱 근육 활동을 유발한다. 이 효과는 부분적으로 에스트로겐에 의해 매개되는 것으로 보이는데, 여성 난소 절제술은 이러한 성 관련 차이를 제거하는 반면 에스트로겐 대체 요법은 이러한 성과 관련된 차이를 회복시킨다. 종합하면, 이러한 결과는 남성에 비해 여성의 저작근 및 TMJ 손상에 대한 민감성이 향상된다는 견해를 뒷받침 할 수 있다.

TMD 관련 통증의 현재 약리학적 치료는 잘 설계된 임상 시험의 부족으로 인해 대부분 경험에 의존한다. 나프록센(naproxen), 이부프로펜(ibuprofen), 디클로페낙(diclofenac)과 같은 전신적, 국소적 또는 국소적으로 투여되는 비스테로이드성 항염증제(NSAIDs)는 TMD 통증의 치료에 유용할 수 있다. 증거는 또한 프로스타글란딘(prostaglandin) 생성을 억제하는 것 외에도 디클로페낙(diclofenac) 과 케토롤락(ketorolac)의 국소 투여가 교근 및 TMJ 통각 수용체에서 발견되는 글루탐산염 수용체의 NMDA 하위 유형을 경쟁적으로 억제할 수 있음을 나타낸다. 이 기전은 TMD 관련 통증에 대한 디클로페낙(diclofenac) 함유 국소 제제의 효과에 기여할 수 있다.

결론(Conclusion)

TMD 통증의 발병기전은 불확실하다(Cairns, 2010). TMD 환자에서 근육 및 관절 통증의 발달과 유지에 있어 말초 기전 대 중추 기전의 상대적 중요성에 대한 상당한 논쟁이 계속되고 있다. 중추 민감화는 TMD 관련 통증의 일부 특성의 기본 메커니즘에서 중요한 역할을 한다는 것이 분명하며, 특히 이러한 환자 중 일부가 두개안면 부위 외부의 통증 역치를 낮추는 이유를 설명한다. 중추 민감화는 또한 일부 TMD 환자에서 발견되는 비정상적인 통증 연관 패턴의 기초가 될 수 있다. 예를 들어, 깊은 교근의 통증은 후상악치아와 연관될 수 있고, 전측두근 또는 중교근 근육의 통증은 전상악치아와 연관 될 수 있다. 그러나 국소적인 근육이나 관절의 통증과 압통의 증상은 말초민감화를 더 잘 반영할 수 있다. 최근의 연구는 TMD 통증의 일부 비정상적인 연관 패턴도 말초 메커니즘에 의해 생성될 수 있다고 상상할 수 있게 한다. 예를 들어, 삼차신경절에서 신경-SGC 상호작용을 통해서이다. 개별 TMD 환자의 통증에 대한 말초 및 중추 통증 기전의 상대적 기여도를 결정하면 어떤 치료법이 가장 유익한지 결정하는 데 도움이 될 수 있을 것이다.

참고문헌

Amandusson A, Blomqvist A. Estrogen receptor-alpha expression in nociceptive-responsive neurons in the medullary dorsal horn of the female rat. Eur J Pain 2010; 14: 245–258.

Cairns BE. Nociceptors in the orofacial region(temporomandibular joint & masseter muscle). In Schmidt RF, Willis WD(eds). Encyclopedia of Pain. Heidelberg, Germany: Springer-Verlag; 2007.

Cairns BE. Pathophysiology of TMD pain: basic mechanisms and their implications for pharmacotherapy. J Oral Rehabil 2010; 37: 391–410.

Cairns BE, Gambarota G, Svensson P, Arendt-Nielsen L, Berde CB. Glutamate-induced sensitization of rat masseter muscle fibers. Neuroscience 2002a; 109: 389–399.

Cairns BE, Sim Y, Bereiter DA, Sessle BJ, Hu J. Influence of sex on reflex jaw muscle activity evoked from the rat temporomandibular joint. Brain Res 2002b; 957: 338–344.

Cairns BE, Svensson P, Wang K et al. Activation of peripheral NMDA receptors contributes to human pain and rat afferent discharges evoked by injection of glutamate into the masseter muscle. J Neurophysiol 2003; 90: 2098–2105.

Cairns BE, Laursen JC, Dong XD, Gazerani P. Intraganglionic injection of a nitric oxide donator induces afferent mechanical sensitization that is attenuated by palmitoylethanolamide. Cephalalgia 2014; 34: 686–694.

Cairns BE, O'Brien M, Dong XD, Gazerani P. Elevated fractalkine(CX3CL1) levels in the trigeminal ganglion mechanically sensitize temporalis muscle nociceptors. Mol Neurobiol 2017; 54: 3695–3706.

Capra NF, Dessem D. Central connections of trigeminal primary afferent neurons: topographical and functional considerations. Crit Rev Oral Biol Med 1992; 4: 1–52.

Capra NF, Hisley CK, Masri RM. The influence of pain on masseter spindle afferent discharge. Arch Oral Biol 2007; 52: 387–390.

Castrillon EE, Cairns BE, Ernberg M et al. Effect of a peripheral NMDA receptor antagonist on glutamate-evoked masseter muscle pain and mechanical sensitization in women. J Orofac Pain 2007; 21: 216–224.

Castrillon EE, Cairns BE, Ernberg M et al. Effect of peripheral NMDA receptor blockade with ketamine on chronic myofascial pain in temporomandibular disorder patients: a randomized, double-blinded, placebo-controlled trial. J Orofac Pain 2008; 22: 122–130.

Christidis N, Omrani S, Fredriksson L et al. Repeated tender point injections of granisetron alleviate chronic myofascial pain – a randomized, controlled, double-blinded trial. J Headache Pain 2015; 16: 104.

Dong XD, Mann MK, Kumar U et al. Sex-related differences in NMDA-evoked rat masseter muscle afferent discharge result from estrogen-mediated modulation of peripheral NMDA receptor activity. Neuroscience 2007; 146: 822–832.

Gazerani P, Au S, Dong X et al. Botulinum neurotoxin type A(BoNTA) decreases the mechanical sensitivity of nociceptors and inhibits neurogenic vasodilation in a craniofacial muscle targeted for migraine prophylaxis. Pain 2010; 151: 606–616.

Gerdle B, Ghafouri B, Ernberg M, Larsson B. Chronic musculoskeletal pain: review of mechanisms and biochemical biomarkers as assessed by the microdialysis technique. J Pain Res 2014; 7: 313–326.

Goto T, Oh SB, Takeda M et al. Recent advances in basic research on the trigeminal ganglion. J Physiol Sci 2016; 66: 381–386.

Guo W, Wang H, Zou S et al. Long lasting pain hypersensitivity following ligation of the tendon of the masseter muscle in rats: a model of myogenic orofacial pain. Mol Pain 2010; 6: 40.

Ichikawa H, Matsuo S, Wakisaka S, Akai M. Fine structure of calcitonin gene-related peptide-immunoreactive nerve fibres in the rat temporomandibular joint. Arch Oral Biol 1990; 35: 727–730.

Kido MA, Kiyoshima T, Ibuki T et al. A topographical and ultrastructural study of sensory trigeminal nerve endings in the rat temporomandibular joint as demonstrated by anterograde transport of wheat germ agglutinin-horseradish peroxidase(WGA-HRP). J Dent Res 1995; 74: 1353–1359.

King CD, Wong F, Currie T et al. Deficiency in endogenous modulation of prolonged heat pain in patients with irritable bowel syndrome and temporomandibular disorder. Pain 2009; 143: 172–178.

Kondo E, Kiyama H, Yamano M, Shida T, Ueda Y, Tohyama M. Expression of glutamate(AMPA type) and gamma-aminobutyric acid(GABA) A receptors in the rat caudal trigeminal spinal nucleus. Neurosci Lett 1995; 186: 169–172.

Kung LH, Gong K, Adedoyin M et al. Evidence for glutamate as a neuroglial transmitter within sensory ganglia. PLOS One 2013; 8: e68312.

Laursen JC, Cairns BE, Kumar U et al. Nitric oxide release from trigeminal satellite glial cells is attenuated by glial modulators and glutamate. Int J Physiol Pathophysiol Pharmacol 2013; 5: 228–238.

Laursen JC, Cairns BE, Dong XD et al. Glutamate dysregulation in the trigeminal ganglion: a novel mechanism for peripheral sensitization of the craniofacial region. Neuroscience 2014; 256: 23–35.

LeResche L, Saunders K, Von Korff MR, Barlow W, Dworkin SF. Use of exogenous hormones and risk of temporomandibular disorder pain. Pain 1997; 69: 153–160.

LeResche L, Mancl L, Sherman JJ, Gandara B, Dworkin S. Changes in temporomandibular pain and other symptoms across the menstrual cycle. Pain 2003; 106: 253–261.

Loughner B, Miller J, Broumand V, Cooper B. The development of strains, forces and nociceptor activity in retrodiscal tissues of the temporomandibular joint of male and female goats. Exp Brain Res 1997; 113: 311–326.

Lundeberg T, Alstergren P, Appelgren A et al. A model for experimentally induced temporomandibular joint arthritis in rats: effects of carrageenan on neuropeptide-like immunoreactivity. Neuropeptides 1996; 30: 37–41.

Nishimori T, Sera M, Suemune S et al. The distribution of muscle primary afferents from the masseter nerve to the trigeminal sensory nuclei. Brain Res 1986; 372: 375–381.

Ohara PT, Vit JP, Bhargava A et al. Gliopathic pain: when satellite glial cells go bad. Neuroscientist 2009; 15: 450–463.

Park SJ, Zhang S, Chiang CY et al. Central sensitization induced in thalamic nociceptive neurons by tooth pulp stimulation is dependent on the functional integrity of trigeminal brainstem subnucleus caudalis but not subnucleus oralis. Brain Res 2006; 1112: 134–145.

Puil E, Spigelman I. Electrophysiological responses of trigeminal root ganglion neurons in vitro. Neuroscience 1988; 24: 635–646.

Quartu M, Serra MP, Ambu R, Lai ML, Del Fiacco M. AMPA-type glutamate receptor subunits 2/3 in the human trigeminal sensory ganglion and subnucleus caudalis from prenatal ages to adulthood. Mech Ageing Dev 2002; 123: 463–471.

Ren K, Dubner R. Activity-triggered tetrapartite neuron-glial interactions following peripheral injury. Curr Opin Pharmacol 2016; 26: 16–25.

Sahara Y, Noro N, Iida Y, Soma K, Nakamura Y. Glutamate receptor subunits GluR5 and KA-2 are coexpressed in rat trigeminal ganglion neurons. J Neurosci 1997; 17: 6611–6620.

Sessle BJ. Peripheral and central mechanisms of orofacial pain and their clinical correlates. Minerva Anestesiol 2005; 71: 117–136.

Sugiyo S, Takemura M, Dubner R, Ren K. Demonstration of a trigeminothalamic pathway to the oval paracentral intralaminar thalamic nucleus and its involvement in the processing of noxious orofacial deep inputs. Brain Res 2006; 1097: 116–122.

Svensson P, Cairns BE, Wang K, Arendt-Nielsen L. Injection of nerve growth factor into human masseter muscle evokes long-lasting mechanical allodynia and hyperalgesia. Pain 2003; 104: 241–247.

Takeda M, Takahashi M, Matsumoto S. Contribution of the activation of satellite glia in sensory ganglia to pathological pain. Neurosci Biobehav Rev 2009; 33: 784–792.

Takeda M, Takahashi M, Nasu M, Matsumoto S. In vivo patch-clamp analysis of response properties of rat primary somatosensory cortical neurons responding to noxious stimulation of the facial skin. Mol Pain 2010; 6: 30.

Villa G, Fumagalli M, Verderio C, Abbracchio MP, Ceruti S. Expression and contribution of satellite glial cells purinoceptors to pain transmission in sensory ganglia: an update. Neuron Glia Biol 2010; 6: 31–42.

Wang MW, Kumar U, Dong XD, Cairns BE. Expression of NMDA and oestrogen receptors by trigeminal ganglion neurons that innervate the rat temporalis muscle. Chin J Dent Res 2012; 15: 89–97.

Wong H, Kang I, Dong XD et al. NGF-induced mechanical sensitization of the masseter muscle is mediated through peripheral NMDA receptors. Neuroscience 2014; 269: 232–344.

4 장

턱관절 통증의 병태생리학

Pathophysiology of temporomandibular pain

턱관절 장애 관련 기초 통증 연구

(Basic pain research related to temporomandibular disorders)

지난 40년 동안 턱관절 장애(TMD)에 대한 기초 통증 연구 분야의 연구자들은 삼차신경 유해 수용성 계통을 체계적인 해부학적 연구를 진행하였다. 이 분야의 연구는 말초 유해수용기, 구심성 섬유의 특성, 삼차 뇌간감각핵, 시상핵 및 피질 연결을 제시하였다(Sessle, 2000; Woda, 2003; Stohler와 Zubieta, 2010, Ren과 Zubieta, 2010). 유해수용성 계통의 민감화와 말초성 및 중추성 민감화(sensitization)를 유도하는 신경 가소성의 고유한 특성을 명확하게 입증하였으며, 이 연구의 많은 부분에서 핵심 주제로 제시되고 있다(Hucho와 Levine, 2007; Woolf, 2011; Denk 등, 2014). 현재까지 근거에 의하면 신경 가소성은 외부자극과 신경 및 행동 출력 사이의 입력-출력 관계의 변경을 나타내고 있다. '가소성'이라는 용어는 본질적으로(유해수용성) 계통이 변경된 상태로 유지됨(즉, 되돌릴 수 없음)을 의미한다. 그러나 다양한 동물 및 인간 연구에서 '신경 가소성' 변경은 일시적일 수 있으며 기준 상태로 되돌아갈 수 있다고 보고하고 있다(즉, 가역적임). 따라서 최근의 논의는 '동물 및 인간의 실험적 통증 모델이(가역적) '신경가소성'과 대조적으로(가역적) '신경탄성'을 적절하게 나타낼 수 있는가?'이다.

TMD 통증에서 말초민감화는 근육 및 관절 유해수용기 수준에서 발생할 수 있다(Cairns, 2010; Sessle, 2011). 관절에서 말초민감화는 물질P(substance P), 칼시토닌 유전자 관련 펩타이드(CGRP), 종양괴사인자 알파(TNFα) 및 인터루킨(interleukins) 등의 염증물질 방출로 이어지는 부하 및 재형성 증가로 인해 발생한다(Alstergren 등, 1998). 이러한 물질의 혼합은 일반적으로 신경성 염증이라고 하며 발적, 부종, 체온상승 및 통증 등의 주요 염증징후 및 증상을 유발한(Takahashi 등, 1998; Sato 등, 2004; Takeuchi 등, 2004; Sato 등, 2007). 근육에서는 아데노신 삼인산(ATP)와 양성자(proton)는 근육유해수용기의 활성화를 일으키고 관절유해수용기가 활성화될 때와 유사한 물질(예: 물질 P, CGRP, 브래디키닌, TNFα 및 신경성장인자(NGF))을 방출하는 것으로 알려져 있다. 관절과 근육에서 이러한 물질의 방출 때문에 유해수용기는 민감해지고 유해수용기 탈분극에 대한 더 낮은 역치가 존재하여 통각과민(일반적으로 통증을 유발하는 자극에 대한 감도 증가)을 유발한다(Cairns, 2010; Sessle, 2011). 따라서 정상적인 턱 기능에 의해 유발되는 자극에 대한 더 높은 민감성이 발생하게 되어 씹고, 하품하고, 말할 때 통증을 유발할 수 있다.

이 말초성 민감화 상태가 충분한 강도로 지속되면 중추성 민감화로 진행되며 중추 신경계 내 미상핵의 유해수용-특이성 뉴런(nociceptive-specific neuron)과 광동적 범위 뉴런(wide-dynamic range neuron)에서 민감화를 유발할 수 있다. 실제로 중추성 민감화는 이질통(무해 자극에 의해 유발되는 통증) 현상의 원인이 될 수 있다(Woolf, 2011; Chichorro 등, 2017).
이러한 민감화가 삼차신경계 내에 포함된다면 통각과민과 이질통은 삼차신경이 지배하는 영역으로 제한될 것이다. 시상의 3차 뉴런으로 진행되면 삼차신경의 지배이외의 광범위한 영역에서 과민증이 발생할 수 있다(Burstein 등, 2000; Woolf, 2011).

임상적으로 TMD 환자(근육 및 관절통)는 건강한 대조군과 비교하여 통증부위의 통증 역치가 낮아지는 것으로 나타났다(Svensson 등, 2001; Vierck 등, 2014). 통증역치의 변화는 위에서 논의한 통증유발성 물질의 방출로 인한 말초 민감화를 통해 설명할 수 있다. 반면에 TMD 환자의 시간적 가중과 같은 중추성 민감화의 정신신체학적 상관관계를 조사한 연구에서 혼합된 결과를 보고하였다. 건강한 대조군에 비해 TMD 환자의 두개외 신체부위에서 통증 역치감소(Ayesh 등, 2007; Fernández-de-las-Peñas 등, 2009) 및 통증의 시간적 가중이 증가됨(Sarlani 등, 2004a; Sarlani 등, 2004b)을 보고하였다. 반면에 대조군에 비해 TMD 환자에서 시간적 가중이 증가되지않은 연구결과도 있다(Pfau 등, 2009; Garrett 등, 2013). 이러한 결과는 TMD 환자의 다른 하위유형이 있음을 의미할 수 있으며 일부환자에서는 말초침범만 나타나고 다른 환자에서는 말초침범과 중추침범이 나타난다고 볼 수 있다. Pfau 등(2009)은 전신에 압통이 있는 TMD 환자에서 전신에 압통이 적거나 없는 TMD 환자에 비해 압력 및 온열 통증역치가 낮아지는 결과로 확인할 수 있다.

또한, 억제성 및 촉진성 내인성 통증조절 계통은 동물(Millan, 2002; Ren과 Dubner, 2002)과 인간(Bushnell 등, 2013, Yarnitsky 등, 2014)의 유해수용성 세포 및 유해성 행동의 반응성에 중대한 영향을 미치는 것으로 나타났다. 통증과 통각의 복잡한 내인성 조절 기전의 관점에서 새로운 가설이 제안되었다; 즉, 시상 내배측핵과 내복측핵에 위치하는 척수상 유해수용성 감별기(You 등, 2010). 해부생리학적 관점에서, 이 개념은 처음으로 기계적 및 온열 자극에 의해 유발된 말초통각이 시상 내배측핵 및 내복측핵에 의해 각각 전달되고 식별될 수 있음을 의미한다. 그러나 내인성 통증조절의 생성 및 조절(시상 통각감별기에 의한 억제 및 촉진 효과)는 생리학적으로 비활성되거나 '침묵'한다. 내인성 하행 조절과정을 촉진하려면 C 섬유, 특히 캡사이신 감수성 섬유, 중추 시간 및 공간 가중의 이득 효과와 관련된다. 가장 중요한 것은 유해한 기계적 매개 활성은 하강 촉진에 의해 조절될 수 있는 반면 온열 유발 반응은 하강 억제에 의해 조절될 수 있다는 것이다. 이러한 시상통각과민 감별기는 이차적 기계적 통각과민과 이차적 온열 통각과민은 차이가 있으며, 임상적 소견을 설명하는데 유용한 의미가 있다. 또한, 이 개념은 TMD 통증 환자에서 관찰된 반응의 복잡성을 정신신체학적(정량적 감각검사) 결과 및 조건부 통증조절 연구의 측면에서 설명하는 데 유용하다(Lei 등, 2017).

또한, 실험적 근거에 의하면 유해수용성 계통은 신경교 세포(Chiang 등, 2011) 및 면역계통(Marchand 등, 2005)과 상호 작용한다. 실제로, 유해수용계통과 운동 기능(Graven-Nielsen과 Arendt-Nielsen, 2008; Hodges과 Smeets, 2015), 자율 기능(Drummond, 2013), 수면(Lavigne 등, 2011), 감정(Tracey과 Mantyh, 2007), 인지 기능(Moriarty 등, 2011) 등과 여러 다른 생리학적계통 사이의 상호 작용에 대한 강한 근거가 보고되고 있다.

Woolf 등(1998)은 통증을 일과성, 염증성, 신경병성 및 기능적 통증으로 분류하는 통증기전의 분류 개념에 관한 연구를 보고하였다. 그리고 동시에 둘 이상의 기전이 작용할 수 있다고 보고하였다. 이러한 분류는 다양한 유형의 구강안면 통증을 설명하기 위한 임상적으로 적절한 체계를 제공한다. 더 중요한 것은, 이 연구에서 다양한 유형의 통증에 대한 기전기반관리를 보고하였다. 예를 들어, 구강 안면 통증 호소가 염증기전에서 비롯된 경우 통증이 턱관절(TMJ)에서 치아의 치수(치수염) 또는 활막 조직(윤활막염)에 국한되었는지 여부에 관계없이 염증을 관리하는 것이 논리적이고 합리적이다. 이 예에서 사용된 접근방식과 도구는 두 조건에 대해 분명히 다르지만 염증성분을 제거하는 것이 두 조건 모두에 대한 궁극적인 목표가 될 수 있다. **그림 4.1**은 구강안면 영역에 대해 수정된 통증 기전의 제안된 분류(Woolf 등, 1998)를 정리하였다.

Dworkin과 LeResche(1992)는 TMD의 임상 분류를 위한 이중축 체계에 대한 획기적인 연구를 제안했다. 따라서 환자의 I축은 문제의 신체적 표현이었고 II축은 문제의 심리사회적 고통으로 구분하였다(Dworkin과 LeResche, 1992). 이러한 분류의 중요성은 TMD 통증이 처음으로 생물심리사회적 문제 또는 '심리–생물–사회적' 문제로 인식되어 우울증 및 불안과 같은 심리적 문제가 임상양상에 크게 기여할 수 있음을 의미한다. 추가적으로, 유전성 표지에 관한 TMD 통증과 관련된 새로운 정보의 출현은 이 장의 뒷부분에서 논의되며 Ⅲ축에 해당된다.

구강안면 부위의 기본연구 결과를 임상개념으로 해석하려는 경향에서 연구자들은 특이적 및 비특이적 TMD를 포함하여 다수의 임상 구강안면 통증 상태에

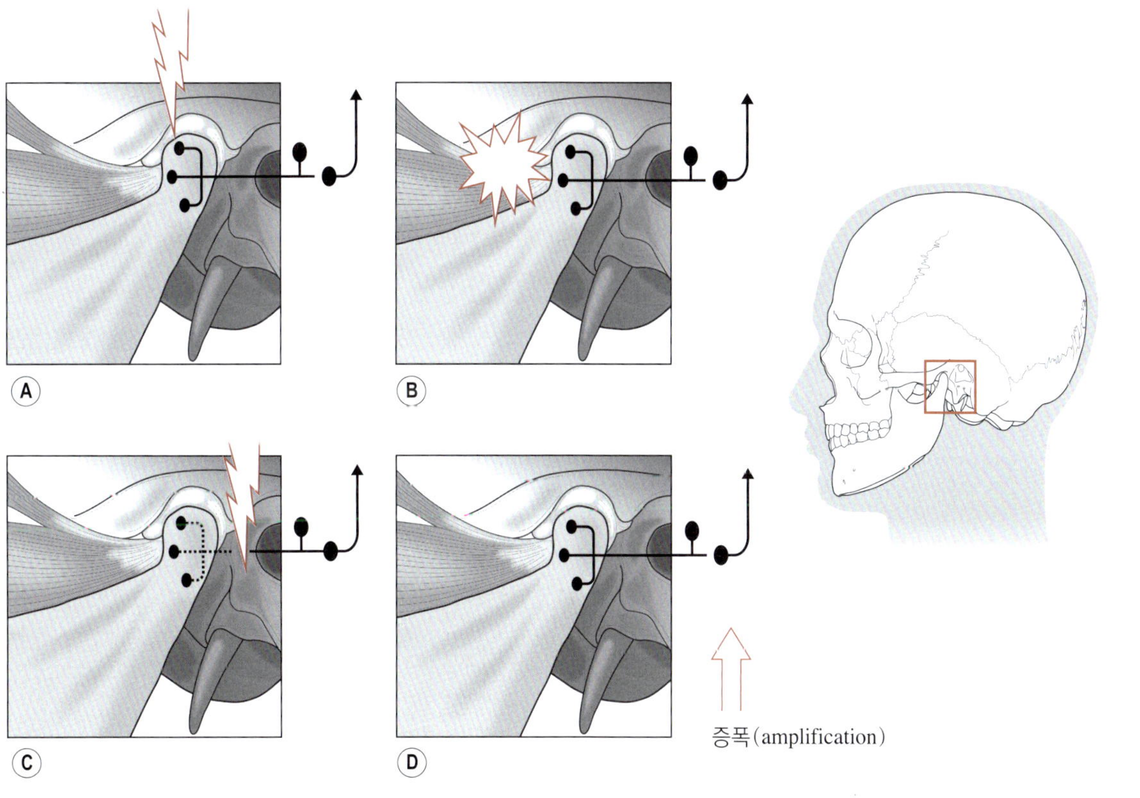

그림 4.1

구강안면 영역의 분류에 따른 통증 기전의 개요(Woolf 등에 의해 수정. 1998).
(A)유해수용성 통증, (B)염증성 통증, (C)신경인성 통증, (D)기능적 통증.

대한 생체표지 및 위험인자를 식별하려고 노력하였다. 이러한 연구 중 일부는 다음 단락과 **표 4.1**에 요약하였다.

턱관절 장애에 대한 생체표지 및 위험인자(Biomakers and risk factors for temporomandibular disorders)

생체표지(biomakers)라는 용어는 일반적으로 일부 생물학적 상태 또는 상태의 측정 가능한 지표를 나타내는 데 사용된다. 의학 협회(Institute of Medicine)에 의하면 생체표지는 '정상적인 생물학적 과정, 병원성 과정 또는 중재에 대한 반응의 지표로서 객관적으로 측정되고 평가되는 특성'으로 정의한다. TMD에 대한 국제연구진단기준(International Research Diagnostic Criteria for TMD, RDC/TMD)을 2011년 국제통증연구협회(International Association for Study of Pain, IASP) 산하 구강안면 통증에 대한 특별관심그룹(Special Interest Group)의 공동 연구 심포지엄에서 구강안면 통증에 대한 몇 가지 추정 생체표지에 대해 보고하였다.

주요 유용한 기법을 기반으로 하는 다음 7개 영역으로 제안하였다.

1. 조직기반분석(혈액, 타액, 근육 투석액, 조직 등)
2. 뇌영상(뇌파검사, 양전자방출단층촬영, 자기뇌촬영, 기능적 자기공명영상)
3. 비뇌영상(컴퓨터 단층 촬영, 초음파, 자기 공명 영상)
4. 신경생리학적 측정(삼차신경반사, 미세신경조영술, 근전도검사)
5. 정신신체학적 측정(조건부 통증 조절, 정량적 감각 검사)
6. 정신생리학적 측정(심박수 변동성, 혈압)
7. 턱 기능 측정(교합력, 턱 추적).

이러한 생체표지는 대규모 연구에서 침습성, 비용, 유효성 및 가능성에 따라 평가되었다. 또한 많은 추정할 수 있는 생체표지가 발현할 수 있으며, 현재 생물학적 샘플, 조직의 구조적 영상화, 기능적 뇌 영상화, 정량적 감각검사(6장) 및 조건화된 통증조절(conditioned pain modulation)이 잠재적인 생체표지가 될 수 있다(Ceusters 등, 2015). 잠재적 생체표지는 복잡성, 비용, 시간 소모 및 재현성 등의 문제가 연구 및 임상 적용의 일관성을 방해하기 때문에 이상적이지 않는다.

위험인자(risk factors)는 구강안면 통증과 같은 질병발병 위험 증가와 관련된 변수로 정의할 수 있으며 Szumilas가 설명하는 것처럼 교차비(odds ratios, OR)로 표현할 수 있다; 'OR은 특정 노출이 없을 때 결과가 발생할 확률과 특정 노출이 있을 때 결과가 발생할 확률을 비교한다. 교차비는 사례-대조군 연구에서 가장 일반적으로 사용되지만 횡단면 및 코호트 연구 설계에서도 사용할 수 있다(일부 수정 및 가정 포함)' (Szumilas, 2010). 생체표시자 및 위험인자는 반드시 인과관계를 의미하는 것은 아니지만, 구강안면 통증과 관련된 다양한 변수를 이해하고 연구를 수행하거나 환자를 평가할 때 중요하게 고려해야할 요소이다.

'위험인자', '교차비', '턱관절 장애' 및 '구강안면 통증'이라는 용어를 검색하면 관련연구들을 확인할 수 있다. **표 4.1**은 이러한 일반적인 결과에 대한 대략적 개요를 정리하였다. 연구에서 TMD와 통증에 대해 정의의 차이는 있지만, 많은 다른 위험인자(외상, 부정교합, 성별, 이갈이, 두통, 파국화, 우울증, 유전학 등)이 다양한 교차비에 의해 강도의 차이가 있음을 알 수 있다.

표 4.1
특이적 및 비특이적 TMD에 대한 위험 요소.

	위험인자	저자 및 연도	TMD
1.	외상(Trauma)	Huang 등.(2002) Choi 등.(2002)* Ohrbach 등.(2011)*	
2.	부정교합(Malocclusion)	Pullinger 등.(1993) Marklund & Wanman(2010) Miamoto 등.(2011)*	골관절염, 근육통, 디스크 변위 TMD의 징후 및 증상
3.	성별(Gender)	Michelotti 등.(2010) Marklund & Wanman(2010) Huang 등.(2002) Chang 등.(2015)* Pereira 등.(2010)*	근막 통증 근막 통증 관절통을 동반한 근막 통증
4.	이갈이(Bruxism)	Marklund & Wanman(2010) Fernandes 등.(2012) Choi 등.(2002)*	TMD의 징후 및 증상 근막 통증 및 관절통
5.	두통 및 편두통 (Headache and migraine)	Akhter 등.(2013) Stuginski-Barbosa 등.(2010) Gonçalves 등.(2013)* Choi 등.(2002)* Slade 등.(2013b)*	염발음, TMJ 통증, 개구 어려움 저작 근육 및 관절의 압통
6.	이악물기나 교합조정 (Clenching or grinding)	Marklund & Wanman(2010) Michelotti 등.(2010) Miyake 등.(2004) Huang 등.(2002)	TMD의 징후 및 증상 근막 통증 관절원판변위 및 통증 TMJ 잡음 및 통증, 개구 손상 관절통이 동반된 근막 통증
7.	파국화 및 우울증 (Catastrophizing and depression)	Velly 등.(2011)	턱관절 근육의 진행과 관절통
8.	유전성 인자(Genetic factors)	Smith 등.(2011)*	
9.	흡연(Smoking)	Sanders 등.(2012)* Sanders 등.(2013)*	
10.	비만(Obesity)	Jordani 등.(2017)	

* 비특이적 TMD

실제로 구강안면 통증 예측평가 및 위험평가(Orofacial Pain Prospective Evaluation and Risk Assessment, OPPERA) 연구는 임상, 자율신경, 유전성, 심리적 및 체성감각 등 여러 영역에서 위험 요소를 식별하려고 시도되었다(Fillingim 등, 2011a; Maixner 등, 2011; Slade 등, 2013a). OPPERA 연구에서 '위험인자'라는 용어는 TMD의 발병으로 이어질 수 있는 사건 및 경험과 TMD의 지속 및 악화로 이어질 수 있는 사건 및 경험을 모두 반영하며(Maixner 등, 2011), 감각은 위험인자와 생체표지의 조합이다. 이 연구의 초기 참가자는 약 3,300명의 건강한 대상자였다. 이 개인은 체성감각, 자율 및 유전성 검사, 설문지 및 임상검사로 광범위하게 연구되었다. 이 연구에 따라 참가자는 발생한 TMD 사례의 수를 확인하기 위해 주기적으로 추적 관찰되었다. 기초 변수의 분석에서, 교차비로 표현된 위험인자의 추정치가 결정되었다. OPERRA 연구는 지금까지 71개 변수 중 총 59개 변수가 기준선 특성과 TMD 발병에 대한 광범위한 위험 인자를 나타낸다. 예를 들어, 다음과 같다 :

- 외상, 기능부전 행동, 두통을 포함한 기타 통증 상태의 더 높은 빈도의 이력(Ohrbach 등, 2011);
- COMT, 세로토닌 수용체 HTR2A 및 20개 이상의 기타 SNP(3,295개 SNP 중) 등의 유전성 위험인자;
- 자율신경계 위험인자(예: 심박수);
- 체성감각 위험인자(예: 욕창 및 온열 통증) – 39개 변수 중 총 14개
- 심리적 위험인자(예: 심리적 고통, 스트레스 및 파국화, 신체적 인식)(Fillingim 등, 2011b).

OPPERA 연구 또는 다른 임상환경 연구에서 이러한 모든 연구 정보를 이해하기 어렵기 때문에 우리는 새로운 구강안면 통증의 위험 평가 다이어그램(risk assessment diagram for orofacial pain, RADOP)을 제안한다. 이러한 다이어그램은 치주학의 치주염의 위험 인자에 6–스포크 거미차트(six–spoke spider chart)를

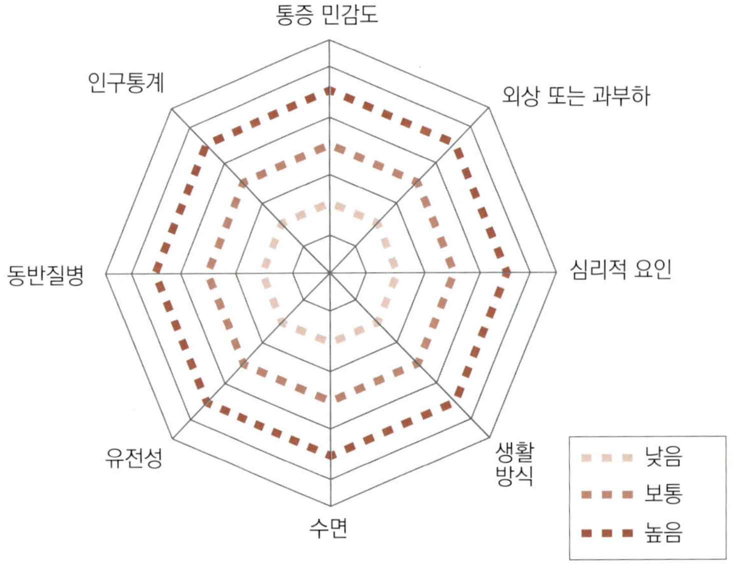

그림 4.2
구강 안면 통증의 위험 평가 다이어그램(RADOP) (Svensson과 Kumar 2016). 구강안면/TMD 통증의 8가지 전체 차원은 다음과 같다. 각 차원이 낮음, 보통 또는 높음으로 분류될 수 있는 레이더 또는 스파이더 차트에 정렬된다. 도표의 개별화된 버전은 환자의 현재 상태에 대한 즉각적인 개요를 나타낸다.

변형하여 개발하였다. 이 다이어그램을 치주학에 적용하면 환자 관리에 긍정적인 영향을 미치는 것으로 보고되었다. 구강 안면 통증 위험인자의 다양한 영역을 포괄하기 위해 8-스포크 거미차트(eight-spoke spider chart)가 제안되었다(**그림 4.2**). 현재 다른 스포크의 레이블은 임의적이지만 요구도와 새로운 연구 정보에 따라 수정할 수 있다. 예를 들어, '통증 민감도' 측면에서 제안된 생체표지 정량적 감각검사(QST) 및 조건화된 통증 조절(CPM)을 사용할 수 있다. 이 평가에서 세 가지 검사 중 하나가 양성이면 환자는 통증 민감도 측면에서 위험이 낮다고 정의할 수 있다. 반면에 세 가지 검사가 모두 양성이면 환자는 더 높은 위험이 있으며 이는 통증 민감도가 증가했음을 나타낸다. 이러한 제안은 접근법의 임상적 유용성을 연구하는데 사용할 수 있다.

RADOP 다이어그램은 구강안면 통증 환자의 복잡성을 간단하고 쉬운 방식으로 포착하려고 시도하지만 이러한 다양한 위험인자가 서로 상호 작용하는 방식과 이러한 상호 작용이 시간이 지남에 따라 어떻게 변할 수 있는지 설명하는 개념적 모델을 제공하지 않는다. 따라서 이를 설명하기 위해 확률적 변동에 기반한 새로운 모델을 아래와 같이 세시한다(Svensson과 Kumar, 2015; Svensson과 Kumar, 2016).

턱관절 장애의 모델로서의 확률적 변이(Stochastic variation as a model for temporomandibular disorders)

복잡한 체계를 설명하기 위한 이 접근법에 대한 추론은 숙주-보호(host-protective) 또는 숙주-손상(host-damaging) 능력을 가진 박테리아가 치은염, 치주염 또는 우식증이 결과일지 여부를 결정하기 위해 무작위로 상호작용하는 미생물학에서 확인할 수 있다 (Manji 과 Nagelkerke 1989). 따라서 특정 개인이 구강안면 통증 환자가 될지 여부를 결정하는 100가지 의미 있는 인자가 있다고 가정할 수 있다.

이러한 인자들은 TMD 통증의 발달 또는 유지를 촉진하는 위험인자 또는 TMD 통증의 발달을 억제하거나 상쇄하는 보호 인자로 분류될 수 있다. 또한, 이러한 각 인자는 0(중립)에서 100까지의 범위에서 서로 다른 효능을 가질 수 있다. 이러한 인자가 무작위로 발생하고 보호인자와 위험인자가 서로 균형을 이루면 기본적으로 시스템의 '잡음'을 나타낸다. 더욱이, 위험인자에 부가적인 효과가 있지만 보호기전이 이러한 효과를 상쇄한다면 확률론적 과정으로 인해 이러한 인자는 통증이 없는 상태에서 변화할 것이며, 증상발달 및 임상징후에 대한 임의의 임계값을 넘지 않을 수 있다(**그림 4.3A–C**). 따라서 다양한 패턴이 나타날 수 있으며 무작위 변동으로 인해 위험인자가 추가되고 보호인자가 이를 보상하지 않는 패턴이 발생할 수 있음을 알 수 있다. 이것이 발생하면 통증 상태가 '지속적'이 될 수 있지만 다른 경우(환자)에서는 무작위 상호 작용이 두통장에에서 경험할 수 있고, 짧고 일시적인 유형의 동증을 생성할 수 있다. **그림 4.3**은 무작위로 생성된 정수를 주가하여 생성된 간단한 확률 과정의 몇 가지 이론적 결과를 나타낸다.

구강안면 통증에 대한 확률적 변이 모델의 실제 과제는 첫째 중요한 위험 요소를 결정하는 것이며, 둘째 상대적인 효능을 설명하기 위한 것이며, 셋째 상호작용의 시간 경과를 결정하기 위해 생물정보학이 지원하는 생물학적 모델을 수립한다. 이 과제는 어려운 작업이지만 향후 연구에서 이 접근 방식을 취하도록 권장할 수 있다. 현재 알츠하이머병과 같은 다양한 퇴행성 신경질환과 관련하여 확률적 변이의 원리가 논의되고 있다. 제안된 모델은 구강안면 통증의 병태생리학과

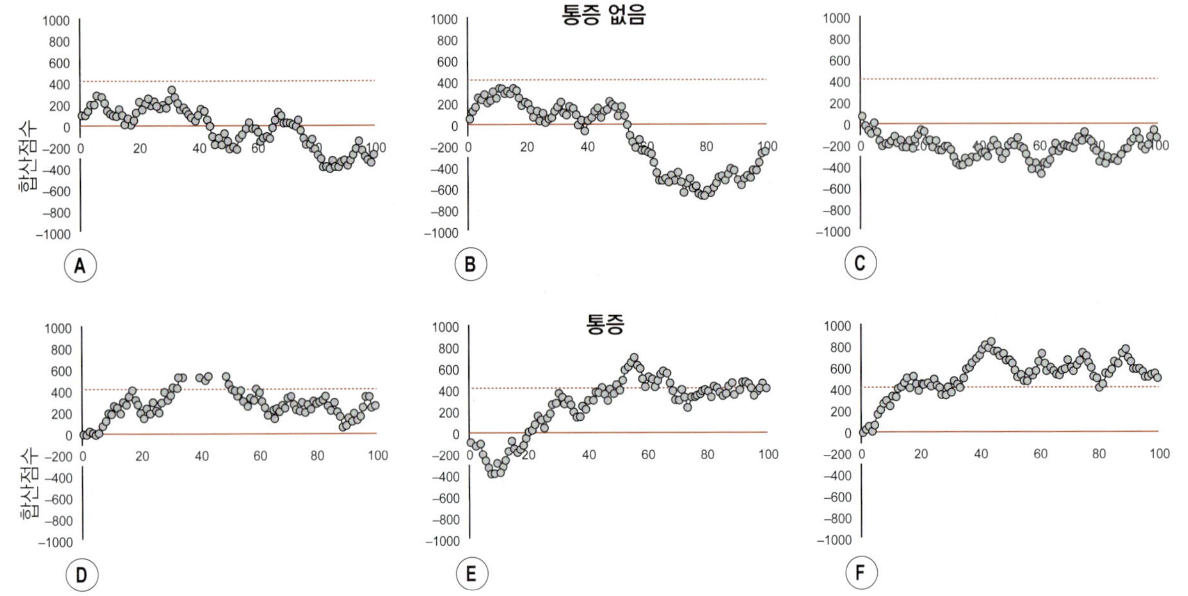

그림 4.3

구강안면 통증의 확률적 변이 모델.
성분은 0에서 100까지의 임의의 정수를 추가하여 생성된다. 성분 A – C는 합산된 점수가 통증발달에 대한 임의의 임계값(400)을 초과하지 않기 때문에 '비통증' 결과를 나타낸다. 반면에, 성분 D – F는 특정 지점에서 합산된 점수가 확률적 변동을 기반으로 다른 궤적을 생성하는 임계값을 초과하는 '통증이 있는 상태'를 나타낸다.

관리에 대해 생각하는 다양한 방법에 대한 논의를 시작하고 일변량 모델에서 벗어나 다변량 모델로 방향이 변화되고 있다.

구강안면 통증에 대한 임상가가 환자를 일변량 모델로 생각하면 전체 그림을 보지 못하고 치료 계획에서 한 가지 요소만 다룰 수 있다. TMD 및 구강안면 통증의 원인인 부정교합은 앞서 언급한 일변량 사고의 좋은 예이다. 이러한 사고 방식에서 치열교정, 교합평형 및 교합재활을 통한 부정교합 교정 등의 문제에 대한 직접적인 접근이 치료법이 될 수 있다. 불행히도 이 접근방식은 수면부족 및 심리적 문제 등의 위험인자를 해결하지 못한다. 업데이트된 검토연구를 위해 관련 분야의 최신논문을 참고할 수 있다(Turp 등, 2008; Michelotti와 Iodice, 2010). 신뢰도 높은 역학연구에 의하면 폐색은 여전히 상대적으로 낮은 위험 인자이며 다른 위험인자가 작용할 가능성이 있다. 이것은 다른 치료적 접근이 이용될 필요가 있으며 연구에 의하면 환자는 인지행동 접근으로부터 효과를 얻을 수 있다(Dworkin 등, 1994; Dworkin 등, 2002). 기본정보를 제공하고 환자를 상담하는 것에서부터 최면과 마음챙김에 이르기까지 다양한 유형의 인지행동치료가 있다. 확률론적 모델과 다양한 유형의 위험 및 예방 인자, 대부분의 구강안면 통증 질환의 원인이 되는 신경생물학

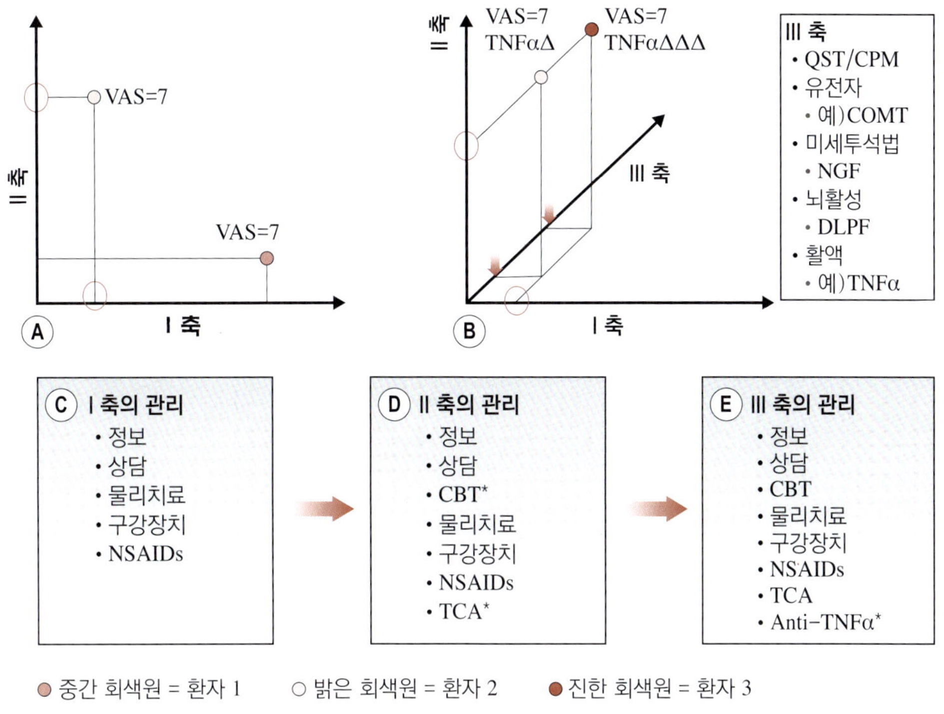

그림 4.4

개인별 구강안면 통증 관리의 단계.
(A) 구강안면 통증을 이해하기 위한 Dworkin과 LeResche(1992)에 따른 'II축' 접근.
I축은 신체적 증상을 나타내고 II축은 심리사회적 고통을 나타낸다.
환자 1(중간 회색)은 0-10 시각적 상사 척도(VAS)에서 보고된 통증을 '7'로 호소할 수 있으며
환자 2(밝은 회색)도 할 수 있지만 신체적 증상 대 심리사회적 통증의 조합이 차이가 있다.
(B) 또한 다양한 생체표지를 나타내는 III 축을 고려할 필요가 있다. 유전자(카테콜-O-메틸트랜스퍼라제(COMT));
예를 들어, 신경성장인자(NGF)의 뇌 활성; 예를 들어, 배측-전전두엽 피질(dorsolateral-prefrontal cortex, DLPF) 또는
활액(종양 괴사 인자 알파[TNFα])에서의 뇌 활성.
환자 3(진한 회색)은 환자 2와 동일한 I축 및 II축 구성을 가질 수 있지만, III축에서 확인된 하나 이상의 생체표지가
차이가 날 수 있다. 이 예에서 환자 3은 턱관절에서 종양 괴사 인자 알파(TNFα)의 수준이 높을 수 있다.
(C) 간단한 I축 접근법의 치료 결과는 환사 1과 2가 자가 관리 접근법, 구강 장치 및
비스테로이드성 항염증제(NSAID)와 유사한 방식으로 치료된다.
(D) II축 접근 방식을 사용하면 처방된 치료 외에도 환자 2가 더 많은 인지행동치료(CBT)와
낮은 용량의 삼환계 항우울제(TCA)(*로 표시됨)의 효과를 얻을 수 있다.
(E) 제안된 III축을 사용하여 환자 3은 II축 접근 방식에서 제공되는 관리 외에도
항-TNFα 약물(*로 표시됨) 로 치료할 수 있다.*).

적 기전의 증거에 기초하여 약리학적 중재를 고려하는 것도 적절할 수 있다. 그러나 만성 통증 질환을 관리하는 데 사용되는 대부분의 약물의 효능은 효과적이지 않다(Finnerup 등, 2015). 편두통 치료에 사용되는 트립탄을 제외하고 지난 몇 년 동안 혁신적인 진통제는 개발되지 않고있다. 인지행동치료, 물리치료 및 약리학을 결합한 접근방식이 실현 가능한 솔루션이 될 수 있다. 이를 염두에 두고 환자의 표현형과 유전자형을 정확하게 파악할 수 있다면 개별화 및 다중 표적 통증관리가 논리적인 다음 단계로 진행될 것이다. 마지막으로 필요한 치료의 강도는 상호작용의 고유한 동적 특성으로 인해 시간경과에 따라 달라질 수 있음을 명심해야 한다.

개념적으로 생물심리사회적 또는 '심리생물학적' 통증 모델과 원래의 RDC/TMD I축 및 II축 접근 방식은 만성 구강안면 통증 관리에 대한 논리적 접근 방식을 제공할 수 있다(**그림 4.4A,C,D**). 대부분의 통증관리 프로그램은 실제로 약리학, 물리치료, 자가관리 프로그램 및 더 많은 인지행동 치료와 함께 관리하고 있다. 이러한 다방면의 접근법은 통증관리에 효과적인 것으로 나타났지만 만성통증 환자를 완전히 치료하기는 어렵다(**그림 4.4C,D**). 확률적 변이 모델에서 가장 중요한 부분은 통증관리가 개별화되어야 하고 개인화된 치료를 추구하는 데 있어 개별 위험인자와 생체표지를 고려해야 할 수 있다. 따라서 RDC/TMD 및 DC/TMD 접근 방식에서 제공하는 두 축 외에 세 번째 축을 고려해야 할 수도 있다. **그림 4.4B**는 단일 축 접근 방식에서 세개의 축 접근 방식으로 변환하는 경우의 관리결과를 나타낸다(**그림 4.4E**).

복합적 통증관리 전략이 단일방식 전략보다 더 나은 결과를 제공할 수 있기 때문에 치과의사와 구강안면 통증전문의는 이와 같은 접근방식을 자주 적용할 필요가 있으며, 영구적인 교합중심 치료의 필요성을 강조하는 오래된 패러다임을 버려야 한다. 연구자들은 앞으로 만성 구강안면 통증의 복잡성에 지속적인 연구와 임상가가 새로운 통증분류, 개념 및 위험 요인에 대한 포괄적인 평가에 대한 연구가 필요할 것이다. 이와 같은 긍정적인 결과와 함께 이 장에서 TMD 통증 기전 및 연구의 현황을 개략적으로 설명하고 이 분야의 지속적인 발전을 기원하고자 한다.

결론(Concusion)

이 장은 부분적으로 최근 검토연구(Svensson과 Kumar, 2016)를 기반으로 하여 기본적인 구강안면 통증 기전과 최근에 확인된 TMD 통증 발병 위험 인자에 대한 간략한 평가를 제공한다. RADOP 다이어그램은 임상 환경에서 TMD에 대한 많은 위험 인자에 대한 개요를 제공하는 방법으로 제안할 수 있다. 또한, 확률론적 변이모델은 구강안면 통증의 발생 및 유지에 관련된 다양한 위험 및 보호 인자 간의 상호작용을 설명하는 방법으로 제안할 수 있다. 우리는 이 모델이 구강안면 통증/TMD가 시작될 때 개별 시간경과 및 통증궤적을 이해하는 데 도움이 될 것이다. 마지막으로, 개념적 모델 및 관리 접근 방식의 일변량 사고는 다변량 또는 다중목표 접근 방식으로 대체되어야 한다. 궁극적인 치료관리 목표인 정확하고 기계적인 진단과 함께 효과적이고 합리적인 구강안면 통증관리를 달성하기 위해 지속적이며 다양한 구강안면/TMD 통증 연구가 필요할 것이다.

참고문헌

Akhter R, Morita M, Ekuni D, Hassan NM, Furuta M, Yamanaka R, Matsuka Y, Wilson D. Self-reported aural symptoms, headache and temporomandibular disorders in Japanese young adults. BMC Musculoskelet Disord 2013; 14: 58.

Alstergren P, Ernberg M, Kvarnstrom M, Kopp S. Interleukin-1beta in synovial fluid from the arthritic temporomandibular joint and its relation to pain, mobility, and anterior open bite. J Oral Maxillofac Surg 1998; 56: 1059–1065.

Ayesh EE, Jensen TS, Svensson P. Hypersensitivity to mechanical and intra-articular electrical stimuli in persons with painful temporomandibular joints. J Dental Res 2007; 86: 1187–1192.

Burstein R, Yarnitsky D, Goor-Aryeh I, Ransil BJ, Bajwa ZH. An association between migraine and cutaneous allodynia. Ann Neurol 2000; 47: 614–624.

Bushnell MC, Ceko M, Low LA. Cognitive and emotional control of pain and its disruption in chronic pain. Nat Rev Neurosci 2013; 14: 502–511.

Cairns B. Pathophysiology of TMD pain: basic mechanisms and their implications for pharmacotherapy. J Oral Rehabil 2010; 37: 391–410.

Ceusters W, Nasri-Heir C, Alnaas D, Cairns BE, Michelotti A, Ohrbach R. Perspectives on next steps in classification of oro-facial pain – Part 3: biomarkers of chronic orofacial pain – from research to clinic. J Oral Rehabil 2015; 42: 956–66.

Chang TH, Yuh DY, Wu YT, Cheng WC, Lin FG, Shieh YS, Fu E, Huang RY. The association between temporomandibular disorders and joint hypermobility syndrome: a nationwide population-based study. Clin Oral Investig 2015; 19: 2123–2132.

Chiang CY, Dostrovsky JO, Iwata K, Sessle BJ. Role of glia in orofacial pain. Neuroscientist 2011; 17: 303–320.

Chichorro JG, Porreca F, Sessle B. Mechanisms of craniofacial pain. Cephalalgia 2017; 37: 613–626.

Choi YS, Choung PH, Moon HS, Kim SG. Temporomandibular disorders in 19-year-old Korean men. J Oral Maxillofac Surg 2002; 60: 797–803.

Denk F, McMahon SB, Tracey I. Pain vulnerability: a neurobiological perspective. Nat Neurosci 2014; 17: 192–200.

Drummond PD. Sensory-autonomic interactions in health and disease. Handb Clin Neurol 2013; 117: 309–319.

Dworkin SF, LeResche L. Research diagnostic criteria for temporomandibular disorders: review, criteria, examinations and specifications, critique. J Craniomandib Disord 1992; 6: 301–355.

Dworkin SF, Turner JA, Wilson L et al. Brief group cognitive-behavioral intervention for temporomandibular disorders. Pain 1994; 59: 175–187.

Dworkin SF, Huggins KH, Wilson L et al. A randomized clinical trial using research diagnostic criteria for temporomandibular disorders-axis II to target clinic cases for a tailored self-care TMD treatment program. J Orofac Pain 2002; 16: 48–63.

Fernandes G, Franco AL, Siqueira JT, Gonçalves DA, Camparis CM. Sleep bruxism increases the risk for painful temporomandibular disorder, depression and non-specific physical symptoms. J Oral Rehabil 2012; 39: 538–544.

Fernández-de-las-Peñas C, Galán-del-Río F, Fernández-Carnero J, Pesquera J, Arendt-Nielsen L, Svensson P. Bilateral widespread mechanical pain sensitivity in women with myofascial temporomandibular disorder: evidence of impairment in central nociceptive processing. J Pain 2009; 10: 1170–1178.

Fillingim RB, Slade GD, Diatchenko L et al. Summary of findings from the OPPERA baseline case-control study: implications and future directions. J Pain 2011a; 12: T102–107.

Fillingim RB, Ohrbach R, Greenspan JD et al. Potential psychosocial risk factors for chronic TMD: descriptive data and empirically identified domains from the OPPERA case-control study. J Pain 2011b; 12: T46–60.

Finnerup NB, Attal N, Haroutounian S et al. Pharmacotherapy for neuropathic pain in adults: a systematic review and meta-analysis. Lancet Neurol 2015; 14: 162–173.

Garrett PH, Sarlani E, Grace EG, Greenspan JD. Chronic temporomandibular disorders are not necessarily associated with a compromised endogenous analgesic system. J Orofac Pain 2013; 27: 142–150.

Gonçalves MC, Florencio LL, Chaves TC, Speciali JG, Bigal ME, Bevilaqua-Grossi D. Do women with migraine have higher prevalence of temporomandibular disorders? Braz J Phys Ther 2013; 17: 64–68.

Graven-Nielsen T, Arendt-Nielsen L. Impact of clinical and experimental pain on muscle strength and activity. Curr Rheumatol Rep 2008; 10: 475–481.

Hodges PW, Smeets RJ. Interaction between pain, movement, and physical activity: short-term benefits, long-term consequences, and targets for treatment. Clin J Pain 2015; 31: 97–107.

Huang GJ, LeResche L, Critchlow CW, Martin MD, Drangsholt MT. Risk factors for diagnostic subgroups of painful temporomandibular disorders(TMD). J Dental Res 2002; 81: 284–288.

Hucho T, Levine JD. Signaling pathways in sensitization: toward a nociceptor cell biology. Neuron 2007; 55: 365–376.

Jordani PC, Campi LB, Circeli GZ, Visscher CM, Bigal ME, Gonçalves DA. Obesity as a risk factor for temporomandibular disorders. J Oral Rehabil 2017; 44: 1–8.

Lavigne GJ, Nashed A, Manzini C, Carra MC. Does sleep differ among patients with common musculoskeletal pain disorders? Curr Rheumatol Rep 2011; 13: 535–542.

Lei J, Ye G, Wu JT, Pertovaara A, You HJ. Role of capsaicin- and heat-sensitive afferents in stimulation of acupoint-induced pain and analgesia in humans. Neuroscience 2017; 358: 325–335.

Maixner W, Diatchenko L, Dubner R, Fillingim RB, Greenspan JD, Knott C, Ohrbach R, Weir B, Slade GD. Orofacial pain prospective evaluation and risk assessment study--the OPPERA study. J Pain 2011; 12: T1–2.

Manji F, Nagelkerke N. A stochastic model for periodontal breakdown. J Periodontal Res 1989; 24: 279–281.

Marchand F, Perretti M, McMahon SB. Role of the immune system in chronic pain. Nat Rev Neurosci 2005; 6: 521–532.

Marklund S, Wanman A. Risk factors associated with incidence and persistence of signs and symptoms of temporomandibular disorders. Acta Odontol Scand 2010; 68: 289–299.

Miamoto CB, Pereira LJ, Paiva SM, Pordeus IA, Ramos-Jorge ML, Marques LS. Prevalence and risk indicators of temporomandibular disorder signs and symptoms in a pediatric population with spastic cerebral palsy. J Clin Pediatr Dent 2011; 35: 259–263.

Michelotti A, Iodice G. The role of orthodontics in temporomandibular disorders. J Oral Rehabil 2010; 37: 411–429.

Michelotti A, Cioffi I, Festa P, Scala G, Farella M. Oral parafunctions as risk factors for diagnostic TMD subgroups. J Oral Rehabil 2010; 37: 157–162.

Millan MJ. Descending control of pain. Prog Neurobiol 2002; 66: 355–474.

Miyake R, Ohkubo R, Takehara J, Morita M. Oral parafunctions and association with symptoms of temporomandibular disorders in Japanese university students. J Oral Rehabil 2004; 31: 518–523.

Moriarty O, McGuire BE, Finn DP. The effect of pain on cognitive function: a review of clinical and preclinical research. Prog Neurobiol 2011; 93: 385–404.

Ohrbach R, Fillingim RB, Mulkey F et al. Clinical findings and pain symptoms as potential risk factors for chronic TMD: descriptive data and empirically identified domains from the OPPERA case-control study. J Pain 2011; 12: T27-45.

Pereira LJ, Pereira-Cenci T, Del Bel Cury AA, Pereira SM, Pereira AC, Ambosano GM, Gavião MB. Risk indicators of temporomandibular disorder incidences in early adolescence. Pediatr Dent 2010; 32: 324–328.

Pfau DB, Rolke R, Nickel R, Treede RD, Daublaender M. Somatosensory profiles in subgroups of patients with myogenic temporomandibular disorders and Fibromyalgia Syndrome. Pain 2009; 147: 72–83.

Pullinger AG, Seligman DA, Gornbein JA. A multiple logistic regression analysis of the risk and relative odds of temporomandibular disorders as a function of common occlusal features. J Dental Res 1993; 72: 968–979.

Ren K, Dubner R. Descending modulation in persistent pain: an update. Pain 2002; 100: 1–6.

Ren K, Dubner R. The role of trigeminal interpolaris-caudalis transition zone in persistent orofacial pain. Int Rev Neurobiol 2011; 97: 207–225.

Sanders AE, Maixner W, Nackley AG, Diatchenko L, By K, Miller VE et al. Excess risk of temporomandibular disorder associated with cigarette smoking in young adults. J Pain 2012; 13: 21–31.

Sanders AE, Slade GD, Bair E, Fillingim RB, Knott C, Dubner R et al. General health status and incidence of first-onset temporomandibular disorder: the OPPERA prospective cohort study. J Pain 2013; 14: T51-62.

Sarlani E, Grace EG, Reynolds MA, Greenspan JD. Evidence for up-regulated central nociceptive processing in patients with masticatory myofascial pain. J Orofac Pain 2004a; 18: 41–55.

Sarlani E, Grace EG, Reynolds MA, Greenspan JD. Sex differences in temporal summation of pain and aftersensations following repetitive noxious mechanical stimulation. Pain 2004b; 109: 115–123.

Sato J, Segami N, Kaneyama K, Yoshimura H, Fujimura K, Yoshitake Y. Relationship of calcitonin gene-related peptide in synovial tissues and temporomandibular joint pain in humans. Oral Surg Oral Med Oral Pathol Oral Radiol 2004; 98: 533–540.

Sato J, Segami N, Yoshitake Y, Kaneyama K, Yoshimura H, Fujimura K, Kitagawa Y. Specific expression of substance P in synovial tissues of patients with symptomatic, non-reducing internal derangement of the temporo-mandibular joint: comparison with clinical findings. Br J Oral Maxillofac Surg 2007; 45: 372–377.

Sessle BJ. Acute and chronic craniofacial pain: brainstem mechanisms of nociceptive transmission and neuroplasticity, and their clinical correlates. Crit Rev Oral Biol Med 2000; 11: 57–91.

Sessle BJ. Peripheral and central mechanisms of orofacial inflammatory pain. Int Rev Neurobiol 2011; 97: 179–206.

Slade GD, Fillingim RB, Sanders AE, Bair E, Greenspan JD, Ohrbach R et al. Summary of findings from the OPPERA prospective cohort study of incidence of first-onset temporomandibular disorder: implications and future directions. J Pain 2013a; 14: T116-124.

Slade GD, Sanders AE, Bair E et al. Preclinical episodes of orofacial pain symptoms and their association with health care behaviors in the OPPERA prospective cohort study. Pain 2013b; 154: 750–760.

Smith SB, Maixner DW, Greenspan JD et al. Potential genetic risk factors for chronic TMD: genetic associations from the OPPERA case control study. J Pain 2011; 12: T92-101.

Stohler CS, Zubieta JK. Pain imaging in the emerging era of molecular medicine. Methods Mol Biol 2010; 617: 517–537.

Stuginski-Barbosa J, Macedo HR, Bigal ME, Speciali JG. Signs of temporomandibular disorders in migraine patients: a prospective, controlled study. Clin J Pain 2010; 26: 418–421.

Svensson P, Kumar A. Trigeminal pain and sensitization: proposal of a new stochastic model. In: Kasch H, Turk D, Jensen T(eds) Whiplash injury: perspectives on the development of chronic pain. Philadelphia: Wolters Kluwer Health; 2015, pp. 77–88.

Svensson P, Kumar A. Assessment of risk factors for orofacial pain and recent developments in classification. Implications for management. J Oral Rehabil 2016; 43: 977–989.

Svensson P, List T, Hector G. Analysis of stimulus-evoked pain in patients with myofascial temporomandibular pain disorders. Pain 2001; 92: 399–409.

Szumilas M. Explaining Odds Ratios. J Can Acad Child Adolesc Psychiatry 2010; 19: 227–229.

Takahashi T, Kondoh T, Fukuda M, Yamazaki Y, Toyosaki T, Suzuki R. Proinflammatory cytokines detectable in synovial fluids from patients with temporomandibular disorders. Oral Surg Oral Med Oral Pathol Oral Radiol Endod 1998; 85: 135–141.

Takeuchi Y, Zeredo JL, Fujiyama R, Amagasa T, Toda K. Effects of experimentally induced inflammation on temporomandibular joint nociceptors in rats. Neurosci Lett 2004; 354: 172–174.

Tracey I, Mantyh PW. The cerebral signature for pain perception and its modulation. Neuron 2007; 55: 377–391.

Turp JC, Greene CS, Strub JR. Dental occlusion: a critical reflection on past, present and future concepts. J Oral Rehabil 2008; 35: 446–453.

Velly AM, Look JO, Carlson C et al. The effect of catastrophizing and depression on chronic pain–a prospective cohort study of temporomandibular muscle and joint pain disorders. Pain 2011; 152: 2377–2383.

Vierck CJ, Wong F, King CD, Mauderli AP, Schmidt S, Riley JL, 3rd. Characteristics of sensitization associated with chronic pain conditions. Clin J Pain 2014; 30: 119–128.

Woda A. Pain in the trigeminal system: from orofacial nociception to neural network modeling. J Dental Res 2003; 82: 764–768.

Woolf CJ. Central sensitization: implications for the diagnosis and treatment of pain. Pain 2011; 152: S2-15.

Woolf CJ, Bennett GJ, Doherty M et al. Towards a mechanism-based classification of pain? Pain 1998; 77: 227–229.

Yarnitsky D, Granot M, Granovsky Y. Pain modulation profile and pain therapy: between pro- and antinociception. Pain 2014; 155: 663–665.

You HJ, Lei J, Sui MY et al. Endogenous descending modulation: spatiotemporal effect of dynamic imbalance between descending facilitation and inhibition of nociception. J Physiol 2010; 588: 4177–4188.

5장
두개안면 부위에 대한 근골격계 연관통
Musculoskeletal referred pain to the craniofacial region

개요(Introduction)

두개안면 부위의 통증은 다양한 원인이 있다. 명확한 통증의 원인은 외상이나 피부, 근육, 관절, 건, 뼈 또는 치아 등의 특정 구조의 유해한 자극으로 인해 국소 통증을 유발할 수 있다. 또한 분절외(extrasegmental) 구조에서도 두개안면 통증을 유발할 수 있다. '연관압통(Referred tenderness)'은 초기 연관감각(referred sensations)으로 보고되었지만(Head, 1893), 현재는 연관통(referred pain)이라고 한다. 척추계통에서 무릎이나 대퇴부에서 감지되는 통증의 임상적인 예는 고관절염에서 발생할 수 있으며, 근막 통증유발점(myofascial trigger points, TrPs)의 촉진으로 인해 원거리에서 통증이 감지될 수 있다(Simons 등, 1999). 내장 통증질환에서 연관통(국소통증이 아닌)은 내장기관에서 영향을 받은 멀리 떨어진 체세포 구조에서 느껴질 수 있다. 통증부위에서 멀어지는 연관통은 관련된 구조에서 퍼져나가는 통증 정도는 차이가 있을 수 있다; 예를 들어, 승모근의 통증은 승모근 뿐만 아니라 목과 머리를 덮는 넓은영역으로 인식될 수 있다. 이 장에서는 통증의 기시와 외부에서 멀리 떨어져 느껴지는 통증을 연관통이라고 정의한다.

이 장에서는 다양한 구조의 유해수용성 능력과 통증 전달을 중재하고 민감화를 일으키는 능력에 대해 알아볼 것이다. 통증관련 기전에 대한 주요한 결과는 사지 근육에 대한 연구에서 보고되었으며, 두개안면 부위의 연관통의 특정 예와 함께 제시될 것이다.

근막 통증유발점으로 인한 두개안면 부위의 통증
(Pain in the craniofacial region from myofascial trigger points)

정의(Definition)

근막 통증유발점(TrP)에 대한 정의는 다양하게 정의되지만 일반적으로 TrP를 '압박, 신장, 과부하 또는 수축 시 통증이 있는 골격근의 팽팽한 띠 내의 과민성 반점으로, 연관통 패턴 및 자율신경 현상'이라고 한다(Simons 등, 1999). 임상적으로 TrP는 활동성 및 잠재성으로 분류된다. 활동성 TrP는 국소 및 연관통이 환자가 느끼는 감각 또는 운동 증상을 재현하고 그 증상을 환자가 평소의 통증으로 인식하는 것이다(Simons 등, 1999). 잠재성 TrP는 국소 및 연관통이 환자에게 친숙하거나 일반적인 증상을 나타내지 않는 것이다(Simons 등, 1999). '통증 인식'의 관련성은 최근에 턱관절 장애 진단기준(DC/TMD)에서 논의되고 있다(Peck 등, 2014; Schiffman 등, 2014). 활동성 TrP가 잠재성 TrP보다 더 많은 연관통 영역과 더 높은 통증 강도를 유도한다는 것이 임상적으로 확인되었다(Hong 등, 1997). 또한, 이러한 임상적 구분은 잠재성 TrP에 비해 활동성 TrP에서 더 높은 수준의 화학 매개체 및 기타 염증유발물질(예: 물질 P, 브래디키닌 및 세로토닌)이 분비한다는 연구에서 확인되었다(Shah 등, 2005).

통증유발점의 민감화 기전
(Sensitization mechanisms of trigger points)

TrP에 의해 유발된 연관통은 중추성 기전에 의해 매개될 가능성이 가장 높으며(다음 장 참조), TrP 자체는 민감화인자가 매우 국소화된 지점에서 통증 민감도를 증가시키는 말초성 기전의 결과일 가능성이 높다(Shah 등, 2005). 또한 연구결과들은 척수후각 기전과 관련될 수 있는 TrP에서 유해 및 무해 민감성의 발현(Li 등, 2009; Wang 등, 2010b)을 확인하였다(Kuan 등, 2007). 활동성 TrP 통증은 척수상위 수준에서 처리되고 TrP 통각과민은 통증 경험과 관련된 다양한 뇌 영역을 자극하는 것으로 확인되었다(Niddam 등, 2008; Niddam, 2009).

최근 연구에 의하면, TrP환자에서 주로 변연계와 통증 신경기질과 관련된 뇌 영역에 분포하는 미세 구조적 뇌의 비정상을 확인하였다(Xie 등, 2016).

측두하악장애의 통증유발점
(Trigger points in temporomandibular disorders)

TMD의 통증패턴은 목, 어깨 및 저작근에 위치한 근육 TrP의 관련 통증 패턴으로 구성될 수 있다. Simons 등(1999)은 여러 근육의 연관통 패턴과 연관통이 머리나 얼굴로 퍼질 수 있는 방법에 대해 보고하였다(이 책의 8장에서 연관통 패턴의 그림 참조). 이러한 근육은 얼굴에 통증이 나타날 수 있지만(삼차신경 분포영역), 두통과 유사하게 머리와 목(경추신경 분포영역)에서도 나타날 수 있다. 따라서 다양한 근육이 TMD(교근) 및 두통(승모근 및 후두하근)의 병태생리에 관여한다고 보고하고있다(Conti 등, 2016; Svensson, 2007).

일부 임상적 연구에서 TMD 환자의 TrP의 발현을 조사하였다. Wright(2000)는 상부 승모근, 외측 익상돌기 및 교근이 목과 두개안면 부위에 연관통의 가장 흔한 원인이라고 보고하였다. 하지만, 이 연구는 대조군을 포함하지 않았고 환자는 맹검방식으로 검사되지 않았다(Wright, 2000). Fernández-de-las-Peñas 등(2010)은 근육성 TMD군과 건강한 대조군을 대상으로 목, 어깨, 머리 근육의 TrP를 검사하는 맹검대조연구를 수행하였다. 이 연구에서 저작근(교근과 측두근)의 TrP가 목과 어깨 근육(승모근, 후두하근 및 흉쇄유돌근)보다 TrP가 더 많이 분포한다는 것을 확인하였다(Fernández-de-las-Peñas 등, 2010). 이러한 결과는 저작근 TrP가 TMD에서 기여할 가능성이 있으며 목과 어깨 TrP는 두통에서 기여할 가능성이 더 높다는 개념을 입증하는 것이다. 이와 같은 가설은 임상적 연구에서 TMD 환자의 구강안면 부위에서 연관통이 확실히 나타날 것이며, 섬유성 근육통이 있는 여성 환자의 경우 경추에서 확실히 나타나는 것으로 확인되었다(Alonso-Blanco 등, 2012). 또한 실험적 통증 연구에서도 이 개념이 확인되었다(아래 부분 참조).

실험적 근골격 연관통
(Experimental musculoskeletal referred pain)

고장성 식염수의 근육내 주사는 근육의 연관통을 연구하는 데 널리 사용되고 있다(Graven-Nielsen, 2006)(**그림 5.1**). 건, 인대, 추간판, 골막 및 관절구조 등의 기타 심부 구조도 연과통을 유발할 수 있지만 광범위하게 조사되지는 않았다. 또한 내장 통증과 연관되어 천부통증(Ness 등, 1990)이 나타나기도 하며, 근육 또는 일부 심부구조(Kellgren, 1938)에서도 연관통을 유발하는 것으로 확인되었다. 하지만 통증으로 인한 심부구조에 대한 영향과 관련증상에 대해 구분하기는 어렵다.

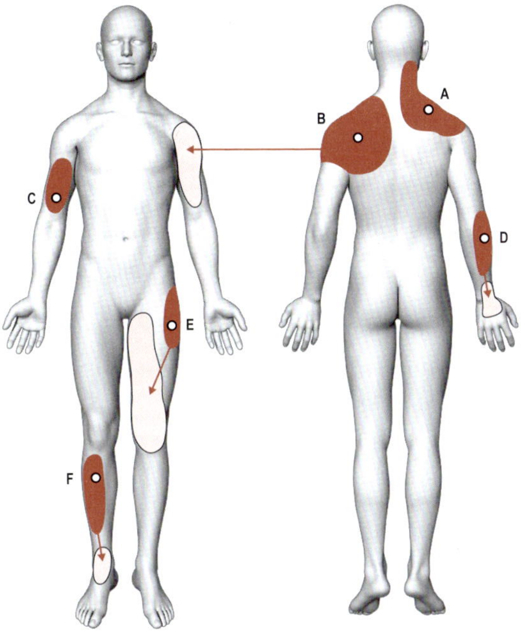

그림 5.1
승모근에 고장성 식염수(흰색 점으로 표시된 부위)를 근육내 주사한 후 나타나는 전형적인 확장된 국소통증 부위(진한색으로 표시) 및 명확한 연관통 부위(흰색으로 표시)(A), 극하근(B), 상완이두근(C), 상완요골근(D), 외측광근(E) 전경골근(F).

두개주위 근육과 주변 관절, 인대 및 경추 근육의 통증에 대한 실험적 연구에서 이러한 구소가 다양한 패턴의 연관통이 발생할 수 있음을 확인하였다. 예를 들어, 초기 실험적 연구에서 후두하 근육(Kellgren, 1938)과 경추주위 근육(Feinstein 등, 1954)에 고장성 식염수를 주입하면 두통과 유사한 이마 부위의 심부통증을 유발할 수 있음이 확인되었다. 또한 환추후두관절(Campbell과 Parsons, 1944), 두판상근(Falla 등, 2007), 흉쇄유돌근에서 고장성 식염수 유발 통증은 각각 정수리전두엽, 안구전두측두엽 및 후두전두엽 영역에서 각각 두개골에 대해 통증이 유발되는 것을 확인하였다.

그러나 전경골근과 극하근과 같은 일부 근육은 연관통의 정도에 있어 명확하지 않으며, 상완이두근과 같은 근육은 국소통증이 명확한 영역에서 유발된다(Graven-Nielsen, 2006). 또한 Schmidt-Hansen 등(2006)이 삼차신경(교근, 전방 측두근, 후방 측두근) 및 경추신경 분포 근육(승모근, 두부비장 및 흉쇄유돌근)에서 생리식염수 유발 통증의 체계적인 매핑을 통해 입증되었고, 두개안면 영역에서도 확인되었다(**그림 5.2**). 연구에서 교근과 전측두근이 일반적으로 안면, 턱 및 정수리전두엽 영역에 삼차신경 연관통이 유발되는 것을 확인하였고, 후측 측두근은 통증을 후두측두엽 영역과 일부 상부경추 영역으로 전달되는 것을 확인하였다. 승모근은 대부분 상부경추 영역에서 통증을 유발하며, 판상근과 흉쇄유돌근은 앞서 설명했던 두통과 같이 두개경추 영역과 삼차신경의 안신경 영역에서 연관통을 유발한다. 이러한 결과들은 두개주위 근육계의 실험적 통증에 대한 연구와도 일치한다(Jensen과 Norup, 1992; Svensson과 Graven-Nielsen, 2001).

따라서 동물 연구에서 이러한 시스템 간의 광범위한 수렴이 보고되고 있으며(Sessle 등, 1986), 삼차신경과 경추신경 분포 근육 사이에 명확한 구분이 가능하다는 것을 알 수 있다.

일반적으로 연관통은 분절 패턴에 의해 유발된다고 보고되었으며(Kellgren, 1938), 통증구조를 지배하는 척추분절의 피절(dermatome), 근절(myotome) 또는 뼈질(scelotome)을 따라 제한된다. 그러나 이러한 개념은 정확하지 않은 것으로 확인되었다. 임상 및 실험적으로 유발된 연관통의 분포가 항상 엄격한 분절 패턴을 따르는 것은 아니다. 실제로, 요추후근 분절에 전기적 자극이 3분절이 떨어진 부위에서 연관통이 유발된 것을 보고하였다(Bogduk, 1980). 이와 일치하게 측두근의 TrP(삼차신경의 하악분지)는 치아(삼차신경의 상악분지)에 통증을 유발할 수 있으며, 후두하(C1)

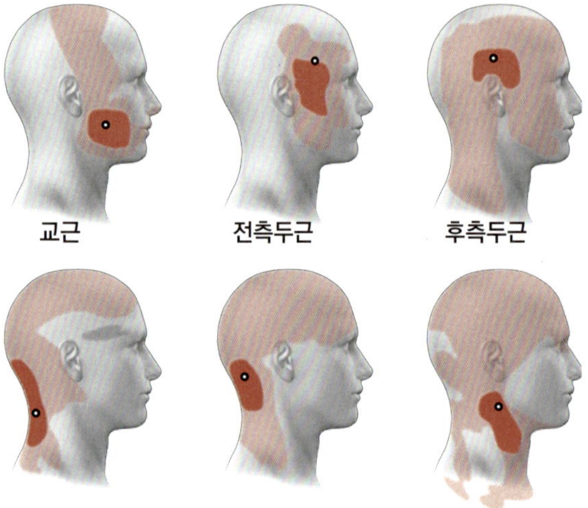

그림 5.2
교근, 측두근, 승모근, 두판상근, 흉쇄유돌근에 고장성 식염수를 주입한 후 신체 차트에 표시된 통증 분포. 짙은색 모양은 가장 일반적으로 나타나는 통증 부위(〉5명), 밝은색 모양은 통증 부위의 결합 범위(≥ 1명), 흰색 점은 주사 부위를 나타낸다. Schmidt-Hansen 등(2006)의 연구에서 제시된 20명의 대상자의 원본 데이터 인용.

및 두판상근(C2-C4) 근육에 있는 TrP는 삼차신경이 분포된 관자놀이 부위에 연관통을 유발할 수 있다(Simons 등, 1999). 따라서 근육조직의 연관통은 통증 구조를 지배하는 구심성 신경에 인접한 분절에 의해 신경지배 영역으로 확장될 수 있다.

연관통의 또 다른 특징은 발생의 반방향성(semidirectionality)이며, 일반적으로 사지에서 원위관절방향의 연관통이 나타난다. 예를 들어, 전경골근에 실험적 통증을 유발하면 일반적으로 발목에 연관통을 유발하지만, 발목에서 강한 실험적 압통 유발은 전경골근육에 통증을 유발하지 않는다(Graven-Nielsen, 2006). 대조적으로, 두개안면 영역에서 명확히 잘 알려진 근육으로부터의 양방향 관련 통증도 보고되고 있다(Feinstein 등, 1954). 예를 들어, 실험적 턱 근육(교근) 통증은 치아에 대한 통증을 나타낼 수 있으며(Svensson 등, 1998), 치원성(치아) 통증은 턱 근육 및 안면통증과 유사하게 나타날 수 있다(Falace 등, 1996). 또한, 턱관절 구조는 목 통증 및 두통과 유사한 연관 증상을 유발할 수 있으며, 측두근과 상부 경추 근육은 턱 및 안면증상을 유발할 수 있다.

임상적으로 고관절의 골관절염은 고관절주위에서 증상이 나타날 수 있고, 일부는 슬관절 통증(또는 그 반대)을 호소하는 경우가 있어 관절에 통증이 전달됨을 확인 할 수 있다. 그러나 명확한 국소통증은 슬관절의 지방 패드의 자극에 의해 유발된다(Joergensen 등, 2013). 대조적으로, 실험적으로 후관절에 전기자극을 가하였을 경우 요통과 동측 슬관절 근위의 앞쪽 다리 방향으로 연관통을 유발하며, 이는 임상적으로 관찰될 수 있는 후관절통증과 유사하게 나타났다(O'Neill 등, 2009).

경추관절의 통증패턴은 일반적으로 관절유발과 관련된 통증부위의 기록에 의해 광범위하게 연구되었다. 예를 들어, 경추 후관절의 통증패턴은 조영제를 주입한 투시조절 하에 건강한 대상자에서 관절낭을 확장하여 평가하였다(Dwyer 등, 1990). 또한 Aprill 등(2002)은 상부 경추 후관절의 자극으로 인한 연관통 패턴을 보고하였다. 환자의 척추 후관절 통증에서 선택적 신경차단에 의해 연관통 영역이 제거된 것을 보고하였다(Cooper 등, 2007). 따라서 경추 후관절은 머리와 목에 통증이 전달되는 특징적인 패턴으로 인해 두통 의 원인이 될 수 있다. TMJ를 자극과 관련된 정보는 제한적이지만, 한 연구에서는 TMJ에 글루타메이트를 주입하여 구강안면 부위에 국소통증을 유발했으며 소수의 경우 후두부위에 통증이 나타났다(Alstergren 등, 2010).

또한 통증 외에도 연관통 영역은 피부 및 심부 기계적 자극에 대한 민감도의 변화가 나타날 수 있다. 그러나 이러한 변화의 방향에 대해서는 아직 명확하지는 않으며, 연관통 영역의 통각과민에 대한 중요한 실험적 연구(Feinstein 등, 1954; Kellgren, 1938)와 연관통 영역의 통각저하에 대한 실험적 연구(Graven-Nielsen 등, 1998)도 있다. 또한 임상 연구에서는 일반화된 과민증이 존재할 수 있으며, 원위영역에서 연관통의 발현과 관련된 국소 및 원위영역에 모두 영향을 줄 수 있기 때문에 해석하기 어려울 수 있다.

연관통의 시간적, 공간적 특성
(Temporal and spatial characteristics of referred pain)

연관통의 발현은 일반적으로 국소통증의 발현에 비해 지연되어 나타난다. 단일 고장성 식염수를 주입한 경우 연관통은 국소통증으로 즉각적으로 인식한 후 약 20초 후에 발생한다(Graven-Nielsen 등, 1997). 또한 연속적인 근육내 전기자극은 즉각적이고 일정한 국소 유해수용성 활성을 유도하여 즉각적인 국소통증을 유발하지만 연관통은 다시 지연되어 약 40초 후에 발생한다(Laursen 등, 1997). 또한 고장성 식염수 주입(Graven-Nielsen 등, 1998) 또는 통증을 유발하는 기계적 자극(Gibson 등, 2006)으로 인한 실험적 근육통에 장기간 노출은 초기단계 또는 짧은 고통스러운 노출기간 동안보다 더 자주 연관통을 유발한다. 이러한 결과는 연관통이 시간 의존적 과정에 의해 유발됨을 알 수 있다.

또한 연관통의 발현 및 영역은 전반적인 통증의 강도와 관련되어 있다(Graven-Nielsen, 2006; Jensen과 Norup, 1992). 또한 국소통증에 추가하여 연관통이 발생할 때 국소통증 강도와 연관통 강도는 확실히 관련되어 있다(Graven-Nielsen, 2006). 그러나 통증강도와 통증부위의 크기 사이의 관계를 고려할 때 국소통증이 연관통 부위로 확장될 수 있다. 이러한 경우 진정한 연관통(즉, 국소통증 영역에 국한되지 않는 통증)으로 정의할수 없으므로 연관통의 유병률이 과소평가될 수 있다. 이와 같이 근육내 고장성 식염수 주사의 50% 미만에서 진정한 연관통을 유발할 수 있으며, 많은 대상자(60% 이상)에서 주사부위에서 멀리 떨어진 통증 또는 주사부위에서 전형적인 부위로 퍼지는 통증을 유발할 수 있다(Graven-Nielsen, 2006). 또한 근육에서 통증자극의 위치는 연관통의 발달과 범위에 기여할 수 있으며, 조절 부위에 비해 운동종판영역에 고장성 식염수를 주입한 후 높은수준의 통증강도와 큰범위의 연관통 영역으로 관찰된다(Qerama 등, 2004). 그러나 이러한 차이는 캡사이신(capsaicin)을 사용할 때는 관찰되지 않았으며(Qerama 등, 2004), 고장성 식염수를 주입한 부위 간의 유발통증 강도의 차이 때문일 수 있다. 따라서 통증강도는 근육에서 연관통을 유발하는 주요 결정 요인라고 할 수 있다. 일부 대상자에서는 국소통증이 아닌 연관통만 발생하기도 한다. 이와 같은 현상은 내장의 연관통에서 흔히 볼 수 있으며(Ness와 Gebhart, 1990), 아직까지는 발생기전은 명확하지 않다. 잠재적으로 이것은 해부학적 변화, 다른 근육내 유해수용체의 하행성 조절계통의 차이로 인한 결과일것으로 추성하고 있다.

연관통 영역에서 구심성 체성감각 정보의 관련성
(The need for afferent somatosensory information from the referred pain area)

연관통을 유발하기 위해 말초로부터의 체성감각 입

력이 일부 관련성이 있다. 신경차단 기법에 의해 연관통 영역에서 수초화된 구심성 신경을 차단한 후 연관통 강도가 감소되는 것이 확인되었다(Laursen 등, 1999). 또한 수초가 없는 구심성 신경의 차단은 통증 감소가 약하게 나타났으며, 이는 고유수용성 신경섬유가 연관통의 발달에 가장 중요한 말초성분임을 알 수 있다(Laursen 등, 1999). 그러나 연관통은 척수손상, 신경병변, 절단 또는 국소마취 등과 같이 완전한 감각상실 영역에서도 유발되었으며, 통증강도는 변하지 않거나 약간 감소한 것으로 확인되었다(Feinstein 등, 1954; Harman, 1948; Kellgren, 1938; Whitty와 Willison, 1958). 따라서 연관통 유도에 필요한 말초 체성감각 입력의 양은 위치, 구조 및 중추성 촉진 기전과 관련되어 있다.

근골격계 통증 및 두통에 대한 실험적 연관통(Experimental pain referral in musculoskeletal pain and headache)

두통과 만성 근골격계 통증 질환은 실험적으로 유발된 근육통의 양상을 변화시킨다. 전측두근으로의 고장성 식염수 주사는 건강한 대조군과 비교할 때 만성 및 간헐성 긴장형 두통 환자에서 연관통 영역이 더 확장되게 한다(Schmidt-Hansen 등, 2007). 예를 들어, 교근(**그림 5.3**)과 전경골근(**그림 5.4**)(Schmidt-Hansen 등, 2007)과 같이 인접부위와 원위부위에 주사한 결과 민감성에 의해 영역이 확장되어 유발되었다.

이러한 차이는 섬유성근육통과 같은 광범위한 통증 질환에서도 볼 수 있으며, 건강한 대조군보다 고장성 식염수 주사에 대한 반응으로 통증강도가 강하게 나타났고 연관통 영역이 큰 범위에서 나타났다(Arendt-Nielsen과 Graven-Nielsen, 2003). 또한 섬유성근육통 환자는 건강한 대조군에서 관찰된 일반적인 원

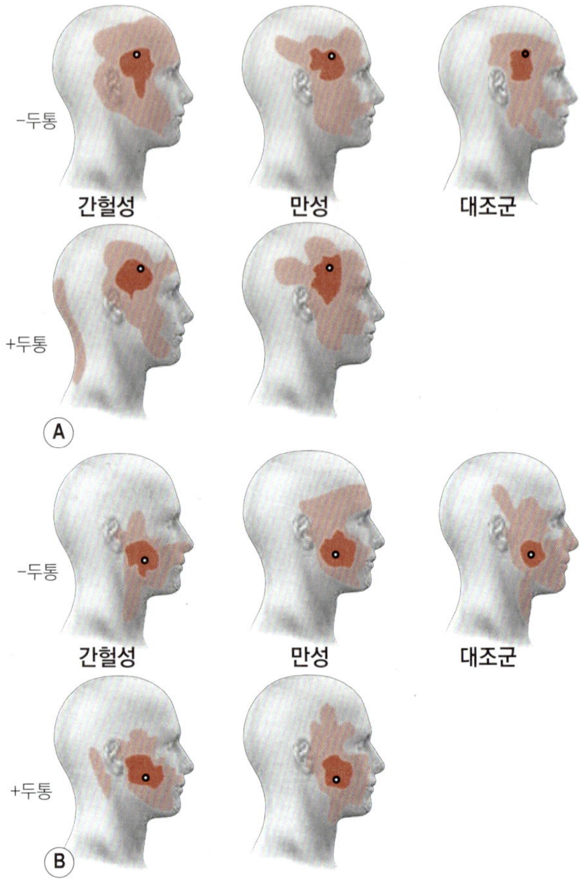

그림 5.3
두통이 있는 환자와 건강한 대상자의 전측두근(A)과 교근(B) 근육에 고장성 식염수(0.5mL, 5.8%) 주입으로 유발된 통증영역.
간헐성 또는 만성 긴장형 두통 환자는 두통이 지속되는 동안(+) 및 없을 때 (-)로 평가되었으며, 특히 전측두근의 경우 건강한 대상자보다 통증영역이 확장되는 것으로 나타났다.
짙은색 모양은 가장 일반적으로 나타나는 통증영역(> 5명)이며, 밝은색 모양은 통증영역의 결합 범위(≥ 1명)이고, 흰색 점은 주사 부위를 나타낸다.
Schmidt-Hansen 등(2007)의 원본 데이터 인용.

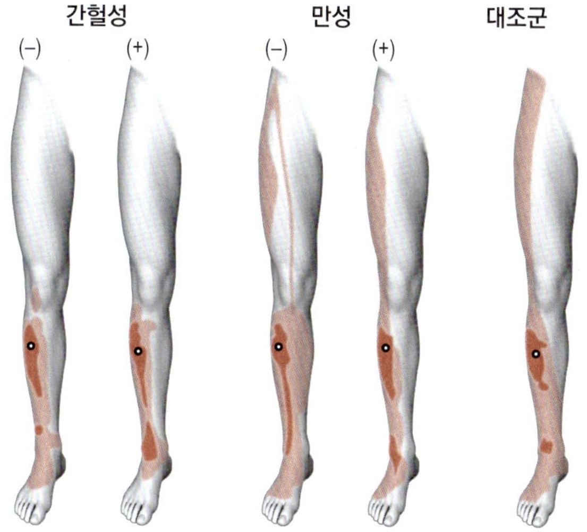

그림 5.4
두통환자와 건강한 대상자의 전경골근(TA)에
고장성 식염수(0.5mL, 5.8%) 주입으로 유발된 통증영역.
간헐성 또는 만성 긴장형 두통 환자는
두통이 지속되는 동안(+) 및 없을 때(−)로 평가되었다.
짙은색 모양은
가장 일반적으로 나타나는 통증영역(〉5명)이며,
밝은색 모양은 통증영역의 결합 범위(≥ 1명)이고,
흰색 점은 주사부위를 나타낸다.
Schmidt-Hansen 등(2007)의 원본 데이터 인용.

위 연관통 패턴과 달리 통증의 명확한 근위 연관통 패턴이 나타났으며, 이는 민감화된 중추성 통증기전과 관련될 수 있다. 만성 편타성 장애(Johansen 등, 1999), TMD 통증(Svensson 등, 2001), 증상이 있는 슬관절염(Bajaj 등, 2001) 및 요통(O 'Neill 등, 2007) 환자에서 정상적으로 통증이 없는 근육에 고장성 식염수를 주입한 후 연관통의 영역이 확장되는 것을 관찰하였다. 연관통 영역의 확장은 잠재적이고 지속적인 유해 입력으로 초래된 민감화된 중추성 통증기전의 발현이거나 하강억제의 효율성 손상을 나타낸다.

연관통 기전(Mechanisms of referred pain)

단일 뉴런 기록을 사용한 동물 실험에서 경추와 삼차신경 구심성 사이의 삼차 감각신경핵 복합체에서 광범위한 수렴을 확인하였다(Sessle 등, 1986). 수렴-투사 이론은 연관통에 대한 최초의 신경해부학적으로 설명된 이론이며, 동일한 척추뉴런에 대한 다중 구심성 수렴이 고위수준의 뇌영역이 통증 원인을 정확하게 식별하지 못하게 함으로써 연관통을 유발한다는 것이다. 그러나 이 이론은 연관통의 지연된 발생에 대해 명확히 설명할 수 없다. 하지만 연관통은 일부 중추성 과흥분성과 새로운 수용영역의 발달로 인한 것일 수 있다(Graven-Nielsen, 2006; Mense와 Simons, 2001; Neugebauer와 Schaible, 1990). 중추성 과흥분성에 대한 근거는 중추성 과흥분성을 길항하기 위해 저용량의 케타민(NMDA 수용체 길항제)으로 치료할 때 건강한 대상자에서 연관통의 빈도가 감소한다는 결과를 확인하였다(Schulte 등, 2003). 새로운 수용영역의 발달의 근거는 유해성 근육자극 후 동물 연구에서 확인되었다(Hoheisel 등, 1993; Hu 등, 1992). 이러한 근거는 각 근육에 서로 다른 후각뉴런이 광범위하고 복잡한 측부 시냅스 연결이 있다고 가정할 수 있으며(Mense와 Simons, 2001), 그 중 일부는 정상적인 조건에서 완전히 작용하고 다른 일부는 잠복한다고 할 수 있다. 계속되는 강한 유해성 입력은 이러한 잠복 시냅스연결을 활성화하여 인접 영역의 구심성 입력의 더 큰 수렴을 허용하여 연관통의 지연된 발현을 유발할 수 있다.

두개안면 통증 기전의 민감화
(Sensitization of craniofacial pain mechanisms)

말초성 및 중추성 민감화 과정은 모두 두개안면 통증 질환의 발생 및 유지와 관련된다. 말초성 민감화는 일반적으로 근육 및 관절 유해성 구심성 신경의 손상 또는 염증과 관련하여 활성화되어 발생한다(Cairns, 2010; Sessle 2011). 말초 근육의 유해수용기는 많은 물질에 의해 활성화될 수 있으며(Mense, 2009), 특히 중요한 두 가지 요인은 아데노신 삼인산(ATP)과 수소이온(H+)의 방출이다. 이와 같은 신경 활성화는 신경성 염증이라고 하는 자유신경종말에서 뉴로펩티드 방출을 자극한다. 이 과정과 관련된 물질에는 물질 P(SP), 브래디키닌(BK), 칼시토닌 유전자 관련 펩티드(CGRP), 세로토닌(5HT) 및 프로스타글란딘 E2(PGE2)이 포함되며(Xanthos와 Sandkühler, 2014), 또한 종양괴사인자알파(TNFα) 및 신경성장인자(NGF)는 근육 유해수용기를 더욱 민감하게 할 수 있다(Mense, 2009).

관절 부하의 증가, 변형 및 이에 따른 염증매개체(TNFα 및 인터루킨[IL])의 방출로 인한 염증은 일부 질환(특히 관절 관련 질환)에서 통증의 가장 강력한 유발인자 일 수 있다. 염증성 매개체의 이러한 상향성 조절은 SP, BK, CGRP 및 PGE2 등의 염증성 물질의 더 많은 방출을 유발하여 신경성 염증 및 발적, 부종, 온열 및 통증의 특징적인 염증 징후를 유발할 수 있다(Takeuchi 등, 2004). 구강안면 통증의 일부 동물 모델에서 보고된 것처럼 말초 신경교 세포도 말초성 민감화에 관여할 수 있다(Zhao 등, 2015). 이와 같이, 염증성 사이토카인(IL-1β, IL-6, IL-10 및 TNFα 등)의 혈장수준은 TMD 환자에서 상승하는 것으로 확인되었다(Park와 Chung, 2016; Takahashi 등, 1998). 또한 이들 환자의 사이토카인 상승 정도는 장애 및 수면 장애의 수준과 관련이 있었으며(Park과 Chung 2016), 이는 TMD가 염증과정에서 실제로 통증과 장애의 강력한 유발요인으로 확인되었고, 염증은 수면의 질과 스트레스와 같은 요인에 의해 유지되거나 더 악화될 수 있다.

심부조직으로부터의 특정 유해수용성 구심성신경섬유(C 섬유)의 강한 흥분은 후각뉴런의 장기간 과흥분성을 유발하여 통각과민의 원인이 될 수 있다(Woolf, 2011). 이러한 과흥분성 또는 민감화가 2차 뉴런에 제한되면 통증과 통각과민은 신경분포된 영역으로 제한된다. 그러나 두개안면 통증 질환자 그룹의 연구에서 민감화가 3차 뉴런으로 진행되는 경우 광범위한 통증의 원인이 된다고 보고하였다(Burstein 등, 2000). 결과적으로 근골격계 통증질환이 광범위하게 퍼질수록 일반화된 과민성의 징후가 더 많이 나타난다(Carli 등, 2002).

다양한 TMD에 대해 기계적 통증감지 역치값의 광범위한 변화(Ayesh 등, 2007; Fernández-de-las-Peñas 등, 2009)와 통증의 시간적 가중의 강화(Maixner 등, 1995), 잔류감각(after-sensations)(Sarlani 등, 2004)이 관찰되었다. 만성 긴장형 두통(tension-type headache)(Abboud 등, 2013; Ashina 등, 2006), 편두통(migraine)(Burstein 등, 2000) 군발성 두통(cluster headache)(Fernández-de-las-Peñas 등, 2011) 환자에서 통증 민감도는 국소적이고 광범위한 변화와 시간적 가중이 촉진되었으며, 일시적인 긴장형 두통 환자에서는 적게 나타났다(Bendtsen과 Jensen, 2000). 이러한 관찰은 말초성 민감화 또는 신경성 염증으로 설명될 수 없으며, 중추성 과흥분성 및 하행성 억제 상실과 같은 중추성 유해수용성 과정과 관련된다(민감화 기전이 TMD에 미치는 영향에 대한 추가 정보는 이 책의 4장과 6장을 참조한다).

통증 조절 체계
(Pain modulatory systems)

많은 근거들에서 민감성 유지에 기여하는 현상인 만성 통증질환이 하행성 통증억제와 중추성 통증 기전의 촉진 사이의 균형 장애와 관련되 있음을 알 수 있다(You 등, 2010). 하행성 억제 기능을 정량화하기 위해 반대자극 진통 치료법이 사용되고 있으며, 이러한 과정에 의해 긴장성 통증자극이 분절 외까지 적용되어 특정 통증자극에 대한 반응으로 통증 인식을 변경할 수 있다. 감소된 통증 민감성 발생은 후각에서 척추 및 삼차신경의 광동범위 뉴런을 억제하기 위해 시냅스 후 작용하는 연수억제 투사의 활성화로 인한 것으로 추정된다(Le Bars 등, 1975). 이러한 치료방법은 동물의 확산성 유해억제조절(diffuse noxious inhibitory control, DNIC) 또는 인간의 조건화된 통증조절(conditioned pain modulation, CPM)이 발생되는 효과이다(Yarnitsky 등, 2010). CPM은 긴장성 유해수용성 조건화 자극(예: 긴장성 압력 또는 얼음물에 사지 침수 등)을 적용하는 동시에 분절적으로 구분되는 급성 유해수용성 검사 자극(예: 통증을 수용할 수 있는 역치 이상 자극의 압력 또는 온열 통증)을 적용함으로써 실험적으로 유발될 수 있다. CPM 효과의 정도는 조건이 있는 경우와 없는 경우의 급성 유해수용성 자극 등급의 차이로 정량화되며, 일반적으로 예상되는 조건화 동안에 향상된다(즉, 통증 수용 역치값의 증가 또는 유발된 통증 감소). 그러나 CPM 효과는 하행성 통증 억제와 촉진의 가중을 반영하기 때문에 다양한 만성 통증환자에서 억제 효과가 감소하는 경우도 있다(Yarnitsky, 2015).

CPM을 유도하는 두개안면 부위의 능력은 광범위하게 조사되지 않았다 척수 유해수용기 체계에서 두개안면 부위의 통증지각에 대해 억제와 촉진 효과를 생성할 수 있다. 조건화된 연구에서 압박자극에 의한 머리 통증은 교근과 전경골근의 통증지각을 효과적으로 조절할 수 있다(Sowman 등, 2011). 또한 한랭자극에 의한 머리 통증은 교근, 목, 주관절 및 손가락의 통증지각을 효과적으로 조절할 수 있다(Wang 등, 2010a). 따라서 CPM 기전은 삼차 및 척수 유해수용성 계통에서 효과적인 작용을 확인할 수 있다.

하행성 통증조절의 기능장애는 다양한 두개안면 통증질환으로 나타나며, 주로 긴장성 두통 및 편두통에서 적절한 기전과 관련된다(Drummond과 Knudsen, 2011; Sandrini 등, 2006). 이러한 기전이 통증질환의 원인과는 명확하지 않지만 하행성 통증조절의 기능장애를 경험하는 증상의 정도에는 기여할 수 있다. TMD와 같은 기타 두개안면 질환에서 CPM의 조절은 일관된 근거는 부족하며, 일부 연구에서는 대조군과 유사한 CPM 결과를 보고하였으며, 다른 연구에서는 손상에 대해 보고하였다(Garrett 등, 2013; Kothari 등, 2015; Oono 등, 2014). 그러나 이러한 일관되지 못한 결과는 CPM 방법의 차이 또는 TMD 검사의 병인의 이질성 때문일 수 있다(Kothari 등, 2015). 아직까지 논쟁은 있지만 하행성 통증조절의 기능장애는 다양한 두개안면 및 기타 근골격 통증 질환에서 공통 기전일 수 있으며, 잠재적으로 통증 과민성의 확산에 기여할 수 있다. 섬유성근육통 증후군, 편타성 장애 및 기타 만성통증 장애환자에서 TMD의 높은 유병률뿐만 아니라 통증성 TMD와 두통장애가 중복되는 것으로 알려져 있으며, 이에 대해 하행성 통증 조절의 기능장애가 역학적 연결을 제공할 수 있다.

결론(Conclusion)

근골격 조직의 관련된 두개안면 통증은 실험적으로 평가할 수 있다. 여러 연구에서 각각의 개별 근육에 대한 명확한 통증 분포를 확인할 수 있으며, 이는 두개안면 부위의 통증지각과 관련된다. 확장성 연관통 패턴, 즉 시간적 통증 가중의 촉진 및 통증 민감성의 강화가 두개안면 장애 및 기타 근골격 통증질환에서 확인되었다. 또한 하행성 통증 억제의 손상은 다양한 두개안면 통증 장애에서 확인되었다. 그러므로 이러한 기전은 만성 두개안면 통증 질환의 발달, 유지 및 진행될 수 있으므로 합리적인 치료전략의 목표로 고려해야 한다.

감사의 말(Acknowledgments)

신경가소성 및 통증센터(Center for Neuroplasticity and Pain, CNAP)는 덴마크 국립 연구재단 Danish National Research Foundation(DNRF121)의 지원으로 운영된다.

참고문헌

Abboud J, Marchand AA, Sorra K, Descarreaux M. Musculoskeletal physical outcome measures in individuals with tension-type headache: a scoping review. Cephalalgia 2013; 33: 1319–1336.

Alonso-Blanco C, Fernández-de-las-Peñas C, de-la-Llave-Rincón AI, Zarco-Moreno P, Galán-del-Río F, Svensson P. Characteristics of referred muscle pain to the head from active trigger points in women with myofascial temporomandibular pain and fibromyalgia syndrome. J Headache Pain 2012; 13: 625–637.

Alstergren P, Ernberg M, Nilsson M, Hajati AK, Sessle BJ, Kopp S. Glutamate-induced temporomandibular joint pain in healthy individuals is partially mediated by peripheral NMDA receptors. J Orofac Pain 2010; 24: 172–180.

Aprill C, Axinn MJ, Bogduk N. Occipital headaches stemming from the lateral atlanto-axial(C1-2) joint. Cephalalgia 2002; 22: 15–22.

Arendt-Nielsen L, Graven-Nielsen T. Central sensitization in fibromyalgia and other musculoskeletal disorders. Curr Pain Headache Rep 2003; 7: 355–361.

Ashina S, Bendtsen L, Ashina M, Magerl W, Jensen R. Generalized hyperalgesia in patients with chronic tension-type headache. Cephalalgia 2006; 26: 940–948.

Ayesh EE, Jensen TS, Svensson P. Hypersensitivity to mechanical and intra-articular electrical stimuli in persons with painful temporomandibular joints. J Dent Res 2007; 86: 1187–1192.

Bajaj P, Bajaj P, Graven-Nielsen T, Arendt-Nielsen L. Osteoarthritis and its association with muscle hyperalgesia: an experimental controlled study. Pain 2001; 93: 107–114.

Bendtsen L, Jensen R. Amitriptyline reduces myofascial tenderness in patients with chronic tension-type headache. Cephalalgia 2000; 20: 603–610.

Bogduk N. Lumbar dorsal ramus syndrome. Med J Aust 1980; 2: 537–541.

Burstein R, Cutrer MF, Yarnitsky D. The development of cutaneous allodynia during a migraine attack: clinical evidence for the sequential recruitment of spinal and supraspinal nociceptive neurons in migraine. Brain 2000; 123: 1703–1709.

Cairns BE. Pathophysiology of TMD pain—basic mechanisms and their implications for pharmacotherapy. J Oral Rehabil 2010; 37: 391–410.

Campbell DG, Parsons CM. Referred head pain and its concomitants. J Nerv Mental Dis 1944; 99: 544–551.

Carli G, Suman AL, Biasi G, Marcolongo R. Reactivity to superficial and deep stimuli in patients with chronic musculoskeletal pain. Pain 2002; 100: 259–269.

Conti PC, Costa YM, Gonçalves DA, Svensson P. Headaches and myofascial temporomandibular disorders: overlapping entities, separate managements? J Oral Rehabil 2016; 43: 702–715.

Cooper G, Bailey B, Bogduk N. Cervical zygapophysial joint pain maps. Pain Med 2007; 8: 344–353.

Drummond PD, Knudsen L. Central pain modulation and scalp tenderness in frequent episodic tension-type headache. Headache 2011; 51: 375–383.

Dwyer A, Aprill C, Bogduk N. Cervical zygapophyseal joint pain patterns. I: A study in normal volunteers. Spine 1990; 15: 453–457.

Falace DA, Reid K, Rayens MK. The influence of deep(odontogenic) pain intensity, quality, and duration on the incidence and characteristics of referred orofacial pain. J Orofac Pain 1996; 10: 232–239.

Falla D, Farina D, Dahl MK, Graven-Nielsen T. Muscle pain induces task-dependent changes in cervical agonist/antagonist activity. J Appl Physiol 2007; 102: 601–609.

Feinstein B, Langton JNK, Jameson RM, Schiller F. Experiments on pain referred from deep somatic tissues. J Bone Joint Surg Am 1954; 36A: 981–997.

Fernández-de-las-Peñas C, Galán-del-Río F, Fernández-Carnero J, Pesquera J, Arendt-Nielsen L, Svensson P. Bilateral widespread mechanical pain sensitivity in women with myofascial temporomandibular disorder: evidence of impairment in central nociceptive processing. J Pain 2009; 10: 1170–1178.

Fernández-de-las-Peñas C, Galán-del-Río F, Alonso-Blanco C, Jímenez-García R, Arendt-Nielsen L, Svensson P. Referred pain from muscle trigger points in the masticatory and neck-shoulder musculature in women with temporomandibular disorders. J Pain 2010; 11: 1295–1304.

Fernández-de-Las-Penas C, Ortega-Santiago R, Cuadrado ML, López-de-Silanes C, Pareja JA. Bilateral widespread mechanical pain hypersensitivity as sign of central sensitization in patients with cluster headache. Headache 2011; 51: 384–391.

Garrett PH, Sarlani E, Grace EG, Greenspan JD. Chronic temporomandibular disorders are not necessarily associated with a compromised endogenous analgesic system. J Orofac Pain 2013; 27: 142–150.

Gibson W, Arendt-Nielsen L, Graven-Nielsen T. Referred pain and hyperalgesia in human tendon and muscle belly tissue. Pain 2006; 120: 113–123.

Graven-Nielsen T. Fundamentals of muscle pain, referred pain, and deep tissue hyperalgesia. Scand J Rheumatol 2006; 35: S1-S43.

Graven-Nielsen T, Arendt-Nielsen L, Svensson P, Jensen TS. Stimulus-response functions in areas with experimentally induced referred muscle pain: a psychophysical study. Brain Res 1997; 744: 121–128.

Graven-Nielsen T, Babenko V, Svensson P, Arendt-Nielsen L. Experimentally induced muscle pain induces hypoalgesia in heterotopic deep tissues, but not in homotopic deep tissues. Brain Res 1998; 787: 203–210.

Harman JB. The localization of deep pain. Br Med J 1948; 188–192.

Head H. On disturbances of sensation with especial reference to the pain of visceral disease. Brain 1893; 16: 1–133.

Hoheisel U, Mense S, Simons DG, Yu XM. Appearance of new receptive fields in rat dorsal horn neurons following noxious stimulation of skeletal muscle: a model for referral of muscle pain? Neurosci Lett 1993; 153: 9–12.

Hong CZ, Kuan TS, Chen JT, Chen SM. Referred pain elicited by palpation and by needling of myofascial trigger points: a comparison. Arch Phys Med Rehabil 1997; 78: 957–960.

Hu JW, Sessle BJ, Raboisson P, Dallel R, Woda A. Stimulation of craniofacial muscle afferents induces prolonged facilitatory effects in trigeminal nociceptive brain-stem neurones. Pain 1992; 48: 53–60.

Jensen K, Norup M. Experimental pain in human temporal muscle induced by hypertonic saline, potassium and acidity. Cephalalgia 1992; 12: 101–106.

Joergensen TS, Henriksen M, Danneskiold-Samsoee B, Bliddal H, Graven-Nielsen T. Experimental knee pain evoke [sic] spreading hyperalgesia and facilitated temporal summation of pain. Pain Med 2013; 14: 874–883.

Johansen MK, Graven-Nielsen T, Olesen AS, Arendt-Nielsen L. Generalised muscular hyperalgesia in chronic whiplash syndrome. Pain 1999; 83: 229–234.

Kellgren JH. Observations on referred pain arising from muscle. Clin Sci 1938; 3: 175–190.

Kothari SF, Baad-Hansen L, Oono Y, Svensson P. Somatosensory assessment and conditioned pain modulation in temporomandibular disorders pain patients. Pain 2015; 156: 2545–2555.

Kuan TS, Hong CZ, Chen JT, Chen SM, Chien CH. The spinal cord connections of the myofascial trigger spots. Eur J Pain 2007; 11: 624–634.

Laursen RJ, Graven-Nielsen T, Jensen TS, Arendt-Nielsen L. Quantification of local and referred pain in humans induced by intramuscular electrical stimulation. Eur J Pain 1997; 1: 105–113.

Laursen RJ, Graven-Nielsen T, Jensen TS, Arendt-Nielsen L. The effect of compression and regional anaesthetic block on referred pain intensity in humans. Pain 1999; 80: 257–263.

Le Bars D, Menétrey D, Conseiller C, Besson JM. Depressive effects of morphine upon lamina V cells activities in the dorsal horn of the spinal cat. Brain Res 1975; 98: 261–277.

Li LT, Ge HY, Yue SW, Arendt-Nielsen L. Nociceptive and non-nociceptive hyper-sensitivity at latent myofascial trigger points. Clin J Pain 2009; 25: 132–137.

Maixner W, Fillingim R, Booker D, Sigurdsson A. Sensitivity of patients with painful temporomandibular disorders to experimentally evoked pain. Pain 1995; 63: 341–351.

Mense S. Algesic agents exciting muscle nociceptors. Exp Brain Res 2009; 196: 89–100

Mense S, Simons DG. Muscle Pain: Understanding its Nature, Diagnosis, and Treatment. Philadelphia, USA: Lippincott Williams & Wilkins; 2001.

Ness TJ, Gebhart GF. Visceral pain: A review of experimental studies. Pain 1990; 41: 167–234.

Ness TJ, Metcalf AM, Gebhart GF. A psychophysiological study in humans using phasic colonic distension as a noxious visceral stimulus. Pain 1990; 43: 377–386.

Neugebauer V, Schaible HG. Evidence for a central component in the sensitization of spinal neurons with joint input during development of acute arthritis in cat's knee. J Neurophysiol 1990; 64: 299–311.

Niddam DM. Brain manifestation and modulation of pain from myofascial trigger points. Curr Pain Headache Rep 2009; 13: 370–375.

Niddam DM, Chan RC, Lee SH, Yeh TC, Hsieh JC. Central representation of hyperalgesia from myofascial trigger point. Neuroimage 2008; 39: 1299–1306.

O'Neill S, Manniche C, Graven-Nielsen T, Arendt-Nielsen L. Generalized deep-tissue hyperalgesia in patients with chronic low-back pain. Eur J Pain 2007; 11: 415–420.

O'Neill S, Graven-Nielsen T, Manniche C, Arendt-Nielsen L. Ultrasound guided, painful electrical stimulation of lumbar facet joint structures. an experimental model of acute low back pain. Pain 2009; 144: 76–83.

Oono Y, Wang K, Baad-Hansen L, Futarmal S, Kohase H, Svensson P, Arendt-Nielsen L. Conditioned pain modulation in temporomandibular disorders(TMD) pain patients. Exp Brain Res 2014; 232: 3111–3119.

Park JW, Chung JW. Inflammatory cytokines and sleep disturbance in patients with temporomandibular disorders. J Oral Facial Pain Headache 2016; 30: 27–33.

Peck CC, Goulet JP, Lobbezoo F et al. Expanding the taxonomy of the diagnostic criteria for temporomandibular disorders. J Oral Rehabil 2014; 41: 2–23.

Qerama E, Fuglsang-Frederiksen A, Kasch H, Bach FW, Jensen TS. Evoked pain in the motor endplate region of the brachial biceps muscle: an experimental study. Muscle Nerve 2004; 29: 393–400.

Sandrini G, Rossi P, Milanov I, Serrao M, Cecchini AP, Nappi G. Abnormal modulatory influence of diffuse noxious inhibitory controls in migraine and chronic tension-type headache patients. Cephalalgia 2006; 26: 782–789.

Sarlani E, Grace EG, Reynolds MA, Greenspan JD. Sex differences in temporal summation of pain and aftersensations following repetitive noxious mechanical stimulation. Pain 2004; 109: 115–23.

Schiffman E, Ohrbach R, Truelove E et al. Diagnostic Criteria for Temporomandibular Disorders(DC/TMD) for Clinical and Research Applications: recommendations of the International RDC/TMD Consortium Network and Orofacial Pain Special Interest Group. J Oral Facial Pain Headache 2014; 28: 6–27.

Schmidt-Hansen PT, Svensson P, Jensen TS, Graven-Nielsen T, Bach FW. Patterns of experimentally induced pain in pericranial muscles. Cephalalgia 2006; 26: 568–577.

Schmidt-Hansen PT, Svensson P, Bendtsen L, Graven-Nielsen T, Bach FW. Increased muscle pain sensitivity in patients with tension-type headache. Pain 2007; 129: 113–121.

Schulte H, Graven-Nielsen T, Sollevi A, Jansson Y, Arendt-Nielsen L, Segerdahl M. Pharmacological modulation of experimental phasic and tonic muscle pain by morphine, alfentanil and ketamine in healthy volunteers. Acta Anaesthesiol Scand 2003; 47: 1020–1030.

Sessle BJ. Peripheral and central mechanisms of orofacial inflammatory pain. Int Rev Neurobiol 2011; 97: 179–206.

Sessle BJ, Hu JW, Amano N, Zhong G. Convergence of cutaneous, tooth pulp, visceral, neck and muscle afferents onto nociceptive and non-nociceptive neurones in trigeminal subnucleus caudalis(medullary dorsal horn) and its implications for referred pain. Pain 1986; 27: 219–235.

Shah JP, Phillips TM, Danoff JV, Gerber LH. An in vivo microanalytical technique for measuring the local biochemical milieu of human skeletal muscle. J Appl Physiol 2005; 99: 1977–1984.

Simons DG, Travell JG, Simons L. Myofascial Pain and Dysfunction: The Trigger Point Manual. Philadelphia, USA: Lippincott Williams & Wilkins; 1999.

Sowman PF, Wang K, Svensson P, Arendt-Nielsen L. Diffuse noxious inhibitory control evoked by tonic craniofacial pain in humans. Eur J Pain 2011; 15: 139–145.

Svensson P. Muscle pain in the head: overlap between temporomandibular disorders and tension-type headaches. Curr Opin Neurol 2007; 20: 320–325.

Svensson P, Graven-Nielsen T. Craniofacial muscle pain: review of mechanisms and clinical manifestations. J Orofac Pain 2001; 15: 117–145.

Svensson P, De Laat A, Graven-Nielsen T, Arendt-Nielsen L. Experimental jaw-muscle pain does not change heteronymous H-reflexes in the human temporalis muscle. Exp Brain Res 1998; 121: 311–318.

Svensson P, List T, Hector G. Analysis of stimulus-evoked pain in patients with myofascial temporomandibular pain disorders. Pain 2001; 92: 399–409.

Takahashi T, Kondoh T, Fukuda M, Yamazaki Y, Toyosaki T, Suzuki R. Proinflammatory cytokines detectable in synovial fluids from patients with temporomandibular disorders. Oral Surg Oral Med Oral Pathol Oral Radiol Endod 1998; 85: 135–141.

Takeuchi Y, Zeredo JL, Fujiyama R, Amagasa T, Toda K. Effects of experimentally induced inflammation on temporomandibular joint nociceptors in rats. Neurosci Lett 2004; 354: 172–174.

Wang K, Svensson P, Sessle BJ, Cairns BE, Arendt-Nielsen L. Painful conditioning stimuli of the craniofacial region evokes diffuse noxious inhibitory controls in men and women. J Orofac Pain 2010a; 24: 255–261.

Wang YH, Ding XL, Zhang Y, Chen J, Ge HY, Arendt-Nielsen L, Yue SW. Ischemic compression block attenuates mechanical hyperalgesia evoked from latent myofascial trigger points. Exp Brain Res 2010b; 202: 265–270.

Whitty CWM, Willison RG. Some aspects of referred pain. Lancet 1958; 2: 226–231.

Woolf CJ. Central sensitization: implications for the diagnosis and treatment of pain. Pain 2011; 152: S2-S15.

Wright EF. Referred craniofacial pain patterns in patients with temporomandibular disorder. J Am Dent Assoc 2000; 131: 1307–1315.

Xanthos DN, Sandkühler J. Neurogenic neuroinflammation: inflammatory CNS reactions in response to neuronal activity. Nat Rev Neurosci 2014; 15: 43–53.

Xie P, Qin B, Song G et al. Microstructural abnormalities were found in brain gray matter from patients with chronic myofascial pain. Front Neuroanat 2016; 10: 122.

Yarnitsky D. Role of endogenous pain modulation in chronic pain mechanisms and treatment. Pain 2015; 156: S24-S31.

Yarnitsky D, Arendt-Nielsen L, Bouhassira D et al. Recommendations on terminology and practice of psychophysical DNIC testing. Eur J Pain 2010; 14: 339.

You HJ, Lei J, Sui MY, Huang L, Tan YX, Tjølsen A, Arendt-Nielsen L. Endogenous descending modulation: spatiotemporal effect of dynamic imbalance between descending facilitation and inhibition of nociception. J Physiol 2010; 588: 4177–4188.

Zhao YJ, Liu Y, Zhao YH, Li Q, Zhang M, Chen YJ. Activation of satellite glial cells in the trigeminal ganglion contributes to masseter mechanical allodynia induced by restraint stress in rats. Neurosci Lett 2015; 602: 150–155.

6 장

턱관절 장애의 정량적 감각 검사

Quantitative sensory testing in temporomandibular disorders

턱관절 장애의 민감화 기전

(Sensitization mechanisms in temporomandibular disorders)

턱관절 장애의 이해, 진단 및 관리를 향상시키기 위해 말초성 및 중추성 민감화를 확인하는 것은 임상저그로 중요한 부분이다. 말초성 및 중추성 민감화 기전에 대한 연구는 다양하게 진행되고 있다. 두 가지 기전이 TMD에서 상호관련성이 있으며, 임상증상에 관여하고 있다.

말초성 민감화는 수용성 영역의 자극에 대한 말초 유해수용기의 반응성 증가 및 역치 감소로 정의되며, 주로 자발성 활동 증가, 유해 자극에 대한 반응역치 감소, 동일한 유해 자극에 대한 반응성 증가 및 수용성 영역크기의 증가를 포함한다. 말초성 민감화는 신경병성 통증(Meacham 등, 2017), 근골격계 통증(Mense 등, 2001; Arendt-Nielsen 등, 2011) 및 내장 통증(Gebhart와 Bielefeldt, 2016)에 적용될 수 있다. 말초성 민감화의 임상적 징후는 손상 부위 또는 통증 부위의 심부조직 통가과민, 즉 통증자극에 대한 동증 민감도의 증가된 상태이다(Graven-Nielsen과 Mense, 2001; Graven-Nielsen과 Arendt-Nielsen, 2010). 기타 다른 물질이 1차 유해수용성 섬유를 민감하게 할 수 있다. 특히 동물(Mense 등, 2001) 및 인간(Babenko 등, 1999) 실험에서 근육의 유해수용기에 효과적인 자극제는 물질 P, 글루타메이트, 브래디키닌, 세로토닌, 히스타민 또는 프로스타글란딘 등의 내인성 물질이 있다. 이러한 물질의 방출은 신경말단에서 pH를 낮추고 아라키돈산 캐스케이드(arachidonic acid cascade)를 활성화할 수 있고, 칼시토닌 유전자 관련 펩티드 또는 뉴로키닌 A 등의 뉴로펩티드의 반대방향성 방출을 유발한다(Mense 등, 2001). 또한 흥분성 아미노산 글루타메이트는 동물(Cairns 등, 2003)과 인간(Cairns 등, 2007)의 심부 두개안면 조직(예: 교근 또는 측두근, 턱관절)의 1차 구심성 섬유에서 확인할 수 있다.

중추성 민감화는 동물실험에서 중추신경계(CNS)에 대한 신호의 증폭으로 매개되는 통증자극에 대한 증가된 반응으로 정의되며, 증가된 흥분(민감화) 또는 감소된 통증억제를 통해 발생할 수 있다. 인간의 CNS 활동은 직접 기록될 수 없으므로 프록시를 사용하여 확인할 수 있다. 중추성 민감화는 말초 유해수용성 발현이 수분 이내에 발생할 수 있다. 그러나 장시간 지속되는 자극은 CNS에서 장기간의 가소성 변화를 유발할 수 있다. 또한 민감화는 수 분 안에 전환되기도 한다. 심부조직(근육)으로부터의 유해수용성 입력은 표층조직(피부)으로부터의 입력보다 후각 뉴런의 장기간의 변화를 유도하는데 효과적이다(Wall과 Woolf, 1984). 근골격계 동물연구에서 중추성 민감화 과정에서 후각은 연관통의 빌딜을 촉신하는 동증의 근원에서 원위부의 새로운 수용성 영역을 생성할 수 있는 유해자극에 반응하여 과흥분할 수 있다(Mense 등, 2001). 따라서, 중추성 뉴런의 수용영역의 확장 또는 생성은 심부조직 손상과 관련된 근본적인 연관통에서 확인된다. 구강안면 통증의 2차후각 뉴런은 삼차경추핵 미상핵에 통합되며, 즉 삼차신경과 경추 구심성 신경이 뇌간의 뉴런에 수렴된다는 것을 확인할 수 있다(Goadsby와 Bartsch, 2010). 척수 후각 뉴런으로 부터의 유해수용성 입력은 상위척수 구조에 도달하여 피질 뉴런의 흥분성을 증가시키며, 중추성 통증 억제를 감소시키거나 후각에서 유해수용성 전달의 촉진을 증가시킨다. 상위

척추 구조의 민감화는 원위부위의 통증이 없는 영역에 대한 민감도를 증가시켜, 임상적으로 연관통을 발생하거나 광범위한 통증 과민성으로 나타난다.

앞에서 설명한 것과 같이 중추성 민감화는 장기간 지속되는 유해수용성 자극 또는 통증 억제의 자극, 즉 동물의 확산성 유해 억제 조절(DNIC) 손상에 의해 유발되며, 최근에는 조건화된 통증 조절(CPM)이라고 한다. 사실, 최근의 근거는 통증 촉진의 증가와 통증 억제의 비효율성이 인간의 만성 통증에 대한 유발인자로 보고되고 있다(Staud, 2012). CPM의 적절한 활성화는 유해수용성 자극이 있는 상태에서 일시적인 통각 저하를 촉진하여 후각과 상위척수 수준에서 CNS 흥분성을 조절한다. TMD(King 등, 2009), 긴장성 두통(Pielstickera 등, 2005) 및 편두통(Sandrini 등, 2006) 등의 머리와 관련된 다양한 통증질환에서 CPM이 비효율성에 대한 근거를 제시하였다. 하지만 다른 연구에서는 TMD 환자와 건강한 대조군 사이의 CPM 차이가 나타나지 않았다(Kothari 등, 2015).

그러므로, 중추성 통증 처리과정의 추가적인 설명을 위해 영상기법이 필요할 것이다(May, 2008). 다양한 연구에서 TMD(Lin, 2014), 긴장성 두통(Schmidt-Wilcke 등, 2005) 및 편두통(Kim 등, 2008) 환자의 통증과 관련된 영역에서 뇌형태학의 변경됨을 확인하였다. 정확한 위치는 그룹마다 차이가 있지만, 대상회 피질, 섬엽 및 배외측 전전두엽 피질을 포함한 일부 영역에서 중복되는 것을 확인하였다(May, 2008). Younger 등(2010)은 근막 TMD에서 삼차신경-시상-피질 경로의 여러 영역에서 회색질 용적의 변화가 나타났으며, 일부 변연계 영역에서는 회색질 용적이 증가함을 확인하였다. 이러한 변화는 통증에 의해 형성된 결과이며, 통증 증상의 강도 및 지속 기간과 관련이 있는 것으로 확인되었다(Apkarian 등, 2009).

정량적 감각 검사
(Quantitative sensory testing)

정량적 감각검사(Quantitative sensory testing, QST)는 일반적으로 통각 증가 또는 체성감각 손실의 평가에 적용되며 진동, 온열, 전기 및 기계적 자극 평가를 포함한다(Hansson 등, 2007). QST가 특정질환의 특성에 대한 진단검사로는 제한적이지만, TMD,

구강 작열감 증후군 또는 비정형 치통이 있는 환자의 진단 능력을 입증할 수 있다(Svensson 등, 2011).

QST를 평가하기 위한 여러가지 프로토콜이 있다. 독일 신경병증성 통증 연구 네트워크(German Research Network on Neuropathic Pain, DFNS)는 감각 상실(작거나 큰 신경 섬유 기능), 통증증상(통각과민, 이질통, 병증), 피부 또는 심부 통증 민감도를 검사하기 위한 표준화된 QST 종합검사를 개발하였다(Rolke 등, 2006a). 이러한 프로토콜은 신경병성 통증 질환을 평가하는 데 최적화되어 있지만 심부구조의 통증 평가는 제한적이다. 일반적으로 QST 프로토콜은 환자마다 30-60분 정도 소요된다. 프로토콜은 1차 구심성 신경 섬유의 전체 스펙트럼에 걸쳐 체성감각 기능을 평가한다. 절차는 다음과 같이 적용하여 평가할 수 있다.:

- 폰 프라이(von Frey)의 머리카락 및 진동에 대한 기계적 자극 역치값을 전도하는 ***Aβ 섬유***(Aβ fibers);
- 한랭 자극 역치값 및 침통각 자극에 대한 기계적 통증 역치값을 전도하는 ***Aδ 섬유***(Aδ fibers);
- 온열 자극 및 온열 통증 역치값을 전도하는 ***C 섬유***(C fibers);
- 모순적 온열 감각의 발현에 대한 ***Aδ 한랭 섬유***(Aδ cold fibers)

구강안면 영역(Pigg 등, 2010)에서 QST 프로토콜의 측정자내 및 측정자간 신뢰도는 허용 범위에서 우수(Geber 등, 2011)까지 다양하다. 검사는 아래와 같이 감각자극별로 요약하였다(Rolke 등, 2006a).

온열 역치값(Thermal thresholds)

온열 자극 역치값은 대상자가 처음으로 느끼는 가장 가벼운 온열 감각으로 정의되며, 한랭 자극수용 역치값은 대상자가 처음으로 느끼는 가장 작은 냉열 감각으로 정의된다. 온열과 한랭의 역치값은 감각이 열감 또는 냉감에서 온열통 또는 냉통으로 변하는 순간으로 정의된다. 개인은 온도 변화를 수용하는 즉시 스위치를 누르는 것처럼 활동전위가 발생한다.

신체 검사부위에 따라 온열 역치값을 평가하기 위해 장비를 사용할 수 있다. 구강안면 영역을 검사할 경우 권장되는 접촉 온열 영역은 구강외 영역은 4cm^2, 구강내 영역은 0.81cm^{2}이다(Pigg 등, 2010). Jääskeläinen(2004)은 삼차신경 전도를 검사하기 위해 9mm^2(**그림 6.1**)의 온도 모드를 사용할 것을 권장한다. 일반적으로 각 영역에서 3~5회 검사하여 평균값을 데이터 분석하여 사용한다. 또한 모순적 온열 감각(냉 자극과 열 자극을 전환하는 역치값이 차이)은 온열 감각 역치를 측정하는 과정에서 개인에게 질문하여 평가할 수 있다(Rolke 등, 2006a).

진동 역치값(Vibration threshold)

VIBRAMETER®(SOMEDIC, Sweden)는 진동 역치값을 평가하는 데 가장 일반적으로 사용되는 장비이다. 진동 자극의 진폭 범위는 0.1 – 130 μm이며 0.5 μm/s의 변화율로 검사한다. 환자의 눈을 감은 상태에서 검사한다(**그림 6.2**). 독일 QST 프로토콜의 진동 자극수용 역치값은 소멸 진동 역치값으로만 구성된다(Rolke 등, 2006a). 그러나 다양한 연구에서 발생와 소멸 역치값(appearance and disappearance thresholds)을 모두 사용하고있다. 발생(onset, appearance–ON) 진폭은 대상자가 진동 자극을 지각할 수 있는 진폭(μm)으로 정의되며, 소멸(offset, disappearance –OFF) 진폭은 진동 자극이 더 이상 대상자에 의해 지각되지 않는 진폭으로 정의된다. 두가지 역치값은 세 번 반복하여 측정한 평균값을 사용한다. 발생 및 소멸 진폭의 평균이 진동 역치값으로 측정된다.

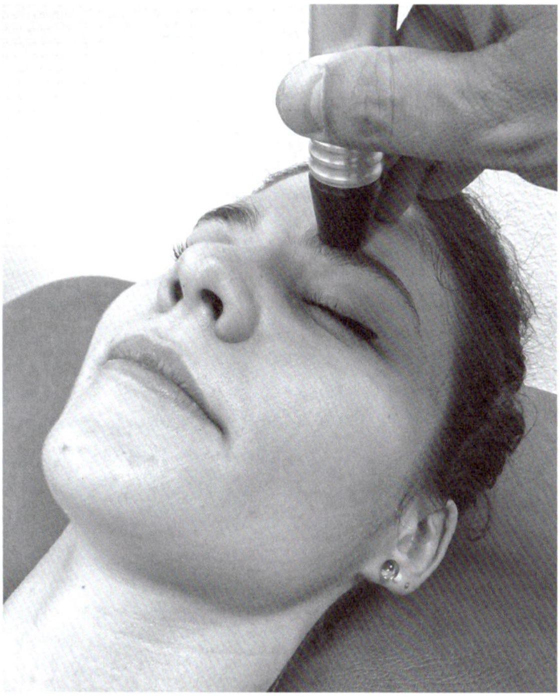

그림 6.1
안와상절흔에서 온열 역치값 평가

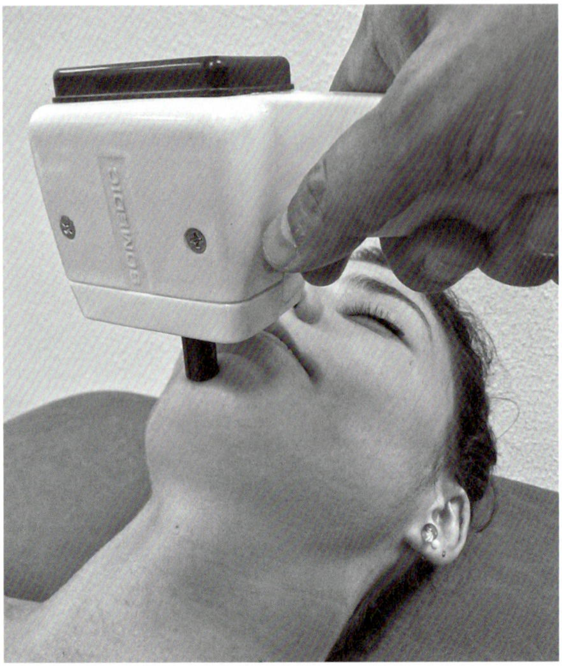

그림 6.2
턱에서 진동 역치값 평가

기계적 자극 역치값
(Mechanical detection threshold)

기계적 자극 역치값은 일반적으로 폰 프라이(von Frey)필라멘트로 평가된다(Semmes-Weinstein 모노필라멘트, 둥근 끝, 직경 0.5mm). 필라멘트를 해당 부위에 수직으로 하고 필라멘트가 휘어질 때까지 천천히 압력을 가한다(**그림** 6.3). 자극은 약 1.5초 동안 유지하였다가 1.5초 후에 천천히 제거한다.

대상자는 검사 중 눈을 감은 상태에서 검사 부위에 자극이 느껴지면 손을 들도록 지시한다. 한계법(method of limits)은 가장 일반적으로 사용되는 방법이며, 일련의 상승 및 하강 자극 강도를 사용하여 역치값의 차이를 측정한다.

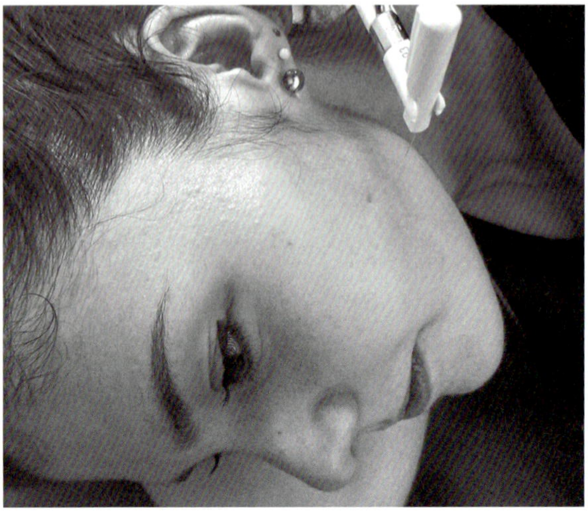

그림 6.3
교근에서 폰 프라이(von Frey) 필라멘트를 이용한 기계적 자극 역치값 평가

기계적 통증 역치값
(Mechanical pain threshold)

기계적 통증 역치값은 고정된 자극 강도(접촉 면적: 직경 0.2mm)를 갖는 다양한 침통각 기계적 자극기 세트로서 맞춤형 가중 침통각 자극기(custom-made weighted pinprick stimuli)을 사용하여 평가한다. 자극기는 침통각 지각에 대한 처음 인식될때까지 2초 켜짐, 2초 꺼짐의 비율로 오름차순으로 적용된다. 최종 역치값은 오름차순 및 내림차순 자극의 5개 시리즈의 평균값을 측정한다.

압통 민감도(Pressure pain sensitivity)

기계적 통증 민감도는 일반적으로 휴대용 압통 측정기(pressure algometer)를 사용하여 평가한다(**그림** 6.4). 일반적으로 압통역치값(pressure pain threshold, PPT)는 통증을 인식하는 최저 압력과 최대압력의 차

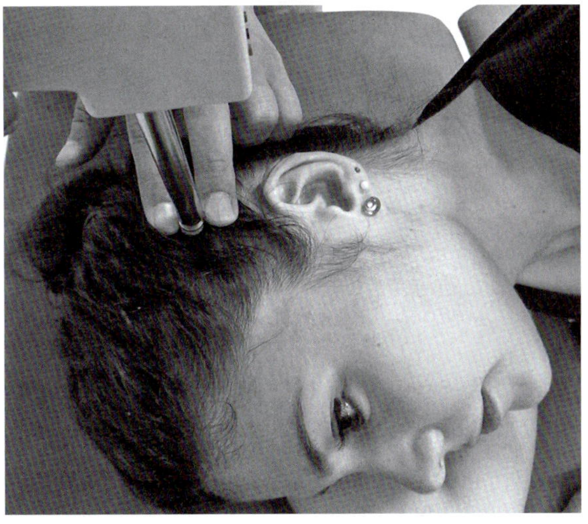

그림 6.4
측두근의 압통 역치값 평가

이 역치값인 압통내성 역치값(pressure tolerance threshold, PPTo)으로 평가한다. 기계적 통증 민감도를 평가하는 가장 일반적인 방법은 전자식 압통계(SO-MEDIC, Sweden)를 사용하는 것이다. 대상자들은 감각이 압력에서 통증으로 변할 때(압톡역치값, PPT) 또는 더 강한 압력을 견딜 수 없을 때(압통내성역치값, PPTo) 정지 스위치를 누르도록 지시한다. 일반적으로 세 번의 검사에서 측정한 평균값을 사용한다. 시간적 가중을 피하기 위해 각 측정 사이에 30초의 휴식 시간을 갖는다. 이와 같은 방법은 저작구조의 기계적 체성감각 평가에 대해 우수한 검사-재검사 신뢰도가 확인되었다(Costa 등, 2017).

또한 압통계는 시작 과정(wind-up process)의 초기 단계를 모방한 통증의 시간적 가중을 결정하는 데 사용할 수 있다(Arendt-Nielsen과 Graven-Nielsen, 2008). 시간적 가중을 이끌어내기 위해 기계적 자극은 일정한 강도를 일정한 간격의 1Hz의 주파수로 5회 반복한다. 5번의 연속적인 자극강도는 반복된 자극 동안 대상자가 통증 지각의 증가를 느낄 때까지 점진적으로 증가한다.

정량적 감각검사에 대한 고려사항
(Considerations for quantitative sensory testing)

첫째, 여성은 일반적으로 인종(Komiyama 등, 2007), 해부학적 평가 부위(Matos 등, 2011) 또는 나이(Rolke 등, 2006b)와 관계없이 다양한 유형의 QST에서 남성보다 더 민감한 것으로 나타났다. 둘째, 고연령 대상자는 젊은 대상자보다 낮은 민감성이 확인되었다(Rolke 등, 2006b; Blankenburg 등, 2010). 셋째, 인종에 따라 통증 자극에 대한 반응이 차이가 확인되었으며(Campbell 등, 2005), 백인이 아시아인과 아프리카인보다 더 높은 역치값이 확인되었다(Komiyama 등, 2007). 또한 백인은 일본인보다 삼차신경 영역에서 더 낮은 전기적 외수용성 억제반사의 역치값이 확인되었다(Komiyama 등, 2009).

따라서 민감도는 평가되는 신체 부위에 따라 차이가 있다. 다양한 연구에서 얼굴은 손이나 발보다 온열 및 기계적 자극에 더 민감하다(낮은 역치값)고 보고하고 있다Rolke 등, 2006b; Blankenburg 등, 2010). 또한 치은보다 얼굴과 혀의 민감도가 더 높으며(Pigg 등, 2010), 다양한 자극에 대한 통증 민감도는 삼차신경의 영역에 따라 차이가 있다고 보고되었다(Matos 등, 2011; Yekta 등, 2010). Yang 등(2014)은 체성 감각의 변동성은 특정자극에 민감한 일부 신체영역과 다른 자극에 더 민감한 다른 신체 영역과 함께 영역 및 자극 의존적이다고 보고하였다. 부위 의존적 민감도에 기여하는 요인에는 신경 분포밀도의 차이, 수용체 영역의 중첩, 뇌까지의 반응 시간, 인공물 및 표피의 비대환경이 포함될 수 있다.

턱관절 장애에 대한 정량적 감각검사(Quantitative sensory testing for temporomandibular disorders)

QST의 적용은 구강안면 통증에 기반한 진단에 도움이 될 수 있다. TMD 및 구강안면 통증 환자에서 서로 다른 QST를 조사한 여러 연구에서 민감화 기전을 확인하였다(La Touche 등, 2017). 실제로 TMD 환자의 85%에서 체성감각 이상이 확인되었다(Kothari 등, 2015).

TMD환자에서 말초성 및 중추성 민감화의 발현에 대한 근거들을 보고하였다(4장 참조). 요약하면, 삼차신경 영역, 특히 저작근에서 압통 통각과민의 발현(Maixner 등, 1998; Farella 등, 2000), 광범위한 통각과민증 사이의 관련성(Fernández-de-las-Peñas 등, 2009) 그리고 TMD 증상의 강도와 기간에 따른 회색질 변화(Younger 등, 2010)가 확인되었다. 다양한 연구에 의하면 TMD 환자는 중추성 민감화 징후로 광범위한 압통 과민반응(Maixner 등, 1995; Svensson 등, 2001; Sarlani와 Greenspan, 2003; Fernández-de-las-Peñas 등, 2009)이 확인되었으며, 이 민감화의 범위는 삼차영역을 벗어나 상위수준으로 전도될 수 있다고 확인되었다.

실제로 185명의 TMD 환자와 1,633명의 건강한 대조군을 포함하는 대단위 사례-대조군 연구에서 삼차신경 및 비삼차신경 영역에서 PPT차이가 높게 나타났다(Greenspan 등, 2011). 또한 일부 연구에서는 TMD 환자 및 구강안면 통증을 구분할 수 있는 PPT 결정값을 제시하였다(Cunha 등, 2014). 또 다른 연구에서는 TMD환자와 건강한 사람을 구분하기 위해 교근에서 지속적인 기계적 통증 민감화(연속적인 검사를 통해 PPT의 급격한 감소)의 사용을 제지하였다(Quartana 등, 2015). 그러나 증상의 첫 발현에서 PPT는 지속적인 TMD의 예측인자로 사용할 수 있지만, TMD의 발병률 예측인자로는 명확하지 않다(Slade 등, 2014).

중요한 것은, TMD성 두통(Costa 등, 2016)과 관련이 없는 경부통 증상(Muñoz-García 등, 2017), 편두통(Pinto Fiamengui 등, 2013) 또는 삼차신경 및 삼차신경외 영역의 광범위한 증상의 발현(Chen 등, 2012)은 강한 압통 통각과민과 관련되어있다. 이와 같이 만성통증이 영향을 받는 조직에 따라 또 다른 통증증후군을 초래할 수 있으며, 중추성 민감화에 의한 발현으로 나타날 수 있다(Woolf, 2011). 민감화 기전은 유사하지만 각각의 구강안면 통증 질환은 다른 통증 기전이 발현될 수 있으므로 체성감각 기능을 포함한 통증 프로파일이 TMJ 관절통 환자와 골관절염 환자 사이에 명확한 차이가 있다는 것을 알 수 있다(Kothari 등, 2016). 일부 연구에서는 근막 TMD환자는 저작근에 대해 비정상적인 온열 역치값 및 온열자극의 시간적 가중이 나타날 수 있다고 보고하였고(Maixner 등, 1998; Fernándezde-las-Peñas 등, 2010a; Carvalho 등, 2016; Janal 등, 2016), 또 다른 연구에서는 통증 프로파일의 차이점이 나타나지 않았다(Svensson 등, 2001; Raphael, 2009). 또한 온열 통각과민은 관절성 구강안면 통증 환자에서도 확인되었다(Park 등, 2010).

그러므로, 체성감각 장애의 발현은 구강안면 통증환자에서 이질적이라는 점을 고려해야 한다. Pfau 등(2009)은 섬유성근육통 압통점 수에 기반한 TMD 환자의 두 하위 그룹(민감성 및 둔감성)에 대해 보고하였다. 민감한 TMD 그룹은 둔감한 TMD 및 대조군보다 압력과 온열 자극에 더 민감하게 나타났다(Pfau 등, 2009). 또한 연구자들은 TMD가 동일한 기본적 병리와 함께 지속적인 증상이 일반적인 유해수용성 통증 경로에 의해 만성 통증질환의 섬유성근육통으로 진행될 수 있음을 제시하였다. 그러나 관리전략 및 예후에 잠재적인 영향을 미칠 수 있는 체성감각 프로파일을 사용하여 TMD 통증 환자의 특정 하위 유형을 구분하는 데 유용할 수 있다. 이러한 검증을 위해 향후 연구가 필요할 것이며, 현재 지식과 기술(QST)을 통해 이러한 전향적 연구가 TMD 통증 환자의 치료를 실제로 발전시키고 최적화할 수 있을 것이다. 다음 부분에서 TMD 통증에 대한 QST의 임상적 적용에 대한 간략한 요약을 정리하였다.

임상적 적용(Clinical applications)

중추성 민감화의 임상적 감별 (Clinical identification of central sensitization)

QST 연구는 TMD 환자에서 중추성 민감화의 발현을 확인할 수 있으나, 임상 환경에서 민감화 기전의 감별은 임상가에게는 제한적이다(Nijs 등, 2010). 실제로 중추성 민감화의 감별은 치료중재의 강도, 진폭 및 빈도와 같은 일부 치료 매개변수를 결정할 수 있으며 물리치료, 통증 신경과학 교육, 인지행동치료 및 운동을 포함한 복합적 치료의 필요성을 결정할 수 있다(Nijs 등, 2014a). 임상가의 주요 관심은 중추성 민감화에 대한 진단을 결정할 수 있는 임상증상 및 징후가 명확하지 않으며 동일한 질환의 모든 환자에서 중추성 민감화가 일정하지 않다는 것이다. 중추성 민감화의 분류는 신경병성 통증의 배제 및 유해수용성과 중추성 민감화 통증의 구분의 두 가지 주요단계를 수반한다고 제시하였다(Nijs 등, 2014b). 따라서 임상환경에서 민감화 기전의 감별은 일련의 증상 및 징후를 기반으로 할 수 있다(Nijs 등, 2016).

첫째, 임상적 병력은 잠재적으로 중추성 민감화 발현의 가능성을 제공할 수 있다. 예를 들어, 밝은 빛, 소리 또는 냄새에 대한 과민증의 존재, 비정상적인 온열감각, 압력 통각과민 또는 이질통은 중추성 민감화와 관련된다. 이와 같은 특징 중 일부는 TMD 환자의 증상과 긴장성 두통 또는 편두통 사이의 중복되는 다양한 두통을 호소한다(Svensson, 2007). 자발적 증상영역의 큰범위에서 발현은 슬관절염 환자에서 중추성 민감화의 일부 측정요소와 상관관계가 있는 것으로 확인되었다(Lluch-Girbés 등, 2016). 자발적 증상영역의 큰범위에서 발현은 슬관절염 환자에서 중추성 민감화의 일부 측정요소와 상관관계가 있는 것으로 확인되었다.

둘째, TMD 환자의 이학적 검사에서 도수 촉진에 의한 일반적인 민감도의 발현을 증상 영역과 무증상 영역을 포함하여 결정해야 한다. 일부 연구자들은 근육조직을 촉진하는 동안 연관통 부위의 확대가 중추성 민감화의 징후라고 제시하였다(Graven-Nielsen과 Arendt-Nielsen, 2010). Fernández-de-las-Peñas 등(2010b)의 연구에서 근막성 TMD 환자는 건강한 대조군에 비해 TrP에 의해 유발된 큰범위의 연관통 영역에 대해 보고하였다.

중추성 민감화와 관리 고려사항 (Management considerations and central sensitization)

임상가는 잠재적이고 복합적인 유해수용성 통증 기전이 임상증상의 개별적 차이점을 고려해야 하며, TMD 환자에 따른 적절한 치료접근법을 선택해야 한다. 실제로, 말초성 및 중추성 민감화의 징후를 고려하여 적절한 다중적 접근법(multimodal approach)을 선택해야 한다(Nijs 등, 2010). 예를 들어, 임상 환경에서 일반적으로 중추성 민감화가 낮은 환자는 소수의 치료만으로도 긍정적인 결과를 얻을 수 있다.

일반적으로 말초 유해수용성 감각의 지속적인 자극이 선행되며, 이러한 말초 유해수용성 입력의 유지는 중추성 민감화를 촉진할 수 있다(Woolf, 2011). 따라서 말초 유해수용체의 구심성 자극의 시간 경과를 제한하는 것이 중요하며 이론적으로 초기 치료 프로그램은 중추성 민감화로 진행을 예방하는 것이 중요하다(Arendt–Nielsen 등, 2011).

말초성 또는 중추성의 우세한 민감화 과정의 임상적 확인은 치료 프로그램의 방향을 결정한다. 말초 유해수용성 기전(말초성 민감화)이 있는 환자의 경우, 증상이 있는 조직을 치료하고 적절한 운동과 기능적 활동을 권장해야 한다. 중추성 과정(중추성 민감화)이 있는 환자의 경우, 복합적인 약리학, 신체적 및 인지적 접근을 권장해야 한다.

또한 중추성 민감화가 있는 대상자에서 확인된 운동에 대한 비정상적인 반응도 고려해야 한다. 건강한 대상자에서 운동은 일반적으로 하강 억제기전을 활성화하여 관련된 통각저하가 나타난다. 중추성 민감화가 있는 구강안면 통증환자에서 운동은 통각저하 대신 통각과민을 유발할 수 있다(Mohn 등, 2008). 최근의 이론은 편도체(뇌의 공포 기억중추)에 의해 조절되는 뇌 회로를 목표로 하기 위해 운동요법은 등급별 노출 원칙(graded exposure principles)으로 적용할 것을 제시하고있다. 환자의 운동요법을 적용할 경우 중추성 민감화 기전을 포함한 통증 신경과학에 대한 이해를 고려해야 한다(Nijs 등, 2015).

결론(Conclusion)

정량적 감각검사(QST)의 사용은 TMD 및 구강안면 통증 환자의 유해수용성 경로에서 기능의 상실과 회복에 대한 이해를 제공할 수 있다. TMD에서 민감화 기전의 발현은 이러한 환자에게 적용되는 임상적 예후 및 치료 전략을 결정할 수 있다. 임상가는 구강안면 통증 환자에서 징후와 증상의 발현영역을 통해 중추성 민감화의 가능성을 확인할 수 있다. 이러한 민감화 과정의 임상적 확인은 환자에게 적절한 설명을 제공하고 치료를 관리하는 데 중요하다.

참고문헌

Apkarian AV, Baliki MN, Geha PY. Towards a theory of chronic pain. Prog Neurobiol 2009; 87: 81–97.

Arendt-Nielsen L, Graven-Nielsen T. Translational aspects of musculoskeletal pain: from animals to patients. In Graven-Nielsen T, Arendt-Nielsen L, Mense S(eds). Fundamentals of Musculoskeletal Pain. Seattle: IASP Press; 2008: pp. 347–366.

Arendt-Nielsen L, Fernández-de-las-Peñas C, Graven-Nielsen T. Basic aspects of musculoskeletal pain: from acute to chronic pain. J Manual Manipul Ther 2011; 19: 186–193

Babenko VV, Graven-Nielsen T, Svensson P, Drewes AM, Jensen TS, Arendt-Nielsen L. Experimental human muscle pain induced by intramuscular injections of bradykinin, serotonin, and substance P. Eur J Pain 1999; 3: 93–102.

Blankenburg M, Boekens H, Hechler T et al. Reference values for quantitative sensory testing in children and adolescents: developmental and gender differences of somatosensory perception. Pain 2010; 149: 76–88.

Cairns BE, Wang K, Hu JW, Sessle BJ, Arendt-Nielsen L, Svensson P. The effect of glutamate-evoked masseter muscle pain on the human jaw-stretch reflex differs in men and women. J Orofac Pain 2003; 17: 317–325.

Cairns BE, Dong X, Mann MK, Svensson P, Sessle BJ, Arendt-Nielsen L, McErlane KM. Systemic administration of monosodium glutamate elevates intramuscular glutamate levels and sensitizes rat masseter muscle afferent fibers. Pain 2007; 132: 33–41.

Campbell CM, Edwards RR, Fillingim RB. Ethnic differences in responses to multiple experimental pain stimuli. Pain 2005; 113: 20–26.

Carvalho GF, Chaves TC, Florencio LL, Dach F, Bigal ME, Bevilaqua-Grossi D. Reduced thermal threshold in patients with temporomandibular disorders. J Oral Rehabil 2016; 43: 401–408.

Chen H, Slade G, Lim PF, Miller V, Maixner W, Diatchenko L. Relationship between temporomandibular disorders, widespread palpation tenderness, and multiple pain conditions: a case-control study. J Pain 2012; 13: 1016–1027.

Costa YM, Porporatti AL, Stuginski-Barbosa J, Bonjardim LR, Speciali JG, Conti PC. Headache attributed to masticatory myofascial pain: impact on facial pain and pressure pain threshold. J Oral Rehabil 2016; 43: 161–168.

Costa YM, Morita-Neto O, de Araújo-Júnior EN, Sampaio FA, Conti PC, Bonjardim L. Test-retest reliability of quantitative sensory testing for mechanical somatosensory and pain modulation assessment of masticatory structures. J Oral Rehabil 2017; 44: 197–204.

Cunha CO, Pinto-Fiamengui LM, Castro AC, Lauris JR, Conti PC. Determination of a pressure pain threshold cut-off value for the diagnosis of temporomandibular joint arthralgia. J Oral Rehabil 2014; 41: 323–329.

Farella M, Michelotti A, Steenks MH, Romeo R, Cimino R, Bosman F. The diagnostic value of pressure algometry in myofascial pain of the jaw muscles. J Oral Rehabil 2000; 27: 9–14.

Fernández-de-las-Peñas C, Galán del Río F, Fernández Carnero J, Pesquera J, Arendt-Nielsen L, Svensson P. Bilateral widespread mechanical pain sensitivity in myofascial temporomandibular disorder: Evidence of impairment in central nociceptive processing. J Pain 2009; 10: 1170–1178.

Fernández-de-las-Peñas C, Galán-del-Río F, Ortega-Santiago R, Jiménez-García R, Arendt-Nielsen L, Svensson P. Bilateral thermal hyperalgesia in trigeminal and extra-trigeminal regions in patients with myofascial temporomandibular disorders. Exp Brain Res 2010a; 202: 171–179.

Fernández-de-las-Peñas C, Galán-del-Río F, Alonso-Blanco C, Jiménez-García R, Arendt-Nielsen L, Svensson P. Referred pain from muscle trigger points in the masticatory and neck-shoulder musculature in women with temporomandibular disorders. J Pain 2010b; 11: 1295–1304.

Geber C, Klein T, Azad S et al. Test-retest and inter-observer reliability of quantitative sensory testing according to the protocol of the German Research Network on Neuropathic Pain(DFNS): a multi-centre study. Pain 2011; 152: 548–556.

Gebhart GF, Bielefeldt K. Physiology of visceral pain. Compr Physiol 2016; 6: 1609–1633.

Goadsby PJ, Bartsch T. The anatomy and physiology of the trigeminocervical complex. In Fernández-de-las-Peñas C, Arendt-Nielsen L, Gerwin RD(eds). Tension-Type and Cervicogenic Headache: Pathophysiology, Diagnosis, and Management. Boston: Jones & Bartlett Publishers; 2010, pp. 109–116.

Graven-Nielsen T, Arendt-Nielsen L. Assessment of mechanisms in localized and widespread musculoskeletal pain. Nat Rev Rheumatol 2010; 6: 599–606.

Graven-Nielsen T, Mense S. The peripheral apparatus of muscle pain: evidence from animal and human studies. Clin J Pain 2001; 17: 2–10.

Greenspan JD, Slade GD, Bair E et al. Pain sensitivity risk factors for chronic TMD: descriptive data and empirically identified domains from the OPPERA case control study. J Pain 2011; 12: T61–74.

Hansson P, Backonja M, Bouhassira D. Usefulness and limitations of quantitative sensory testing: clinical and research application in neuropathic pain states. Pain 2007; 129: 256–259.

Jääskeläinen SK. Clinical neurophysiology and quantitative sensory testing in the investigation of orofacial pain and sensory function. J Orofac Pain 2004; 18: 85–107.

Janal MN, Raphael KG, Cook DB, Sirois DA, Nemelivsky L, Staud R. Thermal temporal summation and decay of after-sensations in temporomandibular myofascial pain patients with and without comorbid fibromyalgia. J Pain Res 2016; 9: 641–652.

King CD, Wong F, Currie T, et al. Deficiency in endogenous modulation of prolonged heat pain in patients with irritable bowel syndrome and temporomandibular disorder Pain 2009; 143: 172–178.

Kim JH, Suh SI, Seol HY et al. Regional grey matter changes in patients with migraine: a voxel-based morphometry study. Cephalalgia 2008; 28: 598–604.

Komiyama O, Kawara M, De Laat A. Ethnic differences regarding tactile and pain thresholds in the trigeminal region. J Pain 2007; 8: 363–369.

Komiyama O, Wang K, Svensson P, Arendt-Nielsen L, Kawara M, De Laat A. Ethnic differences regarding sensory, pain, and reflex responses in the trigeminal region. Clin Neurophysiol 2009; 120: 384–389.

Kothari SF, Baad-Hansen L, Oono Y, Svensson P. Somatosensory assessment and conditioned pain modulation in temporomandibular disorders pain patients. Pain 2015; 156: 2545–2555.

Kothari SF, Baad-Hansen L, Hansen LB et al. Pain profiling of patients with temporomandibular joint arthralgia and osteoarthritis diagnosed with different imaging techniques. J Headache Pain 2016; 17: 61.

La Touche R, Paris-Alemany A, Hidalgo-Pérez A, López-de-Uralde-Villanueva I, Angulo-Diaz-Parreño S, Muñoz-García D. Evidence for central sensitization in patients with temporomandibular disorders: a systematic review and meta-analysis of observational studies. Pain Pract 2017, May 29 [Epub ahead of print].

Lin C. Brain signature of chronic orofacial pain: a systematic review and meta-analysis on neuroimaging research of trigeminal neuropathic pain and temporomandibular joint disorders. PLoS One 2014; 9: e94300.

Lluch-Girbés E, Dueñas L, Barbero M, Falla D, Baert IAC, Meeus M, Sánchez-Frutos J, Aguilella L, Nijs J. Expanded distribution of pain as a sign of central sensitization in individuals with symptomatic knee osteoarthritis. Phys Ther 2016; 96: 1196–1207.

Maixner W, Fillingim R, Booker D, Sigurdsson A. Sensitivity of patients with painful temporomandibular disorders to experimentally evoked pain. Pain 1995; 63: 341–351.

Maixner W, Fillingim R, Sigurdsson A, Kincaid S, Silva S. Sensitivity of patients with painful temporomandibular disorders to experimentally evoked pain: evidence for altered temporal summation of pain. Pain 1998; 76: 71–81.

Matos R, Wang K, Jensen JD, Jensen T, Neuman B, Svensson P, Arendt-Nielsen L. Quantitative sensory testing in the trigeminal region: site and gender differences. J Orofac Pain 2011; 25: 161–169.

May A. Chronic pain may change the structure of the brain. Pain 2008; 137: 7–15.

Meacham K, Shepherd A, Mohapatra DP, Haroutounian S. Neuropathic pain: central vs. peripheral mechanisms. Curr Pain Headache Rep 2017; 21: 28.

Mense S, Simons DG, Russell IJ. Muscle Pain: Understanding its Nature, Diagnosis and Treatment. Philadelphia: Lippincott, Williams & Wilkins; 2001.

Mohn C, Vassend O, Knardahl S. Experimental pain sensitivity in women with temporomandibular disorders and pain-free controls: the relationship to orofacial muscular contraction and cardiovascular responses. Clin J Pain 2008; 24: 343–352.

Muñoz-García D, López-de-Uralde-Villanueva I, Beltran-Alacreu H, La Touche R, Fernández-Carnero J. Patients with concomitant chronic neck pain and myofascial pain in masticatory muscles have more widespread pain and distal hyperalgesia than patients with only chronic neck pain. Pain Med 2017; 18: 526–537.

Nijs J, Van Houdenhove B, Oostendorp RA. Recognition of central sensitization in patients with musculoskeletal pain: application of pain neurophysiology in manual therapy practice. Man Ther 2010; 15: 135–141.

Nijs J, Malfliet A, Ickmans K, Baert I, Meeus M. Treatment of central sensitization in patients with unexplained chronic pain: an update. Expert Opin Pharmacother 2014a; 15: 1671–1683.

Nijs J, Torres-Cueco R, van Wilgen CP et al. Applying modern pain neuroscience in clinical practice: criteria for the classification of central sensitization pain. Pain Physician 2014b; 17: 447–457.

Nijs J, Lluch Girbés E, Lundberg M, Malfliet A, Sterling M. Exercise therapy for chronic musculoskeletal pain: Innovation by altering pain memories. Man Ther 2015; 20: 216–220.

Nijs J, Goubert D, Ickmans K. Recognition and treatment of central sensitization in chronic pain patients: not limited to specialized care. J Orthop Sports Phys Ther 2016; 46: 1024–1028.

Park JW, Clark GT, Kim YK, Chung JW. Analysis of thermal pain sensitivity and psychological profiles in different subgroups of TMD patients. Int J Oral Maxillofac Surg 2010; 39: 968–974.

Pfau DB, Rolke R, Treede RD, Daublaender M. Somato-sensory profiles in subgroups of patients with myogenic temporomandibular disorders and fibromyalgia syndrome. Pain 2009; 147: 72–83.

Pielstickera A, Haagc G, Zaudigh M, Lautenbachera S. Impairment of pain inhibition in chronic tension-type headache. Pain 2005; 118: 215–223.

Pigg M, Baad-Hansen L, Svensson P, Drangsholt M, List T. Reliability of intraoral quantitative sensory testing(QST). Pain 2010; 148: 220–226.

Pinto Fiamengui LM, Freitas de Carvalho JJ, Cunha CO, Bonjardim LR, Fiamengui Filho JF, Conti PC. The influence of myofascial temporomandibular disorder pain on the pressure pain threshold of women during a migraine attack. J Orofac Pain 2013; 27: 343–349.

Quartana PJ, Finan PH, Smith M. Evidence for sustained mechanical pain sensitization in women with chronic temporomandibular disorder versus healthy female participants. J Pain 2015; 16: 1127–1135.

Raphael KG. Temporal summation of heat pain in temporomandibular disorder patients. J Orofac Pain 2009; 23: 54–64.

Rolke R, Andrews Campbell K, Magerl W, Birklein F, Treede RD. Quantitative sensory testing: a comprehensive protocol for clinical trials. Eur J Pain 2006a; 10: 77–88.

Rolke R, Baron R, Maier C et al. Quantitative sensory testing in the German Research Network on Neuropathic Pain(DFNS): standardized protocol and reference values. Pain 2006b; 123: 231–243.

Sandrini G, Rossi P, Milanov L, Serrao M, Cecchini AP, Nappi G. Abnormal modulatory influence of diffuse noxious inhibitory controls in migraine and chronic tension-type headache patients. Cephalalgia 2006; 26: 782–789.

Sarlani E, Greenspan J. Evidence for generalized hyperalgesia in temporomandibular disorders patients. Pain 2003; 10: 221–226.

Schmidt-Wilcke T, Leinisch E, Straube A, Kampfe N, Draganski B, Diener HC, Bogdahn U, May A. Gray matter decrease in patients with chronic tension type headache. Neurology 2005; 65: 1483–486.

Slade GD, Sanders AE, Ohrbach R, et al. Pressure pain thresholds fluctuate with, but do not usefully predict, the clinical course of painful temporomandibular disorder. Pain 2014; 155: 2134–2143.

Staud R. Abnormal endogenous pain modulation is a shared characteristic of many chronic pain conditions. Expert Rev Neurother 2012; 12: 577–585.

Svensson P. Muscle pain in the head: overlap between temporomandibular disorders and tension-type headaches Curr Opin Neurol 2007; 20: 320–325.

Svensson P, List T, Hector G. Analysis of stimulus-evoked pain in patients with myofascial temporomandibular pain disorders Pain 2001; 92: 399–409.

Svensson P, Baad-Hansen L, Pigg M et al. Guidelines and recommendations for assessment of somato-sensory function in orofacial pain conditions: a taskforce report. J Oral Rehabil 2011; 38: 366–394.

Wall PD, Woolf CJ. Muscle but not cutaneous C-afferent input produces prolonged increases in the excitability of the flexion reflex in the rat. J Physiol 1984; 356: 443–458.

Wilcox SL, Gustin SM, Macey PM, Peck CC, Murray GM, Henderson LA. Anatomical changes within the medullary dorsal horn in chronic temporomandibular disorder pain. Neuroimage 2015; 117: 258–266.

Woolf CJ. Central sensitization: implications for the diagnosis and treatment of pain. Pain 2011; 152: S2–15.

Yang G, Baad-Hansen L, Wang K, Xie QF, Svensson P. A study on variability of quantitative sensory testing in healthy participants and painful temporomandibular disorder patients. Somatosens Mot Res 2014; 31: 62–71.

Yekta SS, Smeets R, Stein JM, Ellrich J. Assessment of trigeminal nerve functions by quantitative sensory testing in patients and healthy volunteers. J Oral Maxillofac Surg 2010; 68: 2437–2451.

Younger JW, Shen YF, Goddard G, Mackey SC. Chronic myofascial temporomandibular pain is associated with neural abnormalities in the trigeminal and limbic systems. Pain 2010; 149: 222–228.

2

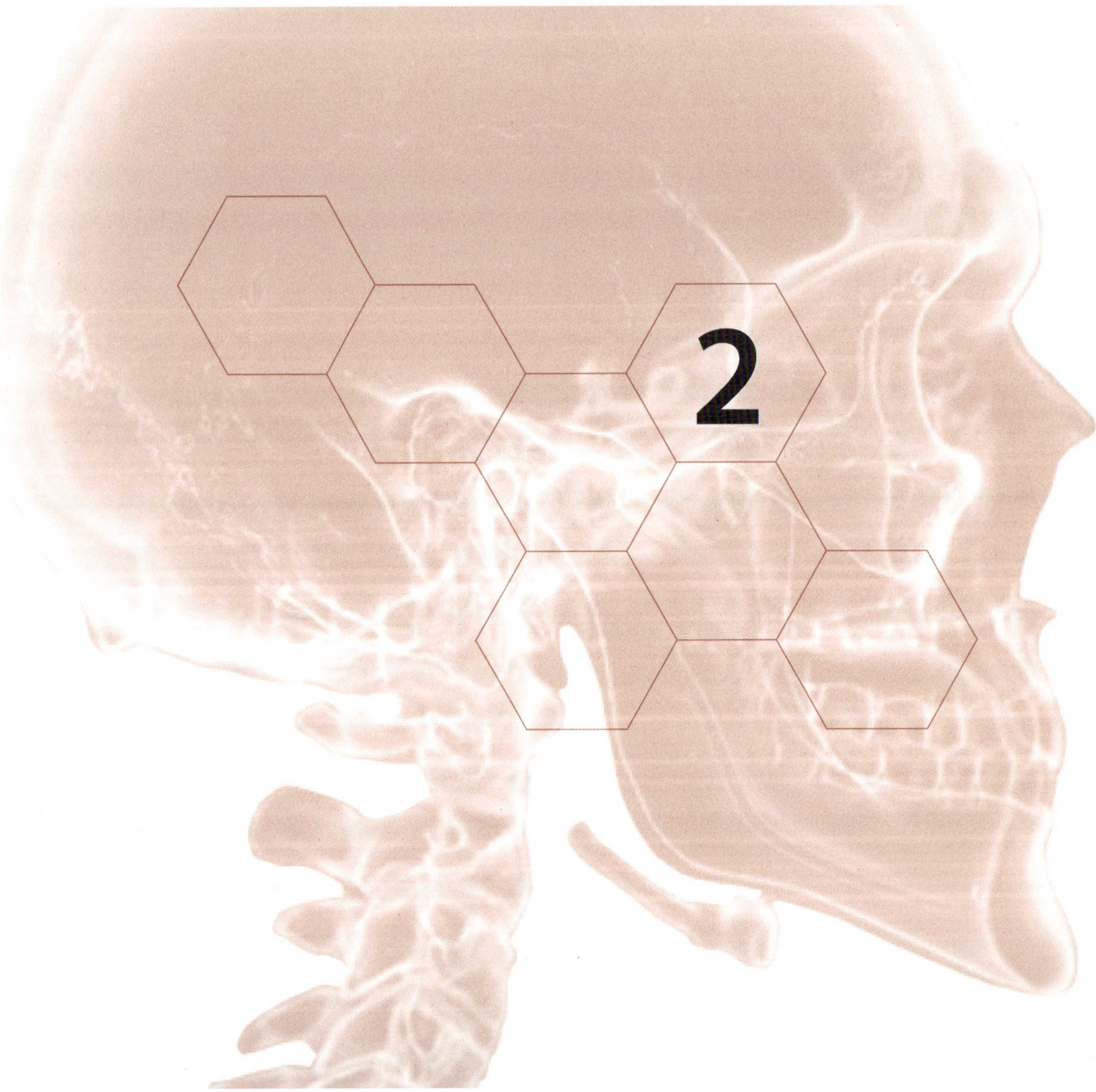

PART 2

턱관절 장애의 검사

Examining for temporomandibular disorders

7 장

턱관절 장애와 구강 안면 통증의 임상병력

Clinical history in temporomandibular disorders and orofacial pain

'불가능한 것을 제거하면 남은 것은 아무리 개연성이 없어도 진실이어야 한다.'

— Arthur Conan Doyle, 1890

개요(Introduction)

턱관절 장애(temporomandibular disorder; TMD) 전문가는 종종 일련의 치료가 효과적이지 않을 때, 숨겨진 질병의 원인을 파악해야 한다.

진단 작업은 첫 번째 결론에 도달하기 전에 사실을 파악하고, 단서를 관찰하고, 정보를 처리하는 방식을 따라야 한다. 진단 패러다임의 중요한 특징은 현대 의학교육의 아버지이자 존스 홉킨스 대학의 설립자 중 한명 인 William Osler(1849–1919)의 조언에서 찾을 수 있다. 그는 우리에게 다음과 같이 소개하고 있다.

'관찰하고, 기록하고, 도표화하고, 의사 소통하라. 오감을 사용하라. [...] 보는 법, 듣는 법, 느끼는 법, 냄새 맡는 법, 연습만이 전문가가 될 수 있다는 사실을 알고 ... 환자의 말을 들어보아라. 환자는 당신에게 진단명을 말하고 있다.'

— William Osler(Bryan으로부터 인용, 1997)

우리는 단서를 모으고, 문제를 정의하고, 감별 진단을 통해 사례를 생각하고 적절한 치료를 시행해야 한다.

'정확한 진단 없는 치료는 운이 따라야 성공할 수 있다.'

— Weldon Bell, 1980년 경

구강 안면 통증의 억제

(The discipline of orofacial pain)

국제 통증 연구 협회(IASP)는 구강 안면 통증을 신경계의 특정구역 구조나 기능장애 질병 또는 장애 또는 통증부위보다 먼 곳에서 연관되어 발생하는 얼굴이나 구강에서 인지되는 통증으로 정의한다. 출처(IASP, 2016).

구강 안면 통증의 치료는 세계 여러 지역에서 치과의 전문 분야이며 다른 지역에서는 새롭게 부상하고 있는 전문 분야이다. 구강 안면 통증은 일반적으로 통증이 있는 환자와 주로 대면하는 치과의사가 진단하고 치료한다. 안면 통증의 대부분은 치아가 원인일 수 있지만 모든 구강 안면 통증이 치아에서 기인하는 것은 아니다. 그러므로 '절대 명백한 사실이라고 가정하지 마라'(Safire, 연도 불분명). 단순히 안면 통증이 있고 통증 부위에 치아가 있다고 해서 입증될 때까지는 한 쪽이 다른 쪽과 관련이 있다고 가정하지 마라. 통증의 원인과 기전을 이해하지 못하면 부정확한 진단, 비효율적이고 유해한 치료로 이어질 수 있고 더 중요한 것은 오진으로 이어질 수도 있다. 구강 안면 통증을 치료하는 치과 의사의 책임은 정확한 진단을 내리고 안면 통증의 치아성 및 비치아성 원인을 적절하게 치료하는 것이다.

임상 검사에 대한 올바른 이해

(Proper understanding of clinical examination)

많은 문헌들을 통해 역학, 통증 기전 및 병인에 대한 인식이 증가하고 있다. 만성 턱관절 및 구강 안면 통증

질환의 진단 및 치료 전략을 위한 안전하고 효과적인 증거 기반의 프로토콜이 널리 받아들여지고 있다. 정보의 출처로서 인터넷의 사용이 증가함에 따라 환자들은 종종 정확한 진단과 예상되는 치료에 관한 확신을 주는 방대한 정보를 접하게 된다. 우리는 경계해야 한다. 일상적인 치과 검사를 수행하든 포괄적인 구강 안면 통증 평가를 수행하든 모든 환자에 대한 접근방식에는 징후와 증상을 경청하고 단서를 찾고 환자를 예외가 아닌 일상적인 관찰로 보는 것이 포함되어야 한다. 모든 환자에 대하여 최소한 선별 평가는 필요하다.

선별 평가(Screening evaluation)

치과 환자를 검사할 때 최소한의 의료적 치아 건강관리 요구 사항을 충족시키는 것은 치아 건강관리 제공자의 책임이다. 모든 신규환자나 재방문 환자는 포괄적인 구강 검사의 일환으로 턱관절 장애(TMD)와 기타 구강 안면 통증 상태에 대해 선별검사를 받아야 한다. 임상가가 필요할 때보다 선별평가는 포괄적이고 상세한 검사로 안내할 것이다. 선별 평가는 턱관절 장애(TMD)로 인한 통증 선별표(**표 7.1**)와 같은 간단한 설문지 또는 **부록 7.1**(International RDC/TMD Consortium Network, 2013a)에 표시된 것처럼 턱관절 장애(TMD)증상 설문지에 대한 보다 자세한 진단기준으로 구성되어야 한다.

병력 청취 후 이학적 검사를 받아야 한다. 자세한 선별 검사는 **부록 7.2**(International RDC/TMD Consortium Network, 2013b)을 참조하라. 여기에는 능동 및 수동 하악 운동 범위(ROM), 측면 및 돌출(턱내밀기) 운동, 하악골의 어긋남이나 또는 기울어짐, 턱관절(TMJ)의 촉진 및 청진(소리가 나는지), 저작 근육(표면과 심부의 저작근과 측두근)의 촉진에 대한 관찰이 포함되어야 한다. 이상 소견이 발견되면 보다 광범위한 검사가 필요하다.

표 7.1
턱관절 장애(TMD)로 인한 통증 선별표
(International RDC/TMD Consortium Network, 2011).

1. 지난 30일동안 양쪽 턱이나 관자놀이 부위의 통증이 얼마나 오래 지속 되었는가?
   a. 통증 없음
   b. 통증이 왔다가 사라짐
   c. 지금도 통증이 항상 있음

2. 지난 30일 동안 자고 일어 났을 때 턱에 통증이나 뻣뻣함이 있었던 적이 있는가?
   a. 없음
   b. 있음

3. 지난 30일 동안 다음과 같은 활동이 양쪽 턱이나 관자놀이 부위의 통증 변화(좋아지거나 심해짐)가 있었는가?
   A. 딱딱하거나 질긴 음식 씹기.
      a. 없음
      b. 있음
   B. 입을 벌리거나 턱을 앞이나 옆으로 움직이기.
      a. 없음
      b. 있음
   C. 이를 악물거나 이를 갈거나 껌을 씹는 등의 습관.
      a. 없음
      b. 있음
   D. 대화, 키스, 하품 등.
      a. 없음
      b. 있음

항목 1에서 3A는 선별도구의 짧은 설명을 포함하고,
항목 1에서 3D는 긴 설명을 포함한다.
a. 항목의 응답은 0점으로 산정,
b. 항목의 응답은 1점으로 산정하며,
c. 항목의 응답은 2점으로 산정한다.

종합적 검사(Comprehensive examination)

효과적인 치료를 위한 첫 번째 단계는 정확한 진단이다. 단서를 수집하고 감별 진단으로 시작하라. 치료를 시작하기 전에 신중한 임상가는 멈추고 살펴보고 잘 경청해야 한다.

문제가 있는 진단습관 인식

노련한 임상가는 환자를 검사할 때 습관적인 루틴이 있다. 경험이 많아질수록 임상적으로 명백한 조건이 보이면 진단 단계 중 일부를 건너뛰는 경향이 있다. 하지만 구강 안면 통증 장애는 종종 보다 심층적인 분석이 필요하다. 피해야 할 몇 가지 문제와 참조사항은 다음과 같다.

1. 선입견에 집착

'가진 도구가 망치 뿐이라면 모든 것을 못처럼 취급하게 된다.'

— *Mark Twain*

구강 안면 통증을 치아를 기원으로 보는 데 익숙해지면 임상적 또는 방사선학적 증거가 부족함에도 불구하고, 많은 환자가 삼차 신경통 및 다발성 두통과 같은 상태에 대해 불필요한 근관(endodontic) 치료를 받을 수 있다.

2. 부적절하거나 과도한 병력

만성 구강 안면 통증이 있는 환자는 일반적으로 4~5년 동안 통증완화를 위해 여러 방법을 찾고 많은 돈을 지출했으며 큰 증상변화 없이 수많은 치료들을 해봤을 수 있다. 환자들은 본인의 증상에 관한 이야기를 하려고 할 수 있고 임상가는 들어야 한다. 환자가 자신의 문제에 대해 자세히 이야기할 수 있도록 하면 치료가 될 수 있다. 많은 경우 환자들은 '아무도 내 말을 듣지 않는다'고 말할 것이다. 그러나 현재 문제와 관련된 병력과 당면한 사실에 초점을 맞추는 데 주의를 기울여야 한다. 과도하고 불필요한 데이터를 수집하는 것은 부적절한 데이터를 수집하는 것만큼 해로울 수 있다.

3. '의사는 생각하고 기계는 생각하지 않는다' (Weldon Bell, 1980년 경)

생리학적 변수를 측정하고 모니터링하는데 사용할 수 있는 진단 보조도구가 많이 있다. 진단 보조장치를 통합할 때에는 병력 및 이학적 검사를 통해 다른 방법으로는 얻을 수 없는 정보를 제공하는 데만 사용해야 한다. 보조 진단검사는 다른 방법으로는 사용할 수 없고, 진단에 근접하거나 진단을 확인 또는 반박하는 데 필요하거나 치료 계획을 수립하는데 필요한 데이터를 수집하는데 적절한 것으로 사용될 수 있다. 부가적인 진단검사는 진단의 재고나 치료계획의 변경을 위해 추가 검사가 필요할 수 있는 비 효과적인 치료의 경우에도 적절할 수 있다. 모든 진단검사의 결과는 임상소견과 상관관계가 있어야 하며, 단독 진단도구로 사용되어서는 안된다. 사용된 진단 보조장치의 민감도와 특이성을 항상 고려하여야 한다.

4. 불완전한 정보를 근거로 결정을 하지 말 것

처음으로 나타나는 긍정적인 결과를 가지고 문제의 원인으로 받아들이지 마라. 항상 전체 병력을 확인하고 이학적 검사를 수행하라. 불완전한 데이터에 근거한 성급한 결론을 내리면 추가로 생각 할 수 있는 많은 것들을 놓칠 수 있다.

7장

'불충분한 데이터로 섣부른 이론을 만들고자 하는 유혹은 우리 업무의 독(골칫거리)이다.'

—Arthur Conan Doyle, 1914

단서 수집 및 사례 분석

특정 구성요소들을 조합해야 한다. 다음은 구강 안면 통증이 간단한 경우부터 아주 복잡한 경우의 모든 환자들에게 권장된다.

1. 설문지

초기평가 전 마무리를 위해 환자에게 일반건강 및 구강 안면 통증 설문지를 제공한다. 이 설문지는 여러 목적으로 사용된다. 이 설문지는 환자가 임상적 불편함을 적절하게 설명할 수 있게 하고, 환자가 그렇지 않으면 인식하지 못할 불만을 상기시켜주는 역할을 할 수 있도록 추가적인 것이나 상태를 상기시키는 데 도움이 될 수 있다. 설문지는 병력청취를 위한 가이드 역할도 한다. 이 과정은 환자가 첫 방문 전에 우편으로 설문지를 보내면 가장 잘 수행될 수 있다. 만일 메일로 수행하는 것이 불가능할 경우, 병원 방문 약속 전에 도착하여 접수 데스크에서 양식을 제공하여 진행할 수 있다. 환자가 외부 압력이나 방해 없이 집에서 설문지를 작성할 수 있으므로 초기 평가 전에 전달하는 것이 좋다.

2. 환자 관찰

임상적 평가 시에는 다음 단계를 따라야 한다.

- 환자 관찰
- 정확하고 상세한 병력 확보
- 종합적인 이학적 평가 수행
- 필요한 경우 적절한 보조 테스트 활용
- 감별 진단에 도달
- 집중적이고 목표 지향적인 치료 계획에 영향

병력

당신이 환자와 함께 할 1시간이 있다면 병력으로 59분을 할애하라.'

— Weldon Bell, 1980년 경

구강안면 통증 환자, 특히 만성 구강안면 통증 환자는 낙담하지는 않더라도 이전 치료의 효과가 없더라도 좌절하거나 우울할 수 있음을 인식하는 것이 중요하다. 환자와 좋은 관계를 구축하는 것이 중요하다. 형태와 기능의 비대칭 관찰에 도움이 되도록 눈높이에서 환자를 바라보면서 병력을 청취한다. 질문: '어떻게 도와 드릴까요? 무엇이 문제라고 생각합니까?' 오늘날의 체계적관리 시대에, 환자들은 종종 자신의 불만이나 병력을 설명할 기회가 거의 없이 이학적검사를 서둘러 받는 느낌을 받는다. 몇 분 동안이라도 자신의 불만이나 병력을 설명할 기회를 주는 것은 공감을 나타내고 향후 치료를 용이하게 할 것이다. 그럼에도 불구하고 임상가는 인터뷰를 통제하고 병력을 혼동할 수 있는 관련 없는 세부사항이 포함하지 않도록 해야 함으로써 주요 목표에서 벗어나는 것을 방지해야 한다. 병력을 청취할 때 염두에 두어야 할 핵심 사항은 다음과 같다.

1. 주호소(주요 불편사항)

환자가 상담을 원하는 주요 증상이나 상태를 찾아보아라. 환자가 어떤 불편함으로 검사를 받게 되었는지에 대한 사항을 간단하고 정돈된 방식으로 제시하라. 이를 위해서, 환자에게 왜 상담을 받으러 온 것인지를 설명하도록 요청하라. 환자에게 이것은 시작일 뿐이며, 나머지 이야기는 병력이나 검사 중에 전개될 것임을 알린다.

목적: 환자가 구강 안면 통증 평가를 찾게 된 원인을 식별하는 것이 중요하다. 주요 불편사항은 하나만 있을 수 있다. 그 외의 다른 모든 문제는 환자의 방문에 대한 주요 이유에 부차적일 수 있다. 2차적 불편 사항은 심한정도 순으로 나열하고 문서화하고 자세히 설명해야 한다.

주호소 또는 만성 질환에 대한 자세한 설명은 다음이 같다. 손상 시기, 위치, 지속시간, 질, 강도, 빈도, 촉진 및 개선 요인, 과거 병력, 과거 치료, 과거 및 현재 약물, 심리사회적 병력 검토.

손상 시기

'당신의 문제가 어떻게 시작되었는지 말해주세요?' 환자가 자신의 이야기를 하도록 하라. 인터뷰를 조절하라. 일반적으로 환자가 추가 정보를 제공할 수 있도록 개방형 질문을 하여라. '예' 또는 '아니오'로만 대답할 수 있는 폐쇄형 질문은 중요한 세부 사항이 제외될 수 있다.

목적: 문제 발병이 자발적인 것인지 질병이나 부상으로 인한 이차적인 것인지 확인한다.

위치

'당신의 통증은 어디에 있습니까? '통증의 위치가 바뀌나요?' '피부가 아픈가요 아니면 피부 이외의 부위에서 아픈가요가?' '평측성인가 양측성인가?' 환자에게 손가락이나 손을 사용하여 통증의 정확한 위치, 그리고 주된 부위와 방사통이나 관련통이 있는지 알려달라고 요청한다.

목적: 특별한 상관관계가 없는 피부 또는 통증 패턴을 식별한다. 이 정보는 말초 통증과 중추 통증을 구별하는 데 도움이 될 수 있다.

지속시간

'통증이 얼마나 오래 지속되었나요?'

목적: 통증이 지속적인지 일시적인지 판단하는 데 필요한 정보이다. 지속된다면 통증의 강도가 증가하고 감소합니까? 악화는 얼마나 오래 지속됩니까? 증상이 있다면, 각 증상의 지속 시간은 얼마입니까?

고려해야 할 질문: '하루 종일 아픈가요?' '잠잘 때 아픈가요?' '통증때문에 잠을 깨나요?' '깨어 있을 때 아픈가요?

목적: 다양한 조건은 증상이 발생하는 지속시간으로 식별할 수 있는 특징적인 시간적 특성이 있다.

증상의 질

'당신의 통증을 설명하세요?' 구강안면 통증은 근골격계, 신경성 또는 신경혈관 병인으로 분류될 수 있으며, 각각의 병인은 통증의 특성을 가질 수 있다.

- 근골격계 – 일반적으로 아프거나 쑤신다.
    - ▶ 통증유발 반응은 등급이 매겨지며, 큰 통증유발 등급은 고통이 더 크다.
    - ▶ 기능장애와 관련이 있을 수 있다.

- 신경병증
  - ▶ 감각이상
  - ▶ 이질통증
  - ▶ 통각 과민
  - ▶ 통각저하 등
- 혈관 – 박동성이거나 욱신거릴 수 있다.

목적: 통증의 원인이나 기전을 식별하는 데 도움.

증상의 강도

"통증이 얼마나 심한가? 또는 통증과 같은 증상이 얼마나 심한가?"

목적: 다양한 통증이 다양한 강도로 발생 할 수 있다. 손상의 질과 지속시간에 따라 강도의 평가는 원인을 파악하는데 도움을 줄 수 있다.

이것은 힌트를 제공 해 줄 수 있다. 예를 들어, '경한 강도'는 진통제가 필요하지 않음을 나타내고, 중등도 강도'는 종종 약한 진통제 사용을 해야 할 수 있고, '고강도'는 강한 진통제가 필요함을 의미한다.

빈도

'통증은 얼마나 자주 발생합니까?', '통증이 얼마나 자주 발생합니까?', '당신의 통증이 지속된다면, 통증이 심해졌다가 줄어드나요?'

목적: 통증의 많은 증상에는 진단에 도움이 되는 특징적인 지속 시간과 빈도가 있다.

촉진 및 개선 요인

'통증을 감소시키거나 더 악화시키는 것은 무엇입니까?'

고려해야 할 질문: 냉, 열, 움직임(예, 관절, 말하기, 하품, 악물기, 해당 부위 만지기, 신체 운동, 수면, 날씨 변화, 서기나 눕기, 스트레스, 시끄러운 소음, 피로 또는 월경)이 통증을 증가시키거나 완화시키는가?

목적: 통증에 영향을 주는 것이 무엇인지 또는 과거의 치료나 약물이 효과적이지 않은 것을 배우는 것은 종종 원인을 식별하거나 원인 가능성을 찾기 위해 의미 없는 것들을 제거하는 데 도움이 될 수 있다.

2. 과거 병력

환자의 현재 건강상태, 과거 질병 또는 외상의 이력, 이전 입원, 현재 및 과거 약물에 대한 지식은 필수적이다. 환자가 현재 불편사항에 대해 치료를 받은 경우 시도한 치료 및 그 결과에 대한 검토가 필요하다. 주호소사항에 적용한 모든 치료에 대한 세부 정보를 수집하는 것이 중요하다. 적절한 약물이 무증상 용량으로 투여되었거나 효과를 나타내기에는 너무 짧은 기간 동안 투여되었을 수 있다. 환자가 규정을 준수하지 않았을 수 있다. 과도한 물리치료와 같은 형태의 치료법이 적절하게 적용되지 않았을 수 있다. 몇몇 과거에 사용한 약물 삼차신경통 진단을 생각할 수 있는 카르바마제핀의 사용은 이전 진단 시도를 식별할 수 있다. 약물이나 치료가 적절하게, 정확한 용량으로, 적절한 기간동안 효과 없이 제공된 경우 진단을 재평가 해야한다. 또한 현재 사용 중인 약물이 증상을 유발하거나 지속시키는 역할을 할 수 있다. 선택적 세로토닌 재흡수 억제제

(SSR Is)는 이갈이를 유발하거나 악화시킬 수 있다. 세로토닌과 노르에피네프린 재흡수 억제제(SNR Is)는 두통과 관련이 있다. 안지오텐션전환효소(ACE) 억제제와 스타틴은 근육과 관절 통증 뿐만 아니라 구강 내 작열감을 유발할 수 있다. 자세한 병력을 살펴보면 어떤 약물을 추가할 지보다 중단해야 하는 약물을 알 수 있다

계통 검토

계통을 검토하려면 머리, 귀, 코 또는 목, 심혈관계통, 호흡기계통, 위장계통, 비뇨생식기 계통, 근골격계통, 피부질환, 내분비계통 문제, 혈액 장애 또는 면역학적 문제와 관련된 이전 또는 현재의 불편사항에 대한 병력이 필요하다.

심리사회적 병력검토

심리적인 꾸밈이 있을 수 있다는 것을 인지하라. 중요한 요소는 다음과 같다.

- 결혼여부
- 가족질병 또는 가족력
- 개인 또는 직업생활의 변화
- 신체적, 성적 또는 약물 남용이력
- 아물기, 이갈이, 손톱 물어뜯기와 같은 습관의 기록
- 중독 행동의 가능성, 의사가 처방하지 않은 약물의 사전사용, 약물남용 가능성이 있는 가족 등.

폐쇄성 수면무호흡증 검사

환자를 위한 선별검사:

- 코골이
- 헐떡임으로 인해 여러 번 잠을 깨는 경우
- 불량수면 지연
- 주간 졸음

임상검사(The clinical examination)

임상검사에 포함되는 필수 구성요소:

- 관찰
- 자세평가
- 머리와 목 검사
- 경추 운동범위
- 구강 내 검사
- 상반부 근육 촉진
- 아래턱 운동 범위
- 턱 관절 소음
- 턱관절 촉진 및 부하
- 수면장애 호흡선별검사
- 뇌신경 검사 그리고
- 신경학적 검사

관찰

임상검사는 대기실에서 관찰하는 것으로부터 시작된다. 환자가 어떻게 앉고, 서있는지, 걸을 수는 있는지? 검사실이나 수술실에 들어갈 때 자세, 보행 및 균형을 확인하여라. 보행장애가 있는가? 환자가 한쪽으로 기울어져 있는가? 환자가 불편함이나 통증을 느끼고 있는가? 통증이 있는 부위를 보호하려는 움직임을 보이는가? 이러한 모든 발견들을 기록하여라.

환자를 검사의자에 앉힌 후 환자 눈높이에 앉아 얼굴 색의 대칭성과 근긴장도, 근육의 틱(Tic)현상이나 대칭성 움직임을 관찰한다. 눈 깜박임 반사에 영향을 미치는 안면신경 또는 안구 운동신경의 미묘한 약화는 환자가 진찰을 받고 있지 않다고 느낄 때 더 잘 관찰될 수 있다.

신경학적 평가에는 환자의 의사소통능력도 포함된다. 문장을 완성하는 능력을 평가하고 완벽한 답도 제시해준다. 환자가 답을 하기위해서는 여러 번 질문을 반복하여야 하는가? 단기 또는 장기 기억장애가 있는가? 환자가 쉽게 혼동하는가? 환자가 뇌졸중이나 뇌병력이 있다면 검사과정에서 가족이 필요할 수도 있다.

검사의 관찰부분의 또다른 중요한 요소는 환자의 자세와 목의 가동범위이다. 정식으로 검사는 이루어지지만 환자가 대기실에 어떻게 서있는 지, 검사실로 어떻게 걸어가는지 검사의자에 어떻게 앉아 있는지를 관찰하면 근골격계 통증이나 두개경부 장애를 유발하는 비정상적 자세나 보호적자세 또는 머리 위치가 나타날 수 있다. 머리가 앞쪽에 있는지, 옆으로 굽어 있는지, 회전되어 있는지를 관찰하라. 머리가 뒤쪽으로 회전이 되어 있는가? 환자와 대화하는 동안 환자의 머리를 좌우로 돌리도록 하는 것이 한가지 기술일 수 있다. 아무 생각 없는 환자는 이러한 것이 검사의 일부라는 것을 인지하지 못하고 한쪽이나 다른 쪽으로 돌리고 머리를 다른 쪽으로 더 쉽게 회전하는 동안 상반신 전체를 움직일 수 있다. 경추의 제한된 운동범위를 논의하는 것은 이 장에서 할 것은 아니지만 이러한 관찰은 임상평가의 후반부에서 유용할 수 있다.

구강내 검사

환자가 앉자마자 검사는 치아평가가 포함되어야 한다. 많은 안면 통증장애는 치아가 원인으로 나타날 수 있다. 그러므로 치과 검사가를 완전하게 시행하는 것이 필수 적이다. 여기에는 열 검사, 치아 두드리기 등과 같은 요구가 있을 때에 치과 방사선사진을 포함해야 한다. 치과 병리학은 비치과성 원인을 추구하기 전에 구강 안면 통증의 주요 원인 우로써 제거해야한다. 만일 치과 또는 치주염이 의심되는 경우 치과 통증을 감소시키기 위해서 마취진단 침윤이나 차단을 강하게 추천한다.

구강 내 검사에는 연부조직 검사가 포함되어야 한다. 잇몸, 혀의 위쪽 표면, 입의 바닥 및 뺨의 점막부위에 병변, 궤양 도는 감염이 있는지 검사해야 한다. 또한, 확연한 백선, 혀 가리비 그리고 높은 수치의 Mallampati 점수는 수면장애의 병력이 있는 경우 수면다원검사 의뢰가 필요할 수 있다.

근골격계 평가

머리, 목, 구강 안면 부위의 근골격계 평가는 다음이 포함되어야 한다:

- 턱관절
  - 촉진
    - 턱관절
    - 저작근
  - 하악 가동범위
  - 청진
- 자세와 목 가동범위 평가
- 상반신 근육 평가

뇌신경 선별 검사

신경병증이나 구강안면 통증병원에서 치료를 위해 환자들이 방문하는 세번째로 흔한 신경이 원인이 되는 통증에 있어서 뇌신경검사는 가장 필수적인 검사이다. 인지와 회상(기억)은 이 검사의 일부분으로서 위쪽에서 설명을 했다. 뇌신경 검사기전은 이 장에서 포함되지는 않지만 완전한 뇌신경 검사는 2분이내로 완료하여야 하므로 모든 구강안면 통증 평가에 가장 필수적인 검사이다. 비정상적인 결과는 추가 평가가 필요할 수 있다.

부수적 검사(Adjunctive testing)

부수적 검사는 이미 인지하고 있는 병력과 철저한 임상검사에 이에 이차적으로 사용해야 한다. 이러한 검사는 신중하게 임상가에 의해 사용되어야 한다. 부수적인 진단검사의 유형은 환자의 특성에 맞게 개별적으로 적용해야 한다. 부수적 검사의 고려는 진단과 치료계획을 결정하는 필수적인 정보를 추가할 가능성에 따라 달라진다. 여기에는 다음과 같은 사항들이 포함된다.

- 이미지
- 혈청학 또는 유전학
- 인도메타신 실험
- 진단 마취

진단

진단은 외적 징후와 증상으로 질병이나 상태를 인식하는 것이다. 여기에는 질병이나 상태의 근본적인 생리학적 또는 생화학적 원인 분석이 포함 된다. 비정상을 인지하려면 임상가는 무엇이 정산인지 명확하게 이해해야 한다.

감별 진단

감별 진단은 유사한 증상을 보이는 2개 또는 그 이상의 질병에 대한 임상소견을 체계적으로 비교하고 대조함으로써 환자가 앓고 있는 질병을 판별하는 것이다.

치료

효과적인 치료는 정확한 진단을 바탕으로 이루어져야 한다. 치료는 특히 중앙으로 치우치는 경향을 보이는 턱관절 장애의 경우, 근거를 중심으로 이루어져야 하고 가능한 최소 침습으로 이루어져야 한다. 약물이나 절차가 아니라 언제 치료하지 말아야 하는지, 어떤 치료법이나 약물을 중단해야 하는지를 인지하는 것이 종종 최선의 치료법이라는 것을 명신해야 한다.

감별 진단과 적절하고 효과적인 치료는 위에서 언급한 병력을 청취한 후 원인을 규명하는 것에 달려있다. 만일 치아에서 기인된 통증이 아니라면, 구강 안면통증 다음으로 흔한 원인은 근골격계이다.

- 임상적 특성으로 원인 판별
- 병력청취
- 바디랭기지(신체언어) 관찰
- 가능성 고려
- 목록 수정

목적: *추측하지 말고 증명해야 한다.* 비정상을 평가하기 위해서는 정상을 알아야 한다.

사례 보고(Case report)

다음은 신경병증과 근골격계 문제가 복합된 사례보고를 위한 일련의 자료 수집, 자료분석, 부수적 검사 적용, 감별 진단과 치료의 공식화의 예이다. 이러한 사례에 사용된 기술은 만성구강안면 통증의 모든 경우에 적용될 수 있다.

주요 증상

43세 남자 환자로 15~16번 치아부위의 만성통증으로 내원하였다. 환자는 치과의사로부터 만성통증이나 구강안면 통증에 대한 의뢰를 받았다. 14번 치아의 방사선 사진은 구개 및 원위 협측관을 뒤로 당기는 징후가 있음을 보여주고 있다: 하지만 환자가 호소하는 불편은 근관 통증(endodontic pain)과 관련한 일관되거나 전형적인 것은 아니다.

과거력

과거력으로는 30년 전신장결석, 결핵을 앓았고 왼쪽 눈 손상으로 제거 후 5년 전 보형물을 삽입하였다.

주호소 또는 만성질환에 관한 상세설명

문제점에 대한 손상시기: 약 15~16세 사이에 환자는 둔한 통증을 느꼈고 환자는 치통 같다고 표현했다. 환자는 압력 같은 통증이며 씹을 때 악화된다고 하였다. 그는 열감이나 치아의 압통은 느끼지 못했다고 한다. 통증의 강도가 변하면서 측두부 쪽으로 통증이 퍼진다고 하였다. 이러한 통증은 14번 치아 근관 치료 후 치관(crown) 재건을 받았던 약 21세 때까지 상대적으로 변함없이 나타났다고 한다 그는 잠깐은 증상이 호전되었으나 곧 다시 재발하였다. 그리고 몇 년 동안 환자는 'spotty 치과치료'를 받았다. 약 9년 전 환자는 14번의 재치료와 15~16번의 근관 치료를 포함하여 3번의 치료를 받았으나 증상이 호전되지 않았다. 다음 해에 환자는 15~16번치아를 뽑았으나 역시 증상은 완화되지 않았다. 그 후 한 치주시술과 평형화를 시행하여 증상이 호전되는듯 하였으나 여전히 둔한 통증은 계속 나타났다. 이러한 평가 2년 전에 환자는 증상이 변화 없는 상태로 14~15번에 뼈 이식을 받았다. 환자는 그 부위에 외골종이 생겼고 그 외골종(혹)을 제거하였다. 이러한 시술에도 불구하고 환자의 통증은 계속되었다.

위치: 왼쪽 위턱에서 관저놀이까지 퍼지는 통증

지속시간: 지속적임

빈도: 연속적임

통증의 질: 치통처럼 통증

통증강도: 10점 만점에 3~9점

악화요인: 신체적 압박, 휴식자세, 긴장이나 스트레스 그리고 피로, 혀로 그 부위를 건들면 통증 유발

개선요인: 잘 모름

과거병력: 위의 손상 시기 참조

과거치료: 위의 손상 시기 참조

과거 및 현재 복용 약물: 환자는 지금 약물을 복용하지는 않지만, 과거 몇 년 동안 이부프로펜을 복용하기 전에 아스피린을 먹었다고 한다.

심리사회력 검토: 환자는 케이블과 전화 상담원으로 결혼을 했고, 두명의 자녀가 있다. 환자는 알콜이나 처방이 필요 없는 약물의 사용은 원하지 않고있다. 환자는 하루에 3잔 정도의 카페인 음료를 마시며 종종 맥주나 와인을 마신다고 한다.

임상 검사

관찰: 환자는 밝고 건강해 보인다. 그는 수술실로 들어갈 때 정상적인 걸음을 하고 있었다. 안면 형태는 보형물로 인해 왼쪽 눈이 깜박이는 것을 제외하고는 근긴장도와 기능 색깔 등이 대칭적이다.

자세평가: 자세 이상은 보이지 않음

머리와 목 관찰: 왼쪽 눈을 제외하고 육안으로 이상관찰은 없음

목뼈 가동범위: 목의 굴곡, 신전, 측방굴곡, 좌우 회전 동작에서 제한된 움직임은 없음

구강 내 검사: 임상검사에서 15~16번 치아 결손이 보임; 기다 디른 폐색은 정상이고 안정적이다. 청구인이 인정하는 15%의 중첩, 전방 마찰, 이갈이와 악물기의 증거가 유의미한 절단의 지침이 있다. 구강 내에서 모든 구조가 정상적인 범위에 있는 것으로 보이며 발치 부위가 잘 아물었다.

아래턱 가동범위: 아래턱 움직임의 범위는 55mm로 부드럽고 협응된 움직임으로 입을 벌리며, 측면으로는 12mm의 움직임이 나타난다.

상반신의 근육 촉지: 양측에 약한 압통이 있고 관련 통증은 없거나 비슷한 통증의 재현은 보이지 않는다.

턱관절 소음: 관절의 왼쪽 중간범위에서 입을 벌릴 때 딸깍 소리가 발생한다.

턱관절 촉진과 부하: 저작근의 촉진 평가에서 양성 결과나 나타났고 환자에게 익숙한 통증이 재현되었다. 표면 저작근과 심부 저작근과 일치하는 부위의 왼쪽 측두부의 유발은 국소적인 경향을 보이고 환자의 치아 결손부위의 주된 증상을 유발하는 관련통이 있었다. 턱관절의 촉진은 양쪽이 모두 부드러웠고 통증이 유발될 때 주호소와 비슷하지만 정확하게 일치하는 통증은 아니었다. 내측과 외측익돌근의 유발은 주된 통증과 비슷하게 재현할 수 있었다.

수면장애 호흡 선별검사: 환자의 Epworth 수면장애 검사척도 점수는 4점이었고 코골이는 없었다. Maooampati점수는 2점이었다. 목 둘레는 14½ 인치이다. 수면 호흡장애 징후는 보이지 않았다.

뇌신경 선별검사: 뇌신경 선별 평가에서 오른쪽 의안과 상부 좌측 후사분면에서 구강내를 제외한 모든 뇌신경은 정상으로 나타났다. 임상검사 항목에서 진단검사를 설명할 때 예외사항을 아래에 표시하였다.

신경학적 선별검사: 신경학적 선별검사는 인터뷰로 시작되며, 뇌신경 검사가 포함된다. 비정상은 발견되지 않았다.

집중 임상검사: 발치 부위와 수술부위를 검사했다. 면봉모양의 뭉툭한 탐침을 사용하여 가벼운 쓰다듬기는 이질통증과 비슷한 반응을 보였고, 불편할 수 있는 뻣뻣한 압력은 우리가 예상 했던 것 보다 더 통각 과민과 비슷한 반응을 보였다. 이전 수술부위로부터 흉터를 따라 강하게 촉진하면 날카롭고, 흉터 조직을 따라 작은 신경종 형성을 나타내는 티넬 징후에 의해 나타나

는 전기가 흐르는 듯한 저린 통증이 발생한다.

부수적 검사

특정 마취 침윤법은 통증의 원인을 제거하는데 사용되었다. 통각과민 부위에 소량을 주입하여 왼쪽 위 후사분면에서 방사되는 지속적인 통증을 제거하였다. 저작근과 측두근에서 발생하는 통증에는 효과가 없었다.

감별 진단

- 왼쪽 위 사분면의 외상 후 삼차신경병증으로 인한 통증
- 왼쪽 저작근의 근막 통증

치료

- 덱사메타손을 포함하는 주사 반복
- 이갈이로부터 치아를 보호하고 저작근의 근막 통증을 치료하기 위해 물리치료와 함께 구강 내 보조기를 제공한다.

치료결과

신경병증으로 인한 통증이 10점 만점에 0점으로 감소하였다. 근막 통증은 4주이내에 1~2점으로 감소하였다.

결론(Conclusion)

까다로운 탐정작업 기술에 대한 진단 프로세스의 비교가 제안 되었지만 이것은 새로운 개념은 아니다. '관찰하고, 기록하고, 도식화하고, 의사소통 하라. 오감을 사용하라. 보고, 듣고, 느끼고, 냄새 맡는 법을 배우고 연습하는 것 만으로도 전문가가 될 수 있다'(William Osler, Bryan으로 부터 인용, 1997). 환자는 하나이상의 질병을 가지고 있을 수 있음을 항상 기억하라. 특히 고령층에서는 많은 동반된 질환으로 다양한 약물을 복용하는 의학적 손상 환자를 볼 수 있을 것이다. 성공한 탐정과 훌륭한 임상가는 단서를 정리하고, 타임라인을 구성하고, 사실적 요소들을 연결하거나 제거함으로써 결론에 도달할 수 있다. 탐정이 수수께끼를 풀고 능숙한 임상가는 비슷한 방식으로 환자를 진단할 것이다.

결론적으로, 안면통증의 치과적 원인이 확실하지 않은 경우 완전한 평가가 수행되고 진단이 될 때까지 치과치료를 시작해서는 안된다. 치과병리처럼 보이는 구강안면 통증장애는 전조증상일 수 있다. 정확한 진단을 근거로 조심스럽게 치료계획을 잡아라.

부록 7.1

턱관절 장애를 위한 진단 항목들
증상 질문

환자이름 ____________ 날짜(월-일-년) □□ □□ □□□□

통증

		아니오	예
1	과거에 턱, 측두, 귀속 또는 양쪽 귀 앞쪽에서 통증을 경험한 적이 있습니까? **만일 아니요 라고 답한 경우, 5번 문제로 가세요.**	□	□

2 턱, 측두, 귀속, 양 귀 앞쪽의 통증이 시작된 것은 몇 개월 또는 몇 년 전인가요? □ 년 □ 개월

3 지난 30일 동안 턱, 측두, 귀속, 귀의 양쪽의 앞 부분에 나타나는 통증을 가장 잘 설명한 것은 무엇입니까?

1개의 반응을 선택하시오.

만일 3번 항목에서 아니요 라고 답한 경우, 5번 문항으로 가세요.

- □ 통증 없음
- □ 통증이 있다 없다 함
- □ 항상 통증이 있음

4 지난 30일 동안 턱, 측두, 귀속, 양쪽 귀의 앞부분에 어떠한 통증(즉, 증상의 완화나 악화)의 변화가 나타나는 활동이 있었나요?

		아니오	예
A	딱딱한거나 거친 음식 씹기	□	□
B	입 벌리기, 또는 턱을 앞족이나 측면으로 움직이기	□	□
C	이빨을 물고 있는 턱의 습관이나, 턱을 꽉 물거나 갈는 습관, 껌을 씹는 습관	□	□
D	말을 하거나, 키스를 하거나, 하품을 하는 등의 턱의 활동 습관	□	□

두동

		아니오	예
5	지난 30일 동안 머리나 측두부를 포함한 두통을 경험했나요? **만일 5번 질분에 아니요 라고 답한 경우, 항목 8빈으로 가세요.**	□	□

6 측두부의 두통이 처음 시작된 것은 얼마 전인가요? □ 년 □ 개월

7 지난 30일 동안 측두부 양쪽에 어떤 통증(즉, 완화 또는 악화)의 변화가 나타나는 활동이 있었나요?

		아니오	예
A	딱딱한거나 거친 음식 씹기	□	□
B	입 벌리기, 또는 턱을 앞으로 또는 옆으로 움직이기	□	□
C	치아를 물고 있는 턱의 습관이나, 턱을 꽉 물거나 갈는 습관, 껌을 씹는 습관	□	□
D	말하기, 키스 또는 하품과 같은 기타 턱 활동	□	□

		아니오	예	사무실 사용 R	사무실 사용 L	사무실 사용 DNK
턱관절 소리						
8	지난 30일 동안 당신은 턱을 움직이거나 사용할 때 턱에서 소리가 난 적이 있습니까?	☐	☐	☐	☐	☐
턱잠김						
9	턱이 완전히 열리지 않도록 다물거나 잡아당긴 적이 있습니까? **만일 9번 질문에 아니요 라고 답한 경우, 13번 문항으로 가세요.**	☐	☐	☐	☐	☐
10	턱이 벌어지거나 음식을 섭취하는 능력을 방해할 정도로 턱 닫기나 당기기가 심했습니까?	☐	☐	☐	☐	☐
11	지난 30일 동안, 턱이 잠겨서 잠시라도 완전히 열리지 않았다가 다시 열릴 수 있도록 잠금이 해제된 적이 있습니까? **만일 11번 문항에 아니요 라고 답한 경우, 13번 문항으로 가세요.**	☐	☐	☐	☐	☐
12	턱이 현재 잠겨 있거나 제한되어 있어 턱이 완전히 열리지 않습니까?	☐	☐	☐	☐	☐
턱의 열림 잠금						
13	지난 30일 동안 입을 크게 벌렸을 때, 입을 벌린 자세에서 입을 다물 수 없을 정도로 턱이 잠기거나 잡아당겨졌습니까? **만일 13번 문항에 아니요 라고 답한 경우, 마치면 됩니다.**	☐	☐	☐	☐	☐
14	지난 30일 동안 턱이 잠겼거나 크게 벌렸을 때 쉬거나 움직이거나 조작하는 것을 포함하여 턱이 닫히도록 해야 하는 조치를 취했습니까?	☐	☐	☐	☐	☐

부록 7.2

진단기준/턱관절 장애 검사양식

작성날짜(월-일-년) ☐☐ ☐☐ ☐☐☐☐

환자 ______ 검사자 ______

1A 통증 위치: 지난 30일 (해당되는 항목 모두 선택)

오른쪽 통증	왼쪽 통증
☐ 없음 ☐ 측두근 ☐ 저작근 ☐ 다른 저작근육 ☐ 턱관절 ☐ 비 저작 구조	☐ 없음 ☐ 측두근 ☐ 저작근 ☐ 다른 저작근육 ☐ 턱관절 ☐ 비 저작 구조

1B 두통 위치: 지난 30일 (해당되는 항목 모두 선택)

오른쪽	왼쪽
☐ 없음 ☐ 측두부 ☐ 기타	☐ 없음 ☐ 측두부 ☐ 기타

2 절단 관계 **참고 치아** ☐ FDI#11 ☐ FDI#21 ☐ 기타

수평 피개교합 ☐ 만일 부정적이라면 ☐☐ mm　수직 피개교합 ☐ 만일 부정적이라면 ☐☐ mm　중앙선 기울어짐 오른쪽 ☐ 왼쪽 ☐ N/A ☐ ☐☐ mm

3 여는 패턴 (보충, 해당되는 항목 모두 선택) ☐ 똑바로 ☐ 수정된 기울어짐 수정되지 않은 기울어짐 오른쪽 ☐ 왼쪽 ☐

4 벌리기 동작

A 통증 없이 입벌리기 ☐☐ mm

B 최대 비보조 입벌리기 ☐☐ mm

오른쪽	통증	비슷한 통증	비슷한 두통	왼쪽	통증	비슷한 통증	비슷한 두통
측두근	N Y	N Y	N Y	측두근	N Y	N Y	N Y
저작근	N Y	N Y		저작근	N Y	N Y	
턱관절	N Y	N Y		턱관절	N Y	N Y	
기타 M 근육	N Y	N Y		기타 M 근육	N Y	N Y	
비 저작	N Y	N Y		비 저작	N Y	N Y	

C 최대 보조 입벌리기 ☐☐ mm

D 종료? Y N

오른쪽	통증	비슷한 통증	비슷한 두통	왼쪽	통증	비슷한 통증	비슷한 두통
측두근	N Y	N Y	N Y	측두근	N Y	N Y	N Y
저작근	N Y	N Y		저작근	N Y	N Y	
턱관절	N Y	N Y		턱관절	N Y	N Y	
기타 M 근육	N Y	N Y		기타 M 근육	N Y	N Y	
비 저작	N Y	N Y		비 저작	N Y	N Y	

5 측면 및 돌출 움직임

A 오른쪽 가쪽 ☐☐ mm

오른쪽	통증	비슷한 통증	비슷한 두통	왼쪽	통증	비슷한 통증	비슷한 두통
측두근	N Y	N Y	N Y	측두근	N Y	N Y	N Y
저작근	N Y	N Y		저작근	N Y	N Y	
턱관절	N Y	N Y		턱관절	N Y	N Y	
기타 M 근육	N Y	N Y		기타 M 근육	N Y	N Y	
비 저작	N Y	N Y		비 저작	N Y	N Y	

B 왼쪽 가쪽 ☐☐ mm

오른쪽	통증	비슷한 통증	비슷한 두통	왼쪽	통증	비슷한 통증	비슷한 두통
측두근	N Y	N Y	N Y	측두근	N Y	N Y	N Y
저작근	N Y	N Y		저작근	N Y	N Y	
턱관절	N Y	N Y		턱관절	N Y	N Y	
기타 M 근육	N Y	N Y		기타 M 근육	N Y	N Y	
비 저작	N Y	N Y		비 저작	N Y	N Y	

C 돌출 ☐☐ mm

☐ 만일 부정적이라면

오른쪽	통증	비슷한 통증	비슷한 두통	왼쪽	통증	비슷한 통증	비슷한 두통
측두근	N Y	N Y	N Y	측두근	N Y	N Y	N Y
저작근	N Y	N Y		저작근	N Y	N Y	
턱관절	N Y	N Y		턱관절	N Y	N Y	
기타 M 근육	N Y	N Y		기타 M 근육	N Y	N Y	
비 저작	N Y	N Y		비 저작	N Y	N Y	

6 입벌리고 닫는 중 턱관절의 소리

오른쪽 턱관절

	검사자 열기	검사자 닫기	환자	소리가 동반 되는 통증	유사한 통증
소리	N Y	N Y	N Y →	N Y	N Y
삐걱거림	N Y	N Y	N Y		

왼쪽 턱관절

	검사자 열기	검사자 닫기	환자	소리가 동반 되는 통증	유사한 통증
소리	N Y	N Y	N Y →	N Y	N Y
삐걱거림	N Y	N Y	N Y		

7 측면 돌출 움직임 중 턱관절의 소리

오른쪽 턱관절

	검사자	환자	소리가 동반 되는 통증	유사한 통증
소리	N Y	N Y →	N Y	N Y
삐걱거림	N Y	N Y		

왼쪽 턱관절

	검사자	환자	소리가 동반 되는 통증	유사한 통증
소리	N Y	N Y →	N Y	N Y
삐걱거림	N Y	N Y		

8 관절 잠김

오른쪽 턱관절

	잠김	약화 환자	약화 검사자
벌리는 동안	N Y	N Y	N Y
크게 입벌린 자세	N Y	N Y	N Y

왼쪽 턱관절

	잠김	약화 환자	약화 검사자
벌리는 동안	N Y	N Y	N Y
크게 입벌린 자세	N Y	N Y	N Y

9 촉지 시 근육과 턱관절의 통증

오른쪽 측면

(1Kg)	통증	유사한 통증	유사한 두통	연관통
측두근(후방섬유)	N Y	N Y	N Y	N Y
측두근(중부섬유)	N Y	N Y	N Y	N Y
측두근(전방섬유)	N Y	N Y	N Y	N Y
저작근(기시부)	N Y	N Y		N Y
저작근(몸통)	N Y	N Y		N Y
저작근(정지부)	N Y	N Y		N Y

턱관절	통증	유사한 통증	연관통
가쪽기둥(0.5kg)	N Y	N Y	N Y
가쪽기둥 주변(1kg)	N Y	N Y	N Y

왼쪽 측면

(1Kg)	통증	유사한 통증	유사한 두통	연관통
측두근(후방섬유)	N Y	N Y	N Y	N Y
측두근(중부섬유)	N Y	N Y	N Y	N Y
측두근(전방섬유)	N Y	N Y	N Y	N Y
저작근(기시부)	N Y	N Y		N Y
저작근(몸통)	N Y	N Y		N Y
저작근(정지부)	N Y	N Y		N Y

턱관절	통증	유사한 통증	유사한 두통
가쪽기둥(0.5kg)	N Y	N Y	N Y
가쪽기둥 주변(1kg)	N Y	N Y	N Y

10 촉지로 인한 추가 근육 통증

오른쪽 측면

	통증	유사한 통증	연관통
하악골 뒤쪽 부위	N Y	N Y	N Y
하악골 아래부위	N Y	N Y	N Y
익상돌기 가쪽부위	N Y	N Y	N Y
저작근 건	N Y	N Y	N Y

왼쪽 측면

	통증	유사한 통증	연관통
하악골 뒤쪽 부위	N Y	N Y	N Y
하악골 아래부위	N Y	N Y	N Y
익상돌기 가쪽부위	N Y	N Y	N Y
저작근 건	N Y	N Y	N Y

11 진단

통증장애

- ☐ 없음
- ☐ 근육통
- ☐ 연관통을 동반한 근막통증
- ☐ 오른쪽 관절통증
- ☐ 왼쪽 관절통증
- ☐ 턱관절 장애로 기인된 두통
- ☐
- ☐

오른쪽 턱관절 장애

- ☐ 없음
- 관절원반 전위(하나 선택)
- ☐ ...약화가 동반된
- ☐ ...약화가 동반된, 간헐적 잠김이 동반된
- ☐ ...약화 동반없이, 제한된 열림이 동반된
- ☐ ...약화 동반없이, 제한된 열림도 동반 없는
- ☐ 퇴행성 관절 장애
- ☐ 탈구

왼쪽 턱관절 장애

- ☐ 없음
- 관절원반 전위(하나 선택)
- ☐ ...약화가 동반된
- ☐ ...약화가 동반된, 간헐적 잠김이 동반된
- ☐ ...약화 동반없이, 제한된 열림이 동반된
- ☐ ...약화 동반없이, 제한된 열림도 동반 없는
- ☐ 퇴행성 관절 장애
- ☐ 탈구

참고문헌

Bell W. Private communication with author, circa 1980.

Bryan CS. Osler: Inspirations from a Great Physician. New York & London: Oxford University Press, 1997.

Doyle AC. The Sign of the Four, 1890.

Doyle AC. The Strand Magazine, London, September 1914 and May 1915.

International Association for the study of pain(IASP), orofacial pain special interest group 2016 Available: https://www.iasp-pain.org/SIG/OrofacialHeadPain [Oct 8, 2017].

International RDC/TMD Consortium Network. TMD pain screener, 2011. Available: https://ubwp.buffalo.edu/rdc-tmdinternational/wp-content/uploads/sites/58/2017/01/TMD-Pain-Screener_revised-10Aug2011.pdf [Oct 8, 2017].

International RDC/TMD Consortium Network. Diagnostic criteria for temporomandibular disorders: symptom questionnaire, 2013a. Available: https://ubwp.buffalo.edu/rdc-tmdinternational/wp-content/uploads/sites/58/2017/01/DC-TMD_SQ_shortform_2013-05-12.pdf [Oct 1, 2017].

International RDC/TMD Consortium Network. Clinical examination form, 2013b. Available: https://ubwp.buffalo.edu/rdc-tmdinternational/wp-content/uploads/sites/58/2017/01/DC-TMD_examform_international_2013-05-12.pdf [Oct 1, 2017].

Safire: William Safire, American author 1929–2009 [n.d.].

8 장

턱관절과 저작근의 임상검사

Clinical examination of the temporomandibular joint and masticatory muscles

턱관절의 도수검사(Manual examination of the temporomandibular joint)

아래턱 가동범위

(Mandibular range of motion)

턱관절의 임상검사는 환자의 병력 및 인터뷰, 가동범위검사 및 딸깍 소리 평가로 시작된다. 아래턱 가동범위 평가는 통증 없이 스스로 입 벌리기, 통증이 있더라도 최대한 스스로 입 벌리기, 통증을 느끼더라도 임상가의 과압력을 이용하여 최대 입 벌리기, 측면으로 움직이거나 돌출시키는 움직임이 포함된다. 턱의 움직임 양과 질을 평가해야 한다. 컷오프의 한계(표준 값)는 통증 없이 입 벌리기의 경우 35 또는 49mm이고, 측면 편차의 경우 7mm이다(Schiffman 등, 2014). 임상가는 연령에 따라 아래턱 가동범위가 다르므로 표준 값이 더 낮은 경향을 보인다는 것에 유의해야 한다(Hassel 등, 2006). 아래턱 가동범위의 평가자 내 신뢰도는 움직임에 따라 보통(ICC: 0.6)에서 우수(ICC: 0.90)까지 다양하다(de wijer 등, 1995; List 등, 2006). 통증이 있는 아래턱 움직임에서는 신뢰도가 더 낮게 나타난다(k: 0.47–0.59). 임상가는 움직임 도표

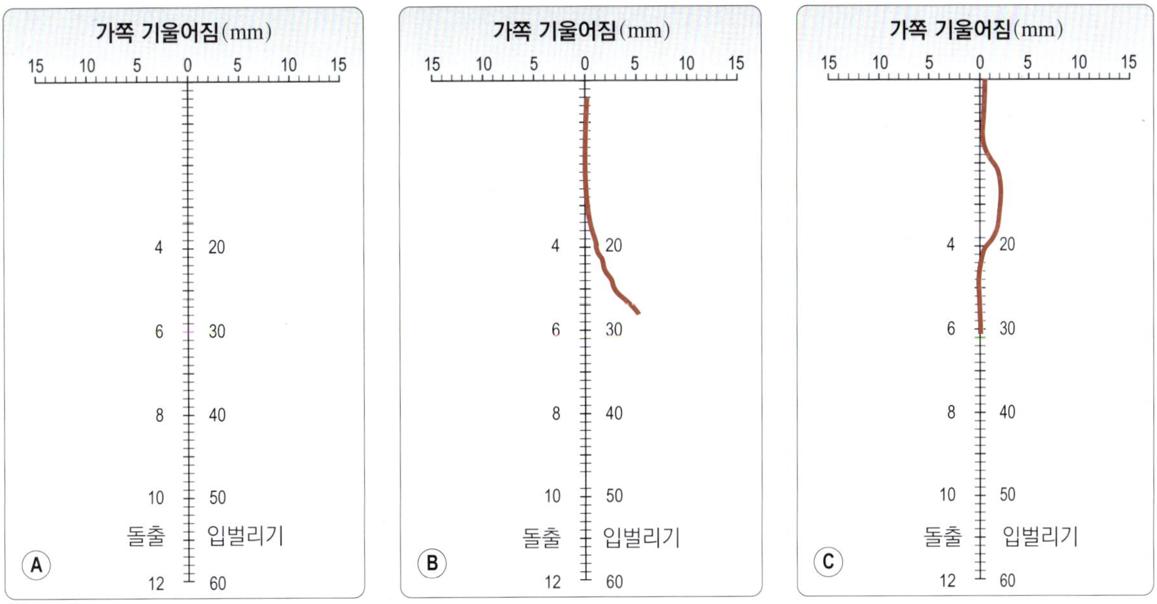

그림 8.1

(A)아래턱 가동범위를 평가하기 위한 운동 다이어그램.

(B)30mm에서 제한된 입 벌림과 움직임의 중간 범위에서 입 벌림의 최종위치까지 측면 편차가 있는 환자를 기록한 다이어그램.

(C)30mm에서 제한된 입 벌림 및 움직임의 끝에서 수정되는 움직임의 중간범위에서 측면 편차를 기록하는 다이어그램.

를 사용하여 아래턱 움직임의 양과 질을 기록할 수 있다(**그림 8.1A**). 실제 입을 벌리는 동안 아래턱이 양쪽으로 편위가 있는지 평가해야 한다. 아래턱의 이러한 측면 편위는 교정 없이 입벌림의 끝에서 발생하거나(**그림 8.1B**) 움직임의 중간범위에서 발생될 수 있지만 움직임 중에 교정 될 수 있다(**그림 8.1C**). 입을 벌릴 때 4:1의 비율을 유지해야 한다. 아래턱의 측면 편차가 1mm일 때 반대쪽에서 4mm의 입을 벌려야 한다.

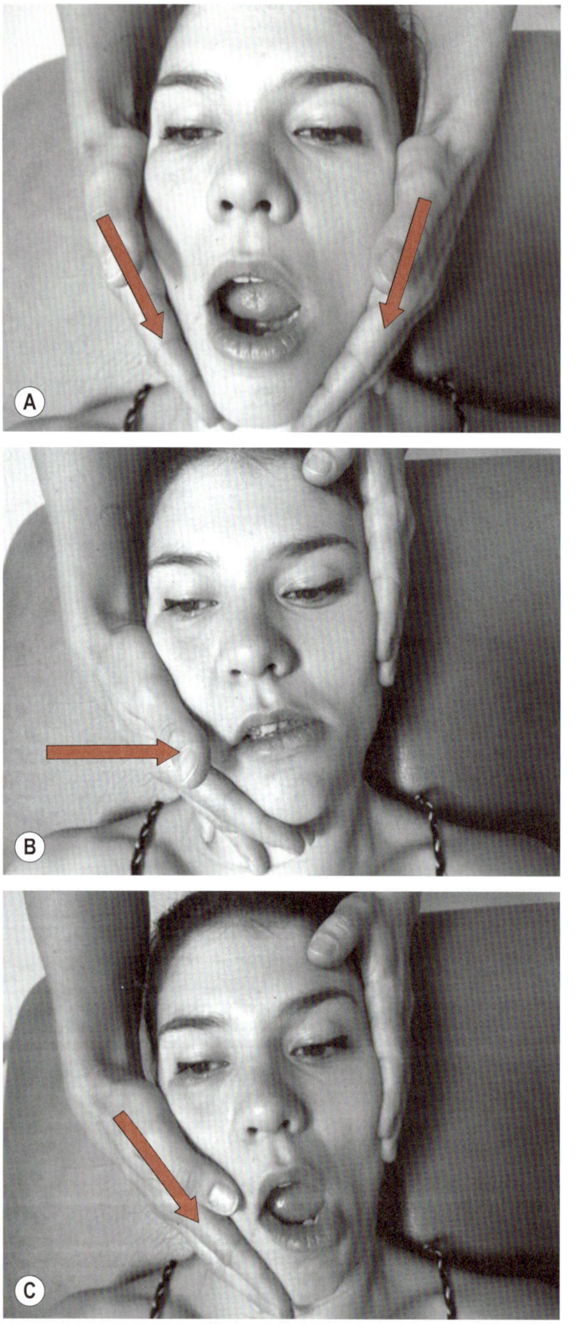

그림 8.2
입 벌린 상태에서 아래턱의 가동범위 움직임 시 과압력(A), 측면 편위(B), 또는 복합 움직임

턱관절의 딸깍 소리
(Temporomandibular joint clicking sounds)

또 다른 중요한 평가는 입을 움직일 때 턱관절에서 딸깍 거리는 소리가 나는지를 평가하는 것이다. 즉, 입을 벌릴 때 딸깍 소리가 나는지, 입을 닫을 때 딸깍 소리가 나는지, 같은 쪽 측면으로 편위 할 때 딸깍 소리가 나는지, 반대쪽 측면으로 편위 할 때 딸깍 소리가 나는지, 턱을 내밀 때 딸깍 소리가 나는 지 또는 턱을 내민 자세에서 입을 벌릴 때 소리가 없어지는지를 평가하는 것이다. 상반되는 턱관절의 딸깍 소리는 입을 열고 닫거나 딸깍 소리를 유발하는 입을 열고 닫는 주기 동안 이 자세의 디스크가 안쪽과 바깥쪽으로 급격하게 이동하기 때문에 디스크의 변위가 감소했음을 나타내는 것이다. 턱관절의 딸깍 거리는 소리 인식 신뢰도는 보통(k : 0.40)에서 양호(k : 0.70)까지 범위를 나타낼 수 있다(List 등, 2006)). Hassel 등(2006)은 측면 편위 동안 65%, 내밀기 중 76%에서 입을 벌리고 닫을 때 턱관절의 딸깍 소리에 대하여 83%의 백분율을 보이고 있다고 하였다. 다른 연구자들은 턱관절 딸깍 소리에 대하여 우수한 신뢰도 값(k : 0.75)을 보고하였다(Gallo 등, 2000). 흥미롭게도 턱관절의 딸깍 거리는 소리 유무는 연령과 무관하다는 것이다(Hassel 등, 2006). Huddleston 등(2004)은 검사 중 특히, 턱관절에서 딸깍 거리는 소리 유무와 같은 임상적 소견을 근

거로 내부장애에 대해 우수한 신뢰도(k : 0.86)를 보고 하였다.

턱관절 압박(과압력)검사

(Compression(overpressure) tests to the temporomandibular joint)

임상가는 아래턱 가동범위의 평가를 하는 동안 턱과 절에 과압력을 주면서 부하를 증가시킨다. 다양한 압박력(머리, 등, 머리 뒤쪽)이 가해질 수 있다(**그림 8.2**). 과압력의 적용은 통각수용기를 자극하고 조직의 과민성을 존재를 입증하는 추간판 위와 턱관절에 압박력이 증가할 수 있다. 지속적인 압박에 매우 민감하기 때문에 후방 디스크 조직에 압박력을 가하는 것이 특히 중요하다(Langendoen 등, 1997). De Wijer 등(1995)은 턱관절 통증이 있는 개인의 압박검사에 상당한 검사자 간 신뢰도(k : 0.60)를 보인다고 하였다.

턱관절의 촉진

(Palpation of the temporomandibular joint)

턱관절의 촉진은 아마도 가장 관련성 높은 임상검사일 것이다(Sipila 등, 2011). 턱관절 촉진으로 인한 국소 유발 통증의 유병율은 외상 후 스트레스 장애 환자의 58%(Uhac 등, 2011), 류마티스 관절염 환자 45%로 밝혀졌다. 이 환자들 중에 약 40%에서 턱관절의 후방 극 부위가 가장 민감하였다(Uhac 등, 2011; Witulski 등, 2014). 사실 후방극에 대한 촉진으로 유발된 통증의 유병율은 1993년과 2003년 사이에 증가하였다(Köhler 등, 2013). 턱관절 촉진 시 통증이 노인환자에서 TMD 심각도와 유의하게 관련성이 있다는 것이 흥미롭다(Camacho 등, 2014).

손으로 촉진하는 것과 관련하여 논의 되어야 할 중요한 주제는 턱관절이 관절성 TMD를 보이는 환자에게 매우 민감할 수 있기 때문에 얼마나 오래 적용하고

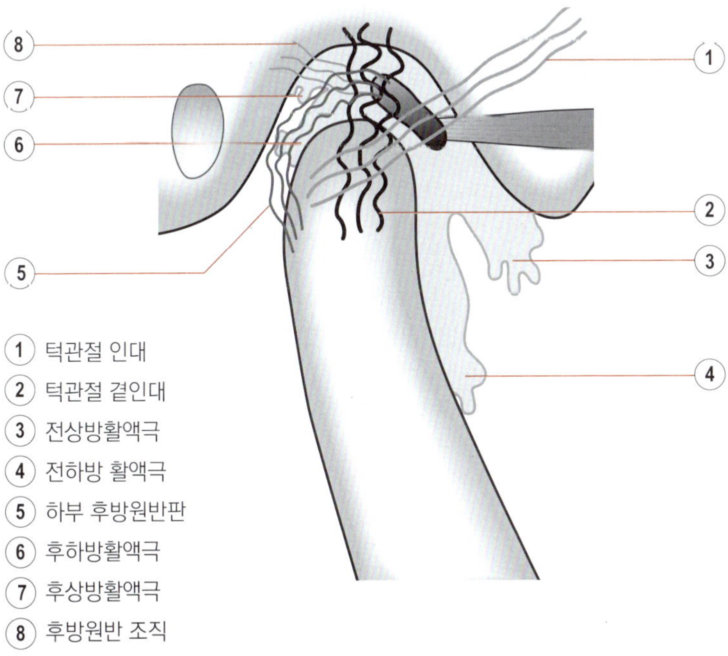

그림 8.3
Rocabado가 제안한 턱관절 과민성의 도수검사를 위한 해부학적 위치.
© Mariano Rocabado.

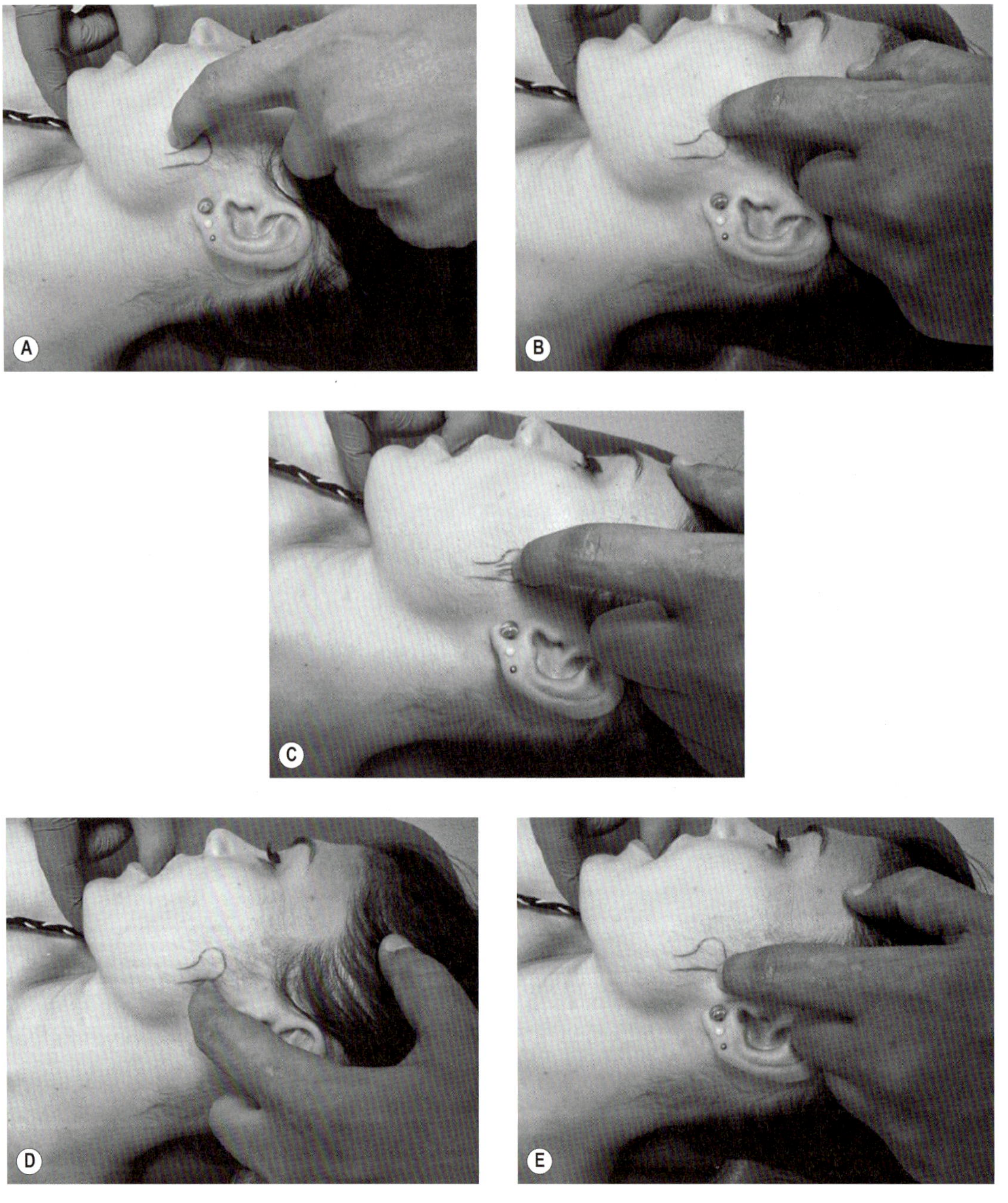

그림 8.4

(A)전하방의 관절극, (B)전상방의 관절극,
(C)턱관절 측부인대, (D)후하방 관절극,
(E)그리고 턱관절의 후상방 관절극.

얼마나 강하게 압력을 적용해야 하는가이다(Benoliel과 Sharav, 2009). Cunha 등(2014)은 턱관절을 촉진하는 동안 1.36kg/cm²의 압역을 가했을 때 89.7%의 특이성과 70%의 민감도를 보였다고 하였다. 이 값은 중증에서 강증정도의 턱관절통증을 진단하는 가장 적절한 역치로서 간주될 수 있다. 얼마나 오랫동안 압력을 유지해야 하는지 결정되지는 않았다.

관절염증이 있는지 확인하기 위해서는 턱관절을 확실하게 촉지해야 한다. 턱관절 촉진을 위한 가장 광범위한 프로토콜 중의 하나는 Rocabada에 의해 작성되었다(개인적 대화; **그림 8.3**). 이 프로토콜은 5가지 결합조직 구조의 촉진과 턱관절 인대, 디스크의 후하방 그리고 디스크를 후방으로 움직이는 검사를 하기위한 3가지 손을 이용한 방식으로 구성된다. 턱관절 촉진을 위해 환자는 머리를 반대쪽을 살짝 돌리고 바로 눕는다. 입은 약간(10mm) 벌리고 살짝 앞으로 내민다. 그 자세로 부터 임상가는 전하방의 관절극(**그림 8.4A**), 전상방의 관절극(**그림 8.4B**), 턱관절 측부인대(**그림 8.4C**)를 촉지 할 수 있다. 턱관절의 후하방 관절극(**그림 8.4D**), 그리고 턱관절의 후상방 관절극(**그림 8.4E**).

턱관절 인대는 치밀한 결합조직을 가지고 있기 때문에(Cuccia 등, 2011), 과민성을 평가하기 위해서는 도수검사가 필요하다. 임상가는 첫번째 엄지 손가락을 아래턱의 마지막 어금니에 놓고 검지를 아래턱 아래부분에 위치시킨다. 다른 손은 환자의 머리를 안정시키고 거지와 중지는 인대를 촉진한다(**그림 11.7 참조**). 그 위치로부터 임상가는 엄지손가락을 이용하여 아래쪽 및 뒤쪽으로 힘을 가한다(**그림 8.5**).

후방 디스크 조직은 후방에서 디스크에 부착되고 두 개의 층으로 나뉘는데: 측두골의 인상고실열에 부착되어 있고 탄력섬유 조직인 위쪽 층과 아래턱 과 뒤쪽에 부착되고 비탄성 경질 콜라겐 섬유로 구성된 아래층으로 구성되어 있다. 두 개의 층 사이 영역에는 혈관과 신경조직이 많이 포함되어 있다(Langendoen 등,

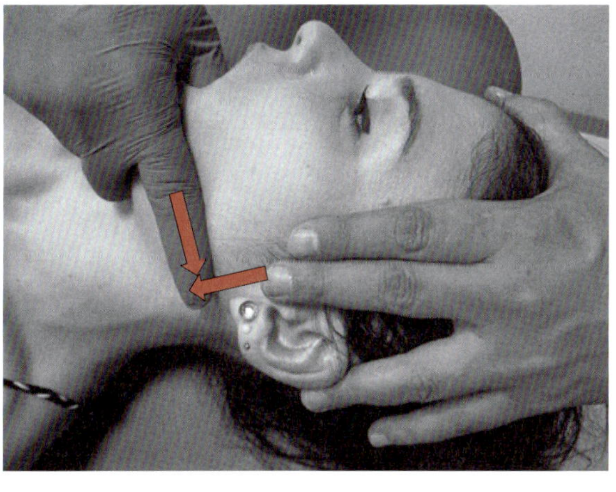

그림 8.5
턱관절의 민감성 평가를 위한 방법

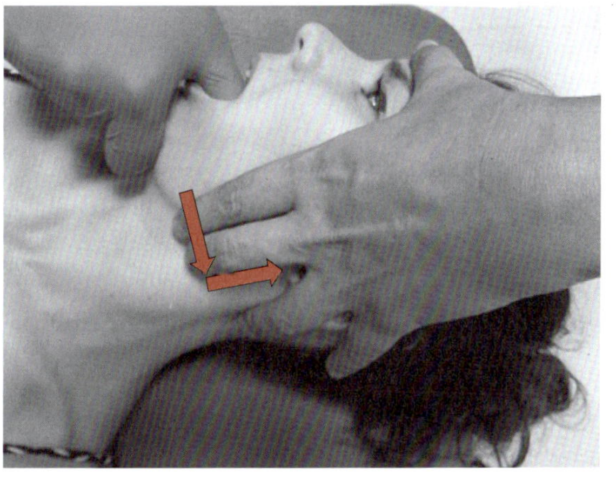

그림 8.6
후방디스크의 아래층 민감도 평가를 위한 방법

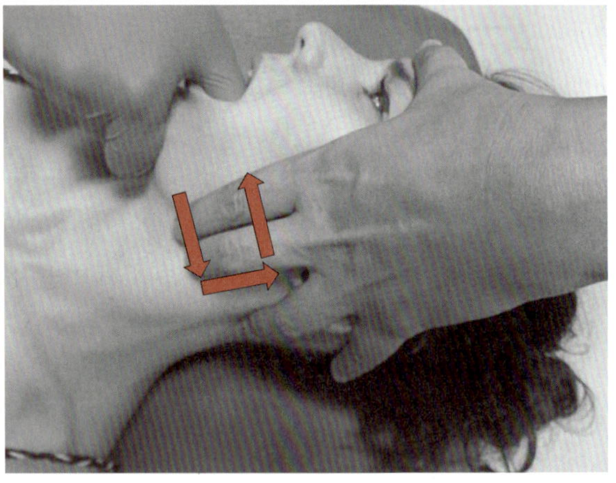

그림 8.7
후방 디스크조직의 민감도를 평가하기 위한 방법

1997). 턱관절의 후방 부분과 후디스크 조직은 자유 신경 말단으로부터 광범위한 신경지배를 받는다(Langendoen 등, 1997). 후방 디스크 조직 신호 강도는 비정상 턱관절에서 더 높게 관찰되어 조직의 혈관 증가를 나타낸다(Lee과 Yun 2009). 따라서, 후방디스크 조직의 검사는 두 가지 방법으로 구성된다. 먼저, 후방 디스크의 아래층을 평가한다. 한 손은 턱관절 인대(**그림 8.5**)에 적용한 것과 같은 위치에 두지만 임상가는 엄지로 후방 및 상위(압축) 힘을 가하면서 다른 손으로 하악 각에 놓는다(**그림 8.6**). 후방디스크 조직을 평가하기 위해 임상가는 엄지로 후방, 상부, 그리고 최종적으로 전방으로 힘을 가한다(**그림 8.7**).

이러한 모든 조작은 환자가 통증(국소통증 또는 연관통)을 경험할 때 그리고 가장 중요한 것은 유발된 통증이 통증 인식과 같은 환자의 증상을 재현할 때 양성으로 간주되어야 한다.

저작근육의 도수검사(Manual examination of the masticatory musculature)

저작근육 조직의 압통 또는 통증성 촉진 (Tenderness or painful palpation of the masticatory musculature)

2장에서 설명한 것처럼 TMD(DC/TMD)에 대한 현재 진단기준 분류에는 Axis I 분류상 하위 유형인 국소 근육통과 근막 통증이 포함된다(Peck 등, 2014; Schiffman 등, 2014). 방사통 없이 촉진하는 동안 국소 통증을 의미하는 이러한 경우는 국소 근육통이나 근막 통증을 명확히 하는 것이 중요하다(다음 부분 참조).

저작근 촉진 시 국소 통증은 TMD가 없는 환자의 10–29%와 대조적으로 TMD가 있는 환자의 57–97%에서 발생한다(Ohrbach 등, 2011). Camacho 등(2014)은 TMD가 있는 노인(60세 이상) 환자의 78%에서 저작근을 촉진하는 동안 국소적으로 통증이 유발된다고 하였고 또한 TMD의 중증도와 저작근 촉진 사이에는 상당한 연관성이 있다고 하였다.

또한, 저작근의 촉진으로 인한 통증은 통증성 TMD와 일부 원발성 두통의 감별 진단법으로서 역할을 할 수 있다(Costa 등, 2016). 본 연구에서 저작근의 촉진에 의한 통증은 근육성 TMD와 관련되어 있는 반면에 측두근 앞쪽의 촉진에 의한 국소 통증은 TMD환자에게서 관찰되었으나 긴장성 두통이나 편두통과 같은 원발성 두통에서도 관찰되었다(Costa 등, 2016). 이러한 결과는 Sales Pinto 등에 의해 수행되었던 연구와 일치한다. 편두통 환자에서 저작근 압박통증 역치에 대한 근막통증의 영향(Sales Pinto 등, 2013).

이 근육의 촉진 시 통증은 디스크 변위와 같은 동측

관절의 TMD와 관련되어 있으므로 저작근은 TMD에서 가장 중요한 근육 중 하나인 것 같다(Inoue 등, 2010; da Silva Parente Macedo 등, 2015). 실제로 저작근에서 촉진으로 인한 통증을 나타내는 환자에게서 TMD가 존재할 가능성이 3배 증가하는 것으로 나타났다(da Silva Parente Macedo 등, 2015).

DC/TMD(Peck 등, 2014; Schiffman 등, 2014)에서 제안하는 이 분류는 저작근의 도수 촉진의 관련성을 강조한다; 하지만 도수 촉진의 데이터에 대한 신뢰도는 논란의 여지가 있다. Gomes 등(2008)은 TMD 환자와 건강한 사람들의 저작근 촉진에 대한 신뢰도 값이 적절에서 양호하다고 한 반면, Chaves 등(2010)은 TMD 증상이 있는 어린이와 건강한 어린이 모두에서 적절에서 낮음으로 평가자내 및 평자가간 신뢰도를 보인다고 하였다(Chaves 등, 2010). 그러나 구강 외 근육(저작근과 측두근)이 구강 내 근육(외측 및 내측 익돌근)보다 더 신뢰도를 보이므로 신뢰도는 검사한 근육에 달려있다.

여기에서 고려하야 할 가장 중요한 질문 중의 하나는 임상가가 얼마나 강하게 그리고 얼마가 오래 압력을 적용할 것인가이다(Benoliel과 Sharav, 2009). 촉진의 압력은 구강 내 구조의 경우 1KG, 구강 외 구조의 경우 1.5~2kg정도로 제안하고 있다(Goulet 등, 1998). 일부 장치는 임상가가 가하는 압력의 표주화를 목적으로 개발되었다. 예를 들어, 촉진을 위한 압력 통증계와 손가락 끝으로 조절 가능한 팔포메타(통각계)는 기존의 통증계와 유사한 검사자간 높은 신뢰도를 보였다(Bernhardt 등, 2007). 다른 저자들은 심부 통증 민감도를 평가하기 위해 새로운 기계식 통증계를 개발하였고 높은 신뢰도를 보였다(Futarmal 등, 2011). 그러나 어떤 장치도 사용하지 않고 손으로 평가하는 것이 임상에서 가장 많이 사용되는 방법이라는 것을 유의해야 한다.

압력을 유지해야 하는 시간에 대한 질문에 국소통증이나 방사통이 나타나는데 2~5초 정도면 충분하다고 제안되고 있다. 근육통을 국소근육통, 근막 통증, 방사되는 근막 통증으로 세분하는 것은 국소부위의 근육통에서 광범위한 통증이나 퍼져 나가는 통증까지 근육통의 즉각적으로 진행될 가능성 때문이다. 임상가는 국소부위 근육통과 방사통을 구분하는 것은 압통과 통증유발점(방사통)을 구분하는 것과 비슷하다. 독자들은 이 주제에 대한 더 많은 문헌을 참고하기를 바란다(Fernández-de-las-Peñas과 Arendt-Nielsen, 2016). 사실 근육에 압통이 있는 것 만으로도 통각 과민이나 이질통증을 느낄 수 있기 때문에 환자가 저작근의 촉진으로 유발된 국소부위 통증을 증 비슷하게(통증인식) 인식할 때 양성으로 판단한다(Peck 등, 2014; Schiffman 등, 2014). Visscher 등(2004)은 손으로 촉진하는 것이 TMD 환자의 통증인식을 위한 압력 통증계로서 재현 가능하다고 하였다.

저작근 촉진 시 방사통, 근막 통증유발점

(Pain referral on palpation of the masticatory muscles: myofascial triggerpoints)

DC/TMD의 AXIS I에서 설명된 근육통의 세번째 하위 유형은 방사되는 근막 통증, 즉 촉진하고 있는 근육의 경계를 넘어선 부위의 통증이 발생하는 근육통이다(Peck 등, 2014; Schiffman 등, 2014). TMD 통증의 이러한 유형은 민감도가 0.86이고 특이도가 0.98이다. 이러한 진단이 근육 통증유발점(TrPs)가 유사한 임상적 특징을 가지고 있는 것이 흥미롭지만, 이 특정 용어는 2장에서 언급된 것처럼 DC/TMD에서는 사용하지 않는다.

TrPs는 촉진하는 동안 통증이 나타나는 것이 특징적이다. Simons 등(1999)은 방사통이 TMD 통증 증상과 관련이 있는 머리와 목의 다양한 근육을 설명하였다. 예를 들어, 저작근의 TrPs는 턱관절을 자극하는 관절통을 나타낼 수 있다. 임상적으로 만일 방사통이 TrPs에 의해 유발된 환자가 경험하는 통증으로 인식되는, 어떤 증상이 재현된다면 활성 TrP로 간주될 수 있다. 유발된 관련통이 환자가 경험했던 어떠한 증상도 재현되지 않는 경우에는 잠복 TrP로 간주한다(Simons 등, 1999). TrP는 근육약화, 근육억제, 운동과민성 증가, 근육 불균형, 피로 가속이나 운동동원 변화를 유발할 수 있기 때문에 중요한 운동요소를 나타낸다는 점을 고려하는 것이 중요하다(Ge와 Arendt-Nielsen, 2011).

적절한 TrP 진단은 검사에서 적절한 훈련, 기술개발, 그리고 높은 수준의 신뢰도를 개발하기위한 임상훈련이 요구된다. Simons 등(1666)은 TrP진단을 위해 사용되는 여러가지 징후와 증상(골격근에서 촉지 가능한 근육 긴장띠, 근육 긴장띠 내에서 관민한 영역의 존재, TrP의 스냅촉진 시 국소적인 연축 반응, 자극이나 과민부위의 촉진에 따른 연관통, 근육 약화, 원심성 수축이나 구심성 수축 시 통증, 또는 점프 신호)을 설명하였다. 그러나 이러한 독립된(개별적인) 증상과 징후들의 신뢰도에 의문이 생길 수 있다(Rathbone 등, 2017). 독자들은 TrP진단의 신뢰도를 논의하기 위해 다른 참고자료를 참조할 수 있다(Myburgh 등, 2008; Lucas 등, 2009; Bron과 Dommerholt 2012). TrP를 더 잘 진단하기 위해 새로운 영상 장비들을 참고할 수 있다. 예를 들어, 저작근육에서 적외선 영상은 0.5 ℃에서 TrP의 방사통이나 국소 통증사이의 차이를 나타내므로 유용할 수 있다(Haddad 등, 2012). Haddad 등은 연관통 존재는 각각 62.5%와 71.3%의 민감도와 특이도 데이터를 발견하였으며, 국소통증의 존재는 각각 43.6%와 60.6%의 민감도와 특이도 데이터를 발견하였다(Haddad 등, 2012).

임상실습에서 Simons 등(1999)과 Gerwin 등(1997)은 TrP진단을 위한 최소 허용기준은 TrP에 의해 유발된 연관통을 환자가 인식하고 있는 상태에서 골격근에서 촉지할 수 있는 긴장띠가 나타나는 과민성 영역이 존재라고 추천하였다. 숙련된 평가자가 평가할 때 이러한 기준은 검사자간 우수한 신뢰도가 나타난다(k : 0.84 ~ 0.88). 사실 국소 압통과 통증인식은 Rathbon 등(2017)에 의해 수행된 메타분석으로 관찰된 가장 신뢰 할 수 있는 기준이다. 유사하게 방사통은 평가된 근육에 따라 중간(k : 0.57)에서 우수한(k : 0.84) 신뢰도를 보여주었다(Gerwin 등, 1997).

놀랍게도 TMD에서 TrP 연관통의 존재를 조사한 연구는 거의 없다. 두개의 연구에 따르면 저작근, 측두근, 상부승모근 그리고 가쪽익돌근이 근육성 TMD환자에서 목과 두개안면 부위의 연관통의 가장 흔한 원인이라고 보고하였다(Wright, 2000; Fernádez-de-las-Peñas 등, 2010). TMD 환자가 저작근 뿐만 아니라 목과 어깨근육에서도 활성 TrP를 나타냈다는 점이 흥미롭다. 또한, 정반대의 결과가 건강한 대조군에 비해 턱 벌림이 감소되고 저작근과 측두근에서 더 많은 잠복 TrP를 보이는 역학적 목통증 환자에게서 관찰되었다(de-la-Llave-Rincon 등, 2012). TrP 연관통이 TMD통증에서 중요한 역할을 하는 것으로 보인다.

저작근의 도수 탐색
(Manual exploration of the masticatory musculature)

임상병력, 능동과 수동 턱 움직임패턴 검사, 통증 부위의 질과 확장, 관련 증상 그리고 연관통증 패턴에 대한 고려는 임상가가 TMD 환자에게 임상적으로 관련이 있을 수 있는 근육을 결정하는데 도움이 된다. TrP 촉진은 섬유방향에 수직으로 촉진하여 골격근 내의 긴장띠를 찾아내는 식으로 시작한다. 환자는 섬유를 더 잘 찾기 위해 근육을 수축하도록 요구할 수 있다. 근육은 환자의 임상적 양상에 따라 촉진을 위해 이완하거나 가볍게 신장전 위치로 만들 수 있다. 긴장띠가 발견되면 긴장띠 내의 과민한 영역을 찾을 수 있다. 긴장띠를 손으로 두드리는 것은 표면 근육에서 긴장띠의 갑작스런 불수의적 수축인 국소적인 연축 반응을 유발할 수 있다. 긴장띠의 손으로 두드리기는 측두근의 경우 치료사가 뼈조직에 대해 근육에 손가락이나 엄지로 압박을 가하는 동안 편평하게 촉지하거나, 표면 저작근의 경우 손가락 끝 사이에 근육을 굴리는 것과 같은 집기 촉진을 할 수 있다.

대부분의 교과서가 교육목적으로 일종의 표준을 사용하지만 임상가는 TrP의 위치와 연관통 패턴에 대한 선입견에 주의해야 한다(Simons 등, 1999). 여기에서 TMD 통증의 발생에 가장 일반적으로 관여하는 저작근의 연관통을 설명하고 있다.

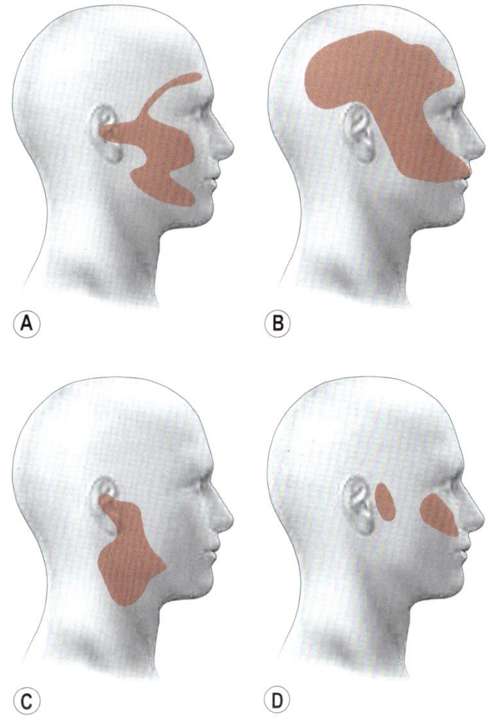

그림 8.8
(A) 저작근의 통증유발점에서 유발되는 연관통, (B) 측두근, (C) 내측익돌근, 그리고 (D) 외측익돌근.

저작근 (Masseter muscle)

저작근은 아마도 TMD에 가장 일반적으로 관여하는 근육일 것이다. 실험적으로 유도되거나 TrP와 관련된 연관통은 TMD 환자가 경험하는 감각 증상처럼 나타날 수 있다(Svensson, 2007; Fernández-delas-Peñas 등, 2010). 저작근의 표면 부분에 있는 TrP는 눈썹, 위턱, 아래턱, 치아에 연관통을 나타내는 반면, 깊은 층에 있는 TrP는 귀속과 턱관절(TMJ) 깊은 곳에서 연관통을 나타낸다(Simons 등, 1999)(**그림 8.8A**). 저작근의 TrP는 일반적으로 턱 벌리기를 제한한다. 사실, 편측 저작근 TrP는 아래턱을 환측으로 편향시키는 경향이 있지만, 편향은 한쪽 턱관절 내부 이상과 연관될 수도 있으며, 이로 인해 아래턱이 환측으로 편향될 수 있다(**그림 8.1B 및 C 참조**). 입 벌리기, 씹기와 같은 부수 기능적 습관, 영향을 받는 쪽으로 눕기 등은 증상이 악화된다. 저작근은 표재성 근육이기 때문에 환자의 과민성에 따라 편평하게 또는 집게 촉진으로 촉진할 수 있다. 섬유를 교차하게 잡는 촉진은 저작근의 표층에서 긴장띠를 찾는 데 사용되며 적은 양의 압력으로 쉽게 통증을 유도할 수 있다.

측두근(*Temporalis muscle*)

측두근은 TMD 환자에서 흔히 영향을 받는 또 다른 근육이다(Fernández-de-las-Peñas 등, 2010). 실제로 저작근과 측두근의 촉진은 DC/TMD 현재 버전 내에서 고려된다(Peck 등, 2014; Schiffman 등, 2014). 이에 더하여 측두근은 긴장형 두통에도 관여하는 것으로 밝혀졌다(Fernández-de-las-Peñas 등, 2007). 측두근에 있는 TrP의 연관통이 환자의 임상양상에 따라 치통이나 머리 통증을 유발할 수 있다는 사실과 관련이 있을 수 있다(Simons 등, 1999)(**그림 8.8B**). 이빨 갈기, 껌 씹기, 손톱 물어뜯기, 얼음 씹기와 같은 기능장애 습관으로 인해 증상이 악화될 수 있다. 측두골의 촉진은 촉진이 원활하게 이루어지더라도 종종 매우 고통스러운 TrP가 발생한다. 임상적으로 측두근은 일반적으로 여러 TrP를 나타낸다(Fernández-de-las-Peñas 등, 2009). 표재성 근육이기 때문에 측두근의 섬유를 교차하는 편평 촉진은 일반적으로 근육에 여러 개의 긴장띠가 나타난다.

내측익돌근(*Medial pterygoid muscle*)

내측익돌근은 저작근의 '거울' 같은 구강 내 근육이다. 두 근육 모두 아래턱의 각도를 고정할 수 있기 때문이다. 내측익돌근은 다른 저작 근육에 비해 증상이 더 광범위하다. 내측익돌근의 TrP는 위턱, 아래턱, 치아, 입, 귀 및 턱관절에 대한 광범위한 통증을 나타낸다(Simons 등, 1999)(**그림 8.8C**). 저작근의 TrP는 이 주동근에서 TrP의 활동을 촉진할 수 있으므로 일반적으로 두 근육 모두 검사가 필요하다. 이 근육의 중간 부분에 대한 도수검사에는 구강 내 촉진을 포함한다. 집게손가락의 패드는 바깥쪽을 향하고 마지막 어금니 뒤쪽에 있는 아래턱 가지의 뼈 앞쪽 가장자리와 만날 때까지 어금니 위로 미끄러뜨린다. 내측익돌근 근복의 중간 부분은 이 뼈 가장자리 바로 뒤에 있다(**그림 12.10** 참조). 촉진은 내측익돌근에 TrP가 있는 환자에서 예민한 압통을 유발하므로 이 절차는 극도의 주의를 기울여 수행해야 한다.

외측익돌근(*Lateral pterygoid muscle*)

외측익돌근은 디스크와의 해부학적 관계로 인해 턱관절의 역학에서 가장 중요한 근육 중 하나이다. 턱관절의 내적장애의 이론적 배경은 외측익돌근의 과잉 활동의 결과로 디스크의 전방 변위를 나타낸다. 근육의 위쪽 헤드(머리)가 디스크에 붙어있기 때문에 디스크를 앞쪽과 위쪽-내측 방향으로 당길 수 있다(Fujita 등, 2001). 이 가설은 외측익돌근의 힘이 장기간 증가함에 따라 추간판이 앞쪽으로 신장되어 이 근육의 과잉 활동이 추간판 변위의 진행과 관련될 수 있음을 확인하는 생체역학적 모델에 의해 설명된다(Tanaka 등, 2007). 이 근육의 연관통은 상악골과 턱관절 깊숙이 퍼진다(Simons 등, 1999)(**그림 8.8D**). 이 근육의 촉진은 문헌에서 의문을 제기했지만 최근 연구에 따르면 외측익돌근의 촉진이 가능하다는 것이 확인되었다(Stelzenmueller 등, 2016). 외측익돌근의 성공적인 촉진은 입을 벌리고 검사측으로 외측 편위를 시행할 수 있다. 임상가의 집게손가락은 익돌기의 측판에 도달할 때까지 상악골의 치조돌기 상부에 평행한 구강 전정을 따라 상악결절로 촉진한다(**그림 12.11** 및 **12.12** 참조).

기타 근육(*Other muscles*)

연관통이 있는 흉쇄유돌근(**그림 8.9A**), 머리널판근(**그림 8.9B**), 후두하근(**그림 8.9C**), 상부승모근(**그림 8.9D**)과 같은 다른 근육도 TMD 환자에서 관찰된 통증 패턴에 영향을 줄 수 있다(Fernández-de-las-

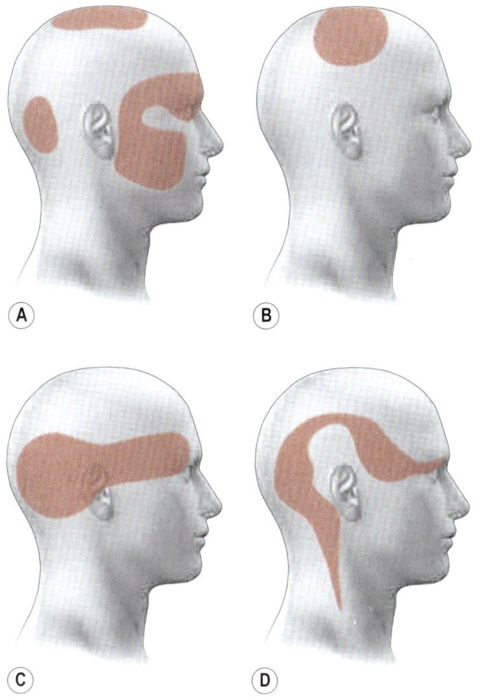

그림 8.9
(A)흉쇄유돌근 내의 통증유발점과 관련된 연관통
(B)머리널판근, (C)후두하근
(D)상부승모근

Peñas 등, 2010). 독자들은 이러한 근육의 검사에 대한 더 많은 정보를 위해 다른 문서를 참조할 수 있다(Simons 등, 1999).

결론(Conclusion)

이 장에서는 TMD 환자의 증상 시작 및 지속에 영향을 주는 TrP 와 연관통에 초점을 맞춘 턱관절 및 관련 저작근의 도수검사를 설명하고 있다. 임상가는 TMD 통증을 더 잘 특성화하고 관리하기 위해 임상적으로 관련된 결과를 결정하기 위해 저작 시스템에 대한 철저한 검사를 수행해야 한다.

참고문헌

Benoliel R, Sharav Y. Tender muscles and masticatory myofascial pain diagnosis: how many or how much? J Orofac Pain 2009; 23: 300–301.

Bernhardt O, Schiffman EL, Look JO. Reliability and validity of a new fingertip-shaped pressure algometer for assessing pressure pain thresholds in the temporomandibular joint and masticatory muscles. J Orofac Pain 2007; 21: 29–38.

Bron C, Dommerholt JD. Etiology of myofascial trigger points. Curr Pain Headache Rep 2012; 16: 439–444.

Camacho JG, Oltramari-Navarro PV, Navarro Rde L et al. Signs and symptoms of temporomandibular disorders in the elderly. Codas 2014; 26: 76–80.

Chaves TC, Nagamine HM, de Sousa LM, de Oliveira AS, Grossi DB. Comparison between the reliability levels of manual palpation and pressure pain threshold in children who reported orofacial pain. Man Ther 2010; 15: 508–512.

Costa YM, Porporatti AL, Calderon PD, Conti PC, Bonjardim LR. Can palpation-induced muscle pain pattern contribute to the differential diagnosis among temporomandibular disorders, primary headaches phenotypes and possible bruxism? Med Oral Patol Oral Cir Bucal 2016; 21: e59–65.

Cuccia AM, Caradonna C, Caradonna D. Manual therapy of the mandibular accessory ligaments for the management of temporomandibular joint disorders. J Am Osteopath Assoc 2011; 111: 102–112.

Cunha CO, Pinto-Fiamenqui LM, Castro AC, Lauris JR, Conti PC. Determination of a pressure pain threshold cut-off value for the diagnosis of temporomandibular joint arthralgia. J Oral Rehabil 2014; 41: 323–329.

da Silva Parente Macedo LC, de Goffredo Filho GS, de Souza Tesch R, de Queiroz Farias Góes CP. Frequency of temporomandibular arthralgia among myofascial pain patients with pain on palpation of ipsilateral masseter. Cranio 2015; 33: 206–210.

De-la-Llave-Rincon AI, Alonso-Blanco C, Gil-Crujera A, Ambite-Quesada S, Svensson P, Fernández-de-las-Peñas C. Myofascial trigger points in the masticatory muscles in patients with and without chronic mechanical neck pain. J Manipulative Physiol Ther 2012; 35: 678–684.

de Wijer A, Lobbezoo-Scholte AM, Steenks MH, Bosman F. Reliability of clinical findings in temporomandibular disorders. J Orofac Pain 1995; 9: 181–191.

Fernández-de-las-Peñas C, Arendt-Nielsen L. Myofascial pain and fibromyalgia: two different but overlapping disorders. Pain Manag 2016; 6: 401–408.

Fernandez-de-las-Peñas C, Ge HY, Arendt-Nielsen L, Cuadrado ML, Pareja JA. The local and referred pain from myofascial trigger points in the temporalis muscle contributes to pain profile in chronic tension-type headache. Clin J Pain. 2007; 23: 786–792.

Fernández-de-las-Peñas C, Caminero AB, Madeleine P et al. Multiple active myofascial trigger points and pressure pain sensitivity maps in the temporalis muscle are related in chronic tension type headache. Clin J Pain 2009; 25: 506–512.

Fernández-de-las-Peñas C, Galán-Del-Río F, Alonso-Blanco C, Jiménez-García R, Arendt-Nielsen L, Svensson P. Referred pain from muscle trigger points in the masticatory and neck-shoulder musculature in women with temporomandibular disorders. J Pain 2010; 11: 1295–1304.

Fujita S, Iizuka T, Dauber W. Variation of heads of lateral pterygoid muscle and morphology of articular disc of human temporomandibular joint: anatomical and histological analysis. J Oral Rehabil 2001; 28: 560–571.

Futarmal S, Kothari M, Ayesh E, Baad-Hansen L, Svensson P. New palpometer with implications for assessment of deep pain sensitivity. J Dent Res 2011; 90: 918–922.

Gallo LM, Svoboda A, Palla S. Reproducibility of temporomandibular joint clicking. J Orofac Pain 2000; 14: 293–302.

Ge HY, Arendt-Nielsen L Latent myofascial trigger points. Curr Pain Head Reports 2011; 15: 386–392.

Gerwin RD, Shannon S, Hong CZ et al. Inter-rater reliability in myofascial trigger point examination. Pain 1997; 69: 65–73.

Gomes MB, Guimarães JP, Guimarães FC, Neves AC. Palpation and pressure pain threshold: reliability and validity in patients with temporomandibular disorders. Cranio 2008; 26: 202–210.

Goulet JP, Clark GT, Flack VF, Liu C. The reproducibility of muscle and joint tenderness detection methods and maximum mandibular movement measurement for the temporomandibular system. J Orofac Pain 1998; 12: 17–26.

Haddad DS, Brioschi ML, Arita ES. Thermographic and clinical correlation of myofascial trigger points in the masticatory muscles. Dentomaxillofac Radiol 2012; 41: 621–629.

Hassel AJ, Rammelsberg P, Schmitter M. Inter-examiner reliability in the clinical examination of temporomandibular disorder: influence of age. Community Dent Oral Epidemiol 2006; 34: 41–46.

Huddleston Slater JJ, Lobbezoo F, Chen YJ, Naeije M. A comparative study between clinical and instrumental methods for the recognition of internal derangements with a clicking sound on condylar movement. J Orofac Pain. 2004; 18: 138–147.

Inoue E, Maekawa K, Minakuchi H et al. The relationship between temporomandibular joint pathosis and muscle tenderness in the orofacial and neck/shoulder region. Oral Surg Oral Med Oral Pathol Oral Radiol Endod 2010; 109: 86–90.

Köhler AA, Hugoson A, Magnusson T. Clinical signs indicative of temporomandibular disorders in adults: time trends and associated factors. Swed Dent J 2013; 37: 1–11.

Langendoen J, Müller J, Jull GA Retrodiscal tissue of the temporomandibular joint: clinical anatomy and its role in diagnosis and treatment of arthropathies. Man Ther 1997; 2: 191–198.

Lee SH, Yoon HJ. The relationship between MRI findings and the relative signal intensity of retro- discal tissue in patients with temporomandibular joint disorders. Oral Surg Oral Med Oral Pathol Oral Radiol Endod 2009; 107: 113–115.

List T, John MT, Dworkin SF, Svensson P. Recalibration improves inter-examiner reliability of TMD examination. Acta Odontol Scand 2006; 64: 146–152.

Lucas N, Macaskill P, Irwig L et al. Reliability of physical examination for diagnosis of myofascial trigger points: a systematic review of the literature. Clin J Pain 2009; 25: 80–89.

Myburgh C, Larsen AH, Hartvigsen JA. systematic, critical review of manual palpation for identifying myofascial trigger points: evidence and clinical significance. Arch Phys Med Rehabil 2008; 89:1169–1176.

Ohrbach R, Fillingim RB, Mulkey F et al. Clinical findings and pain symptoms as potential risk factors for chronic TMD: descriptive data and empirically identified domains from the OPPERA case-control study. J Pain 2011; 12: S27-S45.

Peck CC, Goulet J-P, Lobbezoo F, et al. Expanding the taxonomy of the diagnostic criteria for temporomandibular disorders. J Oral Rehab 2014; 41: 2–23.

Rathbone ATL, Grosman-Rimon L, Kumbhare DA. Inter-rater agreement of manual palpation for identification of myofascial trigger points: A systematic review and meta-analysis. Clin J Pain 2017; 33: 715–729.

Sales Pinto LM, de Carvalho JJ, Cunha CO et al. Influence of myofascial pain on the pressure pain threshold of masticatory muscles in women with migraine. Clin J Pain 2013; 29: 362–365.

Schiffman E, Ohrbach R, Truelove E et al. Diagnostic criteria for temporomandibular disorders(DC/TMD) for clinical and research applications: Recommendations of the International RDC/TMD Consortium Network and Orofacial Pain Special Interest Group. J Oral Facial Pain Headache 2014; 28: 6–27.

Simons DG, Travell JG, Simons LS. Travell & Simons' Myofascial Pain and Dysfunction: The Trigger Point Manual. Vol. 1. 2nd ed. Baltimore: Lippincott William & Wilkins; 1999.

Sipilä K, Suominen AL, Alanen P et al. Association of clinical findings of temporomandibular disorders(TMD) with self-reported musculoskeletal pains. Eur J Pain 2011; 15: 1061–1067.

Stelzenmueller W, Umstadt H, Weber D, Goenner-Oezkan V, Kopp S, Lisson J. The intraoral palpability of the lateral pterygoid muscle: A prospective study. Ann Anat 2016; 206: 89–95.

Svensson P. Muscle pain in the head: overlap between temporomandibular disorders and tension-type headaches. Curr Opin Neurol 2007; 20: 320–325.

Tanaka E, Hirose M, Inubushi T et al. Effect of hyperactivity of the lateral pterygoid muscle on the temporomandibular joint disk. J Biomech Eng 2007; 129: 890–897.

Uhac I, Tariba P, Kovac Z er al. Masticatory muscle and temporomandibular joint pain in Croatian war veterans with posttraumatic stress disorder. Coll Antropol 2011; 35: 1161–1166.

Visscher CM, Lobbezoo F, Naeije M. Comparison of algometry and palpation in the recognition of temporomandibular disorder pain complaints. J Orofac Pain 2004; 18: 214–219.

Witulski S, Vogl TJ, Rehart S, Ottl P. Evaluation of the TMJ by means of clinical TMD examination and MRI diagnostics in patients with rheumatoid arthritis. Biomed Res Int 2014; 2014: 328560.

Wright EF. Referred craniofacial pain patterns in patients with temporomandibular disorder. J Am Dent Assoc 2000; 131: 1307–1315.

9 장

턱관절 장애를 가진 환자의 경추와 흉추의 임상검사

Clinical examination of the cervical and thoracic spine in patients with temporomandibular joint disorders

턱관절 질환에서의 경추와 흉추

(The cervical and thoracic spine in temporomandibular disorders)

턱관절 장애(TMD)를 가지고 있는 환자에 있어서 경추 및 흉추는 포괄적인 임상 평가의 일부로서 고려되어야 한다. 해부학적 근접성과 생체역학적인 상호의존성으로 인해 머리, 경추, 흉추, 턱관절(TMJ) 사이에는 기능적 관계가 존재한다(Corrêa과 Bérzin, 2004; La Touche 등, 2011). 머리, 턱관절 및 경추는 삼차신경을 통해 신경학적으로 서로 연결되어있다. 삼차신경은 저작근을 명령하는 작은 운동신경 요소와 중뇌에서 상부 경추의 척수까지 이어지는 더 큰 감각신경 요소로 구성된 복잡한 배열을 가지고 있다(Bradnam과 Barry, 2013). 삼차 감각신경 복합체는 머리, 턱관절 및 경추와 관련된 구조로부터 고유수용성, 온도, 식별성 및 유해수용성 정보를 수신 및 전달한다(Bradnam과 Barry, 2013). 더 자세한 정보는 이 책의 3장에서 확인할 수 있다.

머리, 턱관절, 경추 및 흉추의 해부학적 근접성, 생체역학적 관계, 신경생리학적 연결로 인해 한 영역의 기능장애는 다른 영역에 영향을 미칠 수 있다. 예를 들어, 머리를 앞으로 내미는 자세는 턱관절, 경추, 흉추의 생체역학적 변화에 기여할 수 있다(Ballenberger 등, 2012). 머리 위치는 턱관절 장애를 유발하는 근육 활동과 긴장도의 변화가 하악의 안정 위치에 영향을 미칠 수 있다(Olivo 등, 2006). 실험 연구에서 근막성 턱관절 장애를 가진 환자의 저작근과 최대로 입을 벌리는 근육의 압통 역치는 머리와 목 자세에 영향을 받는 것으로 보고되었다(La Touche 등, 2011). 또한 턱관절 장애 뿐만 아니라 혀와 하악의 위치가 잠재적으로 경추의 운동 범위에 영향을 미칠 가능성이 있다(Grondin 등, 2017).

최근 연구에서 턱관절 장애 환자에게서 경추 손상이 관찰되었다(von Piekartz 등, 2016; Ballenburger 등, 2017). 이러한 손상에는 경추의 가동범위에 제한과 통증이 발생하고 생기고 상부경추의 수동부수적 동작 검사에서 통증이 발생하며, 경추 주위 근육에 압력에 민감성을 보이고, 경추의 굴곡-회전 검사 시 관절가동범위의 제한이 나타나며, 두개-경추부의 굴곡 검사 시 손상이 포함된다. 이러한 테스트는 모두 아래에서 자세히 설명하였다. 또한, 가장 많은 경추 손상은 심각한 턱관절 장애 통증과 장애 그리고 다양하게 혼합(근육성 및 관절성)된 것으로 보이는 턱관절 장애가 있다. 현재로서는 이러한 경추 손상이 공존하는 경추 장애를 나타내는 것인지 아니면 턱관절 장애를 가진 환자의 중추 감각 자극의 결과로 인한 이차성 통삭 과민 때문인지 확실하지는 않다; 그럼에도 불구하고 이 치료는 이러한 환자들에게 유익할 수 있다.

턱관절을 대상으로 하는 중재가 경추 통증에 영향을 줄 수 있으며 그 반대의 경우도 마찬가지이다. 경추에 대한 직접적인 도수치료와 운동은 저작근의 통증과 압박 통증 역치를 감소시키고 턱관절 장애가 있는 환자에서는 통증 없이 입을 벌리는 데 효과적인 것으로 밝혀졌다(La Touche 등, 2013). 또한 교합 부목으로 환자를 치료하면 턱관절 장애 환자 집단에서 경추 운동범위가 증가하고 경추 통증이 감소하는 것으로 밝혀졌다(WalczyńskaDragon 등, 2014). 2건의 연구에서는 턱관절 손상을 동반한 경추성 두통이 있는 환자가 경추에 단독에 적용한 것보다 턱관절과 경추 양쪽에 도수치료를 받았을 때 더 우수한 결과가 나타났다고 하였다(von Piekartz과 Ludtke, 2011; von Piekartz과 Hall, 2013).

흉추 손상이 있는 환자가 턱관절 장애를 가지고 있는 경우 또는 흉추에 통증이 있는 환자에게 턱관절 치료의 효과나 그 반대의 경우에 대해 자세히 설명하는 연구는 없다. 그러나 턱관절 장애와 자세 사이 뿐만아니라 부드러운 호흡 측면에서 턱관절, 경추 및 흉추 사이의 동적 관계에 임상적으로 관련된 관계를 제안하는 연구가 있다(Corrêa과 Bérzin, 2004). 게다가 일련의 사례에서는 흉추의 도수교정을 포함한 다양한 접근법으로 턱관절 장애 환자를 치료하는데 있어 긍정적이고 임상적으로 이점을 보여준다(GonzálezIglesias 등, 2013).

선행 근거에 따르면 목 통증이 있는 환자에게 적용한 흉추 치료에서 단기적 이점이 있다(Cross 등, 2011). 흉추 치료는 목 통증이 있는 환자에게 유익한 것으로 밝혀졌고 경추와 턱관절 사이에 연관성이 존재하므로 턱관절 장애 환자에서 흉추 치료를 고려하는 것이 임상적으로 합리적이다. 예를 들어, 턱관절 장애와 전방머리 자세를 동시에 가진 환자는 자세가 변하고 해부학적 변화를 나타내며, 이러한 변화 중에는 상부 흉추의 저운동성 뿐만아니라 근육 길이-장력의 현저한 변화가 있다(Corrêa과 Bérzin, 2004). 다른 손상을 해결하는 동시에 흉추에 대한 치료를 해결하는 것은 턱관절 역학 및 기능에 직 · 간접적으로 도움이 될 수 있다고 생각할 수 있다. 따라서 턱관절 장애 환자를 관리할 때 경추 및 흉추에 대한 임상 평가가 필수적이다. 제안된 검사 절차는 아래에 자세히 설명하였다.

경추 및 흉추의 임상 검사(Clinical examination of the cervical and thoracic spine)

턱관절 장애가 있는 환자는 턱 통증, 두통 및 목 통증을 포함한 다양한 증상을 보인다. 따라서 턱관절 장애를 가진 환자에 대한 종합검사의 일환으로 검사자는 경흉추 부위의 임상검사를 수행해야 한다. 검사는 경흉부 부위가 턱 통증과 관련이 있는지 또는 환자의 주 증상이 경흉부 부위 손상과 관련이 있는지 밝히려고 시도한다. 경 · 흉추의 임상검사는 통증 및 기능에 관한 자가 설문지, 환자 인터뷰 및 이학적검사 초기 섭취와 같은 건강검진 양식으로 구성된다. 섭취 양식 및 자가 보고된 측정에서 얻은 정보는 임상가가 환자의 건강상태, 통증 및 장애 수준에 대한 일반적인 생각을 할 수 있을 뿐만 아니라 후속 질문이 필요한 항목을 식별할 수 있다. 환자 인터뷰는 임상가에게 위험 신호의 존재 여부에 대한 선별 검사 외에도 경추 또는 흉추의 잠재적 침범에 대한 정보를 제공한다. 이학적검사는 환자가 현재 보이는 경추 및 흉추의 영향에 대해 환자 인터뷰 중에 형성된 가설을 테스트하는 데 사용될 수 있다.

환자의 선별검사 및 병력 정보(Patient screening and historical information)

암, 감염, 내장 또는 일반 내부 의뢰, 경추 불안정성, 골절 및 심폐 진단들을 포함하는 위험(적색) 신호 항목들은 이 단계에서 의학적 병리를 배제하기 위해 추가로 추적해야 한다. 인지적 또는 생물 · 심리사회적 요인과 같은 황색 신호도 검사하여 이것이 환자의 현재 증상에 어떤 영향을 미칠 수 있는지 확인해야 한다. 턱관절 장애 환자의 임상 병력을 평가하는 방법에 대한 자세한 내용은 7장을 참조하라.

병력을 확보하는 동안 환자는 연령, 직업, 현재 증상의 지속 기간, 발병 기전(점진적, 갑작스러운 또는 외상), 주 증상과 위치, 증상(증상이 심해지거나 완화되는 자세)의 위치 순서, 악화 및 완화 요인, 해당되는 경우 이전 증상의 수와 위치, 증상 패턴, 이전 중재에 대한 반응 등을 이야기 해주어야 한다. 특히, 환자에게 경추 그리고/또는 흉부 부위의 증상에 대해 질문해야 하며, 존재하는 경우 임상가는 각 증상에 대한 악화 및 완화 요인을 설정하려고 시도해야 한다. 현재 과민성의 정도를 확인하기 위해 검사자는 각 증상의 심각도, 증상을 유발하는 데 얼마나 많은 활동이 필요한지, 활동을 중단한 후 증상이 다시 안정되는 데 걸리는 시간이 얼마나 걸리는지를 질문해야 한다. 또한, 검사자는 환자의 증상의 다양한 부위 사이의 관계를 조사해야 한다. 예를 들어, 환자가 턱과 목의 통증을 모두 호소하는 경우 검사자는 환자에게 이러한 증상이 동시에 나타나는지, 각각 따로 나타나는지 또는 하나의 증상이 다른 증상보다 먼저 나타나는지 물어야 한다. 턱관절 장애가 있는 일부 환자는 중추 감각자극 결과와 관련된 복합 통증증후군의 결과로 나타날 수 있는 광범위한 패턴의 증상일 수 있다는 점에 유의하는 것이 중요하다. 이들은 정신건강 장애, 섬유근육통과 같은 기능적 통증증후군 또는 과민성 대장증후군과 같은 기타 관련 장애를 나타낼 수 있다. 인터뷰가 끝나면 임상가는 여러 관련 요인을 고려하여 환자의 장애의 복잡성 정도에 대한 아이디어를 가지고 진단 가설을 공식화할 뿐만 아니라 이학적검사 및 치료 중재에 대한 방향을 가지고 시작해야 한다.

자세 관찰(Postural observation)

환자의 자세는 경추와 흉추를 적절하게 볼 수 있도록 위쪽 ¼을 최대한 노출 시킨 상태에서 서거나 앉아서 평가되어야 한다. 자세는 뒤, 옆, 앞쪽에서 관찰해야 한다.

시상면에서 보면 Kendall 등(1993)은 외이도가 견봉돌기와 일직선으로 정렬될 때 이상적인 정렬이라고 설명하였다. Griegel–Morris 등(1992)은 수직선에 대한 비정상적인 자세(전방머리, 오른쪽 및 왼쪽 어깨의 둥근어깨, 흉추 후만 정도)를 식별하는 능력이 평가자 내 신뢰도는 κ: 0.825이며, 평가자 간 신뢰도는 κ: 0.611로 보이는 것으로 나타났다. 그들은 또한 교차분석결과 자세 이상 환자의 통증 증가를 나타내지 않았다고 보고했다(Griegel–Morris 등, 1992). 경 · 흉추 자세와 통증에 관한 다른 연구에서도 유사한 결과가 나타났다(Refshauge 등, 1995). 따라서 잘못된 자세는 모든 관련 소견과 함께 환자의 증상과 일치하는 소견을 보일 때 고려해야 한다. 이 연결을 평가하는 기술에는 증상 수정 절차가 포함되며, 이를 통해 보다 중립적인 위치를 만들기 위해 능동적 또는 수동적(테이핑) 수정이 증상에 영향을 끼칠 수 있다(Lewis, 2009).

후방에서는 요추와 흉추에서 척추측만증이 관찰된다. 어깨의 높이는 견갑대의 근육을 따라 비교할 수 있다. 사용하지 않거나 신경 손상은 근 소실, 보조 호흡근의 과도한 비대, 목의 통증 억제성 자세와 같은 특징을 보일 수 있다. 여기에서 견갑골을 관찰해야 하며, 전인과 후인, 하강과 거상, 내측과 외측 회전의 측면 차이에 주목해야 한다. 비정상적인 특징은 장흉신경 손상 또는 전거근 약화로 견갑골 내측 경계의 후방 돌출과 같은 근본적인 병리를 나타낼 수 있다.

환자 앞에서는 경추의 측방 굴곡이나 회전을 관찰할 수 있다. 어깨높이 대칭과 상지의 이동을 관찰할 수 있다. 앞쪽 목과 몸통의 근 소실은 앞쪽에서 관찰할 수 있다. 여기에 손의 내재근 소모 징후가 나타날 수 있으며, 이는 후속 검사에서 경추 척수병증을 배제할 필요가 있음을 나타낼 수 있다.

신경학적 선별검사
(Neurologic screening)

신경학적 검사는 상부운동신경원 또는 하부운동신경원 병리의 가능한 관련성을 식별하도록 설계되었다. 상부운동신경원 징후는 반사 항진, 비피부병 패턴의 감각 변화, 간대성 경련, 호프만 또는 바빈스키 양성 반응, 압박받는 것으로 의심되는 레벨 아래의 일반적인 근절 약화, 서투른 걸음걸이 등을 관찰 할 수 있다. 하부운동신경원 징후는 심부 건 반사(Deep Tendon reflex: DTR) 감소 또는 부재, 피부 패턴에서 가벼운 접촉에 대한 감각 감소, 특정 근절을 따라 근육 약화가 특징이다.

가벼운 촉각은 각 사지의 해당 C5-T1 피절 위를 콕 찌르기(종이 클립 끝) 또는 종이 티슈를 사용하여 수행할 수 있다. 각 팔다리의 양쪽을 동시에 검사한다. 환자는 각 피절에서 감각이 동일하거나 다른 것으로 나타나는지를 검사자에게 말해주도록 지시한다. 결과는 반대(정상) 쪽에 비해 감소, 정상 또는 증가로 기록한다. 감각 상실은 후속 검사가 필요한 하나의 피절 부분에 걸쳐 명백할 수 있다. 그러나 인접한 신경근에 의해 지배되는 피부 영역이 겹치기 때문에 전체 뿌리가 절단된다고 해서 완전한 감각 상실의 띠가 생성되지는 않는다. 일반화된 감각 상실은 골수병증 상태의 적색 신호 특징 또는 심리사회적 스트레스의 황색 신호의 특징을 나타낼 수 있다.

상지근육군에 대한 근절 검사는 도수근력검사를 통해 수행된다. 도수근력검사에 대한 조작적 정의는 Kendall 등(1993)의 교재를 참조하라. 신경학적 검사의 목적을 위해 신뢰도를 높이기 위해 등급 시스템을 권장한다: 부재 또는 현저하게 감소(5점 중 0등급), 감소(5점 중 1-4등급), 정상(5점 중 5등급). 특정 피절의 근육 약화는 신경근 압박을 나타낼 수 있지만 일반적인 약화 패턴은 심각한 목 상태 또는 심리 사회적 스트레스를 나타낼 수 있다.

심부건반사(DTR)는 상완이두근(C5), 상완요골근(일차적으로 C6) 및 상완삼두근(C7)의 근육에 대해 평가할 수 있다. 임상가는 상완이두근, 상완요골근, 상완삼두근에 대해 각각 주관절 오목(cubital fossa), 요골의 원위부 측면 및 팔꿈치에서 해당 근육의 건을 두드린다. 심부건반사(DTR)은 전통적으로 상위운동신경원 기능장애로 항진(4+), 과도한 반응이나 정상범위 내(3+), 정상(2+), 반응은 있지만 저하(1+), 또는 부재(0) 등으로 등급을 매긴다. 근절 평가와 유사한 등급 시스템은 결과를 반대 쪽에 비해 정상, 증가 또는 결여/감소로 기록하여 사용할 수 있다.

신경학적 검사의 평가자 간 신뢰도는 경추 통증이 있는 집단에서 연구되었다(ViikariJuntura, 1987). 3단계 판정(정상, 감소, 현저하게 감소)을 사용한 강도 테스트는 0.40 - 0.64 사이의 카파 값이 산출되었다. ViikariJuntura 등(1989)은 또한 척수 조영술에서 신경근 압박의 징후를 예측하기 위해 근력 감소, 비정상적인 감각, 반사 감소 및 가시적 위축을 포함한 신경학적 징후의 타당성을 평가하였다. 83%의 민감도와 70%의 특이도는 양성 신경학적 선별검사에서 하나의 신경학적 징후가 나타날 때 발견되었다. 2개 이상의 징후가 양성 신경학적 선별검사를 정의하는 경우 민감도는 62%로 감소하고 특이도는 78%로 증가하는 것으로 나타났다.

병력이 경추의 척수병증을 나타낼 수 있는 환자의 경우 호프만 및 바빈스키 반사 검사를 수행해야 한다.

바빈스키 반사는 환자를 바로누운자세에서 검사를 시행한다. 임상가는 환자의 발을 중립으로 지지하고 반사망치의 뭉툭한 끝으로 발의 발바닥 측면(발꿈치에서 중족골까지 내측에서 외측)에 자극을 가한다. 검사의 양성반응은 엄지발가락의 신전과 두 번째에서 다섯 번째 발가락이 부채꼴로 벌어진다.

호프만 반사는 환자가 머리를 중립에 두고 앉거나 서 있는 상태에서 검사한다. 임상가는 근위 지절간관절을 안정화시키고 원위 지절골을 굴곡 위치로 가볍게 튕긴다. 검사의 양성반응은 검지의 근위 또는 원위 지절간 관절의 굴곡 유무에 관계없이 엄지의 지절간 관절의 굴곡으로 판단한다. Cook 등(2009)이 수행한 척수병증 검사의 신뢰도와 진단 정확도를 결정하기 위한 연구에서 바빈스키 징후는 가장 높은 양성 우도비(LR + 4.0; 95% CI 1.1−16.6)와 검사 후 확률(73%) 진단을 위해 중간 정도의 음성 가능성 비율(LR − 0.7, 95%CI)만 산출되었다. 45세 이상 연령층이나 비정상 보행을 보이거나 역 회외(뒤침) 징후과 더불어 바빈스키 및 호프만 반사는 경추 척수병증 진단을 위한 임상 예측 법칙의 하나로 포함되었다(Cook 등, 2010).

인대 불안정성 검사
(Ligamentous instability testing)

중추 척수 압박을 시사하는 징후가 있고 외상 및/또는 채찍증후군의 병력이 있거나 류마티스 관절염 또는 강직성 척추염과 같은 동반 질환을 보이는 환자는 상부 경추 인대 안정성 검사가 필요하다. 불안정성 검사의 타당성과 정확성에 대한 연구가 부족함에도 불구하고, 확신을 위한 영상 연구를 위해 적절한 의뢰를 보증할 임상 프로파일을 위해 신경학적 선별과 함께 경추 인대 검사를 포함하는 것이 중요하다.

Sharp−Purser 검사는 경추의 십자인대의 가로 부분의 안정성을 평가하고 축추(C2)에서 환추(C1)의 아탈구를 식별하기 위해 시도한다(Sharp과 Purser, 1961). 환자를 앉은 자세에서 검사자는 한 손으로 환자의 이마를 덮고 다른 손으로 C2의 극돌기를 안정시킨다. 그런 다음 목을 20~30° 굴곡시킨다. 그런 다음 검사자는 후방으로 전단력을 제공한다. 머리가 뒤쪽으로 미끄러지는 움직임이 발생하면 검사는 양성으로 간주한다. 이것은 종종 증상 감소를 동반한다. Uitvlugt와 Indenbaum(1988)이 연구한 바와 같이 이 검사의 진단 정확도는 0.69의 민감도와 0.96의 특이도를 갖는 것으로 밝혀졌다.

익상(alar ligment)인대 스트레스 테스트는 환추·후두 복합체의 안정성을 담당하는 인대를 평가하는 것이다. 검사는 환자가 반듯이 눕거나 앉은 상태에서 수행한다. 검사자는 축추 극돌기의 왼쪽 측면에 인접하게 왼쪽 엄지를 위치시켜 축을 안정화시킨다. 그런 다음 검사자는 오른손으로 환자의 머리를 오른쪽으로 구부린다. 안정된 척추에서 검사자는 축추의 극돌기가 왼쪽 엄지 손가락쪽으로 움직이는 것을 느껴야 한다. 머리의 수동적 움직임과 함께 C2 극돌기 움직임의 지연은 양성 반응으로 간주된다. 이 테스트의 신뢰성이나 진단 정확도는 연구되지 않았다.

목동맥 기능장애 검사
(Screening for cervical arterial dysfunction)

척추동맥 기능장애는 경동맥 또는 척추동맥에 영향을 미치는 모든 병리 또는 질병을 광범위하게 지칭하는 용어이다. 여기에는 죽상 동맥 경화증, 선천성 혈관 이상 또는 목동맥 박리가 포함될 수 있다. 목동맥 박리는 일반적으로 동맥 내막을 따라 찢어지고 혈액이 혈관 벽의 근육 부분으로 침투하도록 허용하는 내막 피판의 형성을 포함하는 혈관벽 상태를 말한다. 층 사이의 혈류는 층 분리를 일으켜 혈관 직경을 좁히거나 완전히 막을 수 있다. 혈관벽에 축적된 혈액은 혈전으로 발전하여 척추 또는 내경동맥으로의 혈류 흐름을 방해하고 혈전에서 색전이 분리될 수 있다(Haneline과 Rosner, 2007). 경추 운동의 마지막 범위에서 동맥 구조에 스트레스가 가해지며 환자 불만의 주요 원인이 될 수 있다.

목동맥 기능장애에 대한 최소한의 선별검사로 주관적 병력을 얻을 때 목 외상, 현기증 및/또는 구역, 시각 장애(안구진탕증), 두통, 이상감각, 동반질환 및 스테로이드 사용에 관한 질문 등이 포함되어야 한다. 목동맥 기능장애를 나타내는 초기 징후는 일반적인 통증이 아닌 두통 및/또는 목 통증이다. 대조군을 정밀 분석해서 밝혀내기 위한 문헌에서 추가적인 위험 요소 및 임상 특징이 연구되었다(Thomas 등, 2011). Kerry(2011)가 도출한 위험신호 특징은 현기증(dizziness), 낙상발작(Drop attacks), 복시(Diplopia), 연하곤란(Dysphagia), 구음장애(Dysarthria), 운동실조(Ataxia), 안구진탕증(Nystagmus), 무감각(Numbness) 및 메스꺼움(Nausea)과 같은 '5D 그리고(And) 3N'를 위한 검사를 필요로 한다. 뇌의 허혈로 인해 진행된 경추 박리를 가질 가능성이 있는 이러한 특징을 나타내는 환자는 응급 치료를 받아야 한다.

TMD(Kerry, 2011)와 유사한 증상을 보일 때 목동맥 기능장애 평가는 필수적이다. 목동맥 기능장애를 암시하는 위험 요인이나 증상이 있는 환자는 심혈관, 신경 및 근골격계를 순차적으로 평가하는 시스템을 기반으로 검사를 받아야 한다. 신경학적 검사에는 상부 1/4 신경학적 및 뇌신경 검사가 포함되어야 한다. 심혈관계의 경우, 임상가는 기준 혈압을 포함한 활력징후를 측정하고 이상 징후의 재현에 대해 경동맥 및 척추 맥박을 촉진하는 것을 고려해야 한다. 근골격계의 경우, 검사를 위한 기본은 임상가가 일반적으로 경추 검사나 치료 중에 발생하는 것보다 더 큰 경추 운동 범위를 만들지 않는다는 것이다. 병력 및 신경학적 검사 동안 목동맥 기능장애를 나타내는 징후나 증상이 없으면 임상가는 검사 절차를 진행할 수 있다. 외상 후 환자의 경우 위에서 설명한 상부 경추 인대 안정성 평가를 고려해야 한다. 환자가 추가 검사 기술에 적합하다고 판단되면 운동 범위를 평가할 수 있다. 검사를 진행하는 동안 임상가는 환자의 눈을 관찰하고 안구진탕증, 현기증, 어지러움, 시야 흐림, 얼굴 감각 장애 또는 기타 잠재적 증상의 존재를 확인해야 한다. 이 교재의 뒷부분에서 설명하는 기본 동작 평면을 먼저 평가한 다음 목과 혈관계에 점진적으로 더 큰 스트레스를 가하는 방식으로 결합 동작을 평가해야 한다. 불길한 징후가 없는 경우 환자를 앉히고 어깨너머로 쳐다보게 하여 복합 동작을 수행한다. 그런 다음 반대쪽으로 검사를 반복한다. 이 검사는 앉은 상태에서 진행하는 신전-회전 검사라고 한다.

목동맥 기능장애를 암시하는 징후나 증상이 있는 경우, 환자는 적절한 건강관리 제공자에게 보내야 한다. 이 주제에 대한 자세한 내용은 Rushton 등(2014)을 참조하라.

관절 가동범위 검사 (Range of motion testing)

능동 관절 가동범위는 운동의 제한, 환자가 해당 가동범위로 움직이려는 의지, 증상을 유발하는 경추 운동 범위를 파악하기 위해 평가한다. 환자가 똑바로 앉은 자세를 취하고, 기본적인 증상은 테스트를 진행하기 전에 참고 자료로 사용된다. 테스트를 준비하면서 움직임을 정량화하기 위해 액체나 기포가 채워진 경사계를 사용하는 것은 가동범위 측정을 위해 임상적으로 익숙하고 신뢰할 수 있는 수단이다(Hole 등, 2000).

다음 각 동작에 대해, 환자의 증상을 평가하고 기준선과 비교한다. 움직임 동작은 효과 없음, 증상 증가, 증상 감소, 말초화(움직임으로 인해 통증 또는 감각 이상이 원위부로 이동함) 또는 중심화(움직임으로 인해 통증 또는 감각 이상이 원위 위치에서 근위 위치로 이동) 등으로 기록한다. 환자의 증상을 재현하고 중재 후 재평가할 수 있는 동작을 명확히 함으로써 유사한 징후나 특이 징후를 인식할 수 있다. 턱관절 장애 환자의 경우 경추–흉추 운동이 턱 통증에 영향을 미치는지 환자에게 질문해야 한다.

경추 및 흉추 가동범위 평가는 주로 앉은 자세에서 수행되지만 흉추 회전을 측정하기 위해 네발기기 자세로 대체된다(Johnson 등, 2012). 흉추 기능장애는 움직임과 증상에 직접적인 영향을 미칠 수 있으므로 흉추의 능동 가동범위는 경추나 턱관절 통증을 추가로 평가해야 한다.

흉추 능동 가동범위는 환자가 앉은 상태에서 양팔을 가슴 앞으로 교차시킨 상태에서 수행한다. 환자는 앞으로 굽히기, 뒤로 젖히기, 양옆으로 굽히기, 그리고 양쪽으로 회전을 수행한다. 임상가는 각 움직임 중이나 움직임 후에 증상의 변화를 모니터링한다. 손이나 구두 신호는 동작이 흉추 대비 요추 및 골반에서 발생되는 동작을 강조하는 데 유용할 수 있다. 능동 가동범위가 통증이 없고 적절한 끝 느낌이 있는 경우 모든 기본 평면에서 과압력이 제공될 수 있다. 좌우 회전 및 측방굴곡이 결합된 굴곡 또는 신전을 의미하는 결합 운동은 기본 평면 운동이 증상을 유발하지 않는 경우에 활용될 수 있다.

흉부 가동범위는 액체가 채워진 경사계를 통해 정량화할 수 있다. 전방굴곡 및 양측 측방굴곡의 측정을 위한 경사계 사용이 신뢰도가 적당하다고 보고되고있다(Molina 등, 2000). 검사자는 T1 극돌기를 찾아 표시하고 경사계를 표시에 놓고 영점을 맞춘다. 경사계는 엄지와 검지를 사용하여 환자의 몸통에 고정시키고 나머지 손가락은 위쪽 몸통에 놓는다. 모든 기본 평면에서 관절가동범위가 완료된 후, T12에서 경사계를 사용하여 반복진행한다. 흉추 회전은 경사계를 사용하여 안정적으로 측정할 수 있다(Johnson 등, 2012). 연구에서 입증된 바와 같이 환자는 무릎과 팔꿈치가 90°가 되도록 네 발로 위치하며, 발뒤꿈치쪽으로 뒤로 앉고 경추를 중립에 놓고 측정하는 쪽 손을 경추 위에 둔다. T1–T2에 경사계를 사용하여 환자는 가능한 한 멀리 회전한다. 이 자세에서 측정 표준 오차는 2°이고 감지 가능한 최소 변화는 6°이다. 흉부 운동 범위에 대한 표준값은 결정되지 않았다.

경추의 관절가동범위는 이전에 흉추에서 논의한 것과 유사한 방식으로 평가할 수 있다. 움직임은 기준면에서 인식 가능한 증상의 변화와 통증이 없는 경우 제공되는 과압력으로 완성된다. 사분면 테스트(예: 신전, 오른쪽 회선 및 오른쪽 옆으로 굴곡을 통한 오른쪽 사분면)와 같은 결합된 동작 검사는 기본 평면 검사에서 유발되지 않는 경우 증상을 유도하는 데 사용할 수 있다.

경사계를 사용하여 경추 관절가동범위 측정하는 것도 유효하고 신뢰할 수 있는 평가 수단이다(Hole 등, 2000). 경추 굴곡 및 신전을 위해 외이도와 정렬된 환자의 머리 상단에 경사계를 놓고 영점을 조정한다. 그런 다음 환자는 머리를 가슴 쪽으로 최대한 앞으로 구부리도록 요청한다. 움직임의 정도와 턱이 가슴에 닿을 수 있는 정도를 기록한다. 환자는 목을 가능한 한 뒤로 젖혀서 같은 방법으로 시행한다. 신전 정도를 기록한다. 증상의 변화가 아직 완료되지 않았다면 이 시점에서 평가해야 한다.

경추의 측방굴곡의 경우, 경사계는 이마면에서 외이도와 정렬되도록 환자의 머리 상단에 배치한다. 그런 다음 환자에게 귀를 어깨 쪽으로 닿을 수 있도록 머리를 옆으로 구부리도록 지시하고 각도를 측정한다. 그런 다음 반대쪽도 시행한다. 검사자는 양측 측방굴곡을 평가할 때 동반될수 있는 회전 또는 굴곡을 인지하면서 환자가 정확한 측방굴곡이 이루어지도록 교정 지시를 제공해야 한다.

경추 회전은 범용 각도계 또는 경사계를 사용하여 평가할 수 있다. 각도계를 사용하여 환자는 머리가 앞으로 향하도록 앉는다. 각도계의 받침점은 고정 팔이 견봉과 정렬되고 이동 팔은 환자의 코를 양분하도록 정렬된 상태에서 머리 위쪽에 위치시킨다. 그런 다음 환자가 어깨너머로 바라보면서 회전을 실시한다. 검사는 반대쪽으로 실시한다. 경사계를 사용하여 환자는 머리를 중립 위치에 놓고 경사계를 이마에 놓고 영점을 맞춘 상태로 누운 자세를 취한다. 환자에게 머리를 회전하도록 지시하고 동작 각도는 끝 범위에서 읽는다.

경추와 흉추의 분절 가동성 검사 (Segmental mobility testing of the cervical and thoracic spine)

분절 가동성 검사는 흉추 및 경추 각 분절에서 수동-부수적-척추간-운동(passive accessary intervertebral motion)을 시행하는 동안 제한된 분절 가동성평가 및 증상 유발 평가를 위한 유용한 도구이다. 운동성은 일반적으로 정상, 저가동성 또는 과가동성으로 분류된다(Christensen 등, 2002; Cleland 등, 2006). 일반적으로 척추 분절 가동성 검사는 카파 계수(kappa coefficients)가 낮거나(poor) 중등도(moderate)정도인 것으로 나타났다(Fjellner 등, 1999; Smedmark 등 2000). Cleland 등(2006)은 PA(뒤에서 앞쪽으로) 스프링 테스트를 사용한 흉부 분절 가동성 검사가 목 통증 환자의 통증과 가동성에 대한 평가자간 신뢰도가 낮거나(poor) 중등도 정도라고 보고했다. Heiderscheit와 Boissonnault(2008)의 연구에서 한 분절이 아닌 특정 분절보다 하나 위나 아래의 흉추 수준 내에서 평가자 내 및 평가자 간의 동의를 고려할 때 증상이 없는 흉추의 분절 가동성 검사의 신뢰성이 향상되었다. 이 주제에 대해서는 더 많은 연구가 필요하다. 그러나 평가가 하나의 특정 분절이 아닌 지역(즉, 상부 T1 – T4, 중간 T5 – T8, 하부 T9 – T12)을 기반으로 하는 경우 흉부 분절 이동성 검사 평가자 및 평가자 간 신뢰도가 향상된다는 결론을 내릴 수 있다.

분절 가동성 검사의 신뢰도가 낮거나 중등도 임에도 불구하고 검사 모델을 통해 치료사는 척추 영역을 평가할 수 있으며 병력과 결합하여 운동 장애 기반 진단의 기초를 형성할 수 있다. 압통 부위를 손으로 촉진하고 통증을 재현하면 환자에게 치료적 확신을 제공하고 향후 치료적 중재를 제공할 수 있다. 임상가는 검사결과가 척추 위치 결함 또는 정렬 불량과 동일시하는 언어는 피해야 하는데 이것은 공포 회피 행동 또는 통증을 악화시키는 것으로 이어질 수 있기 때문이다. 현재 문헌을 고려할 때 위치 결함이 발생할 가능성은 거의 없다.

환추후두부의 분절 가동성은 환자가 바로누운 자세에서 평가된다(**그림 9.1A**). 환추후두 관절은 상부 경추의 굴곡과 신전을 담당하여 고개를 끄덕이는 동작을 가능하게 한다. 두 손으로 후두부를 안고 머리를 약 30° 회전시키고 신전과 결합된 전방 활주와 굴곡과 결합된 후방 활주를 적용하여 움직임의 양과 질을 평가한다(**그림 9.1B**). 회전하는 방향은 테스트 중인 방향

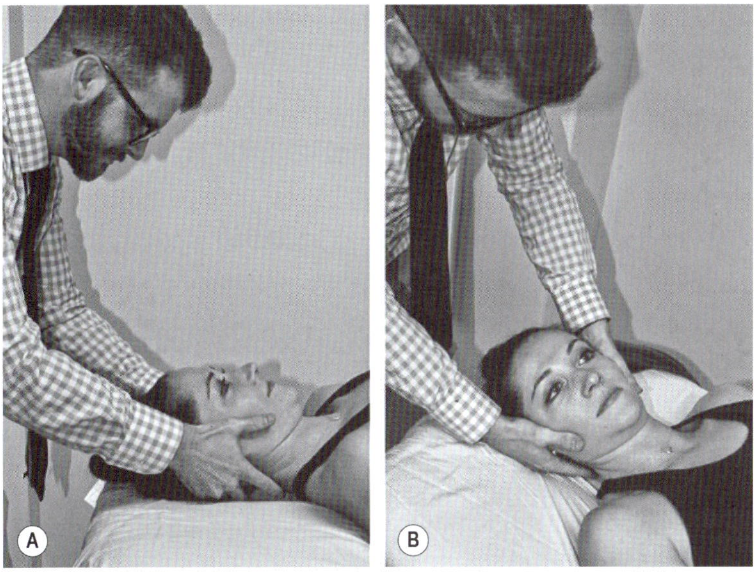

그림 9.1
환추후두부 분절 가동성 평가.
(A)와 같이
검사자가 후두부를 받치는 동안
환자는 바로누운 자세를 취한다.
검사자는 머리를 약 30° 회전시키고
신전과 결합된 전방 활주와
굴곡과 결합된 후방 활주를
모두 적용하여
움직임의 양과 질을 평가한다(B).

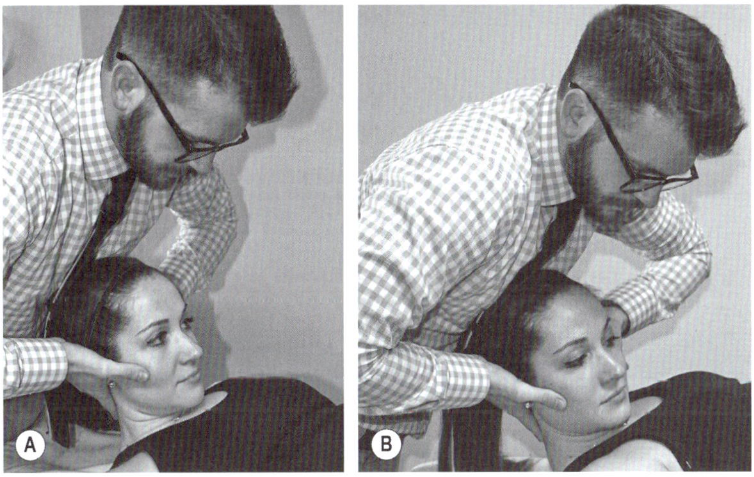

그림 9.2
경추 굴곡-회전 검사를 이용한
환추축추 가동성 평가.
검사자는 환자의 머리를
수동으로 최대로 구부린 다음(A)
환자의 머리를
한쪽으로 회전시킨다(B).
반대쪽도 반복 수행한다.

을 나타낸다. 이것은 반대쪽도 시행한다.

환추후두부의 가동성은 환자가 바로누운 자세에서 평가한다. 환추후두 관절은 주로 상부 경추 회전을 담당한다. 환추후두부의 가동성을 평가하기 위해 머리를 수동으로 최대로 구부린 다음(**그림 9.2A**) 경추를 한쪽으로 회전시킨다(**그림 9.2B**). 이것은 반대쪽에도 시행한다. Ogince 등(2007)은 이 평가를 두개골 경추 회전 검사로 만들었다. 이 검사는 90%의 민감도와 91%의 특이도를 보이는 경추성 두통이 있는 개인과 전조 및 두통이 없는 조절이 있는 편두통을 구별하는 것으로 밝혀졌다. 더 제한된 쪽에서 두개-경추의 회전이 32° 이하이면 검사는 양성으로 간주된다. 임상 실습에서 임상가가 뻣뻣한 끝 느낌을 결정하고 임상가의 판단에 따라 예상 범위에서 최소 10° 감소가 있을 때 운동 범위가 제한된 것으로 간주된다.

하부 경추의 분절 가동성은 엎드린 상태에서 스프링

테스트를 사용하고 바로누운 자세에서 평가할 수 있다. 바로누운 자세에서 검사를 수행하기 위해 환자는 머리가 중립 위치시킨다. 임상가는 머리를 안정시키면서 머리가 움직일 수 있도록 환자의 머리 꼭대기를 임상가의 복부로 지속적으로 압력을 가하면서 테이블 끝에 서 있는다. 그런 다음 측방 활주를 C2에서 C7까지 시행하여 사용 가능한 움직임과 증상 재현을 평가한다. 해당 방향으로의 움직임이 반대 방향으로의 움직임에 비해 감소하고 반대 방향으로의 움직임이 다른 분절에 비해 정상으로 보이면 그 분절은 저가동성으로 결정한다. 마찬가지로, 분절이 다른 분절에 비해 움직임이 많을 경우 과가동성으로 판단할 수 있다. 해당 방향의 움직임이 반대 방향의 움직임에 비해 증가하고 반대 방향의 움직임이 다른 분절에 비해 정상인 경우 분절은 주어진 방향으로 과도하게 움직이는 것으로 판단될 수도 있다. 움직임이 다른 분절의 범위와 비슷하면 정상적인 움직임으로 기록한다. 굴곡 및 신전 형태로도 수행될 수 있다.

경추 분절 가동성은 스프링 테스트를 통해 엎드린 상태에서도 수행될 수 있다. 조직의 과민성 및 압통은 경추 반가시근과 인접한 근육의 촉진을 통해 스프링 검사 전에 평가할 수 있다. 환자가 엎드린 상태에서 경추 중립자세를 취한 상태에서 임상가는 테이블 끝에 위치한다. 뒷목의 연부조직은 손바닥과 2–5번째 손가락을 사용하여 위쪽으로 끌어당기고 엄지손가락의 등쪽면은 근접하여 테스트할 분절의 관절돌기(**그림 9.3A**) 또는 극돌기(**그림 9.3B**) 위에 위치시킨다. 팔꿈치가 펴진 상태에서 임상가는 부드럽지만 확고한 힘을 후방–전방(PA) 방향으로 가한다. 이것은 C1에서 C7 분절까지 시행한다. 각 분절의 가동성은 정상 가동성이 어떤 느낌일지 예상하고 인접 분절과 비교하여 정상, 저가동성 또는 과가동성으로 결정한다. 통증이 유발되는 경우 국소통증이나 연관통으로 여겨지며, 통증 유발이 환자의 주요 불만을 재현되는지 여부가 결정된다. Kerr와 Olafson(1961)은 삼차신경의 구심성 신경과 위쪽 3개의 경추 신경근이 상부경추 척수의 삼차경추핵으로 모인다는 것을 보여주었다. 이 현상은

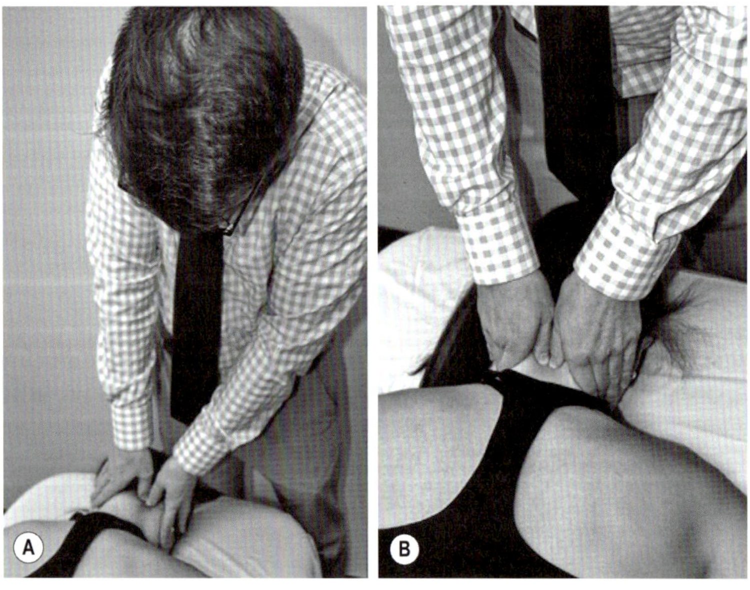

그림 9.3
스프링 테스트를 사용하여 엎드린 자세에서 수행된 경추 분절 가동성. 이 기술을 사용하여 환추후두관절과 같은 상부 경추 분절(A) 및 하부 경추 분절(B)을 평가할 수 있다.

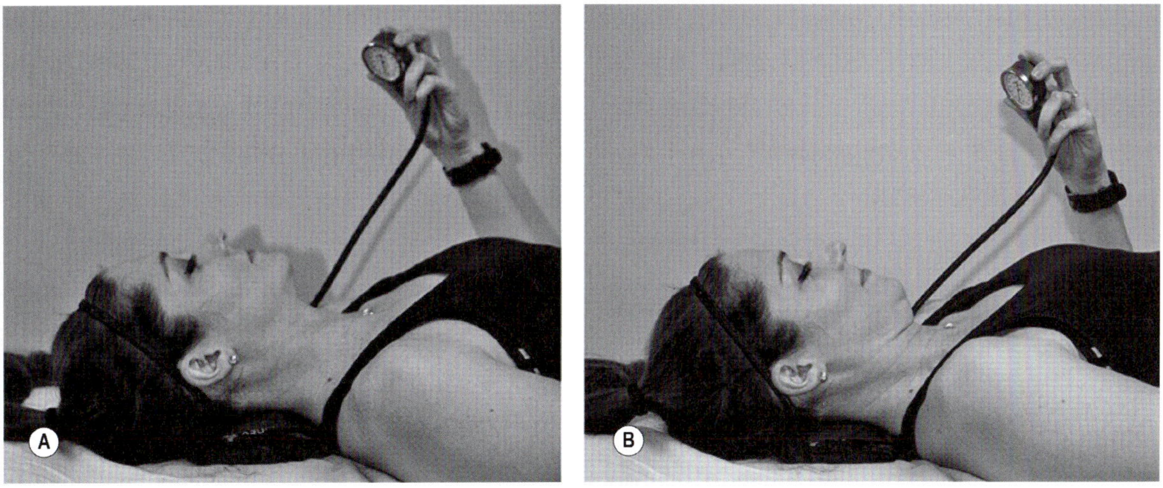

그림 9.4
두개경추 굴곡검사를 이용한 경부 심부 굴곡근 기능검사.
환자는 경추와 테이블 사이에 위치한 혈압계와 같은 공기압 피드백 장치를 사용하여 바로 눕는다(A).
능동 두개경추 굴곡은 점진적으로 단계적으로 증가하며(22, 24, 26, 28, 30mmHg), 각 단계(B)에서 10초 동안 유지한다.

TMD의 증상을 모방한 상부 경추 분절 가동성 검사(C1-C3)를 시행하는 동안 환자의 통증을 재현할 수 있다. Jull 등(1999)은 만성 경추성 두통 환자에서 통증이 있는 경추 분절을 분리하는 네 임상가들 사이에서 매우 높은 수준의 동의를 보였다.

흉추 분절 가동성을 평가하기 전에 임상가는 환자를 엎드린 자세로 위치시키고 극돌기와 횡돌기 사이의 흉추 내측을 촉지하여 조직 반응성을 평가한다. 새끼두덩을 극돌기 위에 위치시키고 임상가는 통증과 가동성의 유무를 결정하기 위해 후방에서 전방으로 향하는 힘을 통해 스프링 테스트를 수행한다. 가동성은 정상, 저가동성 또는 과가동성으로 분류된다. 이 과정은 횡돌기 위에서 스프링 테스트를 통해 한쪽 측면으로 수행될 수 있다.

경부 심부굴곡근의 기능
(Deep neck flexor muscle performance)

경부 심부굴곡근 기능을 결정하는 몇 가지 방법이 제안되었다(Watson과 Trott, 1993; Jull 등, 1999; Jull, 2000). 경부 심부굴곡근 강도 테스트는 환자가 턱을 잡아당기고 경추 굴곡을 동시에 수행하는 동안 이마에 도수 저항을 통해 시행된다(Vitti 등, 1973).

그러나 자세 안정성을 제공하는 데 경부 심부굴곡근의 역할을 뒷받침하는 가장 최근의 근거는 저자들이 지구력 평가를 위한 대안을 찾도록 동기를 부여했다(Silverman 등, 1991; Grimmer, 1994; Greenman, 1996; Blizzard 등, 2000). Jull 등(1999)는 공기가 채워진 안정기(stabilizer)를 사용하여 능동 두개-경추 굴곡에 대한 점진적인 평가를 활용하는 두개경추굴곡 검사라고 하는 추가 검사기법을 만들었다(Jull, 2000)(**그림 9.4**). 위에서 설명한 기술은 충분한 신뢰성을 갖는 것으로 보인다(Grimmer, 1994; Blizzard 등, 2000; Jul, 2000; Harris 등, 2005; Chiu 등, 2005). 경부 심부굴곡근 기능 테스트는 경추성 두통 환자의 지구력 결핍을 식별하는 데 진단적인 것으로 나타났지만(Zito 등, 2006) 추가 연구가 필요할 수 있다.

경부 심부굴곡근 지구력을 평가하기 위해 선호되는 기술은 환자가 무릎세워 누운자세에서 시행한다(**그림 9.5A**). 환자는 턱을 뒤로 당기고(**그림 9.5B**) 머리가 테이블 바닥에서 약 1인치(**그림 9.5C**) 정도 머리와 목을 들어 올린다. 환자의 목을 따라 접힌 피부 중 하나

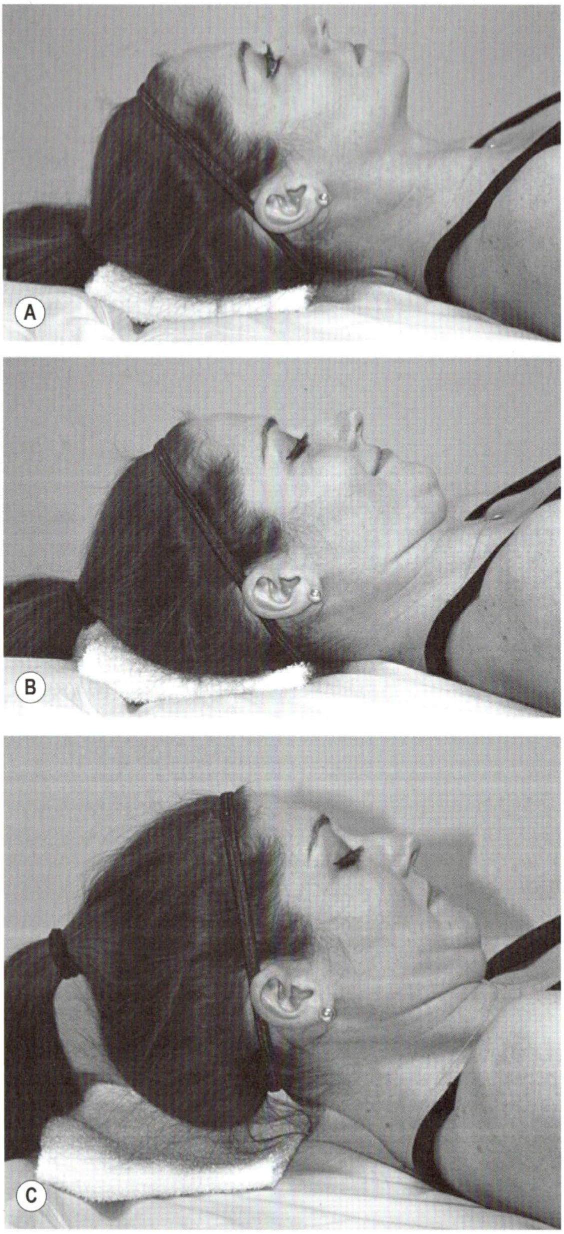

그림 9.5
경부 심부굴곡근 지구력 테스트. 환자는 그림(A)과 같이 무릎세워 누운자세를 취한다. 환자는 턱을 뒤로 당기고(B) 머리를 테이블에서 약 1인치 위로 들어 올린다(C). 테스트 후 완료되면 피로 시간을 기록한다.

를 가로질러 선이 그려지고 치료사는 후두부 아래를 지지한다. 연결된 피부 주름 위의 선이 분리되기 시작하거나 환자의 머리가 치료사의 손에 1초 이상 닿으면 검사가 완료된 것이다. 이 기법은 일반적이고 바쁜 임상 환경에서 수행이 용이하고 추가 장비가 필요하지 않기 때문에 선호될 수 있다. 그러나 환자의 증상을 과민성 역치를 아래로 고려하면 환자는 이 검사를 수행하기가 어렵고 가치가 제한될 수 있다.

참고문헌

Ballenberger N, von Piekartz H, Danzeisen M, Hall T. Patterns of cervical and masticatory impairment in subgroups of people with temporomandibular disorders-an explorative approach based on factor analysis. Cranio 2017; 20: 1-11. [Epub ahead of print]

Ballenberger N, von Piekartz H, Paris-Alemany A, La Touche R, Angulo-Diaz-Parreño S. Influence of different upper cervical positions on electromyography activity of the masticatory muscles. J Manipulative Physiol Ther 2012; 35: 308-318.

Blizzard L, Grimmer KA, Dwyer T. Validity of a measure of the frequency of headaches with overt neck involvement, and reliability of measurement of cervical spine anthropometric and muscle performance factors. Arch Phys Med Rehabil 2000; 1204-1210.

Bradnam L, Barry C. The role of the trigeminal sensory nuclear complex in the patho-physiology of craniocervical dystonia. J Neuroscience 2013; 33: 18358-18367.

Chiu TT, Law EYH, Chiu THS. Performance of the craniocervical flexion test in subjects with and without chronic neck pain. J Orthop Sports Phys Ther 2005; 35: 567-571.

Christensen H, Vach W, Vach K, et al. Palpation of the upper thoracic spine: an observer reliability study. J Manipulative Physiol Ther 2002; 25: 285-292.

Cleland JA, Childs JD, Fritz JM, Whitman JM. Interrater reliability of the history and physical examination in patients with mechanical neck pain. Arch Phys Med Rehabil 2006; 87: 1388-1395.

Cook C, Brown C, Isaacs R, et al. Clustered clinical findings for diagnosis of cervical spine myelopathy. J Man Manip Ther 2010; 18: 175-180.

Cook C, Roman M, Stewart KM, Leithe L, Isaacs R. Reliability and diagnostic accuracy of clinical special tests for myelopathy in patients seen for cervical dysfunction. J Orthop Sports Phys Ther 2009; 39: 172-178.

Corrêa ECR, Bérzin F. Temporomandibular disorder and dysfunctional breathing. Braz J Oral Science 2004; 10: 498-502.

Cross KM, Kuenze C, Grindstaff T, Hertel J. Thoracic spine thrust manipulation improves pain, range of motion, and self-reported function in patients with mechanical neck pain: a systematic review. J Orthop Sports Phys Ther 2011; 41: 633-642.

Fjellner A, Bexander C, Faleij R, Strender LE. Inter-examiner reliability in physical examination of the cervical spine. J Manipulative Physiol Ther 1999; 22: 511-516.

González-Iglesias J, Cleland JA, Neto F, Hall T, Fernández-de-las-Peñas C. Mobilization with movement, thoracic spine manipulation, and dry needling for the management of temporomandibular disorder: a prospective case series. Physiother Theory Pract 2013; 29: 586-595.

Greenman P. Principles of Manual Medicine. 2nd ed. Philadelphia, PA: Lippincott Williams & Wilkins; 1996.

Griegel-Morris P, Larson K, Mueller-Klaus K, Oatis CA. Incidence of common postural abnormalities in the cervical, shoulder, and thoracic regions and their association with pain in two age groups of healthy subjects. Phys Ther 1992; 72: 425-431.

Grimmer K. Measuring the endurance capacity of the cervical short flexor muscles group. Aust J Physiother 1994; 40: 251-254.

Grondin F, Hall T, von Piekartz H. Does altered mandibular position and dental occlusion influence upper cervical movement: a cross-sectional study in asymptomatic people. Musculoskelet Sci Pract 2017; 27:85-90.

Haneline MT, Rosner AL. The etiology of cervical artery dissection. J Chiroprac Med 2007; 6: 110-120.

Harris KD, Heer DM, Roy TC et al. Reliability of a measurement of neck flexor muscle endurance. Phys Ther 2005; 85: 1349-1355.

Heiderscheit B, Boissonnault W. Reliability of joint mobility and pain assessment of the thoracic spine and rib cage in asymptomatic individuals. J Man Manip Ther 2008; 16: 210-216.

Hole DE, Cook JM, Bolton JE. Reliability and concurrent validity of two instruments for measuring cervical range of motion: effects of age and gender. Man Ther 2000; 1: 36-42.

Johnson KD, Kim KM, Yu BK, Saliba SA, Grindstaff TL. Reliability of thoracic spine rotation range of motion measurements in healthy adults. J Athletic Train 2012: 47: 52-60.

Jull G. Deep cervical flexor muscle dysfunction in whiplash. J Musculoskeletal Pain 2000; 8: 143-154.

Jull G, Barrett C, Magee R, Ho P. Further clinical clarification of the muscle dysfunction in cervical headache. Cephalalgia 1999; 19: 179-185.

Kendall FP, McCreary EK, Provance PG. Muscles: Testing and Function. 4th ed. Baltimore: Williams & Wilkins, 1993.

Kerr FW, Olafson RA. Trigeminal and cervical volleys: convergence on single units in the spinal gray at C-1 and C-2. Arch Neurol 1961; 5: 171–178.

Kerry R. Examination of the upper cervical region In Petty NJ(ed.). Neuro-musculoskeletal examination and assessment: a handbook for therapists. 4th ed. Edinburgh: Churchill Livingstone, Elsevier; 2011.

La Touche R, París-Alemany A, von Piekartz H et al. The influence of cranio-cervical posture on maximal mouth opening and pressure pain threshold in patients with myofascial temporomandibular pain disorders. Clin J Pain 2011; 27: 48–55.

La Touche R, Paris-Alemany A, Mannheimer JS et al. Does mobilization of the upper cervical spine affect pain sensitivity and autonomic nervous system function in patients with cervico-craniofacial pain? A randomized-controlled trial. Clin J Pain 2013; 3: 205–215.

Lewis JS. Rotator cuff tendinopathy/sub-acromial impingement syndrome: is it time for a new method of assessment? Br J Sports Med 2009; 3: 21–24.

Molina C, Robbins D, Roberts H, et al. Reliability and validity of single inclinometer measurements for thoracic spine range of motion [abstract]. J Man Manip Ther 2000; 8: 143.

Ogince M, Hall T, Robinson K, Blackmore AM. The diagnostic validity of the cervical flexion-rotation test in C1/2-related cervicogenic headache. Man Ther 2007; 12: 256–262.

Olivo SA, Bravo J, Magee D et al. The association between head and cervical posture and temporomandibular disorders: a systematic review. J Orofacial pain 2006; 20: 9–23.

Refshauge K, Bolst L, Goodsell M. The relationship between cervico-thoracic posture and the presence of pain. J Man Manip Ther 1995; 3: 21–24.

Rushton A, Rivett D, Carlesso L, Flynn T, Hing W, Kerry R. International framework for examination of the cervical region for potential of cervical arterial dysfunction prior to orthopaedic manual therapy intervention. Man Ther 2014; 19: 222–228.

Sharp J, Purser DW. Spontaneous atlantoaxial dislocation in ankylosing spondylitis and rheumatoid arthritis. Annals Rheum Dis 1961; 20: 47–77.

Silverman JL, Rodriguez AA, Agre JC. Quantitative cervical flexor strength in healthy subjects and in subjects with mechanical neck pain. Arch Phys Med Rehabil 1991; 72: 679–681.

Smedmark V, Wallin M, Arvidsson I. Inter-examiner reliability in assessing passive inter-vertebral motion of the cervical spine. Man Ther 2000; 5: 97–101.

Thomas LC, Rivett DA, Attia JR, Parsons M, Levi C. Risk factors and clinical features of craniocervical arterial dissection. Man Ther 2011; 16: 351–356.

Uitvlugt G, Indenbaum S. Clinical assessment of atlantoaxial instability using the Sharp-Purser test. Arthr Rheum 1988; 31: 918–922.

Viikari-Juntura E. Inter-examiner reliability of observations in physical examinations of the neck. Phys Ther 1987; 67: 1526–1532.

Viikari-Juntura E, Porras M, Laasonen EM. Validity of clinical tests in the diagnosis of root compression in cervical disc disease. Spine 1989; 14: 253–257.

Vitti M, Fujiwara M, Basmanjian JM, Iida M. The integrated roles of longus colli and sternocleidomastoid muscles: an electromyographic study. Anat Rec 1973; 177: 471–484.

von Piekartz H, Hall T. Orofacial manual therapy improves cervical movement impairment associated with headache and features of temporomandibular dysfunction: a randomized controlled trial. Man Ther 2013; 4: 345–350.

von Piekartz H, Ludtke K. Effect of treatment of temporomandibular disorders(TMD) in patients with cervicogenic headache: a single-blind, randomized controlled study. Cranio 2011; 29: 43–56.

von Piekartz H, Pudelko A, Danzeisen M, Hall T, Ballenberger N. Do subjects with acute/subacute temporomandibular disorder have associated cervical impairments: a cross-sectional study. Man Ther 2016; 26: 208–215.

Walczyńska-Dragon K, Baron S, Nitecka-Buchta A, Tkacz E. Correlation between TMD and cervical spine pain and mobility: is the whole body balance TMJ related? BioMed Res Int 2014; 2014: 582414.

Watson DH, Trott PH. Cervical headache: an investigation of natural head posture and upper cervical flexor muscle performance. Cephalgia 1993; 13: 272–284.

Zito G, Jull G, Story I. Clinical tests of musculoskeletal dysfunction in the diagnosis of cervicogenic headache. Man Ther 2006; 11:118–129.

3

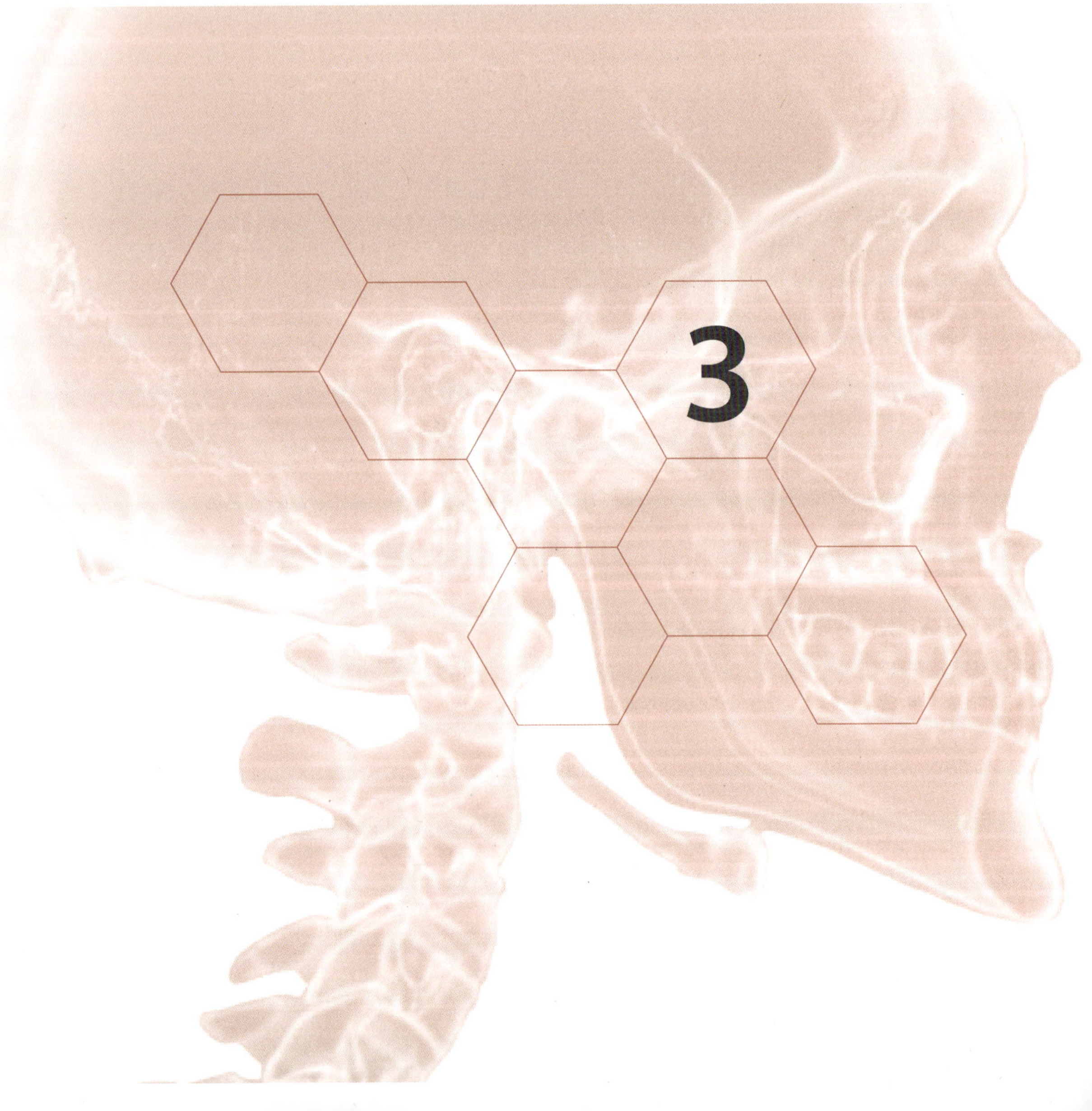

PART 3

턱관절 장애의 도수치료

Manual therapy for temporomandibular disorders

10 장

턱관절 장애에 대한 도수치료와 치료적 운동의 효과: 근거-기반 접근 Effectiveness of manual therapy and therapeutic exercises for temporomandibular disorders: an evidence-based approach

개요(Introduction)

턱관절 장애(temporomandibular disorder; TMD)의 관리는 수술적 그리고 비수술적 접근과 같이 다양한 형태의 치료방법들이 고려되고 있다(Coskun Benlidayi 등, 2016). 그러나 비수술적 접근이 일반적으로 첫 번째 단계이며 TMD 관리에 흔히 이용되고 있다. 물리치료 중재는 TMD를 관리하는데 가장 일반적으로 적용되는 비침습적 접근 방식 중 하나이며(Calixtre 등, 2016; Rai 등, 2016) 초음파(Rai 등, 2016)나 레이저(Demirkol 등, 2017) 그리고 경피적 전기신경자극치료기(TENS)(Awan와 Patil, 2015)와 같은 전기물리학적 치료법들이 많은 잠재적 효과로 인해 중재 과정에 많이 사용되고 있다. 이외에도 도수치료(Armijo-Olivo 등, 2016)와 치료적 운동(Rocabado, 1987)과 같은 다른 물리치료 중재들도 긍정적인 효과로 인해 이러한 문제를 관리하는데 점차 더 많이 사용되고 있다(von Piekartz과 Hall, 2013; Tuncer 등, 2013b; Calixtre 등, 2016).

도수치료는 도수교정(manipulation)과 관절가동술(mobilization) 그리고 연부조직(근에너지) 기법으로 크게 세 가지 주 형태로 분류될 수 있고, 매우 다양한 기법들로 구성된다(Clar 등, 2014). 도수치료는 그 긍정적인 효과로 인해 많은 근골격계 통증 질환에 오랫동안 사용되어져 왔다. 특히, TMD의 경우 도수치료는 하악의 움직임에 크기와 질을 회복시키고 운동치료나 물리적 인자 그리고 부목(splint) 요법과 함께 또는 단독 적인 적용을 통해 통증의 감소와 기능 향상을 시킬 수 있다고 알려져 있다. 최근의 근거를 통해 도수치료가 TMD에 대한 적합한 치료방법으로 제시되었고, 실제로 현재까지의 연구에 의하면 도수치료 기법들과 운동치료 등이 포함된 혼합 기법들이 환자의 평가 결과를 향상시켰다(Miller 등, 2010). 연구에 따르면 TMD에 대한 도수치료는 구강안면(orofacial) 부위와 경추를 대상으로 하는 경우 도움이 될 수 있었다. 혼합성(mixed) TMD 환자에 구강안면 부위의 도수치료와 경추부 치료를 혼합한 경우가 가정 운동이나 경추부에만 단독적인 치료를 한 경우 보다 더 효과적이었다(Armijo-Olivo 등, 2016). 게다가 경추의 관절가동술은 통증 강도와 통증의 민감도(sensitivity)(압력 통증 역치 평가를 통해)를 감소시키고 근육성(myogenous) TMD가 있는 대상자는 하악 움직임을 증가시키는 결과를 보였다(Armijo-Olivo 등, 2016). 또한 경추부의 관절가동술과 같은 도수치료 기법은 삼차신경경부 미측 신경핵(trigeminocervical nucleus caudalis)에서 일어나는 이러한 시스템의 연결을 턱의 움직임뿐만 아니라 구강안면 통증에도 영향을 미칠 수 있다(Sessle, 1999).

운동치료는 근골격계 기능장애의 재활을 위한 초석으로 간주되어 왔고, 치료적 운동은 통증 완화와 기능 개선을 목적으로 하는 TMD의 재활과 예방 과정에서 널리 사용되어왔다(Machado 등, 2016). 일반적으로 치료적 운동은 개개인의 전체적인 기능을 향상시키고, 일상생활에 필요한 요구들을 충족시키는 데 도움이 되는 수준으로 근육 수축과 신체적 움직임을 처방한다(Hertling와 Kessler, 2006). 운동 치료의 목적은 감각 입력의 변화와 잠재적인 염증의 경감, 근육의 조절의 개선과 근력 강화, 조직의 회복과 재생의 촉진 등을 통해 정상적인 기능으로 회복하게 하는 것이다(Taylor 등, 2007). 운동치료는 TMD에 광범위하게 이용되지만 잠재적인 작용 기전은 아직도 완전히 이해되지 않고 있다. 치료적 운동 중재는 두개하악(craniomandibular)의 기능을 개선하고 근육 협응력을 향상시키며 긴장된 근육을 이완시키고 관절가동범위의 증가와 근력을 증가시키기 위해 처방된다(Carlsson와 Magnusson, 1999). 두개하악 시스템의 기능을 최적화하기 위한 유용한 기법으로는 근력강화 운동과 구강 개방(oral opening)을 증가시키고 통증 감소를 위한 능동적 관절 운동 그리고 자세 운동, 경추 운동 조절 운동 등이 있다(Rocabado, 1987; Armijo-Olivo와 Gadotti, 2016).

TMD에 대한 도수치료와 치료적 운동의 사용을 지지하는 근거들은 그 기간적으로는 제한적이었지만 지난 몇 년 동안 이 분야와 관련된 몇 개의 체계적 고찰 연구들이 발표된 바 있다. 출간된 모든 체계적 고찰 연구들(McNeely 등, 2006; Medlicott와 Harris, 2006; Armijo-Olivo 등, 2016)에서 원판 변위와, 급성 관절염 그리고 만성 근막 통증을 동반한 TMD 환자들에게 통증의 경감과 개구 범위 개선을 위해 자세 운동(postural exercises)과 능동적 그리고 수동적 구강 운동을 지지한다는 추가적 근거를 제공하였다. 추가하여, 최근의 체계적 고찰 연구(Armijo-Olivo 등, 2016; Calixtre 등, 2016)에서 제시된 근거로는 도수치료가 근육성(myogenous), 관절성(arthrogenous) 그리고 혼합성 TMD를 치료하는데 긍정적인 결과를 보여주고는 있지만 그 근거 수준은 현재까지 여전히 제한적이고 낮은 질적 수준을 보이고 있다. 이러한 체계적 고찰 연구들이 발표된 이후에 TMD 분야에 대한 연구가 빠르게 확장되고 있고, 운동치료와 도수치료의 효과를 연구하려는 새로운 무작위 대조 실험(randomized control trials; RCTs)들이 이루어지고 있다. 이러한 최근의 연구들은 이 분야에 새로운 근거들을 제공하고, 그 결과들은 이전 연구들에 결과와 함께 병합되어야 할 필요가 있다. 따라서 이 단원에서는 TMD-관련 통증을 위한 도수치료와 치료적 운동의 근거에 대한 최신 정보들을 제공하고자 한다.

이 단원에서는 2017년 2월까지 전자 데이터베이스(MEDLINE, EMBASE, Cochrane Library, ISI Web of Science, EBM reviews와 CINAHL)들을 광범위하게 검색하고 해당 분야의 전문가들과 협의하여 얻은 RCT 연구들에 초점을 맞추어 볼 것이다. 이 단원에서 수집한 정보들은 다음과 같은 기준을 충족하는 대상자들이 참여한 RCT 연구로 제한하였다;

1. 턱관절 장애(RDC/TMD)에 대한 연구용 진단기준(Dworkin와 LeResche, 1992)에 따른 TMD 진단을 받은 자 또는 TMD와 관련된 징후와 증상을 포함한 임상적 진단(Kraus, 2007; Leeuw와 Klasser, 2013)을 받은 자;
2. 성인(>18세);
3. 근골격계 기능장애;
4. 통증 장애;
5. 이전에 턱관절(TMJ) 부위의 수술을 하지 않은 자;
6. 기타 심각한 질환을 동반(예: 골절, 종양, 신경학적 질환)하지 않은 자.

이 단원에 포함된 연구에 제시된 모든 형태의 도수치료 중재법(예: 관절가동술, 도수교정, 연부조직 가동술) 또는 운동치료를 단독으로 또는 다른 기법들과 연합한 경우를 비교하고자 하였다. 관심을 가지고 비교한 대상은 위약 중재, 대조군 비교 중재(controlled comparison intervention) 또는 표준 치료(일반적으로 제공되는 치료)였다. 만약 관심을 가진 치료법의 효과를 결정할 수 없었던 경우 연구는 포함시키지 않았다.

이러한 근거들의 수집 시 가졌던 관심 분야의 주요

결과는 통증, 관절가동범위 그리고 구강 기능(oral function)이었다. 이 단원에서 구강 기능은 다양한 설문지를 통해 측정된 TMD 환자의 일상활동에 제한 사항에 초점을 맞추었다. 압력 통증 역치(pressure pain thresholds; PPT)와 저작근과 경추부 근육의 근전도 활동도 조사되었다(Armijo-Olivo 등, 2016).

이러한 연구들의 결과를 메타 분석(meta-analysis)을 통해 가능한 한 정량적 방식으로 통합하려고 시도했다는 것이 중요하다. 연구에서는 TMD 진단(근육성, 관절성 또는 혼합성), 중재법(도수치료와 운동치료) 그리고 결과를 기반으로 하여 통합하였다. 따라서 이러한 특성에 따라 유사한 연구 그룹을 만들고 통합하였다. 연구 모집단이나 중재법에서 임상적 이질성(clinical heterogeneity)이 존재하는 경우, 자료의 통합은 실제적인 효과에 대해 좀 더 보수적인 추정치를 제공하기 위해 연구 간에 변동성이 있다는 가정을 기반으로 한 DerSimonian와 Laird의 무작위 효과 모델(random effects model)을 사용하였다(Bérard와 Bravo, 1998). 연속형 자료들의 데이터 분석을 위해 데이디 풀(pool)에 대한 95% 신뢰구긴과 평균 차이(MD)와 표준화 평균 차이(standardized mean difference; SMD)를 사용하였다. 이질성 자료들은 I2 통계 프로그램을 이용하여 통계적으로 평가되었다(Higgins과 Green, 2011).

Cohen의 기준(0.2, 0.5 그리고 0.8은 각각 작은, 중간 크기 그리고 큰 효과 크기)을 사용하여 통합 추정치(pooled estimates)에서 나온 SMD 값을 해석하였다(Cohen, 1988). Revman 5.3 소프트웨어(RevMan 5 - Cochrane Community)를 사용하여 효과(통합 평균 차이, pooled mean differences)를 요약하였고, 모든 비교를 위한 숲 플롯(forest plots)을 제작하였다. 평균 차이와 같은 비표준화된 효과 크기의 값을 해석하기 위해, 우리는 관심을 가진 결과의 임상적 중요성을 이용하여 이러한 결과들의 잠재적 효과를 결정하였다. 다음 기준들이 적용되었다: 통증에 대한 최소 임상 중요 차이(minimal clinically important difference; MCID)는 1.5~3.2점 범위로 보고되었다(Farrar 등, 2001; van der Roer 등, 2006; Kovacs 등, 2007; Dworkin 등, 2008; Maughan과 Lewis, 2010). 따라서 이 최소값보다 군 간에 차이값이 더 크다고 보고한 연구 결과들은 임상적으로 관련성이 있는 것으로 간주된다. 건강한 대상자에 최대 개구 범위(maximal mouth opening)의 최소 감지 차이(smallest detectable difference)는 5mm로 보고되었으며, 이는 적어도 5mm의 중요한 변화가 임상적으로 관련이 있는 것을 의미한다(Kropmans 등, 1999). PPT 측정은 측정자간 그리고 측정자내 신뢰도가 각각 양호(good) 그리고 우수한(excellent) 것으로 나타났다(Nussbaum와 Downes, 1998; Ylinen 등, 2005; Cathcart와 Pritchard, 2006). PPT에 대한 최소 중요 차이(minimal important difference; MID)는 $\geq$ 1.10Kg/cm^{2}인 것으로 보고되었다(Chesterton 등, 2003; Fuentes 등, 2011). 따라서 군 간에 PPT 값이 이 점수보다 더 높은 차이의 점수인 경우 임상적으로 관련이 있는 것으로 간주된다. 이 책의 15장에서는 TMD 환자를 치료하는 데 사용되는 특정한 운동법들에 대해 좀 더 자세히 설명하고, 11장에서는 이러한 문제에 사용되는 도수치료 기법들에 대해 더 자세히 설명하고자 한다.

포함된 연구들에 대한 개괄적 설명
(General description of included studies)

이 장에서는 63개의 연구에서 보고된 58개의 고유한 연구 자료들을 수집하였다.

진단(Diagnosis)

근육성 TMD에서 운동치료와/또는 도수치료 중재의 효과를 조사한 19개의 특별한 연구가 있었고(Crockett 등, 1986; Magnusson과 Syrén, 1999; Komiyama 등, 1999; Wright 등, 2000). Michelotti 등, 2004, Gavish 등, 2006, Mulet 등, 2007, Kalamir 등, 2010, Craane 등, 2012a, Guarda-Nardini 등, 2012, Kalamir 등 2012, 2013, La Touche 등, 2013, Tuncer 등, 2013a, Tuncer 등, 2013b, Gomes 등, 2014b, Kraaijenga 등, 2014, Rodriguez-Blanco 등, Espejo-Antúnez 등, 2016), 관절성 TMD 환자에 대한 17개의 연구(18개의 논문)(Alajbeg 등, 2015; Bae와 Park, 2013; Carmeli 등, 2001; Craane 등, 2012b; Diraçoğlu 등, 2009, de Felício 등, 2008, Haketa 등, 2010, Ismail 등, 2007, Machado 등, 2016, Minakuchi 등, 2001, Nascimento 등, 2013, 2007; Stegenga 등, 1993; Yoda 등, 2003; Yoshida 등, 2005, 2011; Yuasa 등, 2001) 그리고 22개의 연구(26개의 논문)가 혼합성 TMD(근육성과 관절성 TMD 모두가 포함된) 환자에 대한 것이었다(Burgess 등, 1988; Cuccia 등, 2010; de Felício 등, 2010; Ficnar 등, 2013; Gomes 등, 2014b; Grace 등, 2002; Klobas 등, 2006; Maluf 등, 2009; Mansilla Ferragud와 Boscá Gandia, 2008; Niemelä 등, 2012; Otaño와 Legal, 2010; Packer 등, 2014, 2015; von Piekartz와 Lüdtke, 2011; Raustia와 Pohjola, 1986; Tavera 등, 2012; Tegelberg와 Kopp, 1988, 1996; Truelove 등, 2006). 한 연구에서는 근육성과 관절성 TMD 모두를 조사하였다(Maloney 등, 2002).

진단을 위해 RDC/TMD(Dworkin과 LeResche, 1992)를 사용한 28개의 연구가 있었다(Alajbeg 등, 2015; Craane 등, 2012a, 2012b; Espejo-Antúnez 등, 2016; de Felício 등, 2008, 2010; Ficnar 등, 2006; Ismail 등, 2007; Kalamir 등, 2010, 2013; Komiyama 등, 1999; La Touche 등, 2013; Machado 등, 2016; Maloney 등, 2002 등, 2004; Mulet 등, 2007; Nascimento 등, 2013; Niemelä 등, 2012; Packer 등, 2014, 2015; Rodriguez-Blanco 등, 2015; Truelove 등 2006; Tuncer 등, 2013a; Tuncer 등, 2013b; Wright 등, 2000). 나머지 연구들은 TMJ의 제한된 관절가동범위와 염발음(crepitus)과 같은 임상적 기준을 사용하였고(Bae와 Park, 2013). 디스크 변위를 진단하기 위해 자기공명영상(MRI)를 이용하였으며(Schiffman 등, 2007); Fonseca 환자 병력 지수(Fonseca Patient History Index)(Gomes 등, 2014b); 또는 치과의사나 구강과 악안면 외과전문의에 의해 수행한 TMD의 일반적인 임상 진단(Gesslbauer 등, 2016)을 하였다.

연구방법론적 질적 평가
(Methodological quality assessment)

이 단원을 위해 많은 양의 RCT 연구들을 통합하였지만, 검토된 이 연구들의 질은 그다지 좋지 않거나 불분명하였다. 비뚤림의 위험(risk of bias) 평가 도구를 이용한 비뚤림 위험 평가에서는 2개의 연구(Gomes 등, 2014a; Rodriguez-Blanco 등, 2015)만이 비뚤림 위험이 낮은 것으로 나타났고, 53%(n=30)는 불분명하였으며 그들 중 44%(n=25)는 비뚤림 위험이 높은 것으로 나타났다.

턱관절 장애의 근육-관련(근육성) 통증에 대한 도수치료와 운동의 효과(Effectiveness of manual therapy and exercise in muscle-related pain(myogenous) temporomandibular disorder)

자세교정 운동(Posture correction exercises)

근육성 TMD 환자에 대한 자세교정 운동의 효과를 평가되었으며 2개의 연구에서 긍정적인 결과를 보였다(Komiyama 등, 1999; Wright 등, 2000). 통증 없는 최대 개구 범위(maximum pain-free opening)는 대조군과 비교했을 때 자세 훈련(5.54 mm, 95% CI 2.93, 8.15)을 받은 환자에서 유의하게 증가하였다(Kropmans 등, 1999). 일상생활에서의 증상과 증상으로 인한 장애도 같은 결과를 얻었고, 군 간에 차이는 SMD: 1.13(95% CI 0.48, 1.78)로 이러한 결과는 임상적으로 현저한 큰 효과 크기를 나타낸다.

일반적인 턱 운동만 하거나 목의 운동프로그램과 연합한 경우
(General jaw exercises alone or combined with a neck exercise program)

근육성 TMD 환자에게 일반적 턱 운동만을 단독적으로 또는 목 운동프로그램과 연합한 경우가 총 8개의 논문에서 사용되었다(Craane 등, 2012b; Crockett 등, 1986; Gavish 등, 2006; Kraaijenga 등, 2014; Magnusson과 Syrén, 1999, Maloney 등, 2002, Michelotti 등, 2004, Mulet 등, 2007). 전반적으로 이 연구들의 결과는 일치하지 않았다. 3개의 논문에서는 통증과 관절가동범위의 결과는 턱 운동만을 한 대조군과 비교할 때 긍정적인 결과를 보였다(Gavish 등, 2006; Maloney 등, 2002; Michelotti 등, 2004). 그러나 나머지 5개 논문(Craane 등, 2012b; Crockett 등, 1986; Magnusson과 Syrén, 1999; Mulet 등, 2007)에서는 군 간에 이러한 의미있는 차이를 보이지 않았다.

유사한 결과와 진단 그리고 교육(Craane 등, 2012b; Michelotti 등, 2004)이나 부목 기법(splint therapy) (Magnusson과 Syrén, 1999; Maloney 등, 2002)과 같은 다른 형태의 치료를 동반한 운동 프로그램과 비교한 연구들을 통합하였다. 이것들을 분석한 결과, 대조군과 비교해 통증 강도와 통증 없는 최대 개구 범위가 운동치료에서 더 개선되는 경향을 보였다. 통증이 없는 최대 개구 범위의 경우, 통합한 MD는 5.94 mm(95% CI −1.0, 12.87)였는데, 이것은 운동군에서 임상적으로 의미있는 개선을 보였다는 것을 뜻한다(Kropmans 등, 1999). 5개 연구(Craane 등, 2012a; Gavish 등, 2006; Maloney 등, 2002; Michelotti 등, 2004; Mulet 등, 2007)로부터 얻은 자료에 있는 통증 강도의 경우 통합된 SMD는 0.43(95% CI −0.02, 0.87)이었고, Cohen 지침(Cohen, 1988)에 따르면 중간 수준의 효과 크기이다. 운동치료와 교육(Craane 등, 2012a; Michelotti 등, 2004)을 비교한 연구에서 민감도(sensitivity) 분석을 한 결과, 통증 없는 최대 개구 범위(1.92mm, 95% CI −0.57, 4.41)에서는 유의하지 않은 효과가 발견되었다; 그러나 운동치료와 부목 기법을 비교했을 때(Magnusson과 Syrén, 1999; Maloney 등, 2002) 군 간 비교 시 턱 운동을 주로 한 군에서 통계적으로나 임상적으로 유의한 차이(12.31 mm, 95% CI 7.73, 16.89)가 있었다.

구강안면 부위에 도수치료
(Manual therapy for the orofacial region)

근육성 TMD 환자에서 구강안면 부위를 표적으로 하는 도수치료의 효과를 연구한 4개의 RCT(Kalamir 등, 2010; Guarda-Nardini 등, 2012; Kalamir 등, 2012, 2013)연구가 있었다. 대조군과 비교한 이 연구에서 개구 범위의 개선과 턱 통증 수준의 감소가 나타났다. 안면부 도수교정법은 보툴리눔(botulinum) 톡신 주사와 비슷한 효과를 보였지만, 치료 3개월 후 시점에서는 안면 도수교정 군과 비교해 관절가동범위는 보툴리눔 톡신 주사 군이 약간 우세했다. 그러나 통증 강도의 감소는 안면 도수교정군에서 더 좋았다. 통증 강도(1.31 cm, 95% CI 0.86, 1.76)는 근육성 TMD에 구강안면 부위를 표적으로 하는 도수치료를 한 군이 대조군과 비교해 더 긍정적인 결과를 얻었다. 따라서 유사한 진단과 결과 그리고 중재가 포함된 3개의 유사한 연구(Kalamir 등, 2010; Guarda-Nardini 등, 2012; Kalamir 등, 2013) 결과를 통합한 결과, 치료후 4~6주 시점에서 대기자 목록에 있는 대상자(대조군)나 보툴리눔 독소 주사를 맞은 군과 비교하여 임상적으로 의미있는 값에 접근하여 도수치료가 통증 강도를 개선한다는 것을 보여주었다(통합된 MD: 1.35 cm, 95% CI 0.91, 1.78).

경추에 대한 도수치료

(Manual therapy for the cervical spine)

2개의 RCT 연구에서 근육성 TMD 환자의 경추부에 관절가동술 도수치료를 적용하였다(La Touche 등, 2013; Bortolazzo 등, 2015). 경추부에 적용한 관절가동술은 위약 치료를 적용한 군과 비교한 결과, 근육성 TMD 환자에 통증 강도(시각적상사척도, visual analog scale; VAS)와 통증 민감도(PPT)를 감소시키는데 좋은 결과를 보였다. La Touche 등(2013)의 연구에서는 통증 강도와 PPT에서 각각 28.75점(95% CI 21.65, 35.85)과 1.12Kg/cm^2(95% CI 0.96, 1.29)를 보여 통증 강도에 대한 효과 크기가 임상적으로 관련성이 있는 것으로 나타났다.

다른 연구에서 근육성 TMD대상자와 위약군을 비교하기 위해 상부 경추에 도수치료를 적용하였고(Bortolazzo 등, 2015) 여기에서도 좋은 결과를 보였다. 상부 경추에 적용한 도수교정은 저작근의 작용(표면 근전도 분석)을 정상화하였고 근육성 TMD가 있는 여성의 개구 범위에 증가를 가져왔다. 개구 범위의 군 간 차이는 8.20mm(95% CI 1.56, 14.84)로 경추부 관절가동술이 임상적으로 의미가 있다는 것을 알 수 있었다(Cohen, 1988).

마사지 치료(Massage therapy)

한 연구에서 근육성 TMD 환자의 저작근 EMG 활동에 마사지 기법 단독 적용 대 부목의 효과, 또는 부목과 함께 한 마사지 기법 대 부목 또는 도수치료의 단독 적용 효과를 연구하였다(Gomes 등, 2014a). 그 결과는 마사지 기법과 턱관절 교합용 부목의 단독 적용시 저작근(masseter) 또는 전측두근(anterior temporal muscles)의 근전도 활성도는 유의한 변화가 없었다. 그러나 도수치료와 부목 치료와의 혼합한 경우는 중증 TMD 환자와 수면 이갈이(sleep bruxism) 환자의 징후와 증상의 정도를 감소시켰다.

슬괵근을 표적으로 한 신장 기법

(Stretching techniques targeted to the hamstring muscles)

두 개의 연구에서 근육성 TMD 환자의 슬괵근을 표적으로 한 신장 기법과 저작근과 경추부 근육에 대한 도수치료 기법에 대해 연구하였다(Rodriguez-Blanco 등, 2015; Espejo-Antúnez 등, 2016). 한 연구에서는 슬괵근의 신장 기법의 단독 적용과 저작근에 대한 허혈성 압박(ischemic compression)을 동반한 슬괵근 신장 적용을 비교하였고(Espejo-Antúnez 등, 2016), 그 결과 슬괵근의 신장이 슬괵근의 신장성(extensibility)과 능동적 개구 범위 그리고 턱 통증의 모든 결과에 개선을 보였다고 하였다. 그러나 저작근에 허혈성 압박을 추가해도 평가한 매개변수들은 더 이상 개선되지 않았다(Espejo-Antúnez 등, 2016). 보고된 군 간에 효과 크기는 작았다. 저자들은 관절가동범위에 대한

SMD는 0.04였고, 우측 부위에 통증 수준(VAS)은 0.18, 좌측 부위는 0.11, 그리고 우측 부위에 통증 민감도(PPT)는 0.23, 좌측 부위는 0.06이었다고 하였다(Espejo-Antúnez 등, 2016).

또 다른 연구에서는 저작근에 적용한 신경근 기법, 슬괵근의 수동적 신장, 후두하근의 억제 기법과 저작근에 대한 신경근 기법, 슬괵근의 수동적 신장 기법의 효과를 비교하였다(Rodriguez-Blanco 등, 2015). 이 연구에서는 두 군 간에 관절가동운동와 통증 민감도(PPT)의 차이가 나타나지 않았다. 저자들은 후두하 수준에 적용한 국소적인 기법를 추가하는 것은 이러한 환자들에 턱 관절의 가동성과 구강안면부에 기계적 압력에 대한 민감도의 개선에 영향을 미치지 않는다고 결론지었다.

관절성 TMD에 도수치료와 운동치료의 효과

(Effectiveness of manual therapy and exercise in arthrogenous temporomandibular disorder)

턱과 경부 운동의 단독 적용

(Jaw and neck exercises alone)

9개의 연구(Bae와 Park, 2013; Craane 등, 2012a; Diraçoğlu 등, 2009; de Felício 등, 2008; Maloney 등, 2002; Stegenga 등, 1993; Yoda 등, 2003; Yoshida 등, 2003; Yoshida 등, 2012)가 관절성 TMD 환자를 대상에서 단독적으로 또는 일반적인 치료 기법들(약물, 수술 [관절천자 또는 관절경 검사] 또는 자가-관리 권고 사항)의 일부로 턱과 목 운동을 이용하였다. 4개의 연구는 단독적인 운동치료(입 벌리기, 측방과 전방 운동, 원판을 재위치하기 위한 운동이나 다른 방향의 하악 과두(mandibular condylar)의 운동)와 실제 대조군(중재 없음)과 비교하는 데 중점을 두었다(Bae와 Park, 2013; Yoda 등 , 2003, Yoshida 등, 2011, Yuasa 등, 2001). 그들은 이러한 치료가 관절 TMD 환자에게 더 낮은 비용으로 간단하고 입 벌리기와 측방 움직임 그리고 통증과 같은 문제에 좋은 결과를 제공한다고 보고하였다. 한 연구에서는 기존의 치료법(구강 습관 교육과 저작근의 이완 방법에 대한 지도)과 결합된 운동치료법에 초점을 맞추었고(Craane 등, 2012a), 또 다른 연구는 턱 운동과 TheraBite® 기구를 결합하였으며(입을 더 벌리게 하기 위해)(Maloney 등), 2002), 한 연구는 근기능(myofunctional) 치료를 이용한 턱 관절 운동에 초점을 맞춘 연구(de Felício 등, 2008)가 있었다. 운동치료는 교육(Craane 등, 2012a), 부목 치료(Maloney 등, 2002) 그리고 대기자 명단(waiting list)(de Felício 등, 2008) 군과 각각 비교되었다.

2건의 연구에서는 관절성 TMD 환자의 수술(관절천자 또는 관절경)치료와 기존 치료법에 한 부분으로 전신적인 운동 효과를 비교하였다(Diraçoğlu 등, 2009; Stegenga 등, 1993). 그 중 한 연구는 관절경 수술과 턱 운동이 포함된 보존적 치료를 병행한 치료(Stegenga 등, 1993) 군과 보존적 치료 만을 시행한 군과 비교하였고, 다른 하나는 관절천자 수술의 단독 적용 군과 턱 운동이 포함된 기존 치료(Diraçoğlu 등, 2009) 적용을 비교하였다.

이 9개의 연구들 중 5개에서는 관절성 TMD(비정복성 또는 정복성 관절원판변위) 환자의 치료를 위한 운동치료의 단독적 적용 또는 일반적인 치료기법들의 한 부분으로 운동을 이용한 경우를 분석한 결과 통증 강도와 관절가동운동 또는 염발음의 소실에 좋은 결과를 보여주었다(de Felício 등, 2008, Maloney 등, 2002, Yoda 등, 2003, Yoshida 등, 2011, Yuasa 등, 2001),

그러나 한 연구에서는 일반적인 턱 운동이 교육을 제공한 대조군보다 더 우수하지 않다는 것으로 나타났다(Craane 등, 2012a). 이 연구에서 저자들은 제공되는 다른 치료들과 관계없이 모든 대상자들이 시간이 지남에 따라 개선되었다고 보고하였고, 이것은 관절성 TMD, 특히 '닫힌 잠금(closed lock)' 환자에서 특정한 치료법의 효과가 없는 것으로 나타났다.

유사한 평가과 진단을 이용한 연구들과 교육(Craane 등, 2012a)이나 부목 요법(Maloney 등, 2002) 그리고 실질적인 대조군(Bae와 Park, 2013, de Felício 등, 2008, Yoshida 등, 2011, Yuasa 등, 2001)과 연합한 운동프로그램과 연합한 모든 연구들에 테이터를 통합하였다. 운동의 단독 적용이나 다른 보존적 기법들과 병행하는 것에 효과를 알아본 메타 분석 연구에서, 통증 강도(Bae와 Park, 2013; Craane 등, 2012a; de Felício 등, 2008; Maloney 등, 2002; Yuasa, 2001)는 턱 운동을 단독적으로 적용한 군(Bae와 Park, 2013; Yuasa 등, 2001) 또는 TheraBite®(Maloney 등, 2002)이나 근기능 치료(de Felício 등, 2008) 또는 일반적인 치료 프로그램(Craane 등, 2012a)과 같은 다른 기법과 병행한 군들 간에 통계학적으로 유의한 차이를 보였다. 통증 강도에 대한 군 간에 통합된 SMD(**그림 10.1**, 상단 표)는 −0.81(95% CI −1.50, −0.11)로 Cohen의 기준에 따르면 큰 효과 크기로 판단된다(Cohen, 1988).

실질적인 비교 군으로 대조군을 포함 시킨 연구들에

연구 또는 하위군	운동법(단독/혼합) 평균	표준편차	계	대조군 평균	표준편차	계	가중치	표준 평균 차이 IV, random, 95% CI
24.3.1 통증 (4–6주)								
Bae & Park, 2013	26	7	16	40	8	6	14.6%	−1.85 [−2.97, −0.74]
Bae & Park, 2013	20	6	14	40	8	5	11.5%	−2.93 [−4.39, −1.47]
Craane et al., 2012	26	18.1	23	24.5	21.6	26	20.3%	0.07 [−0.49, 0.63]
De Felicio et al., 2008	8.6	4.38	10	12.1	7.96	10	16.9%	−0.52 [−1.42, 0.37]
Maloney et al., 2002	27	21	10	38.6	24.1	7	15.9%	−0.49 [−1.48, −0.49]
Yuasa et al., 2001	28	15.9	30	32	17.33	30	20.8%	−0.24 [−0.75, 0.27]
소계 (95% CI)						**84**	**100%**	**−0.81 [−1.50, −0.11]**
이질성: Tau^2 = 0.53; Chi^2 = 21.17, df = 5 (P = 0.0008); I^2 = 76%								
전체 효과 검사: Z = 2.28 (P =0.02)								
24.3.3 통증 (대조군과 비교)								
Bae & Park, 2013	26	7	16	40	8	6	23.8%	−1.85 [−2.97, −0.74]
Bae & Park, 2013	20	6	14	40	8	5	20.1%	−2.93 [−4.39, −1.47]
De Felicio et al., 2008	8.6	4.38	10	12.1	7.96	10	26.2%	−0.52 [−1.42, 0.37]
Yuasa et al., 2001	28	15.9	30	32	17.33	30	29.8%	−0.24 [−0.75, 0.27]
소계 (95% CI)						**51**	**100%**	**−1.24 [−2.32, −0.16]**
이질성: Tau^2 = 0.95; Chi^2 = 16.37, df = 3 (P = 0.0010); I^2 = 82%								
전체 효과 검사 : Z = 2.25 (P = 0.02)								

Test for subgroup differences: Chi^2 = 0.43, df = 1 (P = 0.51); I^2 = 0%

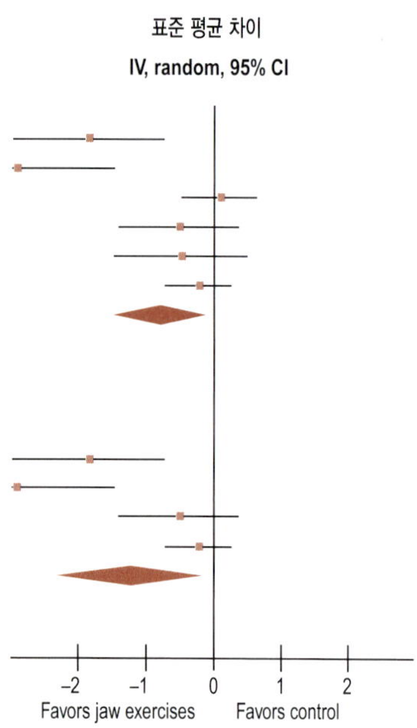

그림 10.1

관절성 TMD 환자의 통증 강도에 대한 턱 운동 단독 적용 또는 다른 치료법과 연합한 경우를 다른 치료법(교육, 부목, 실질적인 대조군)과 비교하기 위한 합산 데이터(pooled data)의 메타 분석.

자료(Bae와 Park, 2013; de Felício 등, 2008; Yuasa 등, 2001)를 통합한 결과, 통증 강도의 SMD는 운동을 한 군에서 −1.24(95% CI −2.32, −0.16)로 증가하는 결과를 보였다(**그림 10.1**, 하단 표).

입 벌림과 관련하여, 단독적인 턱 운동의 적용 또는 다른 치료와 연합하여 중재한 연구들의 데이터를 모두 통합하고 다른 비교 군(교육, 부목, 실질적인 대조군)(Bae와 Park, 2013; Craane 등, 2012a; Maloney 등, 2002, Yoshida 등, 2011, Yuasa 등, 2001)들과 비교한 결과, 턱 운동의 단독 적용 또는 다른 기법들과 병행 적용한 경우에 개구 범위가 군 간에 평균 0.47cm(95% CI 0.26, 0.68)의 유의한 차이가 나타났다(**그림 10.2**, 상단 표). 이러한 차이는 문헌(Kropmans 등, 1999)에 제시된 바 있는 0.5cm의 최소 임상 관련 절단점(minimal clinically relevant cutoff)에 접근하고 있다. 이러한 결과는 실질적인 대조군을 사용한 연구에서만 유사한 결과가 있었다(**그림 10.2**, 하단 표).

운동과 함께 관절천자(arthrocentesis)나 관절경 검사를 한 경우와 보존적 치료(6개월 간 수직으로 입을 벌리는 운동만 실시)를 한 연구의 데이터들도 합산하였다(Stegenga 등, 1993; Yoda 등, 2003). 중재 간에 차이는 나타나지 않았다. 합산 자료의 MD는 −1.01 mm(95% CI −5.43, 3.42)였고, 이것은 보존적 치료와 운동의 병행이 비정복성 관절원판변위(disc displacement without reduction) 환자의 치료나 하악 움직임에 제한이 있는 대상자들의 치료 시에 적절하다는

	운동(단독/연합)			대조군				평균 차이
연구 또는 하위군	평균	표준편차	계	평균	표준편차	계	가중치	IV, random, 95% CI
24.2.1 maximal active mouth opening (cm) (4–6 weeks) (all)								
Bae & Park, 2013	4.07	0.64	16	3.81	0.42	5	21.3%	0.26 [−0.20, 0.72]
Bae & Park, 2013	4.33	1.19	14	3.81	0.42	5	8.6%	0.52 [−0.20, 1.24]
Craane et al., 2012	1.6	6.56	23	3.4	6.95	26	0.3%	−1.80 [−5.58, 1.98]
Maloney et al., 2002	3.54	0.39	10	2.99	0.65	7	15.5%	0.55 [0.01,1.09]
Yoshida et al., 2011	3.8	1.7	74	3	1.4	74	17.9%	0.80 [0.30, 1.30]
Yuasa et al., 2001	3.75	0.71	30	3.35	0.68	30	36.4%	0.40 [0.05, 0.75]
소계 (95% CI)			**167**			**148**	**100%**	**0.47 [0.26, 0.68]**
이질성: $Tau^2 = 0.00$; $Chi^2 = 4.10$, df = 5 (P = 0.54); $I^2 = 0\%$								
전체 효과 검사 : Z = 4.33 (P = 0.0001)								
24.2.2 maximal active mouth opening (cm) (4–6 weeks) (only control group comparison)								
Bae & Park, 2013	4.07	0.64	16	3.81	0.42	6	25.3%	0.26 [−0.20, 0.72]
Bae & Park, 2013	4.33	1.19	14	3.81	0.42	5	10.2%	0.52 [−0.20, 1.24]
Yoshida et al., 2011	3.8	1.7	74	3	1.4	74	21.2%	0.80 [0.30, 1.30]
Yuasa et al., 2001	3.75	0.71	30	3.35	0.68	30	43.2%	0.40 [0.05, 0.75]
소계 (95% CI)			**134**			**115**	**100%**	**0.46 [0.23, 0.69]**
이질성: $Tau^2 = 0.00$; $Chi^2 = 2.63$, df = 3 (P = 0.450); $I^2 = 0\%$								
전체 효과 검사: Z = 3.91 (P = < 0.0001)								

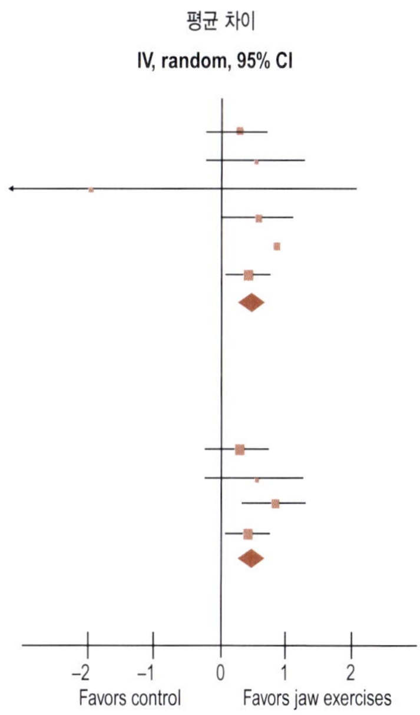

그림 10.2
관절성 TMD 환자의 입 벌리기에 대한 턱 운동 단독 적용 또는 다른 치료법과 연합한 경우를 다른 치료(교육, 부목, 실질적인 대조군)과 비교하기 위한 합산 데이터(pooled data)의 메타 분석.

것을 의미한다. 또한, 이러한 결과는 관절성 TMD 환자에게 일차적으로 선택하는 보존적 치료법으로 사용되는 것에 중요성을 강조하고 있다.

도수치료와 병행하는 턱 운동

(Manual therapy plus jaw exercises)

10개의 논문(8개의 특정 연구에 포함된)은 관절성 TMD 환자에게 도수치료와 턱 운동을 함께 적용하였다(Minakuchi 등, 2001; Alajbeg 등, 2015; Carmeli 등, 2001; Haketa 등, 2010, Ismail 등, 2007, Minakuchi 등, 2004, Nascimento 등, 2013, Schiffman 등, 2007, Yoshida 등, 2005). 4건의 연구는 턱관절에 도수치료와 운동치료를 한 것과 부목 치료를 비교하였고, 그 결과 이러한 환자들에게 도수치료와 운동치료의 병행이 유익한 효과가 있음을 발견하였다(Alajbeg 등, 2015; Carmeli 등, 2001; Haketa 등, 2010; Ismail 등, 2007). 또 다른 연구(2개의 다른 논문에 보고된)(Minakuchi 등, 2001; 2004)로 자기-관리와 예후에 관한 조언을 한 군과 도수치료와 운동을 병행한 군을 비교하였고, 3개 논문(2개 연구)은 도수치료와 비스테로이드성 항염증제(NSAIDs), 근육 이완제, 처방전 없이 살 수 있는 진통제 제공과 함께 운동을 한 군을 비교하였다(Schiffman 등, 2007; Yoshida 등, 2005).

Nascimento 등(2013)은 이측두(auriculo-temporal)신경의 마취제 차단(anesthetic blockage) 치료와 도수치료와 운동치료를 동반한 이측두신경 마취제 차단 치료의 차이를 연구하였고, 결과는 이측두신경의 마취제 차단 치료와 함께 물리치료를 하는 것이 관절성 TMD 환자의 치료 경감에 효과적이었다고 보고하였다. 이러한 결과는 관절성 TMD 환자, 특히 비정복성 관절원판변위('닫힌 잠김')를 보이는 대상자에서 전반적으로 도수치료와 턱 운동을 병행한 경우가 증상을 감소시키고 관절가동범위의 증가를 보였다.

이와 같이 중재 결과와 진단이 유사한 연구들의 데이터를 합산하였다(Alajbeg 등, 2015; Carmeli 등, 2001; Haketa 등, 2010; Ismail 등, 2007; Minakuchi 등, 2001; Schiffman 등, 2007). 결과는 부목 요법과 자기-관리 또는 약물 치료와 비교했을 때 운동을 병행

	도수치료에 운동 추가			대조군 (sp, sc or med)				표준 평균 차이
연구 또는 하위군	평균	표준편차	계	평균	표준편차	계	가중치	IV, random, 95% CI
Alajbeg et al., 2015	11.5	12.25	6	−7.5	14.69	6	4.3%	1.30 [0.00, 2.59]
Carmeli et al., 2001	1.39	1.41	18	0.17	1.71	18	15.7%	0.76 [0.08, 1.44]
Haketa et al., 2010	30	24.1	19	15.4	27.66	25	19.6%	0.55 [−0.06, 1.16]
Ismail et al., 2007	28	20	13	23	22	22	15.3%	0.23 [−0.46,0.92]
Minakuchi et al., 2001	7	15.46	25	−0.1	12.71	21	20.8%	0.49 [−0.10, 1.08]
Schiffman et al., 2007	0.3	0.22	24	0.28	0.23	28	24.3%	0.09 [−0.46, 0.63]
계 (95% CI)			**105**			**120**	**100%**	**0.44 [0.17, 0.71]**

이질성 : $Tau^2 = 0.00$; $Chi^2 = 4.65$, df = 5 (P = 0.46); $I^2 = 0\%$

전체 효과 검사 : Z = 3.21 (P = 0.001)

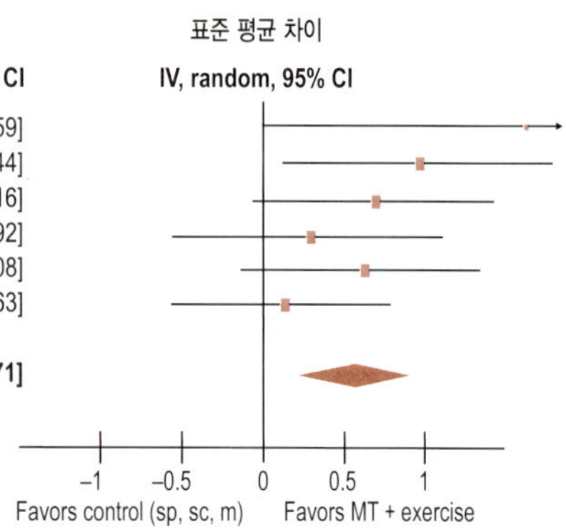

그림 10.3

관절성 TMD 환자의 통증 강도에 대한 운동치료와 병행한 도수치료와 다른 기법(부목, 약물)과 비교한 합산 데이터에 대한 메타 분석. med 약물; sc, 기본적 관리; sp, 부목.

	도수치료에 운동 추가			대조군 (sp, sc or med)				표준 평균 차이
연구 또는 하위군	평균	표준편차	계	평균	표준편차	계	가중치	IV, random, 95% CI
Alajbeg et al., 2015	11.98	5.37	6	8	10.28	6	5.0%	3.98 [−5.30, 13.26]
Carmeli et al., 2001	4.3	6.1	18	1.3	6.08	18	27.0%	3.00 [−0.98, 6.98]
Haketa et al., 2010	8.6	5.6	19	3.9	8	25	26.4%	4.70 [0.68, 8.72]
Ismail et al., 2007	10.7	4.79	13	7.3	5.32	13	28.2%	3.40 [−0.49, 7.29]
Minakuchi et al., 2001	6.8	9.89	25	3.9	9.54	21	13.5%	2.90 [−2.73, 8.53]
계 (95% CI)			**81**			**83**	**100%**	**3.60 [1.53, 5.66]**

이질성: $Tau^2 = 0.00$; $Chi^2 = 0.45$, df = 5 (P = 0.98); $I^2 = 0\%$
전체 효과 검사: Z = 3.41 (P = 0.0006)

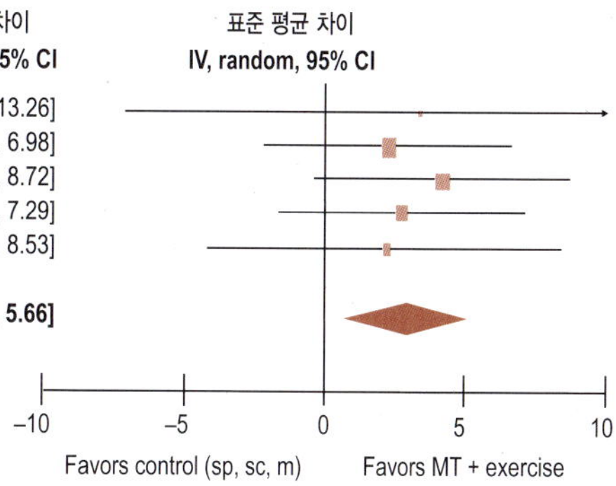

그림 10.4
관절성 TMD 환자의 개구 범위에 대한 운동치료와 병행한 도수치료와 다른 기법(부목, 약물)과 비교한 합산 데이터에 대한 메타 분석. med 약물; sc, 기본적 관리; sp, 부목.

한 도수치료를 적용한 대상자들에서 통증 강도가 유의하게 감소되는 것으로 나타났다. 4주에서 3개월된 시점에서 통증 강도에 대한 합산한 자료의 SMD는 0.44(95% CI 0.17, 0.71)였고, Cohen의 기준(Cohen, 1988)에 따르면 중간 정도의 효과 크기를 보였다(**그림 10.3**).

또한 입 벌리기에 대한 연구한 자료들의 합산 효과(pooled effect)(Alajbeg 등, 2015; Carmeli 등, 2001; Haketa 등, 2010; Ismail 등, 2007; Minakuchi 등, 2001)는 도수치료와 운동의 병행 적용이 부목 치료와 자기-관리 , 약물치료와 비교해 개구 범위가 유의하게 증가되는 결과를 보였다. 4주에서 3개월 시점에서 개구 범위에 대한 합산 자료의 MD는 3.60mm(95% CI 1.53, 5.66)로 나타나 잠재적으로 유의한 임상적 소견을 보였다(**그림 10.4**).

혼합성 TMD 장애의 도수치료와 운동치료의 효과
(Effectiveness of manual therapy and exercise in mixed temporomandibular disorder)

일반적인 턱 운동(General jaw exercises)

12개의 연구(Burgess 등, 1988; de Felício 등, 2010; Ficnar 등, 2013; Grace 등, 2002; Klobas 등, 2006; Machado 등, 2016; Maluf 등, 2009; Niemelä 등, 2012; Raustia 등, 1985; Raustia와 Pohjola, 1986; Tavera 등, 2012; Tegelberg와 Kopp, 1996, 1988; Truelove 등, 2006)(14개 논문에 보고)는 혼합성 TMD 환자에서 일반적인 턱 운동 프로그램을 적용하였다. 4개의 연구에서는 실제 대조군(중재 없음)과 비교했을 때 통증 강도와 통증 민감도(PPT)의 감소와 저작근 기능의 개선이 일반적인 턱 운동군에서 더 나은 결과를 보여주었다(Burgess 등, 1988; de Felício 등, 2010; Tegelberg와 Kopp, 1996, 1988). 한 연구에서는 저작근(측두근과 교근)의 신장은 실제 대조군이

나 저작근에 고유수용성신경근 촉진기법(PNF)을 적용한 군과 비교했을 때 통증 감소에 더 나은 결과를 보였다. 그러나 최대 개구 범위는 군 간에 통계적으로 유의한 차이가 없었다(Burgess 등, 1988). 또한 저항을 주거나 주지 않은 하악 운동 프로그램을 적용한 군이 대조군과 비교했을 때 능동적 개구 범위의 개선과 TMD의 임상 증상(임상적 기능장애와 압통점의 수)에 감소를 보였다(Tegelberg와 Kopp, 1988). 또 다른 연구에서는 교합 부목 치료군(occlusal splint therapy group)이나 실제 대조군(중재 없음)과 비교해 구강안면 근기능적 치료군(orofacial myofunctional therapy)(하악 자세와 가동성, 저작근의 대칭과 협응)에서 TMD의 증상과 징후의 감소와 저작근 협응 능력에 개선에 더 긍정적인 효과가 있었다고 하였다(de Felício 등, 2010). 그럼에도 불구하고, 일반적인 턱 운동(그리고/또는 편타증 재활)은 능동적 또는 침술(Raustia 등, 1985; Raustia와 Pohjola, 1986)이나 안정화 부목(stabilization splints)(Ficnar 등, 2013; Niemelä 등, 2012, Tavera 등, 2012, Truelove 등, 2006)과 같은 여러 형태의 수동적 치료, 그리고 전신적 자세의 재교육 프로그램(Maluf 등, 2009), Facial-flex 기구(Grace 등, 2002) 그리고/또는 물리치료나 작업치료가 포함된 편타증 재활, 통증 관리를 위한 훈련(Klobas 등, 2006) 등의 다른 형태의 치료들과 비교했을 때 이들 치료법 간에는 통증 경감에 결과는 차이가 나타나지 않았다. Machado 등(2016)은 저강도 레이저 치료와 구강안면 근기능적 치료법(혀, 입술, 뺨, 턱 근육에 대한 운동)의 병행이 저강도 레이저 치료의 단독적 적용시보다 TMD 재활 과정의 개선에 더 효과적이었다고 하였다.

사용 가능한 연구들의 데이터와 유사한 중재 그리고 유사한 결과(Grace 등, 2002; Maluf 등, 2009)들을 모두 통합하였다. 복합성 TMD 환자에 대한 턱에 일반적인 운동의 통증 강도에 대한 효과를 알아 보았을 때 보존적 치료와 함께 한 일반적인 턱 운동 형태 또는 구강 장치를 추가한 운동(Grace 등, 2002)은 효과는 부목기법이나 전신적인 자세 재교육, 부목과 상담, 침술 또는 표준 보존적 관리와 같은 기타 치료 형태보다 우수하지 않았다. Cohen의 기준(Cohen, 1988)에 따르면 통증 강도에 대한 합산한 SMD는 −0.06(95% CI −0.50, 0.38)으로 효과 크기가 매우 작았다. 입 벌림과 관련된 연구들(Burgess 등, 1988; de Felício 등, 2010; Grace 등, 2002; Klobas 등, 2006; Niemelä 등, 2012; Raustia 등, 1985; Tegelberg와 Kopp, 1996)의 결과를 통합한 경우에도 일반적인 턱 운동과 비교해 부목 치료나 전신적인 자세 재교육, 부목과 상담 또는 표준 보존적 관리 방법 간에 개구 범위의 차이 MD가 0.25mm(95% CI -2.08, 1.57)로 현저한 차이를 보이지 않았다.

도수치료(Manual therapy)

7개의 연구(Cuccia 등, 2010; Gesslbauer 등, 2016; Gomes 등, 2014a; Mansilla Ferragud와 Boscá Gandia, 2008; O'Reilly와 Pollard, 1996; Otaño와 Legal, 2010; Packer 등, 2015)(8개 논문에 보고된 데이터)에서는 혼합성 TMD를 치료하기 위해 도수치료(C0 - C1 관절가동술[Mansilla Ferragud와 Boscá Gandia, 2008; Otaño와 Legal, 2010]과 경추 관절가동술[O'Reilly와 Pollard, 1996], 상부 흉추[Packer 등, 2015, 2014], 저작근에 마사지[Gomes 등, 2014a], TMJ 관절가동술[Cuccia 등, 2010], 정골 도수교정 기법[Gesslbauer 등, 2016])을 이용하였다. 이 연구들의 결과는 불분명했다. 두개의 연구(Mansilla Ferragud와 Boscá Gandia, 2008; Otaño와 Legal, 2010)에서는 긍정적인 결과를 보였지만 나머지 연구들(Cuccia 등, 2010; Gesslbauer 등, 2016; Gomes 등, 2014a; O'Reilly와

Pollard, 1996; Packer 등, 2015, 2014) 특별한 결과의 차이를 보이지 않았다. 턱을 표적으로 한 도수치료(TMJ에 인대의 기능장애를 줄이고 불수의적 신경근 작용의 재훈련, 자세와 균형에 대한 반사적 조절을 위한 도수치료)와 기존의 보존적 치료법(구강 보조기, 부드러운 근육 신장과 이완 기법을 이용한 물리치료, 온 또는 냉 찜질과 TENS)(Cuccia 등, 2010)의 비교 또는 상부 경추에 카이로프랙틱 도수교정과 경추부 TrP 기법 간에 비교(O'Reilly Pollard, 1996) 또는 상부 흉추부에 도수교정과 상부 흉추에 위약 기법(Packer 등, 2014) 또는 저작근에 마사지와 부목 치료(Gomes 등, 2014a) 또는 정골 도수교정법과 두개 정골 요법(cranial osteopathy techniques)(Gesslbauer 등, 2016) 간에 증상 경감 효과를 비교한 결과 유의한 차이가 없었다.

Mansilla Ferragud와 Boscá Gandia(2008) 그리고 Otaño와 Legal(2010)은 환추(atlantoaxial) 관절(C0-C1)에 관절가동술이나 도수교정을 적용한 군과 위약군의 비교를 통해 입의 관절가동범위의 개선과 구강안면 부위에 PPT가 증가하는 긍정적인 결과를 얻었다. 이 두 연구의 결과를 합산했을 때 환추 관절의 관절가동술 적용 군과 환추 관절에 관절가동술을 적용하지 않은 대조군 간에 개구 범위는 차이가 없었다. 그러나 대조군과 도수치료군 간에 합산한 개구 범위의 MD는 17.33 mm이었고 넓은 신뢰 구간을 보였으며, 상한값은 45 mm였다(95% CI -10.39, 45.06).

도수치료를 병행한 운동치료

(Manual therapy plus exercises)

4개의 연구(Bojikian Calixtre 등, [2017년에 투고]; von Piekartz와 Hall, 2013; von Piekartz와 Lüdtke, 2011; Tuncer 등, 2013b, 2013a)(5개의 논문에 보고됨)는 혼합성 TMD 환자를 대상으로 도수치료와 운동치료의 연합하여 적용하였다. Tuncer 등(2013a, 2013b)은 이 환자군을 대상으로 턱과 목에만 적용한 운동과 교육(가정 물리치료)의 적용과 저작근과 목 부위 근육에 대한 신장 기법을 동반한 구강안면부와 경추부에 도수치료의 특정 효과를 비교 연구하였다. 그 연구에서 도수치료와 가정 물리치료는 턱과 목에 운동 프로그램만을 단독으로 적용한 군보다 통증이 감소하고 통증 없는 최대 개구 범위가 증가하는데 더 효과적이었다고 하였다. von Piekartz와 Lüdtke(2011)는 혼합성 TMD 환자에게 경추 부위만을 표적으로 한 치료와 구강안면부 그리고 경추부 모두를 표적으로 가정 운동을 추가한 구강안면 물리치료와 목 운동 그리고 도수치료 기법의 효과를 비교하였다. 그 결과는 두 부위(구강안면과 경추)에 도수치료와 운동을 병행한 군이 경추부에만 치료하는 군 보다 TMD 징후(개구 범위, 통증 강도와 통증 민감도)에 더 좋은 것으로 나타났다. Bojikian Calixtre 등은 후두하부 억제 기법, 수동적 상부 경추 전후방 관절가동술, C1-C2 척추에 회전을 동반한 SNAG(sustained natural apophyseal glide) 관절가동술, 바이오피드백을 이용한 경추부 안정화 운동의 효과를 실질적한 대조군(대기자 명단)과 비교하였고, 그 결과 혼합성 TMD 환자들은 경추부 운동조절 운동과 도수치료를 결합한 경우 통증과 두통 수준을 감소시킨다는 것을 알게 되었다. 5주 시점에서 현재의 통증과 최대 통증 점수의 군 간에 평균 차이는 각각 2.0cm와 1.9cm였다. 이러한 차이는 큰 효과 크기(d>0.8)를 보였고, 임상적으로 관련성이 있는 것으로 간주된다. 따라서 경추부를 대상으로 한 치료는 이러한 긍정적인 결과에 바탕으로 더 많은 연구가 필요하다.

입 벌리기와 관련된 3개의 연구(von Piekartz와 Hall, 2013; von Piekartz와 Lüdtke, 2011; Tuncer 등, 2013b)의 결과를 통합했을 때, 구강안면 부위를 표적

으로 하는 도수치료나 여기에 경추부 치료를 병행한 경우 턱과 목 만을 위한 가정 운동이나 개구 범위 향상을 위한 경추부에 단독적인 치료 시 보다 결과가 더 좋은 것으로 나타났다. 대조군과 도수치료 군 간에 개구 범위에 대해 통합한 MD는 6.10 mm(95% CI 1.11, 11.09)로 도수치료군에서 더 좋은 결과를 보였다. 이러한 차이 값은 임상적으로도 관련성이 있는 것으로 볼 수 있다(Kropmans 등, 1999).

결론(Conclusion)

도수치료 기법과 턱 운동은 통증의 경감과 관절가동성의 증가, 이완 상태의 향상, 턱 기능의 최적화를 목적으로 한다. 도수치료 기법에 대한 기전은 아직 명확하게 밝혀지지는 않았고 여러 가지 가설들이 제안되고 있다. 그럼에도 불구하고, 현재의 문헌들에는 도수치료 기법이 임상적 결과에 영향을 미칠 수 있는 말초신경계와 중추신경계로부터의 신경생리학적 반응들에 의한 것으로 제시되고 있다(Bialosky 등, 2009). 기타 환자와 관련된 다른 심리학적 그리고 비특이적 요인들도 도수치료가 왜 효과적일 수 있는지 그 이유를 설명할 수 있다(Bishop 등, 2015). 이 단원에서는 다양하고 많은 수의 이질적인 도수치료 기법들에 대해 보고되었다. 그것들 중 일부는 TMJ에 직접적인 초점을 맞추었고, 다른 것들은 관절가동술이나 도수교정과 같은 경추부나 흉추부를 표적으로 하였다.

턱 운동의 효과는 상호 근육 억제(reciprocal muscle inhibition)나 고유수용성 신경근촉진법, 인지(awareness)의 증가, 운동 조절 능력의 개선, 근지구력, 근력 그리고 신장을 통한 근육 길이의 개선 등에 결과로 생각된다. 저작근의 재교육과 재활을 위해 가장 유용한 기법은 근력강화 운동과 신장 기법이라고 보고되었다(Hertling과 Kessler, 2006). 운동 프로그램은 다양한 방법으로 실행할 수 있다. 일반적으로 운동 프로그램에는 이완 운동과 하악의 자유로운 움직임 그리고 턱 근육의 스트레칭과 함께 하는 작은 저항에 대항하는 저항 운동 등이 포함된다.

근거의 질적 수준은 대부분 불확실하지만, 이 단원에서 수집된 근거는 근육성과 관절성, 혼합성 TMD에서 통증 강도의 경감과 이완의 개선 그리고 턱의 가동성이나 기능을 최적화하기 위한 능동적, 수동적 구강 운동의 사용에 대해 지지하고 있다. 또한 머리와 목을 대상으로 한 자세 운동과 목을 대상으로 한 목 운동과 도수치료도 TMD 환자의 통증과 기능장애 관리에 효과적인 중재이다.

이러한 운동 프로그램의 대부분은 상담과 부목 치료와 같은 다른 치료법들을 포함한 일반적인 보존적 치료 접근 방식의 일부였다. 운동 프로그램은 부작용의 위험이 낮기 때문에 TMD로 인한 통증에 대한 치료를 첫 번째로 선택해야 한다. 운동 프로그램의 실행은 다양하고 그들의 운동 용량, 빈도, 지속 시간, 반복 횟수에 대한 명확한 정보는 제공되었으나 순응도(compliance)에 대해서는 아직 명확히 제공되지 않아, TMD 치료를 위한 최적의 치료 방법이라고 하기엔 불확실하다. 따라서 임상에 반영되도록 하기 위해서는 치료 용량에 대한 운동치료와 도수치료에 대한 더 많은 연구가 필요하다. 또한, 대부분의 연구들에서는 운동치료나 도수치료의 단독적인 효과에 대해 연구하지 않았기 때문에 이러한 기법들이 TMD 치료에 미치는 순수한 영향을 결정하는 것은 어려웠다. 또한, TMD 환자의 관리를 위한 유산소 운동과 같은 다른 형태의 운동치료법 적용을 연구한 실험은 없었다. 유산소 운동은 근력과 유연성 그리고 기능적 능력을 향상시키고 만성 통증이 있는 사람들에게 진통을 유발할 수 있는 것으로 알려져 있다(Sharma 등, 2010). 이후에는 유산소 운동의 유용성과 TMD 환자에게 시각적 피드백을 변형시킨 운동법(Sanneke 등, 2017)과 같이 연구에서 사용되지 않은 또 다른 형태의 운동에 대한 추가 연구가 필요하다.

이러한 근거 수집의 중요한 점 중 하나는 통증을 개선하기 위해 목 운동과 경추 관절가동술을 병행하는 방법을 경추 치료를 위해 사용할 것을 지지하는 새로운 근거가 있다는 것이다. 몇 가지 새로운 RCT 연구에서는 TMD 증상을 관리하기 위한 목 구조물에 도수교정이나 관절가동술과 함께 경추부 운동의 병행한 것에 대해 평가하였다. 이러한 연구에서 큰 효과 크기로 통증을 줄이는데 우수한 결과를 얻었다. 그러나 턱의 증상을 개선하기 위해 경추부 근육들을 대상으로 한 운동의 단독적 효과에 대한 연구는 여전히 필요하다. 이러한 유형의 치료에 대한 연구는 이루어지지 않았다. 따라서 TMD에 대한 도수치료 중재만을 이상적으로 연구한 적절히 설계된 RCT가 분명히 필요한 상태이다. TMD에 대한 능동적 또는 수동적 운동, 자세 운동 그리고 도수치료의 긍정적인 효과를 감안할 때, 더 많은 수의 대상자를 이용한 고품질의 실험이 필요하다.

마지막으로 이 단원의 결과에는 몇 가지 제한점이 있다. 첫째는 이 단원에서 수집한 결과들은 TMD(비수술적)와 운동치료와 도수치료에 대한 것들만 해당되었다. 둘째는, 문헌들을 통합하기 위한 모든 체계적 접근 방식과 마찬가지로 선택적 편향(selection bias)의 가능성이 있지만, 우리 연구에서는 포괄적인 검색 전략을 사용하였고 수동적 검색뿐만 아니라 데이터베이스를 사용하였다. 셋째는, 분석한 연구들에서 사용된 진단과 치료, 사용된 비교군, 결과 그리고 그것들의 질적 수준 등에서 이질성이 컸다. 이것들은 연구 결과들을 정량적으로 합산하는 가능성을 방해하였다. 28개의 연구만이 TMD를 진단하는데 유효하고 신뢰할 수 있으며 재현 가능한 것으로 입증된 진단 도구를 사용했지만, 우리는 모든 연구에 포함된 연구 대상자들이 임상 현장에서 볼 수 있는 환자를 대표하는 것으로 여겨진다. 우리는 임상가와 연구자들이 동일한 기준에 따라 일관된 진단을 할 수 있도록 하고, 연구의 전반에 걸쳐 데이터를 편집할 수 있도록 향후 연구에서는 TMD(DC/TMD)에 대한 새로운 진단기준(Schiffman 등, 2014)을 사용할 것을 권장한다.

참고문헌

Alajbeg I, Gikić M, Valentić Peruzović M. Mandibular range of movement and pain intensity in patients with anterior disc displacement without reduction. Acta Stomatol Croat 2015; 49: 119–127.

Armijo-Olivo S, Gadotti, I. Temporomandibular disorders. In Magee DJ, Zachazewski JE, Quillen WS, Manske RC. Pathology and Intervention in Musculoskeletal Rehabilitation. 2nd ed. 2016, pp. 119–156.

Armijo-Olivo S, Pitance L, Singh V et al. Effectiveness of manual therapy and therapeutic exercise for temporomandibular disorders: Systematic review and meta-analysis. Phys Ther 2016; 96: 9–25.

Awan KH, Patil S. The role of transcutaneous electrical nerve stimulation in the management of temporomandibular joint disorder. J Contemp Dent Pract 2015; 16: 9846.

Bae Y, Park Y. The effect of relaxation exercises for the masticatory muscles on temporomandibular joint dysfunction(TMD). J Phys Ther Sci 2013; 25: 583–586.

Bérard A, Bravo G. Combining studies using effect sizes and quality scores: application to bone loss in postmenopausal women. J Clin Epidemiol 1998; 51: 801–807.

Bialosky JE, Bishop MD, Price DD, Robinson ME, George SZ. The mechanisms of manual therapy in the treatment of musculoskeletal pain: a comprehensive model. Man Ther 2009; 14: 531–538.

Bishop MD, Torres-Cueco R, Gay CW, Lluch-Girbés E, Beneciuk JM, Bialosky JE. What effect can manual therapy have on a patient's pain experience? Pain Manag 2015; 5: 455–464.

Bojikian Calixtre L, Oliveira AB, Ramalho de Sena Rosa L et al. Effects of upper cervical mobilizations and neck exercises on pain, mandibular function, and headache impact in women with TMD. A single-blinded randomized controlled trial [submitted to Physical Therapy, 2017].

Bortolazzo GL, Pires PF, Dibai-Filho AV et al. Effects of upper cervical manipulation on the electromyographic activity of the masticatory muscles and the opening range of motion of the mouth in women with temporomandibular disorder: randomized and blind clinical trial. Fisioter E Pesqui 2015; 22: 426–434.

Burgess JA, Sommers EE, Truelove EL, Dworkin SF. Short-term effect of two therapeutic methods on myofascial pain and dysfunction of the masticatory system. J Prosthet Dent 1988; 60: 606–610.

Calixtre LB, Grüninger BL da Silva, Haik MN, Alburquerque-Sendín F, Oliveira AB. Effects of cervical mobilization and exercise on pain, movement and function in subjects with temporomandibular disorders: a single group pre-post-test. J Appl Oral Sci 2016; 24: 188.

Carlsson G, Magnusson T. Treatment modalities. In Carlsson G, Magnusson T(eds). Management of Temporomandibular Disorders in the General Dental Practice. Berlin: Quintessence Publishing Company, Inc. 1999, pp. 93–122.

Carmeli E, Sheklow SL, Bloomenfeld I. Comparative study of repositioning splint therapy and passive manual range of motion techniques for anterior displaced temporo-mandibular discs with unstable excursive reduction. Physiotherapy 2001; 87: 26–36.

Cathcart S, Pritchard D. Reliability of pain threshold measurement in young adults. J Headache Pain 2006; 7: 21–26.

Chesterton LS, Foster NE, Wright CC, Baxter GD, Barlas P. Effects of TENS frequency, intensity and stimulation site parameter manipulation on pressure pain thresholds in healthy human subjects. Pain 2003; 106: 73–80.

Clar C, Tsertsvadze A, Court R, Hundt GL, Clarke A, Sutcliffe P. Clinical effectiveness of manual therapy for the management of musculoskeletal and non-musculoskeletal conditions: systematic review and update of UK evidence report. Chiropr Man Ther 2014; 22: 12.

Cohen J. Statistical Power Analysis for the Behavioral Sciences, 2nd ed. Routledge; 1988.

Coskun Benlidayi I, Salimov F, Kurkcu M, Guzel R. Kinesio-taping for temporo-mandibular disorders: Single-blind, randomized, controlled trial of effectiveness. J Back Musculoskelet Rehabil 2016; 29: 373–380.

Craane B, Dijkstra PU, Stappaerts K, De Laat A. Randomized controlled trial on physical therapy for TMJ closed lock. J Dent Res 2012a; 91: 364–369.

Craane B, Dijkstra PU, Stappaerts K, De Laat A. One-year evaluation of the effect of physical therapy for masticatory muscle pain: a randomized controlled trial. Eur J Pain Lond Engl 2012b; 16: 737–747.

Crockett DJ, Foreman ME, Alden L, Blasberg B. A comparison of treatment modes in the management of myofascial pain dysfunction syndrome. Biofeedback Self-Regul 1986; 11: 279–291.

Cuccia AM, Caradonna C, Annunziata V, Caradonna D. Osteopathic manual therapy versus conventional conservative therapy in the treatment of temporomandibular disorders: a randomized controlled trial. J Bodyw Mov Ther 2010; 14: 179–184.

Demirkol N, Usumez A, Demirkol M, Sari F, Akcaboy C. Efficacy of low-level laser therapy in subjective tinnitus patients with temporomandibular disorders. Photomed Laser Surg 2017; 35: 427–431.

Diraçoğlu D, Saral IB, Keklik B et al. Arthrocentesis versus nonsurgical methods in the treatment of temporomandibular disc displacement without reduction. Oral Surg Oral Med Oral Pathol Oral Radiol Endod 2009; 108: 3–8.

Dworkin SF, LeResche L. Research diagnostic criteria for temporomandibular disorders: review, criteria, examinations and specifications, critique. J Craniomandib Disord 1992; 6: 301–355.

Dworkin RH, Turk DC, Wyrwich KW et al. Interpreting the clinical importance of treatment outcomes in chronic pain clinical trials: IMMPACT recommendations. J Pain 2008; 9: 105–121.

Espejo-Antúnez L, Castro-Valenzuela E, Ribeiro F, Albornoz-Cabello M, Silva A, Rodríguez-Mansilla J. Immediate effects of hamstring stretching alone or combined with ischemic compression of the masseter muscle on hamstrings extensibility, active mouth opening and pain in athletes with temporomandibular dysfunction. J Bodyw Mov Ther 2016; 20: 579–587.

Farrar JT, Young JP, LaMoreaux L, Werth JL, Poole RM. Clinical importance of changes in chronic pain intensity measured on an 11-point numerical pain rating scale. Pain 2001; 94: 149–158.

de Felício CM, Melchior M de O, Ferreira CLP, Da Silva MA. Otologic symptoms of temporomandibular disorder and effect of orofacial myofunctional therapy. Cranio2008; 26: 118–125.

de Felício CM, de Oliveira MM, da Silva MA. Effects of orofacial myofunctional therapy on temporomandibular disorders. Cranio 2010; 28: 249–259.

Ficnar T, Middelberg C, Rademacher B, Hessling S, Koch R, Figgener L. Evaluation of the effectiveness of a semi-finished occlusal appliance: a randomized, controlled clinical trial. Head Face Med 2013; 9: 5.

Fuentes C J, Armijo-Olivo S, Magee DJ, Gross DP. A preliminary investigation into the effects of active interferential current therapy and placebo on pressure pain sensitivity: a random crossover placebo controlled study. Physiotherapy 2011; 97: 291–301.

Gavish A, Winocur E, Astandzelov-Nachmias T, Gazit E. Effect of controlled masticatory exercise on pain and muscle performance in myofascial pain patients: A pilot study. Cranio 2006; 24: 184–190.

Gesslbauer C, Vavti N, Keilani M, Mickel M, Crevenna R. Effectiveness of osteopathic manipulative treatment versus osteopathy in the cranial field in temporomandibular disorders: a pilot study. Disabil Rehabil 2016: 1–6.

Gomes CAF de P, El Hage Y, Amaral AP, Politti F, Biasotto-Gonzalez DA. Effects of massage therapy and occlusal splint therapy on electromyographic activity and the intensity of signs and symptoms in individuals with temporomandibular disorder and sleep bruxism: a randomized clinical trial. Chiropr Man Ther 2014a; 22: 43.

Gomes CAF de P, Politti F, Andrade DV et al. Effects of massage therapy and occlusal splint therapy on mandibular range of motion in individuals with temporomandibular disorder: a randomized clinical trial. J Manipulative Physiol Ther 2014b; 37: 164–169.

Grace EG, Sarlani E, Reid B, Read B. The use of an oral exercise device in the treatment of muscular TMD. Cranio 2002; 20: 204–208.

Guarda-Nardini L, Stecco A, Stecco C, Masiero S, Manfredini D. Myofascial pain of the jaw muscles: comparison of short-term effectiveness of botulinum toxin injections and fascial manipulation technique. Cranio 2012; 30: 95–102.

Haketa T, Kino K, Sugisaki M, Takaoka M, Ohta T. Randomized clinical trial of treatment for TMJ disc displacement. J Dent Res 2010; 89: 1259–1263.

Hertling D, Kessler RM. Management of Common Musculoskeletal Disorders: Physical Therapy Principles and Methods. 4th ed. 2006.

Higgins JPT, Green S(eds). Cochrane Handbook for Systematic Reviews of Interventions Version 5.1.0 [updated March 2011]. The Cochrane Collaboration, 2011. Available: http://handbook.cochrane.org [Nov 23, 2017].

Ismail F, Demling A, Hessling K, Fink M, Stiesch-Scholz M. Short-term efficacy of physical therapy compared to splint therapy in treatment of arthrogenous TMD. J Oral Rehabil 2007; 34: 807–813.

Kalamir A, Bonello R, Graham P, Vitiello AL, Pollard H. Intraoral myofascial therapy for chronic myogenous temporomandibular disorder: a randomized controlled trial. J Manipulative Physiol Ther 2012; 35: 26–37.

Kalamir A, Graham PL, Vitiello AL, Bonello R, Pollard H. Intra-oral myofascial therapy versus education and self-care in the treatment of chronic, myogenous temporomandibular disorder: a randomised, clinical trial. Chiropr Man Ther 2013; 21: 17.

Kalamir A, Pollard H, Vitiello A, Bonello R. Intra-oral myofascial therapy for chronic myogenous temporomandibular disorders: a randomized, controlled pilot study. J Man Manip Ther 2010; 18: 139–146.

Klobas L, Axelsson S, Tegelberg A. Effect of therapeutic jaw exercise on temporomandibular disorders in individuals with chronic whiplash-associated disorders. Acta Odontol Scand 2006; 64: 341–347.

Komiyama O, Kawara M, Arai M, Asano T, Kobayashi K. Posture correction as part of behavioural therapy in treatment of myofascial pain with limited opening. J Oral Rehabil 1999; 26: 428–435.

Kovacs FM, Abraira V, Royuela A et al. Minimal clinically important change for pain intensity and disability in patients with nonspecific low back pain. Spine 2007; 32: 2915–2920.

Kraaijenga S, van der Molen L, van Tinteren H, Hilgers F, Smeele L. Treatment of myogenic temporomandibular disorder: a prospective randomized clinical trial, comparing a mechanical stretching device(TheraBite®) with standard physical therapy exercise. Cranio 2014; 32: 208–216.

Kraus S. Temporomandibular disorders, head and orofacial pain: cervical spine considerations. Dent Clin North Am 2007; 51: 161–193.

Kropmans TJ, Dijkstra PU, Stegenga B, Stewart R, de Bont LG. Smallest detectable difference in outcome variables related to painful restriction of the temporomandibular joint. J Dent Res 1999; 78: 784–789.

La Touche R, París-Alemany A, Mannheimer JS et al. Does mobilization of the upper cervical spine affect pain sensitivity and autonomic nervous system function in patients with cervico-craniofacial pain? A randomized-controlled trial. Clin J Pain 2013; 29: 205–215.

Leeuw R de, Klasser GD(eds). Orofacial pain: guidelines for assessment, diagnosis, and management. Fifth ed. Chicago: Quintessence Publishing Company, Inc. 2013.

Machado BC, Mazzetto MO, Da Silva MA, de Felício CM. Effects of oral motor exercises and laser therapy on chronic temporomandibular disorders: a randomized study with follow-up. Lasers Med Sci 2016; 31: 945–954.

Magnusson T, Syrén M. Therapeutic jaw exercises and interocclusal appliance therapy. A comparison between two common treatments of temporomandibular disorders. Swed Dent J 1999; 23: 27–37.

Maloney GE, Mehta N, Forgione AG et al. Effect of a passive jaw motion device on pain and range of motion in TMD patients not responding to flat plane intraoral appliances. Cranio 2002; 20: 55–66.

Maluf S, Moreno BGD, Osvaldo C, Marques AP. A Comparison of two muscular stretching modalities on pain in women with myogenous temporomandibular disorders. Pain Pract 2009; 9.

Mansilla Ferragud P, Boscá Gandia JJ. Efecto de la manipulación de la charnela occipito-atlo-axoidea en la apertura de la boca. Osteopat Científica 2008; 3: 45–51.

Maughan EF, Lewis JS. Outcome measures in chronic low back pain. Eur Spine J 2010; 19: 1484–1494.

McNeely ML, Armijo Olivo S, Magee DJ. A systematic review of the effectiveness of physical therapy interventions for temporomandibular disorders. Phys Ther 2006; 86: 710–725.

Medlicott MS, Harris SR. A systematic review of the effectiveness of exercise, manual therapy, electrotherapy, relaxation training, and biofeedback in the management of temporomandibular disorder. Phys Ther 2006; 86: 955–973.

Michelotti A, Steenks MH, Farella M, Parisini F, Cimino R, Martina R. The additional value of a home physical therapy regimen versus patient education only for the treatment of myofascial pain of the jaw muscles: short-term results of a randomized clinical trial. J Orofac Pain 2004; 18: 114–125.

Miller J, Gross A, D'Sylva J, Burnie SJ, Goldsmith CH, Graham N, et al. Manual therapy and exercise for neck pain: a systematic review. Man Ther 2010; 15: 334–354.

Minakuchi H, Kuboki T, Matsuka Y, Maekawa K, Yatani H, Yamashita A. Randomized controlled evaluation of non-surgical treatments for temporomandibular joint anterior disk displacement without reduction. J Dent Res 2001; 80: 924–928.

Minakuchi H, Kuboki T, Maekawa K, Matsuka Y, Yatani H. Self-reported remission, difficulty, and satisfaction with nonsurgical therapy used to treat anterior disc displacement without reduction. Oral Surg Oral Med Oral Pathol Oral Radiol Endod 2004; 98: 435–440.

Mulet M, Decker KL, Look JO, Lenton PA, Schiffman EL. A randomized clinical trial assessing the efficacy of adding 6 × 6 exercises to self-care for the treatment of masticatory myofascial pain. J Orofac Pain 2007; 21: 318–328.

Nascimento MM, Vasconcelos BC, Porto GG, Ferdinanda G, Nogueira CM, Raimundo RC. Physical therapy and anesthetic blockage for treating temporomandibular disorders: a clinical trial. Med Oral Patol Oral Cirugia Bucal 2013; 18:e81–85.

Niemelä K, Korpela M, Raustia A, Ylöstalo P, Sipilä K. Efficacy of stabilisation splint treatment on temporomandibular disorders. J Oral Rehabil 2012; 39: 799–804.

Nussbaum E, Downes L. Reliability of clinical pressure-pain algometric measurements obtained on consecutive days. Phys Ther 1998; 78: 160–169.

O'Reilly A, Pollard H. TMJ pain and chiropractic adjustment: a pilot study. Chiropr J Aust 1996; 26: 125–129.

Otaño L, Legal L. Modificaciones radiológicas del espacio entre el occipucio y el cuerpo del atlas tras una manipulación global(OAA) de Fryette. Osteopat Científica 2010; 5: 38–46.

Packer AC, Pires PF, Dibai-Filho AV, Rodrigues-Bigaton D. Effects of upper thoracic manipulation on pressure pain sensitivity in women with temporomandibular disorder: a randomized, double-blind, clinical trial. Am J Phys Med Rehabil 2014; 93: 160–168.

Packer AC, Pires PF, Dibai-Filho AV, Rodrigues-Bigaton D. Effect of upper thoracic manipulation on mouth opening and electromyographic activity of masticatory muscles in women with temporomandibular disorder: a randomized clinical trial. J Manipulative Physiol Ther 2015; 38: 253–261.

Rai S, Ranjan V, Misra D, Panjwani S. Management of myofascial pain by therapeutic ultrasound and transcutaneous electrical nerve stimulation: A comparative study. Eur J Dent 2016; 10: 46.

Raustia AM, Pohjola RT. Acupuncture compared with stomatognathic treatment for TMJ dysfunction. Part III: Effect of treatment on mobility. J Prosthet Dent 1986; 56: 616–623.

Raustia AM, Pohjola RT, Virtanen KK. Acupuncture compared with stomatognathic treatment for TMJ dysfunction. Part I: A randomized study. J Prosthet Dent 1985; 54: 581–585.

RevMan 5 – Cochrane Community [n.d.]. Available: http://community.cochrane.org/tools/review-production-tools/revman-5/revman-5-download [14 Nov, 2017].

Rocabado M. The importance of soft tissue mechanics in stability and instability of the cervical spine: a functional diagnosis for treatment planning. Cranio 1987; 5: 130–138.

Rodriguez-Blanco C, Cocera-Morata FM, Heredia-Rizo AM et al. Immediate effects of combining local techniques in the craniomandibular area and hamstring muscle stretching in subjects with temporomandibular disorders: a randomized controlled study. J Altern Complement Med 2015; 21: 451–459.

van der Roer N, Ostelo RWJG, Bekkering GE, van Tulder MW, de Vet HCW. Minimal clinically important change for pain intensity, functional status, and general health status in patients with nonspecific low back pain. Spine 2006; 31: 578–582.

Sanneke D, De Kooning, Voogt L, Ickmans K, Daenen L, Nijs J. The effect of visual feedback of the neck during movement in people with chronic whiplash-associated disorders: an experimental study. J Orthop Sports Phys Ther 2017; 47: 190–199.

Schiffman EL, Look JO, Hodges JS et al. Randomized effectiveness study of four therapeutic strategies for TMJ closed lock. J Dent Res 2007; 86: 58–63.

Schiffman E, Ohrbach R, Truelove E et al. Diagnostic Criteria for Temporomandibular Disorders(DC/TMD) for Clinical and Research Applications: Recommendations of the International RDC/TMD Consortium Network and Orofacial Pain Special Interest Group. J Oral Facial Pain Headache 2014; 28: 6–27.

Sessle BJ. Neural mechanisms and pathways in craniofacial pain. Can J Neurol Sci 1999; 26: S7-S11.

Sharma NK, Ryals JM, Gajewski BJ, Wright DE. Aerobic exercise alters analgesia and neurotrophin-3 synthesis in an animal model of chronic widespread pain. Phys Ther 2010; 90: 714–725.

Stegenga B, de Bont LG, Dijkstra PU, Boering G. Short-term outcome of arthroscopic surgery of temporomandibular joint osteoarthrosis and internal derangement: a randomized controlled clinical trial. Br J Oral Maxillofac Surg 1993; 31: 3-14.

Tavera AT, Montoya MCP, Calderón EFGG, Gorodezky G, Wixtrom RN. Approaching temporomandibular disorders from a new direction: a randomized controlled clinical trial of the TMDes ear system. Cranio J Craniomandib Pract 2012; 30: 172-182.

Taylor NF, Dodd KJ, Shields N, Bruder A. Therapeutic exercise in physiotherapy practice is beneficial: a summary of systematic reviews 2002-2005. Aust J Physiother 2007; 53: 7-16.

Tegelberg A, Kopp S. Short-term effect of physical training on temporomandibular joint disorder in individuals with rheumatoid arthritis and ankylosing spondylitis. Acta Odontol Scand 1988; 46: 49-56.

Tegelberg A, Kopp S. A 3-year follow-up of temporomandibular disorders in rheumatoid arthritis and ankylosing spondylitis. Acta Odontol Scand 1996; 54: 14-18.

Truelove E, Huggins KH, Mancl L, Dworkin SF. The efficacy of traditional, low-cost and nonsplint therapies for temporomandibular disorder: a randomized controlled trial. J Am Dent Assoc 1939 2006; 137: 1099-1107.

Tuncer AB, Ergun N, Karahan S. Temporomandibular disorders treatment: Comparison of home exercise and manual therapy. Fiz Rehabil 2013a; 24: 9-16.

Tuncer AB, Ergun N, Tuncer AH, Karahan S. Effectiveness of manual therapy and home physical therapy in patients with temporomandibular disorders: a randomized controlled trial. J Bodyw Mov Ther 2013b; 17: 302-308.

von Piekartz H, Hall T. Orofacial manual therapy improves cervical movement impairment associated with headache and features of temporomandibular dysfunction: a randomized controlled trial. Man Ther 2013; 18: 345-350.

von Piekartz H, Lüdtke K. Effect of treatment of temporomandibular disorders(TMD) in patients with cervicogenic headache: a single-blind, randomized controlled study. Cranio 2011; 29: 43-56.

Wright EF, Domenech MA, Fischer JR. Usefulness of posture training for patients with temporomandibular disorders. J Am Dent Assoc 2000; 131: 202-210.

Ylinen J, Takala E-P, Kautiainen H et al. Effect of long-term neck muscle training on pressure pain threshold: a randomized controlled trial. Eur J Pain 2005; 9: 673-681.

Yoda T, Sakamoto I, Imai H et al. A randomized controlled trial of therapeutic exercise for clicking due to disk anterior displacement with reduction in the temporomandibular joint. Cranio 2003; 21: 10-16.

Yoshida H, Fukumura Y, Suzuki S et al. Simple manipulation therapy for temporo-mandibular joint internal derangement with closed lock. Asian J Oral Maxillofac Surg 2005; 17: 256-260.

Yoshida H, Sakata T, Hayashi T, Shirao K, Oshiro N, Morita S. Evaluation of mandibular condylar movement exercise for patients with internal derangement of the temporomandibular joint on initial presentation. Br J Oral Maxillofac Surg 2011; 49: 310-313.

Yuasa H, Kurita K, Treatment Group on Temporomandibular Disorders. Randomized clinical trial of primary treatment for temporomandibular joint disk displacement without reduction and without osseous changes: a combination of NSAIDs and mouth-opening exercise versus no treatment. Oral Surg Oral Med Oral Pathol Oral Radiol Endod 2001; 91: 671-675.

11 장

경추와 턱 관절에 관절가동술과 도수교정

Joint mobilization and manipulation interventions for the cervical spine and temporomandibular joint

도수교정과 관절가동술에 대한 근거

(The evidence for joint manipulation and mobilization)

관절가동술(Joint mobilization)은 일반적으로 다양한 진폭에서 관절내의 움직임을 일으키는 저속도, 고진폭의 수동적 움직임으로 정의되는 반면, 관절 도수교정(joint manipulation)은 관절의 활주(gliding)를 촉진하는 고속도, 저 진폭의 움직임으로 정의된다(Hengeveld 등, 2005; Maitland, 1986). 용어의 불일치로 인해 물리치료 임상 실무에서 표준화된 도수교정 용어의 사용이 제안되었다(Mintken 등, 2008).

Maitland(1986)는 움직임의 크기와 주위 조직에 의해 제공하는 저항의 크기에 따라 5가지 다른 등급의 관절가동성을 처음 기술하였다(Hengeveld 등, 2005). 등급 I과 IV는 조직에 저항의 시작과 끝 부위에서 작은 진폭의 진동을 나타내는 반면, 등급 II와 III은 중간-저항 범위에서 큰 진폭의 진동을 나타낸다. 임상적으로 등급 I-II는 일반적으로 통증이 주 증상이고 환자의 장애가 본질적(통증이 우세)으로 민감성(irritable)이 있는 대상자를 위해 주로 사용되는 반면에, 등급 III-IV은 일반적으로 주 증상이 관절가동범위의 제한과 이러한 제한이 통증 유발(저항이 우세)과 관련되어 있는 대상자들에게 적용된다. 마지막으로 등급 V는 고속도에 저진폭의 순간밀치기(thrust) 도수교정을 의미한다(Hengeveld 등, 2005; Maitland, 1986).

관절가동술은 제한이 나타난 범위 안에서 적용하며, 치료사는 통증 반응에 대해 기대하고 관절가동술의 적용이 완료된 직후나 몇 초 이내에 효과나 나타나야 한다. 현재 임상에서는 적은 통증 유발(등급 II 또는 III)과 함께 진폭이 큰 관절가동술이 환자에 가동범위를 늘리고 통증을 경감시키는 이점을 제공하기 때문에 등급 I 관절가동술은 거의 사용되지 않는다.

턱관절(TMJ)에는 조밀한 인대(Cuccia 등, 2011)와 관절을 지지하는 여러 근육들이 있다는 점을 고려하는 것이 임상적으로 중요하다; 따라서 임상가는 도수 관절가동술을 시행하는 동안 상당한 조직의 저항을 경험하게 될 것이다. 실제로, 치료 용량(얼마나 많이, 얼마나 오래)은 TMJ 치료 시에 중요하며 환자의 임상 양상에 기초하여 결정된다. 우리의 임상 경험에서, 턱관절 장애(TMD)를 가진 대상자의 경우, TMJ가 일반적으로 매우 뻣뻣하기 때문에 일반적으로 120-180초로 2~3회 반복적용해야 한다. 최근에 TMJ의 관절가동술이 말초 및 척수, 상부척수(supraspinal) 기전을 통해 통증 과 관련 기능장애를 감소시킴으로 비수축성 조직의 신장성(extensibility) 개신과 관질가동빔위 증가를 시킬 수 있다고 제안되었다(Butts 등, 2017).

이 책의 10장에서 논의된 바와 같이, TMD 관리를 위해 도수치료의 적용하는 것을 지지하는 충분한 증거가 있다. TMD 환자의 관리를 위해 도수치료를 이용한 대부분의 연구에서는 관절과 연부조직의 접근 모두가 포함되어 있다. 관절에 집중한(joint-biased) 중재와 관련하여 Calixtre 등(2015)는 간략하게, TMD 환자의 상부 경추에 도수교정과/또는 관절가동술을 지지하는 중간 수준의 증거를 보고하였다. Armijo-Olivo 등(2016)은 TMJ와/또는 경추에 대한 도수교정과/또는 관절가동술을 포함한 도수치료가 단독으로 적용하거나 TMD를 위한 운동과 함께 병행했을 때 효과적이라는 것을 알게 되었다. Martins 등(2016)에 의해 수행된 메타 분석 연구에서 TMD 환자의 통증과 능동적 개구 범위의 개선을 위한 치료 중 특히 다중 형태(multimodal)의 치료와 결합할 때 TMJ 관절가동술의 효과를 지지하는 중간 정도의 근거와 큰 임상적 효과가 나타났다. 그러나 다른 고찰에서는 단지 2개의 연구만을 기반으로 하였지만(Alves 등, 2013), 비정복성 관절원판 변위가 있는 환자에 대한 TMJ 관절가동술의 효과를 지지하는 근거를 찾지 못했다. 이것은 관절에만 집중한 중재로 모든 형태의 TMD에서 일어날 수 있는 가능성은 없으며, 이것은 관절성 TMD에서 더 효과적이었다.

또한 TMD에 통증은 다차원적 장애이기 때문에 도수치료(관절과 연부조직에 적용된), 운동치료, 약물치료, 부목 치료, 신경과학적 통증 교육 등의 다원적인 치료적 접근이 필요하다(Shaffer 등, 2014; Miernik와 Więckiewicz, 2015). 실제적으로, 도수치료 중재는 TMJ를 표적으로 하는 기법들과 경추와 흉추에 관절가동술과/또는 도수교정을 결합해 적용해야 한다(Jayaseelan과 Tow, 2016; Sault 등, 2016). 이것은 흉추부에 도수교정의 단독적인 적용이 TMD가 있는 여성 환자의 압통 민감성(Packer 등, 2014) 또는 능동적 개구범위(Packer 등, 2015)에 직접적인 영향을 미치지 않기 때문에 중요하다; 그러나 복합적 치료 접근 방식에 경흉추 도수교정을 포함시키는 것이 중요하다고 할 수 있다(Jayaseelan과 Tow, 2016). 또한, 각 치료 세션에서 임상가는 환자의 증상과 관련하여 알아낸 신체적 손상을 중요 시 하는 손상-기반 치료 모델을 사용하여 개별화시켜야 한다. 실질적으로, 확인된 손상을 대상으로 하는 도수치료를 포함한 임상적인 실용적 접근법이 TMD에 효과적인 것으로 밝혀졌다(Nicolakis 등, 2001; Furto 등, 2006). 이 단원에서는 임상 실무에서 경추와 TMJ에 가장 일반적으로 적용되는 관절가동술과 도수교정 중재에 대해 설명하였다.

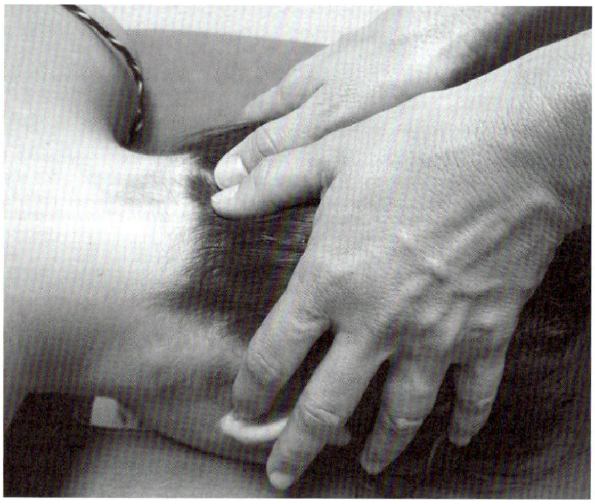

그림 11.1
상부 경추에 적용한 중앙 후전방 관절가동술(C1-C2).

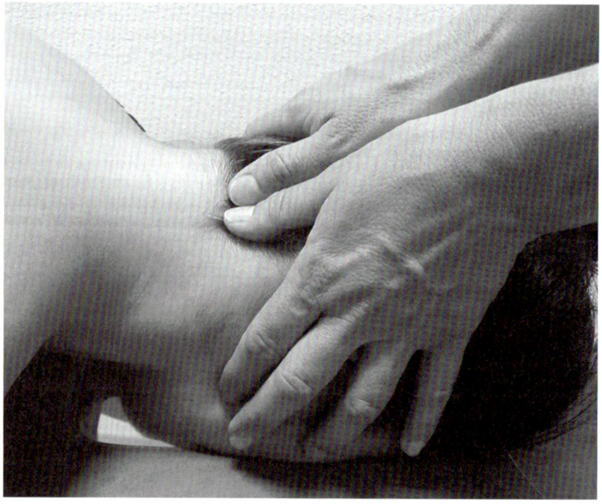

그림 11.2
상부 경추에 적용한 편측성 후전방 관절가동술(C1-C2).

경추에 관절가동술과 도수교정
(Mobilization and manipulation of the cervical spine)

상부 경추(C1 - C2)에 후전방 관절가동술(Upper cervical spine posterior-to-anterior mobilization(C1–C2))

근육성 TMD 환자를 대상으로 한 상부 경추에 후전방(PA) 비순간밀치기(nonthrust) 관절가동술의 적용은 위약 치료와 비교할 때 통증 강도와 압력통증 민감도를 감소시키는데 효과적인 것으로 나타났다(La Touche 등, 2013).

이 기법을 위해, 환자는 엎드린 상태로 눕게 한다. 임상가는 치료대의 머리쪽에 서서 양 팔을 곧게 펴고 앞으로 기울여 흉골 아래에 엄지손가락을 오게 한다. 중앙 PA 기법은 임상가의 양측 엄지손가락에 지복부(pad)를 C2의 극돌기 위에 접촉하도록 하고(**그림 11.1**), 편측성 PA의 경우는 C1–C2 관절의 척추후관절(zygapophyseal) 위에 오게 한다(**그림 11.2**). PA 관설가동술에 강도의 단계적 적용은 중재 도중 발생되는 통증의 재현을 기반을 둔다.

상부 경추에 굴곡 관절가동술(C0 - C2)
(Upper cervical spine flexion mobilization(C0–C2))

한 사례군 연구에서, 근육성 TMD 환자의 상부 경추에 굴곡과 PA 비순간밀치기(nonthrust) 관절가동술이 포함된 다중 형태의 도수치료 접근 방법들 적용하여 통증의 경감과 개구 범위의 증가가 있었다고 하였다(La Touche 등, 2009).

이 기법을 위해 먼저 환자는 바로 누운 자세로 눕힌

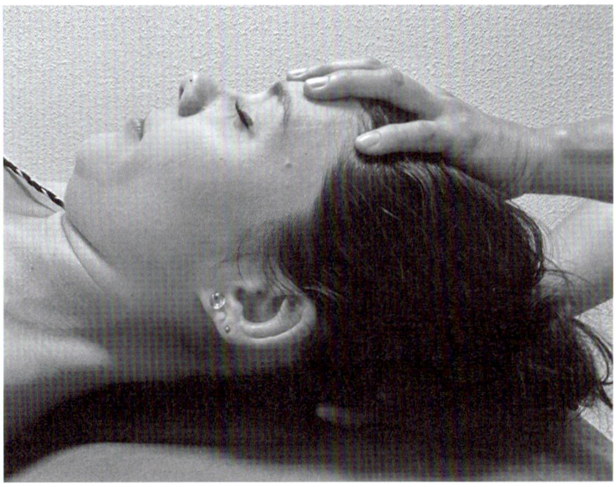

그림 11.3
상부 경추에 굴곡 관절가동술(C0 - C2).

다. 환자의 경추는 중립자세에 두고 임상가는 저항감이 촉진될 때까지 후두부를 견인하고 머리의 굴곡을 일으킨다. 임상가는 상부 경추에 두개경추(craniocervical) 굴곡 움직임이 일어나도록 관절을 움직인다(**그림 11.3**).

상부 경추의 측방굴곡 관절가동술 (C0 - C1)
(Upper cervical spine lateral flexion mobilization(C0–C1))

환자는 바로 누운자세를 한다. 경추는 중립자세에 오게 한다. 임상가는 한 손에 검지의 근위 지골(proximal phalanx)로 측두골의 유양돌기(mastoid process) 위에 댄다. 임상가의 다른 손은 환자의 머리를 받쳐든다. 임상가는 머리의 위치에 약간의 변화를 주면서 동시에 환추 위에서 후두부에 측방굴곡 움직임을 일으킨다(**그림 11.4**).

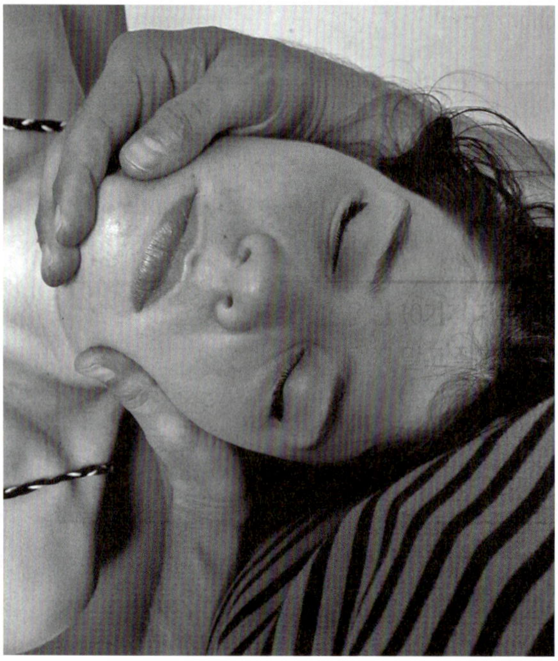

그림 11.4
상부 경추에 측방굴곡 관절가동술(C0–C1)

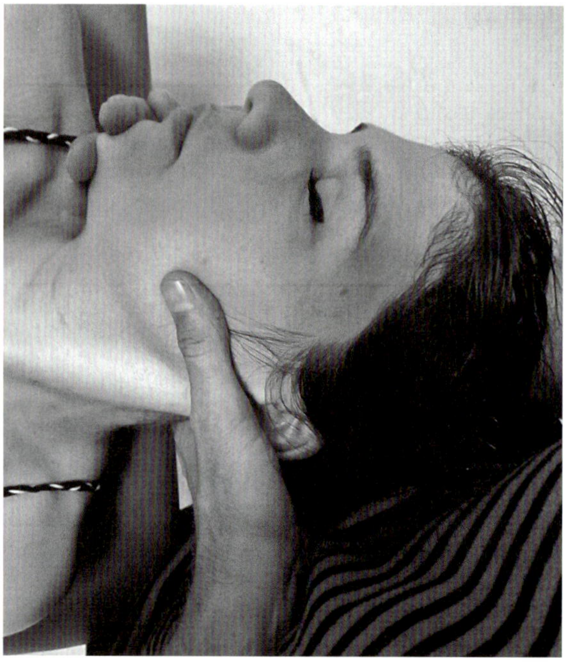

그림 11.5
상부 경추에 순간밀치기 도수교정(C1 – C2)

상부 경추에 순간밀치기 도수교정 (C1 – C2)

(Upper cervical spine thrust manipulation(C1–C2)

Mansilla–Ferragut 등(2009)는 기계적 목 통증이 있는 여성에서 상부 경추에 순간밀치기 도수교정의 적용이 능동적인 개구 범위의 증가와 삼차 신경(trigeminal) 지배 영역(접형골, sphenoid bone) 위에 압력 통증 민감도를 감소시켰다고 하였다. Oliveira–Campelo 등(2010)도 상부 경추에 순간밀치기 도수교정의 적용이 저작근과 측두근에 잠복성 TrP에 압력 통증 역치를 즉각적으로 증가시키고 최대 능동적 개구 범위를 증가시켰다고 보고하였다. Bortolazzo 등(2015)은 상부 경추에 도수교정이 저작근의 기능 정상화와 근육성 TMD 여성 환자들에 개구 범위 증가가 위약군에서 보다 더 효과적이었다고 하였다. Nielsen 등(2017)은 체계적인 고찰 연구에서 고찰한 모든 연구들이 높은 질적 수준이었고 상부 경추에 척추 도수교정 치료법이 안전하다고 할 수 있다고 인정할 수 있는 가능성이 높다고 결론지었다. 그러나 그럼에도 불구하고 좋은 임상적 추론은 반드시 필요하다(Puentedura 등, 2012). 상부 경추에 도수교정 적용 후에 부작용의 위험과 관련된 명확한 환자의 특성들을 식별할 수 없다는 점을 인지해야 하는 것도 매우 중요하다(Kranenburg 등, 2017).

이 기법을 위해 환자는 바로 눕힌다. 임상가의 한 손으로 적용하는 쪽에 환추축(atlantoaxial)(C1–C2) 관절의 관절 돌기(articular process) 후방–외측부를 접촉한다. 임상가는 환자의 턱을 감싸고 다른 손으로는

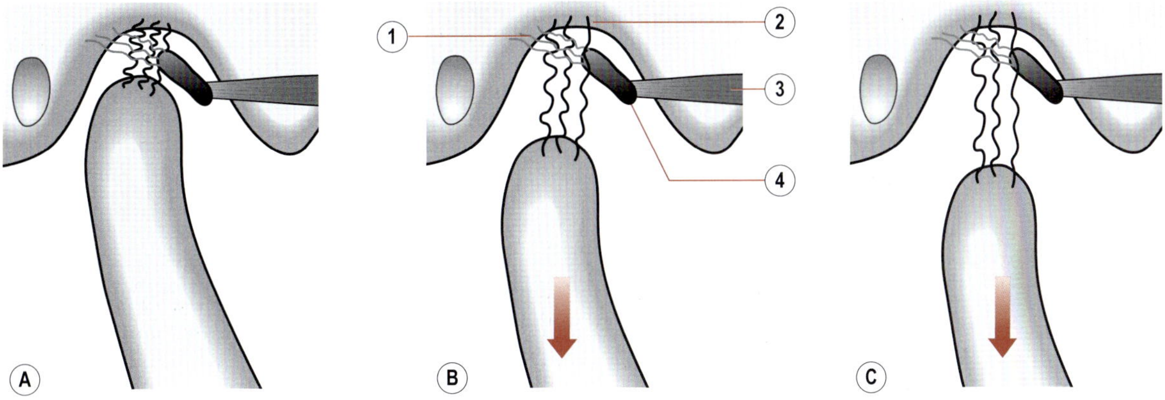

① 원판 후부 조직 ② TMJ 관절낭 ③ 외측익돌근 ④ TMJ 원판

그림 11.6
중립 자세(A)에서, 1-2 등급(B), 3-4 등급(C)의 하악골 신연(distraction) 관절가동술을 하는 과정에서의 하방 활주

머리의 외측부를 받친다. 이렇게 해서 상부 경추를 굴곡시킨다. 임상가는 접촉한 부위에서 조직에 약간의 긴장이 감지될 때까지 반대쪽으로 경추의 회전과 약간의 측방굴곡을 일으킨다. C1-C2 관절의 측방활주를 점진적으로 수행해 긴장도를 증가시킨다. 고속 저진폭의 상부 경추 도수교정법은 환자의 반대측 눈 방향으로 수평으로 실시한다(**그림 11.5**).

턱관절에 관절가동술과 도수교정
(Mobilization and manipulation of the temporomandibular joint)

하악골 신연 관절가동술 기법
(Mandibular distraction mobilization technique)

TMJ에 원판(disc)의 정상적인 움직임에는 매우 낮은 마찰 계수(friction coefficient)를 나타낸다. TMD 환자에서는 관절의 압박이나 뻣뻣함(stiffness)이 일반적으로 관찰된다. 따라서 이 기법의 목적은 TMJ에 신연(하방 활주)을 일으키는 것이다(**그림 11.6**). Taylor 등(1994)는 진동성 등급 IV의 하악골 신연 관절가동술 기법이 가짜 치료군과 비교하여 증상이 있는 군에서 턱 관절에 관절가동범위를 증가시키고 양측 저작근의 근전도 활동을 감소시키는 데 효과적이었다고 보고하였다. Carmeli 등(2001)은 원판이 전방 전위된 환자에서 능동적 턱 운동과 함께 등급 I에서 등급 IV로 점진적 적용을 한 TMJ 관절가동술이 유연성 재위치 부목(soft repositioning splint) 치료보다 더 효과적이었다고 하였다. Ismail 등(2007)도 Michigan 부목과 병행한 하악골 전위(translation) 관절가동술의 적용이 관절성 TMD가 있는 환자에 능동적 개구 범위와 통증 강도를 개선하기 위해 Michigan 부목만 사용하는 경우보다 더 효과적이라는 것을 관찰하였다. 일부 저자들은 이러한 중재가 TMJ 원판의 정복을 위해서도 적용할 수 있다고 제안했지만 이러한 가설에 대한 근거는 아직 없다(Yabe 등, 2014).

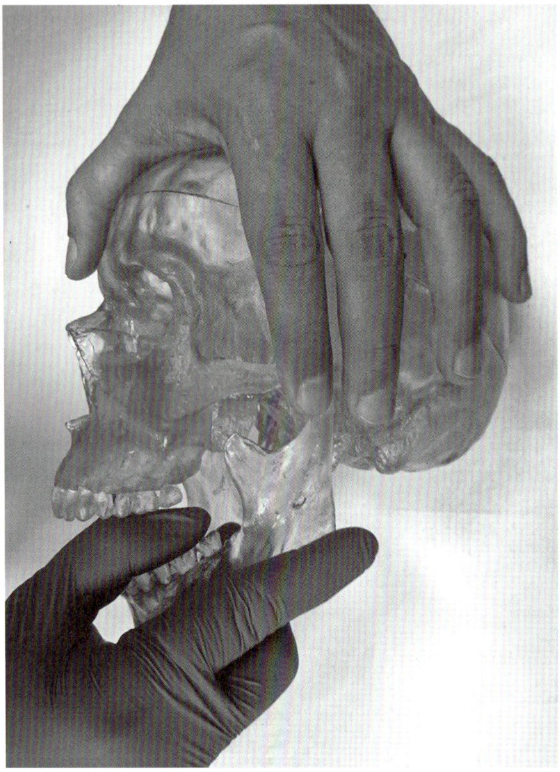

그림 11.7
턱관절에 관절가동술을 위한 구강내 접촉 방법

이 기법을 위해 먼저 환자는 바로 눕게 한다. 임상가는 한 손의 엄지를 하악골 뒤쪽 위에 어금니에 오게 하고 검지는 하악골의 하방부에 놓는다. 임상가의 다른 손으로 환자의 머리를 고정하고 검지와 중지로 TMJ를 촉진한다(**그림 11.7**). 임상가는 엄지를 이용해 하방(신연) 힘을 가하고 주관절 신전이나 척골 편위를 사용하여 관절의 움직임을 일으킨다(**그림 11.8**). 환자의 입은 이 기법을 적용하는 동안 반드시 이완해야 하고, 입을 열게 되면 TMJ의 뻣뻣함이 증가되는 것을 감지될 수 있는데 이로 인해 이 기법의 효과가 감소된다.

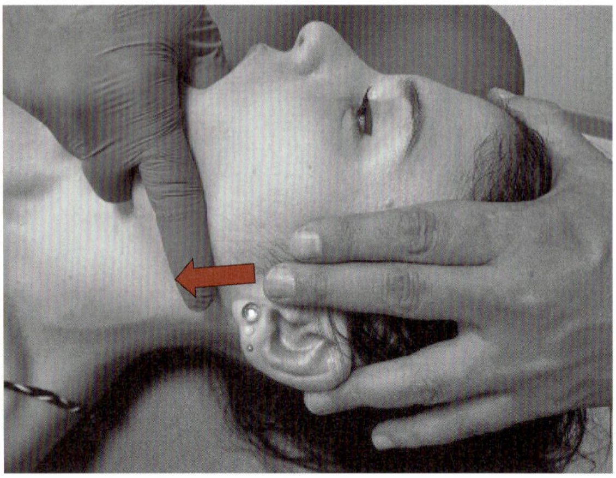

그림 11.8
하악골에 신연 관절가동술 기법

전후방 전위 관절가동술 기법
(Anterior-to-posterior translation mobilization technique)

TMJ가 신연되었을 때 마찰 계수는 적어지게 되어, 전후방 전위성 관절가동술을 적용이 TMJ의 활주를 더 행상 시킬 수 있게 된다(**그림 11.9**). 이 기법은 TMJ에 상부나 하부 구역에 초점을 맞출 목적으로 압박(compression)이나 신연력과 함께 적용할 수 있다. 또한 TMJ 관절낭과 외측 익상돌기(pterygoid)의 상부와 하부 머리가 매우 밀접한 관계임을 고려할 때, 이 관절가동술은 이 근육, 특히 하악골의 후방 전위 움직임에 훨씬 더 강력한 영향을 미칠 수 있을 것이다.

이 기법을 위해 환자는 바로 누운 자세를 취한다. 접촉 방법은 신연 기법 시와 같다(**그림 11.7** 참조). 임상가는 엄지에 접촉을 통해 전방–후방으로 병진적 관절가동술을 적용한다(**그림 11.10**).

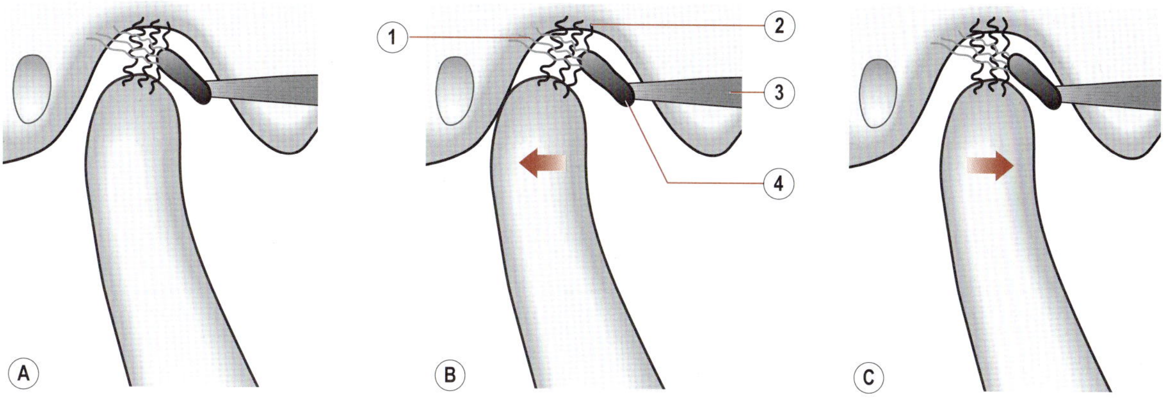

① 원판 후부 조직 ② TMJ 관절낭 ③ 외측익돌근 ④ TMJ 원판

그림 11.9
중립 자세(A)에서, 후방 전위(B), 전방 전위(C)를 위한 변위 관절가동술을 하는 과정에서 일어나는 전후방 활주.

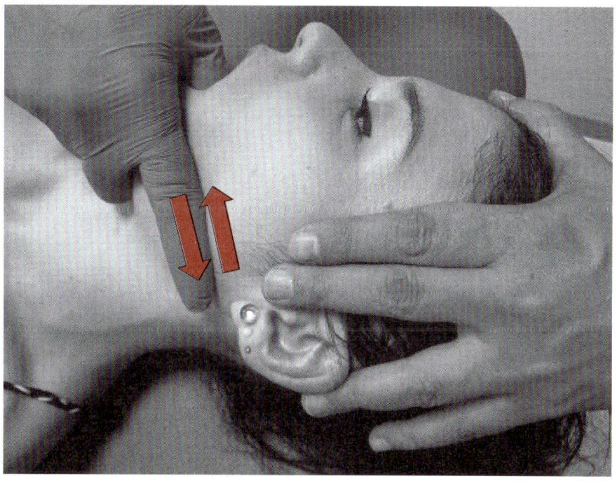

그림 11.10
전후방 병진적(translation) 관절가동술 기법

턱관절에 횡방향에 내측 부가적 관절가동술(Transverse medial accessory temporomandibular joint mobilization)

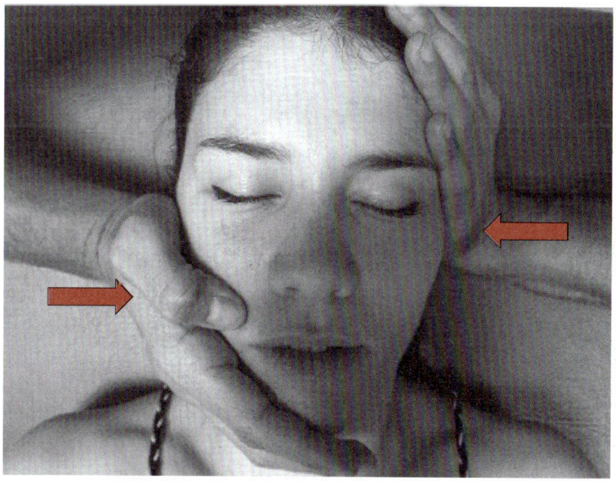

그림 11.11
횡방향에 내측 부가적 턱관절가동술

최근의 사례군에서 교육과 조언을 연합한 횡방향에 내측 부가적 TMJ 관절가동술의 적용이 관절성 TMD 환자의 머리와 경부의 증상을 줄이는 데 효과적이었다는 보고가 있었다(Grondin과 Hall, 2017).

이 기법을 위해 먼저 환자는 바로 눕게 한다. 임상가의 한 손으로 하악골 과두(condyle)와 하악골 가지(ramus)의 측면부를 잡고 다른 손으로는 측두골의 반대쪽 관골 아치(zygomatic arch)와/또는 반대쪽 하악골 과두를 지나는 고정하는 힘을 제공한다(**그림 11.11**).

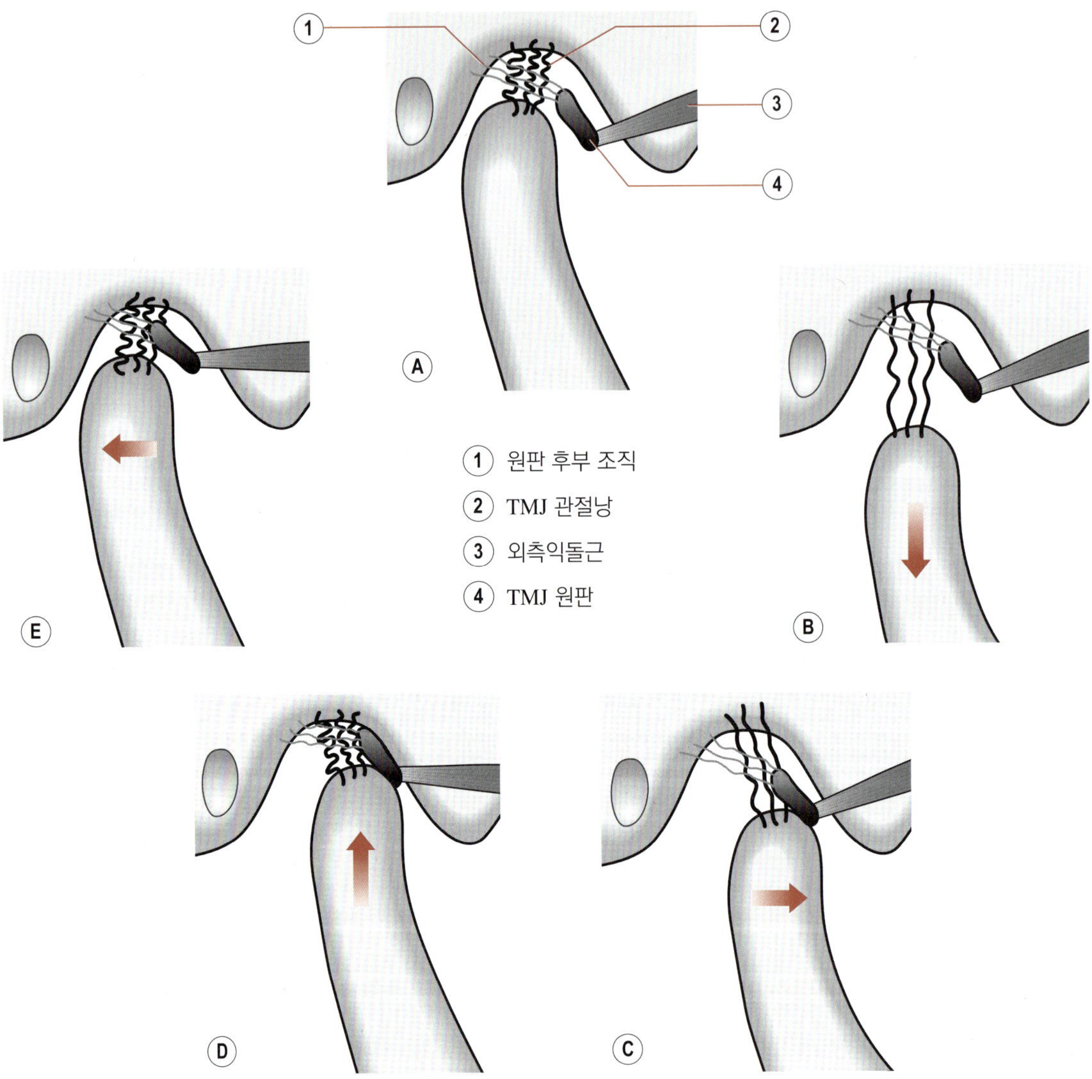

그림 11.12
전위된 원판의 정복을 위한 과정의 순서. (A) 시작 자세. (B) 하방 활주. (C) 전방 전위. (D) 압박. (E) 후방 전위

하악골 과두 위에 손을 대고 외-내측 방향으로 힘을 가해 준다. 이러한 기법은 환자의 입을 벌리거나 다문 상태에서 작용할 수 있다.

전위된 원판에 대한 정복 기법
(A recapture technique for a displaced disc)

TMJ 관절가동술의 최종적인 목표는 전위된 원판을 다시 정복시키는 것이다. 원판을 정복시키기 위한 일반적인 기법은 환측부에 과두를 하방과 전방으로 당기고, 전방으로 전위된 원판 위로 과두가 위치하게 하는 방법으로 구성된다(Miernik와 Więckiewicz, 2015). 이러한 관절가동술의 치료 효과는 잠겨져 있던 시간보다는 내부 장애(internal derangement)의 단계에 따라 달라지므로 예측하기 어렵다. Pihut 등(2013)에 의하면, 잠긴 TMJ 원판의 해제가 능동적인 정복 운동(recapturing exercises)을 수행한 환자의 71.8%에서 달성될 수 있었다고 하였다. 성공적인 원판의 잠금 해제 이후에는 TMJ에서 나는 소리 증상을 제거하기 위한 전방 재위치 부목(anterior repositioning splint)을 함께 제공하는 것이 좋다(Pihut 등, 2013).

이 기법을 위해서 먼저 환자는 바로 누운 자세를 취한다. 접촉방법은 신연 기법 시와 같다(**그림 11.7** 참조). 첫째, 임상가의 엄지손가락을 통해 하방으로 힘을 가한다. 둘째는, 하악골의 과두에 전방 병진을 적용한다. 셋째, 측두와(temporal fossa)에 압박력을 가한다. 마지막으로 이러한 압박력을 유지하면서 하악골 과두에 후방 병진을 적용한다(**그림 11.12**와 **11.13**).

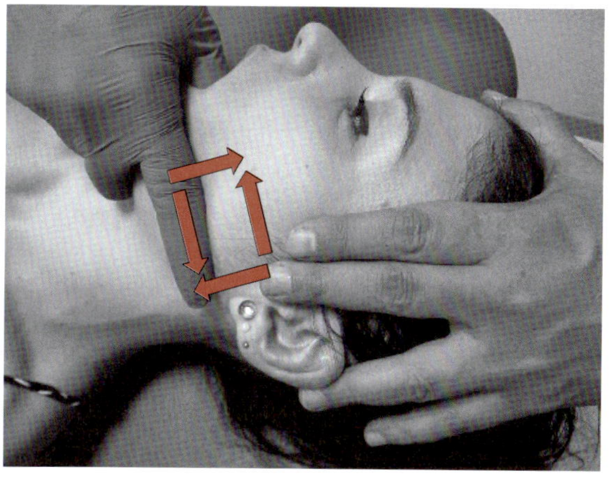

그림 11.13
전위된 원판의 정복 기법

원판의 정복은 앞에서 설명한 바와 같이 임상가에 의해 수행되는 하악골 도수교정에 의한 것뿐만 아니라 환자에 의해 능동적으로 수행되는 원판의 정복에 의해서도 달성될 수 있다. 이러한 시나리오에서, 전방 병진은 임상가에 의해 수동적으로 수행하지 않더라도 환자가 능동적으로 수행할 수 있다.

참고문헌

Alves BM, Macedo CR, Januzzi E, Grossmann E, Atallah ÁN, Peccin S. Mandibular manipulation for the treatment of temporomandibular disorder. J Craniofac Surg 2013; 24: 488–493.

Armijo-Olivo S, Pitance L, Singh V, Neto F, Thie N, Michelotti A. Effectiveness of manual therapy and therapeutic exercise for temporomandibular disorder: Systematic review and meta-analysis. Phys Ther 2016; 96: 9–25.

Bortolazzo GL, Pires PF, Dibai-Filho AV, dos Santos Berni KC, Rodrigues BM, Rodrigues-Bigaton D. Effects of upper cervical manipulation on the electromyographic activity of the masticatory muscles and the opening range of motion of the mouth in women with temporomandibular disorder: randomized and blind clinical trial. Fisioter Pesqui 2015; 22: 426–434.

Butts R, Dunning J, Pavkovich R, Mettille J, Mourad F. Conservative management of temporomandibular dysfunction: a literature review with implications for clinical practice guidelines. J Bodyw Mov Ther 2017; 21: 541–548.

Calixtre LB, Moreira RF, Franchini GH, Alburquerque-Sendín F, Oliveria AB. Manual therapy for the management of pain and limited range of motion in subjects with signs and symptoms of temporomandibular disorder: a systematic review of randomized controlled trials. J Oral Rehabil 2015; 42: 847–861.

Carmeli E, Sheklow S, Bloomenfeld I. Comparative study of repositioning splint therapy and passive manual range of motion techniques for anterior displaced temporomandibular discs with unstable excursive reduction. Physiother 2001; 87, 26–36.

Cuccia AM, Caradonna C, Caradonna D. Manual therapy of the mandibular accessory ligaments for the management of temporomandibular joint disorders. J Am Osteopath Assoc 2011; 111: 102–112.

Furto ES, Cleland JA, Whitman JM, Olson KA. Manual physical therapy interventions and exercise for patients with temporomandibular disorders. Cranio 2006; 24: 283–291.

Grondin F, Hall T. Changes in cervical movement impairment and pain following orofacial treatment in patients with chronic arthralgic temporomandibular disorder with pain: a prospective case series. Physiother Theory Pract 2017; 33: 52–61.

Hengeveld E, Banks K, Wells P. Maitland's Peripheral Manipulation, 4th ed. Elsevier Health Sciences: London; 2005.

Ismail F, Demling A, Hessling K, Fink M, Stiesch-Scholz M. Short-term efficacy of physical therapy compared to splint therapy in treatment of arthrogenous TMD. J Oral Rehabil 2007; 34: 807–813.

Jayaseelan DJ, Tow NS. Cervicothoracic junction thrust manipulation in the multimodal management of a patient with temporomandibular disorder. J Man Manip Ther 2016; 24: 90–97.

Kranenburg HA, Schmitt MA, Puentedura EJ, Luijckx GJ, van der Schans CP. Adverse events associated with the use of cervical spine manipulation or mobilization and patient characteristics: a systematic review. Musculoskelet Sci Pract 2017; 28: 32–38.

La Touche R, Fernández-de-las-Peñas C, Fernández-Carnero J et al. The effects of manual therapy and exercise directed at the cervical spine on pain and pressure pain sensitivity in patients with myofascial temporomandibular disorders. J Oral Rehabil 2009; 36: 644–652.

La Touche R, París-Alemany A, Mannheimer JS et al. Does mobilization of the upper cervical spine affect pain sensitivity and autonomic nervous system function in patients with cervico-craniofacial pain? A randomized-controlled trial. Clin J Pain 2013; 29: 205–215.

Maitland GD. Vertebral Manipulation, 5th ed. Butterworth-Heinemann Medical; 1986.

Mansilla-Ferragut P, Fernández-de-las-Peñas C, Alburquerque-Sendín F, Cleland JA, Boscá-Gancía JJ. Immediate effects of atlanto-occipital joint manipulation on active mouth opening and pressure pain sensitivity in women with mechanical neck pain. J Manipulative Physiol Ther 2009; 32: 101–106.

Martins W, Blasczyk JC, Aparecida Furlan de Oliveira M et al. Efficacy of musculoskeletal manual approach in the treatment of temporomandibular joint disorder: a systematic review with meta-analysis. Man Ther 2016; 21: 10–17.

Miernik M, Więckiewicz W. The basic conservative treatment of temporomandibular joint anterior disc displacement without reduction – review. Adv Clin Exp Med 2015; 24: 731–735.

Mintken PE, DeRosa C, Little T, Smith B. AAOMPT clinical guidelines: a model for standardizing manipulation terminology in physical therapy practice. J Orthop Sports Phys Ther 2008; 38: A1-6.

Nicolakis P, Burak EC, Kollmitzer J, Kopf A, Piehslinger E, Wiesinger GF, Fialka-Moser V: An investigation of the effectiveness of exercise and manual therapy in treating symptoms of TMJ osteoarthritis. J Craniomandib Pract 2001; 19: 26–32.

Nielsen SM, Tarp S, Christensen R, Bliddal H, Klokker L, Henriksen M. The risk associated with spinal manipulation: an overview of reviews. Syst Rev 2017; 6: 64.

Oliveira-Campelo NM, Rubens-Rebelatto J, Martí N-Vallejo FJ, Alburquerque-Sendín F, Fernández-de-las-Peñas C. The immediate effects of atlanto-occipital joint manipulation and suboccipital muscle inhibition technique on active mouth opening and pressure pain sensitivity over latent myofascial trigger points in the masticatory muscles. J Orthop Sports Phys Ther 2010; 40: 310–317.

Packer AC, Pires PF, Dibai-Filho AV, Rodrigues-Bigaton D. Effects of upper thoracic manipulation on pressure pain sensitivity in women with temporomandibular disorder: a randomized, double-blind, clinical trial. Am J Phys Med Rehabil 2014; 93: 160–168.

Packer AC, Pires PF, Dibai-Filho AV, Rodrigues-Bigaton D. Effect of upper thoracic manipulation on mouth opening and electromyographic activity of masticatory muscles in women with temporomandibular disorder: a randomized clinical trial. J Manipulative Physiol Ther 2015; 38: 253–261.

Pihut M, Wiśniewska G, Majewski S. Active repositioning of temporomandibular disc displacement without reduction. J Stoma 2013; 66: 650–662.

Puentedura EJ, March J, Anders J, Perez A, Landers MR, Wallmann HW, Cleland JA. Safety of cervical spine manipulation: are adverse events preventable and are manipulations being performed appropriately? A review of 134 case reports. J Man Manip Ther 2012; 20: 66–74.

Sault JD, Emerson Kavchak AJ, Tow N, Courtney CA. Regional effects of orthopedic manual physical therapy in the successful management of chronic jaw pain. Cranio 2016; 34: 124–132.

Shaffer SM, Brismée JM, Sizer PS, Courtney CA. Temporomandibular disorders. Part 2: conservative management. J Man Manip Ther 2014; 22: 13–23.

Taylor M, Suvinen T, Reade P. The effect of Grade IV distraction mobilization on patients with temporomandibular pain-dysfunction disorder. Physiother Theory Pract 1994; 10: 129–136.

Yabe T, Tsuda T, Hirose S, Ozawa T, Kawai K. Treatment of acute temporomandibular joint dislocation using manipulation technique for disk displacement. J Craniofac Surg 2014; 25: 596–597.

12 장

턱관절 장애의 근막성 통증유발점에 대한 도수치료

Manual therapy for myofascial trigger points in temporomandibular disorders

통증유발점 치료에 있어 도수치료 효과에 대한 근거

(Evidence for the effectiveness of manual therapy in the treatment of trigger points)

통증유발점(TrP) 관리를 위해 침 요법, 초음파, 레이저 치료, 전기치료 또는 도수치료(Desai 등, 2013; Dommerholt과 Fernandes-de-las-Penjas, 2013)와 같은 몇 가지 중재안이 있다: 이러한 치료 중 도수치료가 TMD 관리에 가장 많이 사용된다(Wieckiewicz 등, 2015).

이 책의 앞 장에서 설명했듯이 근육 조직은 TMD 증상의 발생에 중요한 역할을 한다. 따라서 이 장에서는 저작계 근육 조직 내에서 근막통 유발점을 비활성화하는 데 사용할 수 있는 다양한 도수적 접근법에 대해 중점적으로 다룰 것이다. 근육 통증유발점 치료를 위한 문헌에는 허혈성 압박, 통증유발점 압박이완, 마사지, 수동적인 신장, 근막유도(13장 참조), 분무 및 신장요법, 근육 에너지 기법, 신경근 접근법(Simons 등, 1999, Dommerholt과 Mcevoy, 2015; Shah 등, 2015) 등의 몇 가지 도수 치료법이 제안되어 있다.

도수치료의 효과를 조사하는 몇 가지 체계적 고찰에 따르면 통증유발점의 즉각적인 통증 완화를 위한 도수적 압박 중재의 사용을 뒷받침하는 적합한 강력한 증거가 있지만 장기적인 통증 완화에 대한 증거는 제한적이다(Fernandes-de-las-Penyas 등, 2005; Rickards, 2006; Vernon과 Schneider, 2009). 이러한 결과는 근육 도수치료가 치료를 하지 않고 가짜 치료를 한 집단과 비교할 때 압박통 민감도에 우호적이라는 메타 분석에서 확인되었다(Gay 등, 2013). 이러한 결론은 허혈성 압박으로 얻은 통증 완화가 움직임 연습과 위약 중재의 활성 범위를 통해 얻은 것보다 더 크지만 다른 치료 접근법과 유사하다는 것을 보여주는 또 다른 메타 분석에 의해 추가적으로 뒷받침되었다(Cagnie 등, 2015). 최근 메타 분석에서도 연부조직 중재 후 입 열림의 효과 크기가 중간 정도 개선되었다고 보고했지만, 이러한 효과는 일반적으로 임상 실무에서 볼 수 있는 환자가 아닌 저작근에 잠복성 근막통 유발점이 있는 것으로 진단된 피험자에 대해 수행한 두 가지 연구에 기초했다(Webb과 Rajendran, 2016). 실제로 통증유발점 도수치료는 통증유발점 영역에서 한 번이나 여러 번 적용되어 압박에 대한 민감도를 감소시켰기 때문에 반복적인 적용에 대한 내성을 나타내지 않는다는 점에 주목해야 한다(Moraska 등, 2017).

10장에서 논의한 바와 같이, TMD 관리에 있어 도수치료의 사용을 뒷받침할 충분한 승거가 있다. 간단히 연부조직 중재와 관련하여, Calixtre 등(2015)은 TMD 환자 관리에 저작근육에 행해지는 근막 이완 요법과 마사지가 위약보다 더 효과적이라는 것을 뒷받침하는 낮은 적절한 증거를 발견했다. Armijo-Olivo 등(2016)은 TMD 유형의 적절성과 관련성은 낮았지만, 도수 요법만 사용하거나 운동치료와 결합했을 때 TMD에 대해 효과적인 이점을 보였다고 결론 내렸다. 마지막으로, Martins 등(2016)에 의해 수행된 메타 분석에서는 TMD에 대한 다른 기존의 치료법에 비해 입을 벌리는 동안 근골격에 행해지는 도수 치료법이 능동적인 입 벌림 및 통증에 있어서 유의미한 차이와 큰 임상 효과를 보여주었다. 일반적으로 임상 실무에서는 다양한 접근방법이 사용되는데 반해, 대부분의 TMD

연구는 단일 양상을 조사했기 때문에 현재 근거에서 확실한 임상 결론을 도출하기는 어렵다.

일부 만성 통증 상태 관리를 위한 다양한 도수치료 방법에 통증유발점 치료 기법을 포함하는 것의 효과를 입증하는 임상 연구가 있다. Kim 등(2013)은 승모근 상부 근육의 통증유발점 단독 주사 치료보다 통증유발점 주사 치료 후 허혈성 압박의 적용이 더 효과적이라는 것을 입증했다. 이러한 가정은 단기적으로 근막 통증이 있는 사람들의 경우 운동 치료가 통증 강도에 미치는 영향이 작고 다른 유형의 운동 치료와의 조합이 더 큰 이점을 달성하는 것으로 보인다는 최근의 메타 분석에 의해서도 뒷받침된다(Mata Diz 등, 2017). 도수 통증유발점 치료 기법이 신경계 치료 교육 및 운동 치료를 포함한 다른 도수치료 중재와 함께 결합되어야 한다는 것이 명확해지고 있다.

통증유발점 관리에서 도수치료

(Manual therapy in the management of trigger points)

저작 근육의 통증유발점 관리에서 여러 유형의 연부 조직 중재가 사용되어질 수 있다(Miernik 등, 2012). 임상 치료사는 환자의 임상적 표현과 환자의 선호도에 근거하여 적절한 기법을 선택해야 한다.

압박기법 중재(Compression interventions)

압박의 양, 적용 지속 시간, 근육의 위치(짧아지거나 길어짐), 중재 중 통증의 유무에 대한 다양한 압박 기법이 설명되어져 왔다. 임상 실무에서 근육의 압력 수준, 적용 시간 및 위치는 환자의 민감성 구조와 조직의 자극성 정도에 따라 결정된다. 낮은 상태의 환자에게는 낮은 수준을 적용할 수 있다. Simons(2002)는 영향을 받는 근육의 능동적 수축과 결합된 수직 또는 수직의 압력으로 근원섬유 마디를 직접적으로 압박하면 통증유발점에서 근원섬유 마디의 길이가 동일하고 결과적으로 통증을 줄일 수 있다고 제안했다; 그러나 이 개념은 과학적으로 연구되지 않았다(Dommerholt과 Shah, 2010). 다른 가설은 직접 압력으로부터의 통증 완화가 통증유발점 내의 과민성 반응이나 근육 긴장 완화를 위한 척추 반사 구조에 의해 발생할 수 있음을 시사했다(Hou 등, 2002).

가장 확장된 통증유발점을 통해 적용된 압박 기법 중 하나는 '허혈성 압박(개정되어 통증유발점 압박이 완으로 정의됨)'이라고 알려져 있다(Simons 등, 1999). 근육을 늘린 상태에서 임상가는 압박감이 아파질 때까지 통증유발점에 압력을 가한다. 통증이 발생하는 순간, 치료 중인 환자가 통증 수준이 약 50–75% 완화됐다고 생각할 때까지 압력을 유지하고, 그 순간 불편함이나 통증이 다시 나타날 때까지 압력을 증가한다. 이 과정은 보통 90초간 반복된다(Simons 등, 1999). 이 기법에 대해 어느 정도의 압력을 가해야 하는지 또는 얼마나 오랫동안 압력을 가해야 하는지에 대해서는 합의된 바가 없다. Hou 등(2002)은 90초 정도 지속시키는 낮은 압력의 압박과 30초의 짧은 시간 동안 수행되는 높은 압력이 통증유발점에 대한 압력 통증 민감도를 낮추는 데 동일하게 효과적이라는 것을 발견했다. Gay 등(2013)은 근육에 집중되어 가해지는 압력의 강도를 인지하는 것이 긍정적인 효과에 대한 중요한 매개 변수일 수 있다는 것을 발견했다. 이러한 긍정적 영향은 치료 중 허용 가능한 양의 통증을 유발하면 광범위 유해 억제 기전(diffuse noxious inhibitory control, DNIC)이라고 알려진 뇌의 통증조절능력(conditional pain modulation, CPM)을 활성화할 수 있다는 사실과 관련이 있을 수 있다(Gay 등, 2013). 임상 실무에서 사용되는 압력 수준은 환자의 민감성 구조, 통증유발점의 과민성 정도, 환자의 선호와 기대치에 따라 달라진다. 일부 임상가는 허혈성 압박 대신 '통증유발점의 압박 이완 기법'의 사용을 제안했다(Lewit, 1999). 이 기법은 임상가가 근육 저항력(조직의 저항 장벽) 증가를 인식할 때까지 통증유발점에 압력을 가하는 것으로 구성된다(Lewit, 1999). 압박은 임상가가 단단한 띠(taut band)의 이완을 느낄 때까지 유지한다. 이 단계에서는 압력이 증가하여 이전의 근육 장력 수준으로 돌아가고 이 과정이 90초간 반복된다. 대부분의 피험자들이 근육 긴장 상태에서 압박 때문에 통증을 느끼기 이전에 임상가가 이를 인지하고, 그에 따라 통증을 일으키지 않는 기술을 수행하게 된다 (Lewit, 1999).

마사지 치료(Massage therapy)

마사지는 단단한 띠(종 방향 경찰법)를 따라 수행되거나 단단한 띠(횡 방향 경찰법)를 가로질러 수행된다(Miernik 등, 2012). Hong 등(1993)은 심부 조직 마사지가 분무(spray), 신장요법(stretching) 및 다른 도수치료 보다 압력 통증 민감도를 낮추는 데 더 효과적이라고 보고했다. 통증유발점에 적용했을 때 마사지가 압박 기법과 유사한 신장(lengthening) 효과를 낼 수 있다는 가설이 제기되었다(Hong 등, 1993; Simons, 2002). 예를 들어, 횡방향 마찰(friction) 마사지는 단단한 띠에 횡방향 관절가동술(외피 조직의 관절가동술로 움직임을 좋게함)를 제공하는 반면, 경찰법(stroking)은 단단한 띠의 종방향 관절가동술(짧아진 근육분절을 늘림)를 제공할 수 있다. 근육에서 집게 촉진(pincer palpation)을 적용할 때, 치료사의 손가락은 통증유발점 부위의 양쪽에서 단단한 띠를 잡고, 원심방향으로 굴리듯이 쓰다듬고 통증유발점으로부터 멀리 뻗어 나간다(Simons, 2002).

신장요법 중재(Stretching interventions)

신장요법 중재에는 여러 가지 방법이 있다: 수동적 신장(임상가 환자의 관여 없이 근육을 수동적으로 신장함), 능동적 신장(환자가 임상가의 관여 없이 근육을 능동적으로 신장함), 분무 및 스트레칭 또는 등척성 수축후이완(postisometric relation, PIR)(Hong 등, 1993; Simons 등, 1999; Lewit, 1999). 구강안면부위에서는 신장요법이 근육, 단단한 띠, 그리고 통증유발점에 어떠한 긍정적인 영향 없이 결합조직과 인대의 느슨함을 증가시키는데 기여할 가능성이 높기 때문에, 과운동성을 가진 환자들은 어떠한 스트레칭 운동도 하지 말아야 한다는 것을 명심하는 것이 중요하다.

Hong 등(1993)은 분무와 신장요법이 압력 통증 민감도에 즉각적인 긍정적인 영향을 보였고, 깊은 압력 마사지와 결합했을 때 더 효과적이었다고 입증했다. Hou 등(2002)은 분무 및 신장요법을 다른 양식과 조합하여 적용한 것이 통증유발점 비활성화에 더 효과적이라는 것을 발견했다. Emad 등(2012)은 신장요법과 결합된 통증유발점 주사 요법이 통증유발점 주사 치료만 하는 것보다 통증 완화에 더 효과적이라고 보여주었다. 다시 말하지만, 신장요법 중재는 단일 치료 방법으로서뿐만 아니라 다양한 형태의 치료 접근법의 일부로 사용되어야 한다.

역동적 중재 방법(Dynamic interventions)

통증유발점이 활성 근육 조직에 위치하기 때문에, 임상가들이 도수치료 기술을 적용할 때 영향을 받는 근육의 수축(contraction)이나 스트레칭을 동시에 수반하는 능동적 중재가 매우 도움이 될 수 있다. 예를 들어, 통증유발점에 대해 도수적 압박하는 동안 환자는 영향을 받는 근육을 적극적으로 수축하도록 요청받는다(Grobli과 Dejung, 2003). 종 방향 경찰법(longitudinal stroking)을 수행 중에 환자에게 해당 부위를 능동적으로 이동하도록 요청할 수도 있다(Grobli과 Dejung, 2003). 수축이 활발하면 짧아진 근원섬유 마디에 대한 신장(stretching)이 증가할 수 있다(Simons, 2002). 동적 기법의 방법은 아직 알려져 있지 않지만, 근막 내 기계적 수용기의 활성화와 관련이 있을 수 있다.

통증유발점에서 도수치료의 임상적 적용

(Clinical application of manual therapy over trigger points)

이 장에서는 다양한 저작계 근육과 관련하여 서로 다른 통증유발점 도수치료법에 대해 설명한다. 치료법들은 특이하거나 특별한 방법이 있는 것은 아니다.
임상가는 확립된 기본 원칙에 따라 여러 치료법을 연구하도록 권장한다. 치료법의 선택은 통증유발점의 과민성, 환자의 중추신경계의 민감성 및 환자의 선호도에 따라 달라진다.

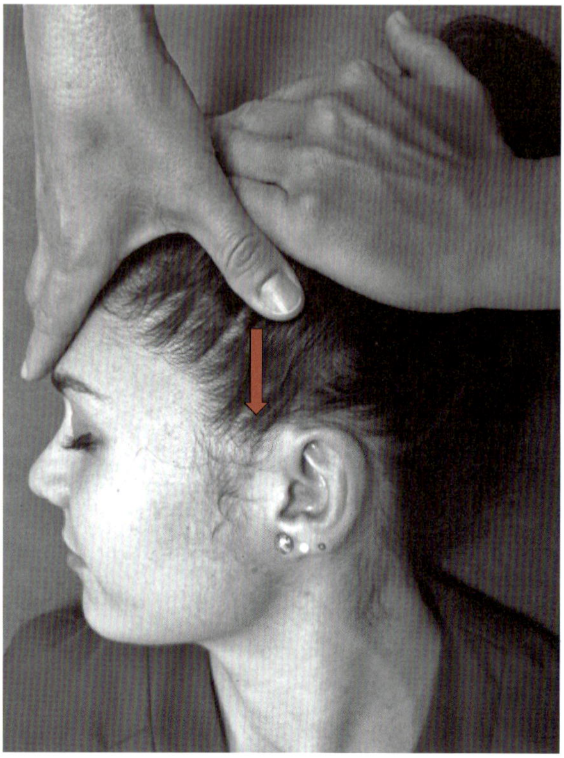

그림 12.1
측두엽의 단단한 띠에 종 방향 경찰법이 적용됐다. 화살표는 경찰법의 방향을 나타낸다.

측두근에 대한 도수치료

(Manual therapy for the temporal muscle)

측두근과 측두엽의 통증유발점은 긴장형 두통이(Fernande-de-las-Penyas 등, 2007)거나 악관절 장애(Fernande-de-las-Penyas 등, 2010)가 있는 사람의 머리 및 치아에 통증을 유발한다. 측두근은 악관절(TMJ)의 동적 움직임을 담당하는 중요한 근육이다. 저자의 임상 치료에서 측두엽에 종 방향 경찰법(longitudinal stroking)을 적용하는 것은 악관절의 긴장을 증가시키지 않고 단단한 띠(taut bands)의 통증유발점을 이완시키는 데 매우 유용했다. 종 방향 경찰법은 대개 엄지손가락으로 두개골에서 꼬리뼈 방향으로 수행한다(**그림 12.1**). 가해지는 압력의 정도는 환자의 반응이나 환자의 조직 내에서 느껴지는 느낌에 따라 결정된다. 환자가 예민하고 부드러운 통증유발점 또는 연한 단단한 띠를 가지고 있는 경우 움직임이 있는 종 방향 경찰법을 적용할 수 있다. 이러한 원칙에 따라 환자가 천천히 반응을 보임과 동시에 임상가의 엄지손가락을 통증유발점의 양쪽에 놓고 방사 형태의 종 방향 경찰법을 수행한다(**그림 12.2**).

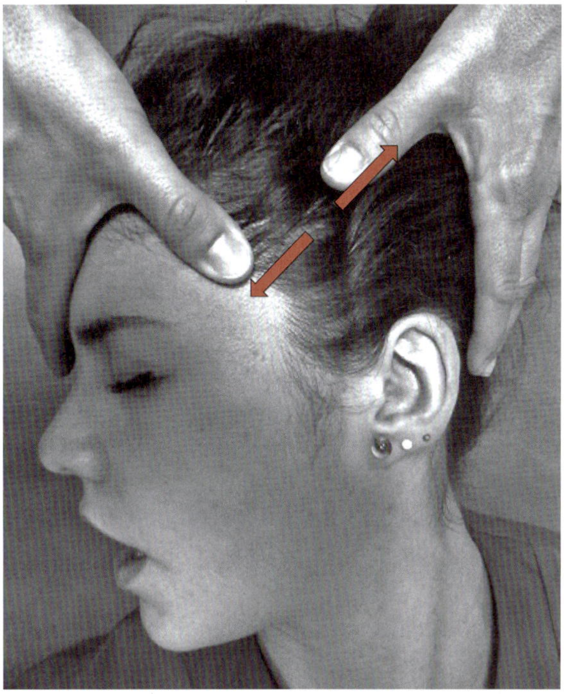

그림 12.2
측두엽의 단단한 띠에 역동적 종 방향 경찰법이 적용됐다. 화살표는 경찰법의 방향을 나타낸다.

교근에 대한 도수치료
(Manual therapy for the masseter muscle)

교근은 악관절 장애 환자의 치아 또는 악관절의 깊숙한 곳에서 통증을 유발한다(Fernande-de-las-Pennas 등, 2010). 긴장성 두통이 있는 환자의 눈썹 부위에 통증을 유발할 수도 있다(Simons 등, 1999).

교근은 고밀도 결합 조직의 형태를 가지며 깊은 층과 표면 층으로 나뉜다. 따라서, 횡 방향 마찰 마사지와 같은 직접적인 기술을 근육의 표면 부분에 적용할 수 있다(**그림 12.3**). 또한, 표면층 교근의 통증유발점 구강 내 압박도 적용할 수 있다; 이 치료 기술은 집게 촉지를 사용하여 수행한다(**그림 12.4**). 교근의 깊은 층은 관골의 가장 뒤쪽에서 턱관절의 바로 앞에 위치한다. 이 지점에서 도수 압박 기법을 적용할 수 있다(**그림 12.5**).

압박 및 수축과 같은 역동적 기법을 교근에도 적용할 수 있다. 이 치료 기법은 근육 압박의 능동적인 수축과 함께 도수 압박을 결합하여 수행한다(Greobli과 Dejung, 2003). 교근의 경우 도수 압박이 통증유발점 위에 적용되며 환자의 치아는 교합 상태로 있어야 한다(**그림 12.6**). 능동적인 횡 방향 또는 종 방향 경찰법도 또한 적용되어진다. 이 치료 기법의 경우, 임상가는

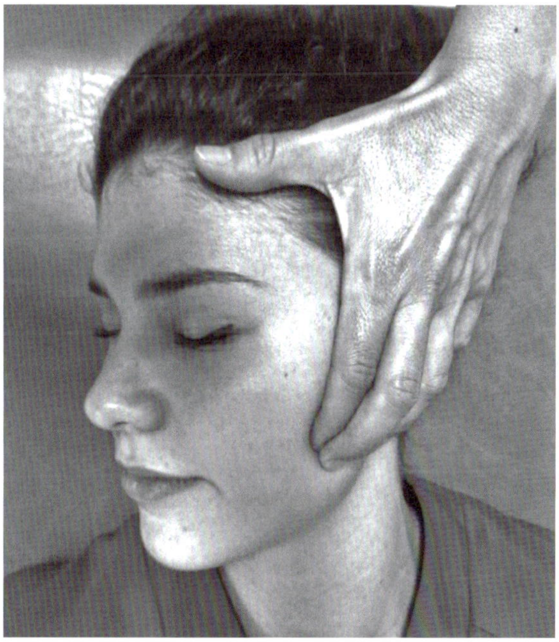

그림 12.3
교근의 단단한 띠에 횡 방향 마찰법이 적용됐다.

환자가 입을 연 상태에서 두 엄지손가락을 통증유발점의 단단한 띠 위에 위치하고서 두개골(관골)에서 꼬리뼈(하악) 방향으로 종 방향 또는 횡 방향 경찰법을 수행한다(**그림 12.7**).

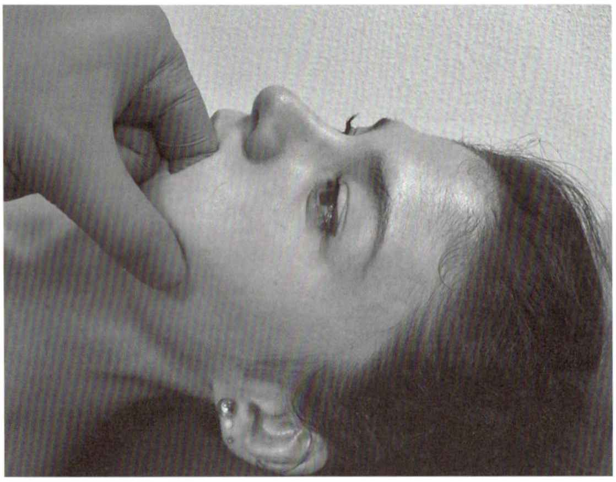

그림 12.4
교근의 단단한 띠에 구강 내 집게 압박이 적용됐다.

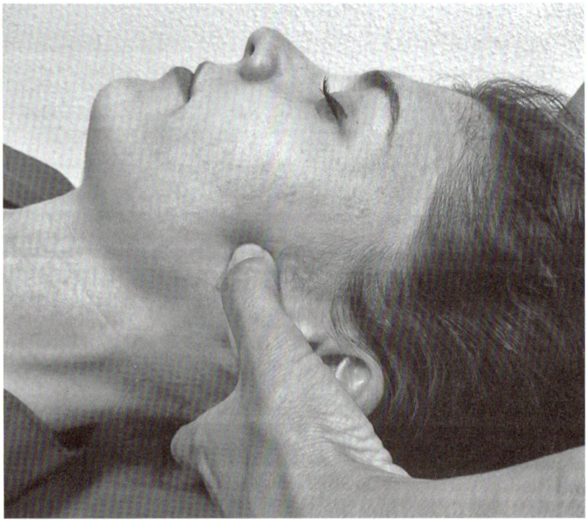

그림 12.5
심부 교근의 단단한 띠에 압박 기법이 적용됐다.

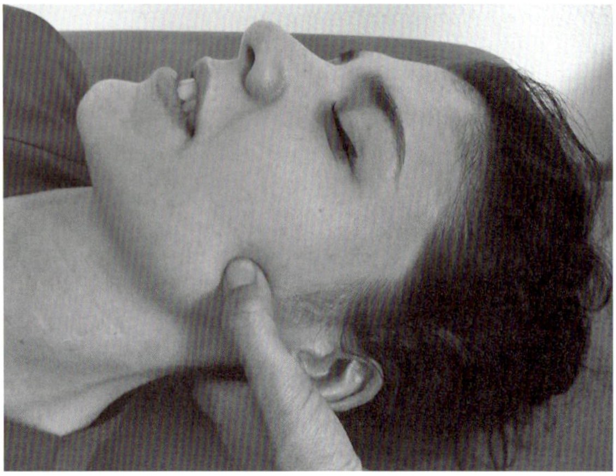

그림 12.6
교근의 단단한 띠에 적용되는 압박 및 수축.

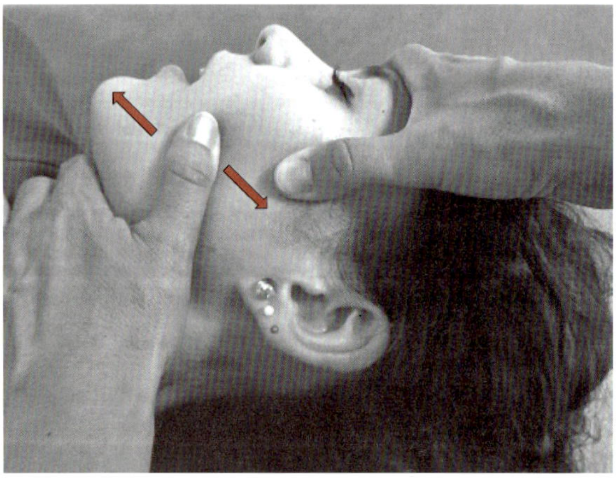

그림 12.7
교근의 단단한 띠에 역동적 종 방향 경찰법이 적용됐다.
화살표는 경찰법의 방향을 나타낸다.

내측익돌근에 대한 도수치료
(Manual therapy for the medial pterygoid muscle)

내측익돌근은 측두엽과 함께 입을 닫는 동작에서 교근의 주요 협력근이다. 턱관절, 귀 및 입의 일부 부분에서 내측익돌근의 통증유발점에 의해 발생된 연관통이 감지된다(Simons 등, 1999). 이 근육은 손으로 촉지해서 접근하기 어렵지만 하악각의 밑 부위에서 근육의 아래 부위를 만질 수 있다. 이 해부학적 영역에서는 정적 압박이 두 손가락으로 적용된다(**그림** 12.8).
근육의 중간 부분은 구강 내 접촉이 필요하다. 환자가 입을 벌리고 임상가의 검지가 치아 사이에서 내측익돌근의 중간 부위를 접촉할 수 있다(**그림** 12.9). 이 위치에서는 정적 압박이 적용된다(**그림** 12.10).

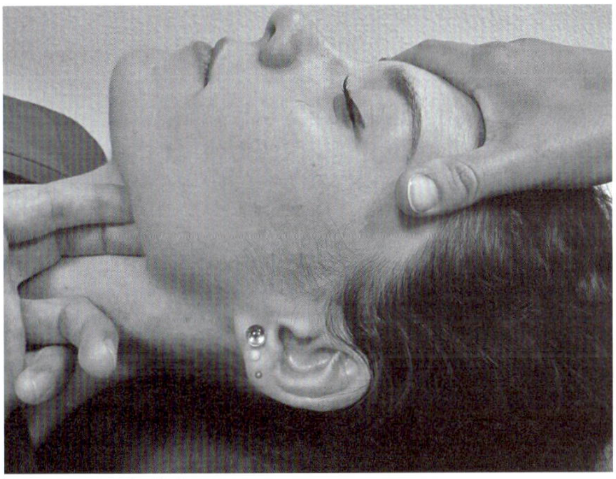

그림 12.8
내측익돌근의 하부에 압박 기법이 적용됐다.

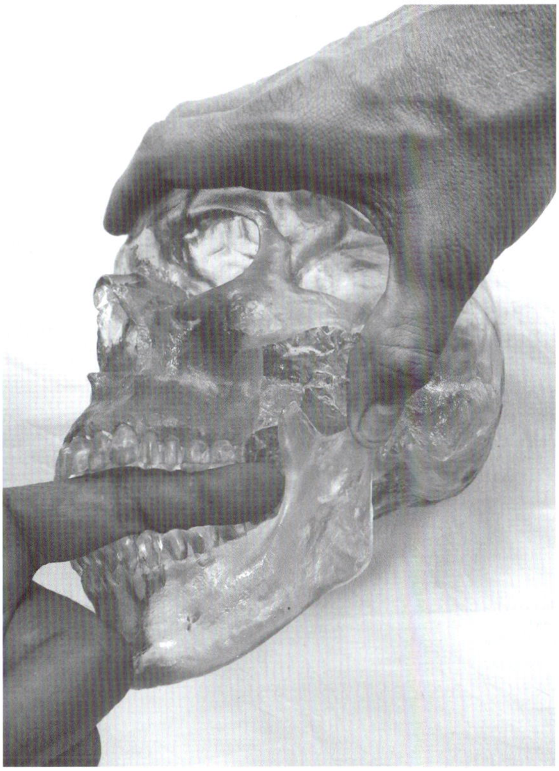

그림 12.9
구강 내 접촉으로 내측익돌근의 중간 부분에 압박을 위한 접촉이 적용됐다.

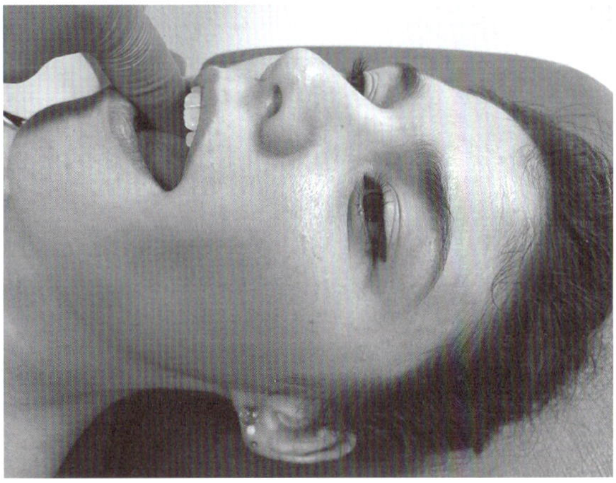

그림 12.10
구강 내 접촉으로 내측익돌근의 중간 부분에 압박이 적용됐다.

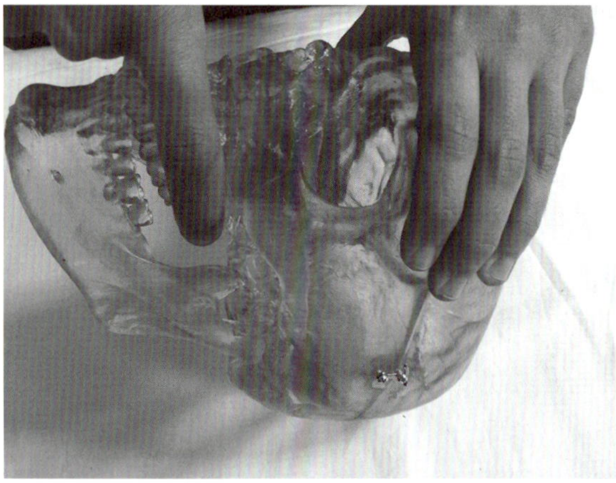

그림 12.11
외측익돌근에 적용되는 압박을 위한 구강 내 접촉

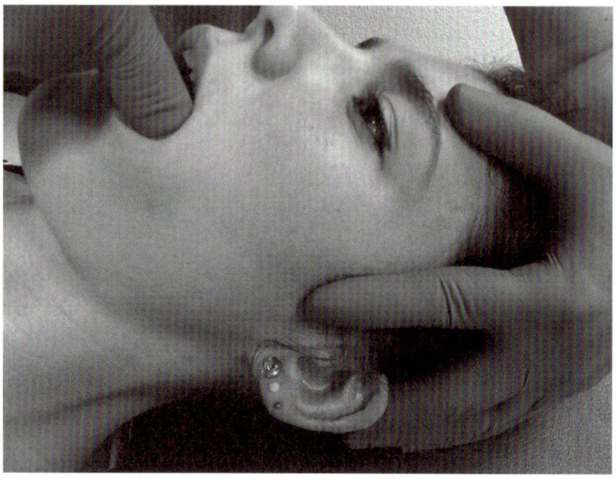

그림 12.12
구강 내 압박이 외측익돌근에 적용됐다.

외측익돌근에 대한 도수치료
(Manual therapy for the lateral pterygoid muscle)

외측익돌근은 악관절의 디스크, 특히 상부에 해부학적으로 부착되기 때문에 턱의 움직임과 제어에 중요한 근육이다(Usui 등, 2008). 외측익돌근의 통증유발점은 상악동 내부와 주변, 악관절의 깊숙이 있는 통증을 나타낼 수 있다(Simons 등, 1999). 외측익돌근의 촉진은 해부학적 위치 때문에 논란이 되고 있다(Turp과 Minagi, 2001). 최근 연구에서 근육 전방 부위의 촉진이 가능한 것으로 확인되었다(Stelzenmueller 등, 2016). 외측익돌근은 볼의 구강내 접촉으로 촉진될 수 있다. 임상가의 검지는 상악골 치조돌기의 윗부분을 따라 구강내 천장을 형성하는 전정(vestibule)을 따라서 상악결절의 익상돌기(pterygoid process)에 도달하게 된다(**그림 12.11**). 이 위치에서는 도수 압박이 적용된다(**그림 12.12**). 동일한 촉진 위치에서 환자에게 하악골 수축 동작을 수행하도록 하면 외측익돌근의 신장을 촉지할 수 있다.

설골상근에 대한 도수치료
(Manual therapy for the suprahyoid muscles)

전방 목 근육, 특히 설골상근조직은 경추의 전반적인 안정성에 관여하고 삼킬 때 도움을 주며, 저작(mastication)에 관여한다. 일반적으로, 설골상근의 통증유발점은 목 전방, 후두, 혀, 그리고 얼굴 아랫부분을 포함한 여러 부위에서 통증에 기여한다. 이복근은 가장 쉽게 촉진할 수 있는 근육이어서 치료 기법의 주요 목표이기도 하다. 직접 압박 기술은 근육의 앞쪽(**그림 12.13**) 또는 뒤쪽(**그림 12.14**)의 근복에 적용될 수 있다. 뒤쪽 근복(belly)은 매우 민감한 해부학적 부위이므로 주의해야 한다. 민감도가 저하됐을 때 설골상근 조직에 역동적 횡 방향 경찰법이 적용될 수 있다. 이 치료 기법의 경우, 임상가는 양쪽 이복근과 양방향으로 접촉하고 하악골의 하부 테두리에 경찰법을 법을 적용한다(설골상근의 해부학적 부착물에 대한 횡 방향 경찰법)(**그림 12.15**).

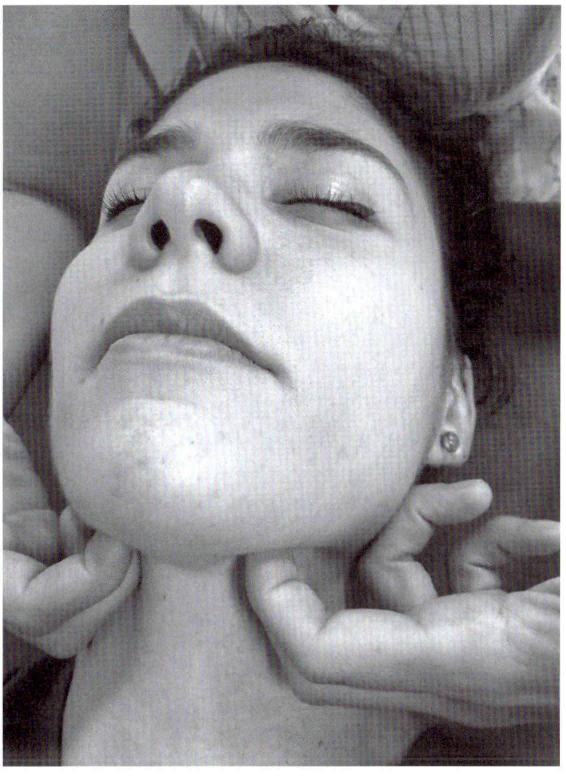

그림 12.13
이복근 앞쪽 부분의 단단한 띠에 압박 기법이 적용됐다.

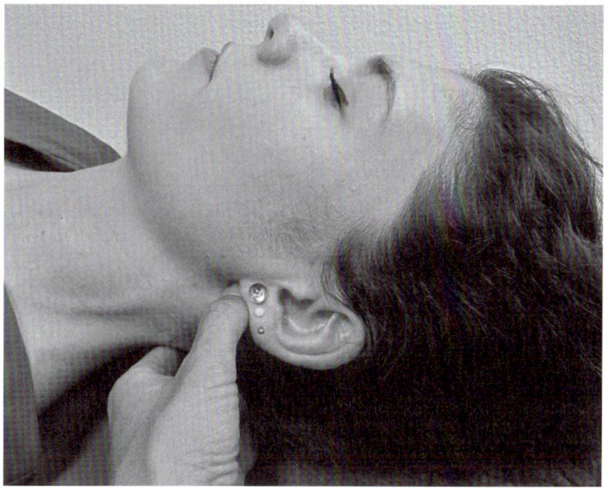

그림 12.14
이복근 뒤쪽 부분의 단단한 띠에 압박 기법이 적용됐다.

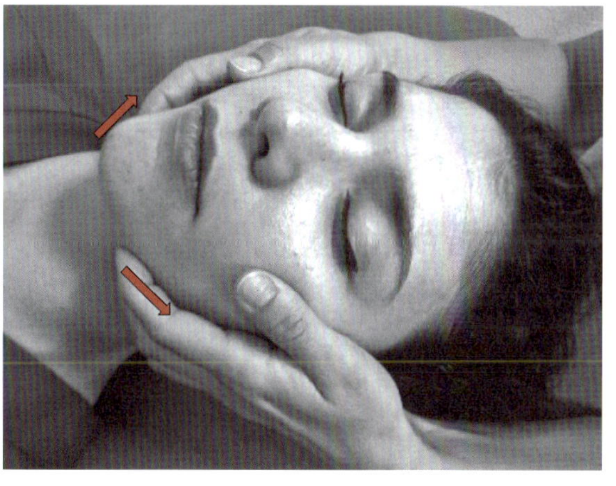

그림 12.15
설골상근에 역동적 종 방향 경찰법이 적용됐다. 화살표는 경찰법의 방향을 나타낸다.

결론(Conclusion)

다양한 도수치료 방법으로 저작 근육에서 근막성 통증유발점을 비활성화하는데 사용될 수 있다. 현재까지의 근거는 도수치료의 단일 적용을 뒷받침하지만, 도수치료는 일반적으로 통증 완화에 대한 다양한 형태의 한 접근법의 일부이다. 일부 실험에서는 만성 통증 치료를 위한 서로 다른 다양한 형태의 접근법에 통증유발점 도수치료가 포함된 효과를 보고하였다. 임상가는 환자의 특성에 따라 적절한 도수치료 기법을 선택해야 한다.

참고문헌

Armijo-Olivo S, Pitance L, Singh V, Neto F, Thie N, Michelotti A. Effectiveness of manual therapy and therapeutic exercise for temporomandibular disorder: Systematic review and meta-analysis. Phys Ther 2016; 96: 9–25.

Cagnie B, Castelein B, Pollie F, Steelant L, Verhoeyen H, Cools A. Evidence for the use of ischemic compression and dry needling in the management of trigger points of the upper trapezius in patients with neck pain: a systematic review. Am J Phys Med Rehabil 2015; 94: 573–583.

Calixtre LB, Moreira RF, Franchini GH, Alburquerque-Sendín F, Oliveria AB. Manual therapy for the management of pain and limited range of motion in subjects with signs and symptoms of temporomandibular disorder: a systematic review of randomized controlled trials. J Oral Rehabil 2015; 42: 847–861.

Desai MJ, Saini V, Saini S. Myofascial pain syndrome: a treatment review. Pain Ther 2013; 2: 21–36.

Dommerholt J, Fernández-de-las-Peñas C. Trigger Point Dry Needling: An Evidence and Clinical-Based Approach. 1st ed. London: Churchill Livingstone: Elsevier; 2013.

Dommerholt J, McEvoy J. Myofascial trigger point release approach. In: Wise CH (ed.). Orthopaedic Manual Physical Therapy: From Art to Evidence. Philadelphia: FA Davis; 2011.

Dommerholt J, Shah J Myofascial pain syndrome. In Ballantyne JC, Rathmell JP, Fishman SM (eds). Bonica's Management of Pain. Baltimore: Lippincott, Williams & Williams; 2010, pp. 450–471.

Emad MR, Roshanzamir S, Ghasempoor MZ, Sedghat SMP. Effectiveness of stretching after trigger point injections. J Musculoskel Res 2012; 14: 1250002.

Fernández-de-las-Peñas C, Sohrbeck-Campo M, Fernández J, Miangolarra-Page JC. Manual therapies in myofascial trigger point treatment: a systematic review. J Bodyw Mov Ther 2005; 9: 27–34.

Fernández-de-las-Peñas C, Ge H, Arendt-Nielsen L, Cuadrado ML, Pareja JA. The local and referred pain from myofascial trigger points in the temporalis muscle contributes to pain profile in chronic tension-type headache. Clin J Pain 2007; 23: 786–792.

Fernández-de-las-Peñas C, Galán-Del-Río F, Alonso-Blanco C et al. Referred pain from muscle trigger points in the masticatory and neck-shoulder musculature in women with temporomandibular disorders. J Pain 2010; 11: 1295–1304.

Gay CW, Alappattu MJ, Coronado RA, Horn ME, Bishop MD. Effect of a single session of muscle-biased therapy on pain sensitivity: a systematic review and meta-analysis of randomized controlled trials. J Pain Res 2013; 6: 7–22.

Gröbli C, Dejung B. Nichtmedikamentöse Therapie myofaszialer Schmerze. Schmerz 2003; 17: 475–480.

Hong CZ, Chen YC, Pon CH, Yu J. Immediate effects of various physical medicine modalities on pain threshold of an active myofascial trigger point. Journal of Musculoskeletal Pain 1993; 1 (1): 37–53.

Hou CR, Tsai LC, Cheng KF et al. Immediate effects of various physical therapeutic modalities on cervical myofascial pain and trigger-point sensitivity. Arch Phys Med Rehabil 2002; 83: 1406–1414.

Kim SA, Oh KY, Choi WH, Kim IK. Ischemic compression after trigger point injection affects the treatment of myofascial trigger points. Ann Rehabil Med 2013; 37: 541–546.

Lewit K. Manipulative therapy in rehabilitation of the locomotor system. 3rd ed. Oxford: Butterworth Heinemann; 1999.

Martins W, Blasczyk JC, Aparecida Furlan de Oliveira M et al. Efficacy of musculoskeletal manual approach in the treatment of temporomandibular joint disorder: a systematic review with meta-analysis. Man Ther 2016; 21: 10–17.

Mata Díz JB, de Souza J, Leopoldino A, Oliveira V. Exercise, especially combined stretching and strengthening exercise, reduces myofascial pain: a systematic review. J Physiother 2017; 63: 17–22.

Miernik M, Wieckiewicz M, Paradowska A, Wieckiewicz W. Massage therapy in myofascial TMD pain management. Adv Clin Exp Med 2012; 21: 681–685.

Moraska AF, Schmiege SJ, Mann JD, Butryn N, Krutsch JP. Responsiveness of myofascial trigger points to single and multiple trigger point release massages: a randomized, placebo-controlled trial. Am J Phys Med Rehabil 2017; 96: 639–645.

Rickards LD. The effectiveness of non-invasive treatments for active myofascial trigger point pain: a systematic review of the literature. Int J Osteopathic Med 2006; 9: 120–136.

Shah JP, Thaker N, Heimur J, Aredo JV, Sikdar S, Gerbet L. Myofascial trigger points then and now: a historical and scientific perspective. PM R 2015; 7: 746–761.

Simons DG. Understanding effective treatments of myofascial trigger points. J Bodyw Mov Ther 2002; 6: 81–88.

Simons DG, Travell JG, Simons LS. Travell & Simons' Myofascial Pain & Dysfunction: The Trigger Point Manual. Vol. 1: Upper Half of Body. Baltimore: Williams & Wilkins; 1999.

Stelzenmueller W, Umstadt H, Weber D, Goenner-Oezkan V, Kopp S, Lisson J. Evidence - the intraoral palpability of the lateral pterygoid muscle - a prospective study. Ann Anat 2016; 206: 89–95.

Turp JC, Minagi S. Palpation of the lateral pterygoid region in TMD: where is the evidence? J Dent 2001; 29: 475–483.

Usui A, Akita K, Yamaguchi K. An anatomic study of the divisions of the lateral pterygoid muscle based on the findings of the origins and insertions. Surg Radiol Anat 2008; 30: 327–333.

Vernon H, Schneider M. Chiropractic management of myofascial trigger points and myofascial pain syndrome: a systematic review of the literature. J Manipul Physiol Ther 2009; 32: 14–24.

Webb TR, Rajendran D. Myofascial techniques: what are their effects on joint range of motion and pain? - A systematic review and meta-analysis of randomised controlled trials. J Bodyw Mov Ther 2016; 20: 682–699.

Wieckiewicz M, Boening K, Wiland P, Shiau YY, Paradowska-Stolarz A. Reported concepts for the treatment modalities and pain management of temporomandibular disorders. J Headache Pain 2015; 16: 106.

13 장

턱관절 장애의 근막 유도 접근법

Myofacial induction approaches in temporomandibular disorders

개요(Introduction)

정의(Definition)

미국 구강안면통증협회(AAOP)는 턱관절 장애(TMD)를 '저작계 근조직, 턱관절 및 관련 구조, 또는 둘 다를 포함하는 여러 가지 임상 문제를 포괄하는 용어'로 정의한다(McNeill, 1990). AAOP 분류는 TMD를 크게 2개의 증후군으로 나눈다: 1. 근-관련 TMD(근육성 TMD)는 때때로 근막 통증과 기능 장애가 부차적으로 오는 TMD이다. 2. 관절-관련(관절성) TMD는 순수 관절 질환에 해당된다(Schiffman과 Ohrbach, 2016); 그러나, 일반적으로 두 증후군 모두 대부분의 환자에서 공존하기 때문에, 두 증후군 사이를 명확하게 구분하는 것은 어렵다. 독자들은 TMD 분류에 대한 추가 자료가 2장에 언급되어 있으므로 참조하기 바란다.

관련된 해부학적 측면
(Relevant anatomical aspects)

TMJ의 정확한 분류의 어려움은 TMJ의 특정 해부학적 특성과 관련이 있다.

1. 양쪽이 대칭이며, 하나의 뼈(하악골)에 두 개의 측두골이 관절면을 이루는 인체의 유일한 관절이다.
2. 턱관절은 청각계의 보호와 관련하여 머리 양쪽에 있는 외이도 앞에 위치하고 있다. 실제로 입을 열거나 닫을 때 TMJ 움직임의 축은 관절 내에서 수행되지 않으며, 하악골의 후방 돌기로부터 약 4–6cm 분리된다.
3. TMJ는 활액 관절이지만, 일반적으로 전체적인 신체 운동 평가에서 다른 활액 관절과 같이 역동적으로 분석되지 않는다.
4. 하악와와 상악골두의 관절 표면은 부조화되어 있어 관절의 적절한 기능을 위해 원판이 있어야 한다.
5. TMJ와 그 관련 구조는 처음 세 개의 경추 신경근(C1–C3)와 최대 5개의 두개골 신경(V, VII, IX, X 및 XII)으로부터 신경지배를 받는다. 이렇게 많은 신경계 지배를 받아 기능을 수행하는 해부학적 구조는 거의 없다.

이러한 연구 결과를 바탕으로 하나의 TMJ의 기능장애가 반대쪽에도 영향을 미쳐 잠재적으로는 양측성 증상을 유발할 수 있다는 결론을 내릴 수 있다. 따라서, 어느 한쪽 관절의 작은 기능장애조차도 최적의 기능을 유지하기 위해 저작계의 모든 구성 요소에 광범위한 조정이 필요할 것이다.

TMD의 정확한 원인을 규명하는 것은 물론 진단을 확립하는 것은 어려운 경우가 많으며, 임상에 대한 연구는 까다롭다. 그렇기는 하지만, TMD는 보편적인 진단이고 인구의 많은 부분에 영향을 준다(Proffit 등, 1980). 증상은 다양하며 통증, 압통, 저작근의 경련 및 휴식 시 턱 위치의 변화 등이 포함된다. TMD의 가장 흔한 원인은 부차적인 기능 및 과다 활동 또는 다양한 정도의 부정 교합으로 인한 근육 기능 장애라고 간주된다. 따라서 저작계의 특이성을 고려할 때 중추신경계가 정교한 복합체를 어떻게 조정하는지 조사하는 것은 흥미롭다. 최근 몇 년 동안, 근막에 대한 연구는 흥미로운 정보를 제공했고 이 장에서 논의될 것이다.

정의의 논쟁(Controversies in definition)

지난 10년 동안, 턱관절 부위와 관련된 연구가 증가하면서 거의 8000개의 과학 출판물(PubMed, US National Library of Medicine National Institutes of Health)이 편찬되어 왔다. 일반적으로 분석은 '머리, 목, 턱으로 구성된 '하악–경추–두개골'의 단위에 초점을 맞추고 있으며, 그 구성 요소들 사이에 존재하는 역동적인 상호작용과 밀접한 관계에 초점을 맞춘다(Rocabado, 1983). 따라서, TMD의 유병률, 잠재적 원인, 자연 진행 및 치료에 대한 적절한 이해는 머리의 위치와 경추 위의 두개골의 직립 안정성에 모두 초점을 맞추고 있다.

그러나 TMJ와 관련된 광범위한 연구가 가능함에도 불구하고, 물기, 씹기, 삼키기, 말하기, 얼굴 표정, 호흡 등 TMJ의 동역학에 대한 이해에는 뚜렷한 진전이 없다. TMJ 성능의 복잡성과 변화하는 생체역학적 환경에 적응하는 능력은 교합과 같은 예에서 나타났다. 16개의 근육 그룹에 의해 공동 활성화된 6개의 운동축을 포함하는 이 작업에서 기능적 요구에 따라 치아 사이에서 발생된 힘은 작은 정밀함을 이루는 교합부터 큰 덩어리를 깨트리는 치과 접촉에 이르기까지 다양하다. 또한, 정확한 교합을 일으키기 위한 근육 공동활성화의 무한한 형태도 있을 수 있다(Peck, 2016).

그럼에도 불구하고, TMJ 복합체의 특정 측면은 논란의 여지가 있다:

1. 압박 하에서 TMJ가 기능하는 것으로 널리 알려져 있지만(Kang과 Yi, 2000; Okeson, 2013; Isberg, 2001), 이 관절의 두 뼈 구성 요소는 동일한 움직임 동안 다른 방식으로 변형된다. 압박은 하악관절돌기(수직에 가까운 얇은 기둥 형태의 섬유조직)에서 존재하고, 측두융기(횡 방향 기둥 형태 섬유조직) 내에서는 견인이 나타난다(Herring과 Liu, 2001).
2. 저작근의 전기 근전도 연구에서 체계화 했음에도 불구하고 저작 시 최적 압박의 양은 명확하게 정의되지 않았다(Scarr과 Harrison, 2016). 이 접근법은 보통 통합된 기능적 결론이 없는 분석적(analytical)인 결과일 뿐이다.
3. 인대 및 기타 관절 주위 구조의 기능에 대한 불일치가 있다(Bag 등, 2014; Lobbezoo 등, 2004; Koolstra, 2002). 관절 움직임을 제한하기 위한 수동적 제한장치(Okeson, 2013)로 추정된다. 반면에, 다른 연구자들은 관절의 역동적인 형태의 모습이라고 생각하였다(van der Wal, 2009). 이러한 논쟁의 예 중 하나는 원판후방조직의 작용에서 볼 수 있다(Coombs 등, 2017). 많은 신경 지배와 혈관화된 긴 탄성 섬유인 느슨한 원판후방조직은 원판의 과도한 전방 미끄러짐에 대한 닻 역할을 한다(Westesson 등, 1989; Langendoen 등, 1997); 즉, 원판 후방조직은 단지 수동적 동작을 하는 것을 의미한다. 그러나 인대는 하악골을 출발 위치로 되돌리기 위해 입 닫기 동안 원판의 위치를 변경하는 데 참여하는데, 이는 탈구를 방지하기 위한 잠재적인 핵심 작용이다. 이전의 스트레칭으로 인한 운동에 의한 방전(discharge)은 종종 결합 조직이 수축성 요소와 함께 수행하는 결과가 된다(Pilat, 2015).
4. TMJ 기능장애와 관련하여 과잉된 관절이완의 영향은 분명하지 않다. 이러한 느슨한 이완이 기능 장애의 형성을 촉진한다고 제안되었지만(Khan과 Pedlar, 1996; Ögren 등, 2012) 다른 연구자들은 이러한 연관성이 명확하지 않다는 것을 보여 주었다(Dijkstra 등, 2002; Pasinato 등,

2011).

5. Manfredini 등(2017)은 TMD의 병리생리학에서의 가설로써 교합을 연구 대상으로 하는 방법을 버려야 한다고 하였지만, 다른 연구자들은 이러한 방식을 고수하고 있다(Bilgiç 과 Gelgör, 2017; Michelotti 등, 2016).

턱관절 장애와 중추 민감화
(Temporomandibular disorders and central sensitization)

TMD를 가진 개개인의 주된 관심사는 통증이다. 통각수용 감각 입력의 잘못된 처리는 만성 TMD와 관련된 중추신경계 기능장애의 필수적인 요소다 (독자들은 이 주제에 대한 자세한 내용은 이 교과서의 6장을 참조한다). 최근 몇 년 동안 만성 통증에 대한 연구는 중추 민감화 기제(La Touche 등, 2017)에 초점을 맞추고 있다. 관절 주변 조직에서 신경 전달물질(neuropeptides) 및 종양 괴사 인자, 인터루킨, 또는 사이토카인과 같은 서로 다른 염증 매개체는 신경계의 과흥분성과 과민성을 유발하는 신경성 염증과 함께 말초 반응을 자극할 수 있다고 여겨진다.

이러한 상황은 전방 및 후방 대상피질, 뇌섬엽, 전방 전두 및 상방 측두에서 회색질 부피가 감소하는 것을 포함하여 척수 및 중추 수준에서 과잉 활동성과 시냅스 변화를 초래할 수 있다. 마찬가지로 시상, 기저핵 및 1차 체 감각 피질의 기능적 및 구조적 변화는 결과적으로 중추 민감화를 일으킬 수 있다. 이런 식으로, 통증의 중추 과정, 인지-행동 및 정서적 측면이 변경될 것이다. TMD 환자에서 척수 및 중추 과흥분성의 존재는 이전 논문(Milam 등, 1998; Fernández-de-las-Peñas 등, 2009; Gerstner 등, 2011; Ichesco 등, 2012; Lin, 2014; La Touche 등, 2017)에서 문서화되었다.

지금까지 제기된 문제들은 물론, 중추 민감화와 관련된 최근의 발견을 포함한 신경학적 함의도, 임상가들로 하여금 TMJ 자체를 넘어 TMD를 찾아내고 그 개념을 체계의 인식으로 확장하도록 강요하고 있다.

턱관절 장애와 체계적 접근
(Temporomandibular disorders and the systemic approach)

두개하악 부위는 모든 부분과 과정이 완벽하게 조정되는 매우 정밀한 계통을 나타내는 것으로 보인다. 우리는 이러한 계통을 '상호작용에서 어떤 목표를 달성하기 위한 질서정연한 요소 집합'으로 정의한다. 이러한 계통의 목표는 본질적인 이유이며 모든 부분을 통합하는 측면을 구성한다. 계통의 한 부분을 변경하면 다른 부분에 영향을 미치므로 전체 계통의 동작을 변경할 수 있다. 신체 계통은 기능 안정성의 연속적인 내부 분포 구조, 즉 근막인 3차원 콜라겐 기질을 통해 다른 하위 계통과 관련된 다양한 활동(하위 체계)을 가진 다른 유형의 요소들을 조합한다.

생물학적 실체로서의 TMJ는 총계가 그 부분의 합계와 같지 않은 복잡한 생물학적 체계 그것 자체로 나타난다. 하위 단위(하부 체계)의 상호전달 능력은 체계의 진화에 필수적이며 이러한 능력이 없으면 이러한 체계 기능 양식을 구현할 수 없기 때문이다.
이러한 목적을 충족하는 형태를 생체긴장통합구조(biotensegrity) 형태임을 제안한다.

턱관절 장애의 관점에서의 생체긴장통합구조(Biotensegrity from the temporomandibular disorder perspective)

생체긴장통합구조 개념 (Biotensegrity concept)

생체긴장통합구조는 어깨(Levin, 1997), 척추(Levin, 2002), 골반(Levin, 2007; Pardehshenas 등, 2014), 두개골(Scarr, 200), 주관절(Scarr, 2012), 슬관절(Hakkak 등, 2015), 발(Wilson과 Kiely, 2016), TMJ 자체(Scarr과 Harrison, 2017)와 같은 인체 구조 분석에서 이전에 채택된 개념이다. '긴장통합구조'라는 용어는 '긴장성 완전구조'의 형태로 구조적인 조직을 정의한다. 건축가이자 철학자인 Richard Buckminster Fuller는 조각가 Kenneth Snelson의 협력으로 1950년대 초에 이러한 모형(the pattern)을 정의했다.

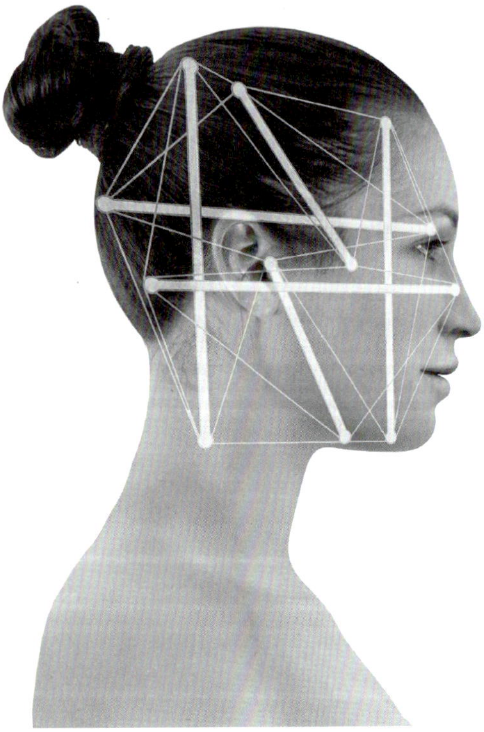

그림 13.1
생체긴장통합구조 모델

긴장통합구조의 예로는 '철사들'(인장력을 받는 신장 요소)과 '막대들'(압축력을 받는 강체 요소)의 조합이 있는데, 이 조합에서 철사들은 내부적으로 위치하는 막대들의 끝을 연결하는 연속적인 외부적 망상조직을 형성한다(Motro, 2003). 긴장통합구조는 정적 또는 동적 행동에서 현저한 안정성을 특징으로 한다; 어떤 정점에 가해지는 힘은 다른 모든 정점에 전달되며, 변형들과 동등하게 전달된다(Scarr, 2014; Gordon, 1978)(**그림 13.1**).

Fuller가 강조한 조직의 보편적 원칙으로서 긴장통합구조는 생물학자 Donald Ingber(1998)의 관심을 끌었다. Ingber에 따르면, 세포의 구조는 긴장통합구조의 원리를 따르며, 세포가 그 위치, 기능, 운명, 그리고 환경에 대한 적절한 적응에 따라 다른 형태를 취할 수 있게 허용한다. 살아있는 유기체, 예를 들어, 인체에 긴장통합구조 개념을 적용할 때, 생체긴장통합구조라는 용어가 자주 사용되어진다.

따라서, 신체 체계에서 더 높은 수준으로 올라가면, 긴장통합구조에서 영감을 받아 관절의 해부학을 설명할 수 있으며, 장기 및 전체 유기체를 포함한 기능적 단위인 근막에 주변 조직이 통합되어지는 동안 상대적으로 다른 뼈를 만지지 않고도 뼈를 움직일 수 있는 조건을 재현할 수 있다는 것이 명백하다(Scar, 2014; Levin, 2006).

근막은 구조적, 기능적 완전구조를 보장하고 유지하는 것을 목적으로 인체의 긴장통합구조적 유기체로 간주될 수 있다는 것이 제시되었다; 그러므로, 그것은 치료의 일차적인 목표의 초점이 되어야 한다(Huijing과 Baan, 2003). 두개하악 영역은 중력에 따르기도 하고 반대되는 작용도 하면서 지속적인 움직임으로 변형 가능한 구조를 나타낸다. TMJ의 움직임은 서로 다른 축에서 수행되며 안정성이 필요하며 동시에 큰 적응능력을 필요로 한다. 이것은 안정성을 지속적으로 찾는 과정에서 저작이나 발성 중에 중추신경계가 조정한 신속한 반응을 강조한다.

TMJ 생체긴장통합구조 모형에서 인장 반응성(the tensile reactivity)은 인대, 근골격계, 결합 조직 그물망, 혈관 및 관절 원판에 의해 제공되며 강도, 본래의 모습 및 압축응력을 보장한다; 반면 압박은 구획에 둘러싸인 뼈와 체액에 의해 보장된다. 따라서 TMJ 생체긴장통합구조 체계의 개념의 장점은 다음과 같다.

1. 안정성: 단일 요소뿐만 아니라 전체 체계와 관련되어 있어 효율적인 조절 과정을 허용한다.
2. 동적 일관성: 관절의 동적 구성 요소(인대, 관절낭, 건막)는 지속적인 긴장(운동의 독립성을 유지하기 위해 요구됨)하에 있다.
3. 선택성: 연속적인 조절 과정은 골 동역학이 관절 내 원판 동역학에서 독립적(근건 및 근막 긴장으로 인한 요구)이 되도록 한다. 이러한 방식으로, 선택적으로(예: 발성) 또는 관련된 전체 작업(예: 경부–두개–하악 공존)으로 작용할 수 있다.
4. 다기능성: 기능적 최적화 및 고유 안정성.

TMJ 생체역학에서의 상승작용
(Synergism in TMJ biomechanics)

생체긴장통합구조 형태는 구조적인 형태로부터 멀어진다. 실제로, 목과 TMJ 사이의 동적 안정성(the dynamic stability)에 초점을 맞춘 연구는 새로운 관점을 열어준다(Solow과 Tallgren, 1976; Higbie 등, 1999; Visscher 등, 2000; Ohmure 등, 2008; La Touche 등, 2011; Moon과 Lee, 2011). 생체긴장통합구조에 기초한 체계적 접근은 근육 균형의 '머리–목–턱' 구조에만 초점을 맞추는 것보다는 전체 시스템의 상승작용(synergism)에 기초한 3차원 광범위한 운동 형태에 초점을 맞추고 있다. 예를 들어,

1. 경부 신전에서는 입이 열리는 경향이 있고, 설골이 상승(행동을 수정), 교합 면이 상승하고 치과 접촉이 후방화되었다(저작근을 요구하는 중추신경계에 반응하는 교합 장애). 경부 굴곡 자세를 채택하면(지면을 볼 때) 그 반대현상이 발생한다. 경부 외측굴곡으로 교합 면이 기울어지고, 두개경부 및 환추 관절면 경사가 뒤따른다.
2. 두부 내밈(protrusion)은 원반이 전방으로 위치하는 동안 입 개구와 하악 뒤로 수축시킴을 수반한다. 결과적으로, 원판 이탈과 원판후방 조직의 과도한 신장(elongation)을 촉진한다. 반면에, 열린 입 행동이 지속되면(예: 입으로 호흡하는 사람) 경추는 신장된 위치에 있게 된다. 이러한 현상은 구강내 부목을 사용할 때 나타나 입의 수직 구강 용적(입 벌리기)을 증가시키고 경추전민증을 유발하며 이 같이 환사에서 관찰된다.
3. 두개경부 신전/굴곡 움직임은 발성 및 씹기와 관련이 있다. 이 연관성은 연결된 단어의 종류 또는 음식물 덩어리의 크기에 따라 알맞게 바뀐다. 특히, 입 열기는 경부 신전(다량의 음식을 물고 싶을 때 발생한다)이 동반된다. 경부 움직임은 두개하악 근육을 외측–굴곡, 회전,

굴곡-신장의 움직임을 발생시킨다(Funakoshi 등, 1976; Forsberg 등, 1985; Ballenberger 등, 2012). 측두 및 교근 근육조직은 하악골의 항중력 때문에 긴장 상태가 된다.

4. 전방 머리 자세(Milidonis 등, 1993; McLean, 2005; Ohmure 등, 2008)는 전방 구강 안정 자세(anterior lingual resting position)를 생성하는 교근, 측두근, 이복근 및 이설근 근육의 움직임을 발생시켜 언어 및 씹고 삼키는 행동 장애로 이어질 수 있다.
5. 하악의 동적움직임에 따른 경부 근육들(Davies, 1979; Clark 등, 1993; Hochberg 등, 1995; Armijo-Olivo과 Magee, 2007; Rodriguez 등, 2011; Hellmann 등, 2012; Häggman-Henrikson 등, 2013); 씹기, 저항에 대항하여 입을 열기, 이 악물기(즉, 이갈이)는 흉쇄유돌근, 판상근, 반극근, 다열근 및 견갑거근 근육을 활성화시킨다.
6. TMJ 부위는 발성, 호흡하기, 삼키기 및 씹기 같은 활동에서 중추신경계로부터 광범위한 영향력을 받는다. 이러한 목표를 달성하기 위해서는, 혀로 씹는 근육을 조정할 필요가 있다(Carlson 등, 1997; Takahashi 등, 2005; Kakizaki 등, 2002). Messina(2017)는 다수의 인대 및 34개의 근육, 5개의 두개신경 쌍(V, VII, IX, X, XII)과 C2에서 나오는 신경근과 관련하는 복잡한 생체역학 관계에서 두개신경, 구강, 비강, 인두, 설골, 하악을 연결하는 혀-하악-설골계를 언급하였다. 이러한 특별한 움직임은 혀뿐만 아니라 두개골, TMJ, 견갑골, 척추주위, 척추 전엽, 그리고 설골하 수준의 근육을 가동시킨다.

계통으로서의 근막
(Fascia as a system)

근막의 정의와 근막계통의 특성
(Definition of fascia and characteristics of the fascial system)

근막은 두개하악 부위의 구성 요소 간의 구조적 및 기능적 연속성을 보장하는 기본 구조를 나타낸다고 제시되었다. 근막 체계는 뼈, 근육 섬유, 신경, 지질, 체액, 혈관 및 다양한 수용체 등 신체의 모든 구성 요소를 지지(support)한다. 근막은 또한 생화학적 신호를 관리하고, 병원체의 공격을 물리치고, 흉터 형성에서 동적(dynamically)으로 작용하며, 세포외기질을 지탱하여 몸 전체에 걸쳐 세포 간의 전달을 허용하게 한다. 근막의 조직에 대한 전체적인 상호작용으로 인해 지엽적 자극은 계통(the system)의 모든 부분에 흡수하고 분배한다. 그것의 감지기 망상조직은 열, 화학적, 압력, 진동 및 움직임 자극을 등록하여 통증의 경험에 영향을 미치고 주변에서 발생하거나 더 높은 신경학적 수준에서 명령된 교정 조치에 참여한다.

근막을 정의하는 방법에 대한 의견에는 큰 차이가 있다(Langevin과 Huijing 2009, Kumka과 Bonar 2012; Schleip 등, 2012; Swanson, 2013). '심혈관계' 또는 '신경계'라는 용어가 서로 다른 활동을 하는 세포의 종류에 의해 형성된 구조를 기술하고 있다는 점을 감안할 때, '근막계'를 가장 사용하기에 적합한 용어라는 주장이 제시되었다.

"근막 계통은 부드럽고, 콜라겐을 함유하며, 인체에 퍼져있는 느슨하고 밀도가 높은 섬유 결합 조직의 3차원 연속체로 구성되어 있다. 지방 조직, 외막 및 신경혈관 초, 건막, 심부 및 표층 근막, 신경외막,

관절낭, 인대, 막, 뇌척수막, 근막 팽창, 골막, 지대, 중격, 건, 내장 근막, 및 모든 근육내 및 내/주위/근-외막을 포함하는 근육 간 결합 조직 같은 요소를 통합한다".

—Adstrum 등, 2017

이 계통은 복잡한 전달 구조물을 나타내며 형태적 신체 분포뿐만 아니라 주로 신체의 다른 구조 특히, 근육과의 상호작용 양식에 의해 광범위한 기계적수용기 정보를 수신한다. 섬유 구조에서 내재적이고 외재적인 긴장성 요구에 정렬하고 수용하는 특성으로 특징지어진다. 생리학적 생체역학적인 움직임 양식 밖에서 만들어진 긴장성 변화는 신체 동역학의 방향을 바꿀 수 있다. 근막 계통의 밀도, 분포 및 기관감각수용성(organoleptic)의 특성은 경로에 따라 다르다; 그러나, 그것의 연속성은 근본적이며 근막이 신체의 나머지 요소에 국소적 자극을 흡수하고 분배하는, 전체적인 상호작용을 하도록 허용한다. 근막 체계의 내재성의 구조적 상호작용은 신체가 중력으로부터 상대적으로 독립할 수 있도록 보장하고 또한 계통의 외부와 내부에서 오는 요구 사항에 따라서 높은 적응성을 발휘한다. 이런 모든 활동은 주변 환경에서 에너지와 영양소의 이용 가능성과 관련이 있다. 구조적 기능 이외에도, 근막은 신체가 받는 자극을 추정하고 분배한다: 수용체 망상조직은 열, 화학, 압력, 진동 및 동작 충격을 계측한다. 이러한 충격은 중추신경계로 보내지게 되는데, 이것은 필요한 교정 작용을 발생시킨다. 따라서, 정보의 양은 특정 목적을 위해 계통으로 연결된다 (Pilat, 2014).

두개하악 부위와 관련된 근막 해부학

(Fascial anatomy related to the craniomandibular region)

근막 계통은 수많은 변형으로 인체 전체에 걸쳐 펼쳐진다; 그러나 연속성은 항상 유지된다. 두정부에서 근막 체계는 삼중 층의 형태로 '모자'처럼 확장된다 (Norton, 2007) (**그림 13.2와 13.3**):

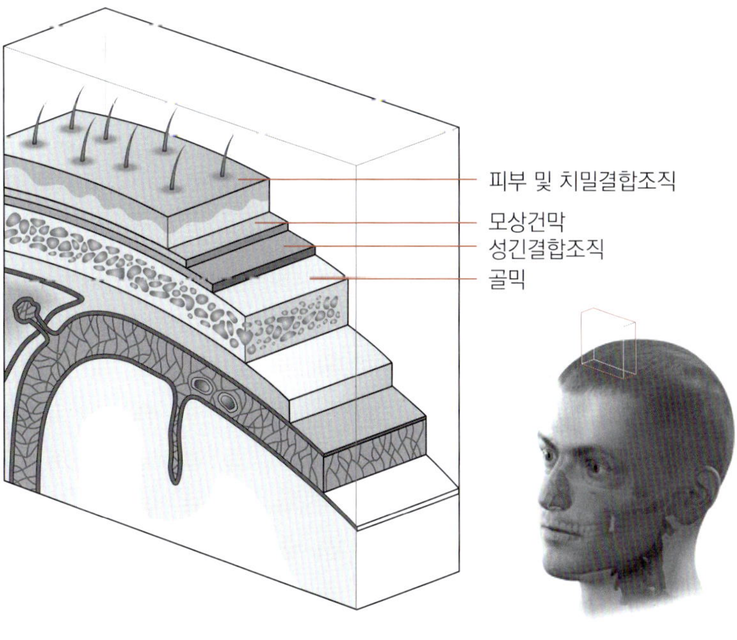

그림 13.2
두개골의 근막 분포

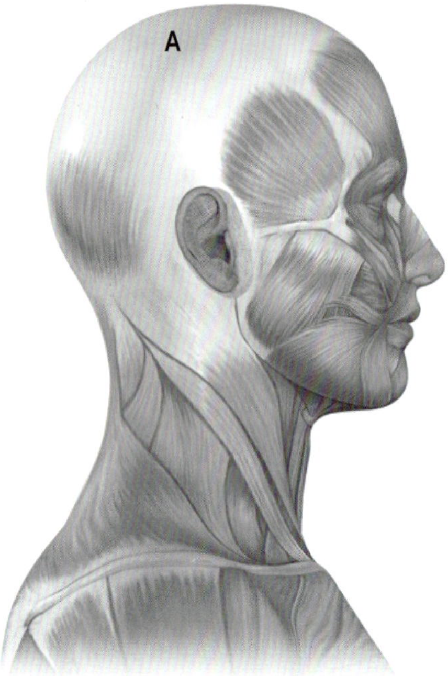

그림 13.3
두개표 건막(A).
두개골 두정에서 근막 체계는 '모자'처럼 확장된다.

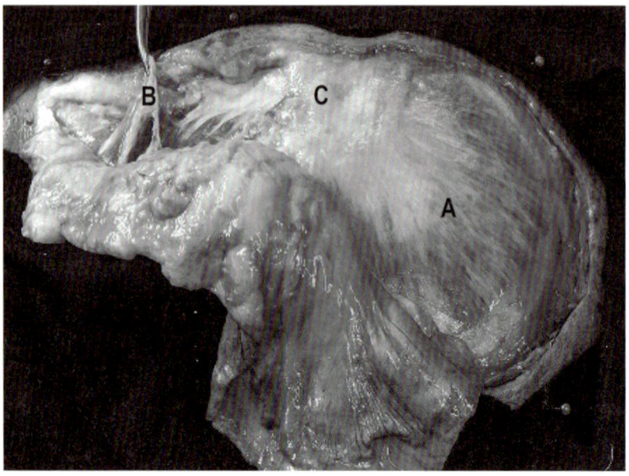

그림 13.4
측두근 근막
A. 측두근 근막
B. 교근 근막
C. 관골궁

1. 피부 아래 위치한 밀도가 높은 결합 조직은 지방과 관련이 있으며 내측 및 외측 경동맥 및 후두동맥에서 파생된 자유 문합으로 강하게 혈관을 형성한다. 도출 정맥은 이 층을 경막의 정맥동(venous sinuses)과 연결된다. 이 근막 층은 삼차신경 분지, 경신경총 분지, 후경부 분지(C2−C3)에 의해 신경지배 된다.
2. 전방(전두)과 후방(후두) 끝에 삽입되는 두 근육의 존재로 인해 모상 건막(epicranial aponeurosis) 또는 건막성 '모상(galea)'이 긴장 상태에 있다. 이러한 근막 관계는 우리가 후두전두근이라고 불리는 단일 근육에 초점을 맞출 수 있게 해준다. 양쪽에서, 모상건막은 전방, 상방, 후방 이개근(auricular muscles)에 기원을 두고 있다(**그림 13.3**).
3. 가장 깊고, 얇으며 가장 이동성이 강한 느슨한 원형 결합 조직은 눈썹에서 상항선(윗목덜미선)과 외후두융기까지 확장된다. 다음 층은 두개골막이나 골막일 것이다.

이 근막 '모자(caps)'는 다음으로 확장된다;

- 후방: 후경부 근막이 된다.
- 전방: 전두근의 근막으로 계속 이어져서 코, 안검 및 안와 구조를 계속 덮는다. 여기서부터는, 표정과 피부의 근육을 연결하는 단일 근막층(표층 근막은 심부 근막으로 변형)으로 변형되어, 얼굴 근막 또는 얼굴 근건막 체계로 표시된 구강 및 하악 부위에 도달하여, 표면 경부 근막과 광경근으로 계속될 것이다. 광경근 및 경부 근막은 흉곽의 전방 부위에 있는 삼각근, 가슴 및

표 13.1
심부경추근막조직의 구성

층	위치	부착부위	비고
심부경추근막의 표층			
경추근막으로 알려져 있는 심부 경추근막의 천층 판	목 주변 심부에서 천층부 근막과 광경근	전방: 턱, 설골, 흉골 후방: 경추가시, 항인대, 견갑극 상부: 후두, 유양돌기, 관골궁, 하악각과 횡방향 하악가지 하부: 흉골, 쇄골 및 견봉	흉쇄유돌근과 승모근이 포함 이하선교근부 근막으로 변형.
심부경추근막의 중간층			
설골하근막	설골하 주변 공간	상부: 갑상선 연골 및 설골 하부: 흉골	설골하 근육들을 포함.
내장 근막과 기도 앞 근막	설골하 근막 깊은 곳 인두 후방	상부: 두개골 기저면 하부: 종격	갑상선, 식도 및 기관지를 포함.
심부경추근막의 심부층			
익상 근막	내장 및 기관지전 근막까지 깊숙이	상부: 두개골 기저면 하부: T2 까지	인두뒤 공간에서 분리.
척추전 근막	근막까지 깊숙이 척추전 및 주위 근육 주변	상부: 두개골 기저면 하부: 미골	척주선 및 주위근육조직을 포함.

T2: 2번째 흉골

흉골 근막을 향해 확장된다.

- 횡 방향: 측두두정 근막으로 변형된다(Demidover 등, 2011). 여기에서 유연한 섬유질로 이루어진 이중 엽(표층 및 심부 층)의 측두엽 근육의 근막을 볼 수 있다. 측두엽(측두두정이라고도 함) 근육의 표면 엽은 측두선에서 시작되어, 관골궁까지, 이로부터 확장되어 이하선교근 근막이 된다. 심부엽은 측두엽 근육과 관련되어 있다. 두 엽들 사이에는, 관골궁 바로 위에 구강 지방(Lam과 Carlson, 2014)이 되기 위해 확장될 수 있는 측두 지방 패드가 있다(**그림 13. 4**).

표면층의 측두근 근막은 안면에 대해 하방으로 진행되어 교근, 이하선 및 고막 부위에 합류한다. 외이도 앞에 복잡한 근막 연결이 만들어진다. 깊이에서, 근막계는 교근(교근 근막)을 포함하고 있는데, 이 근육은 이하선(이하선 근막)을 감싸고, 고막유양돌기 근막을 형성하는 고막유양돌기 고랑으로 확장된다(Hwang 등, 2008). 흥미롭게도, 소근(risorius muscle)은 이하선 근막 내에서 유래한다. 교근 근막은 흉곽에 합류할 때까지 광경근과 경부 근막으로 계속 이어진다.

흥미로운 점은 씹는 계통의 다른 단위들 사이의 관계이다. 예를 들어, 내측익돌근 건막은 하악각의 골막과 연속하여 교근의 골막이 되므로, 근막 체계는 하악골과 관련하여 양쪽 근육을 모두 포함시켜 등자뼈 역할을 할 수 있게 하여 아래턱을 내리는 힘에 대해 매달리게 한다(Pilat, 2003). 또 다른 연결은 익상근 와에서 내, 외측익돌근의 건막 외피를 연결하는 엽간 근막으로, 차례로 접형하악 인대를 포함한다(Perlemuter과 Waligora, 1971).

인대는 근막 계통의 필수적인 부분을 형성한다(Pilat, 2003, van der Wal, 2009). 예를 들어, 심부 경부 근막의 밀도가 증가한 결과 발생하는 경상하악 인대(stylomandibular ligament)가 있다(Norton, 2007).

안면으로 돌아가면, 협근의 건막은 인두의 수축근과 관련될 때 협근인두 근막을 구성하는 익돌하악봉선(pterygomandibular raphe)의 후방에서 발생한다. 이 근막 위치에서, 기저 후두 부분에서 나오는 인두기저 근막(Sobotta, 2000)이 통합되어 있다; 표정 부위인 인두와 두개골 사이의 만남이다.

설골상-하 근육과 관련하여, 두경부 근막은 일련의 공간(주로 종방향 지향)을 형성하는데, 이것은 근육,

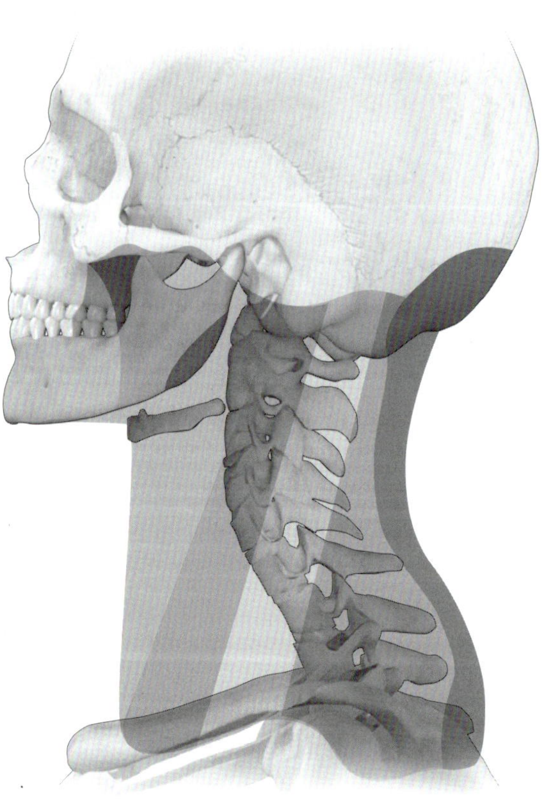

그림 13.5
경부 근막 분포

뼈, 내장, 혈관 및 말초 신경계를 구획화하고, 감싸고, 지지하고 연결한다. 이것들은 구조물의 통과를 허용하는 관이지만, 또한 그들의 움직임의 양과 질을 관리한다. 목의 근막 체계는 머리와 몸통 사이의 동적 연결을

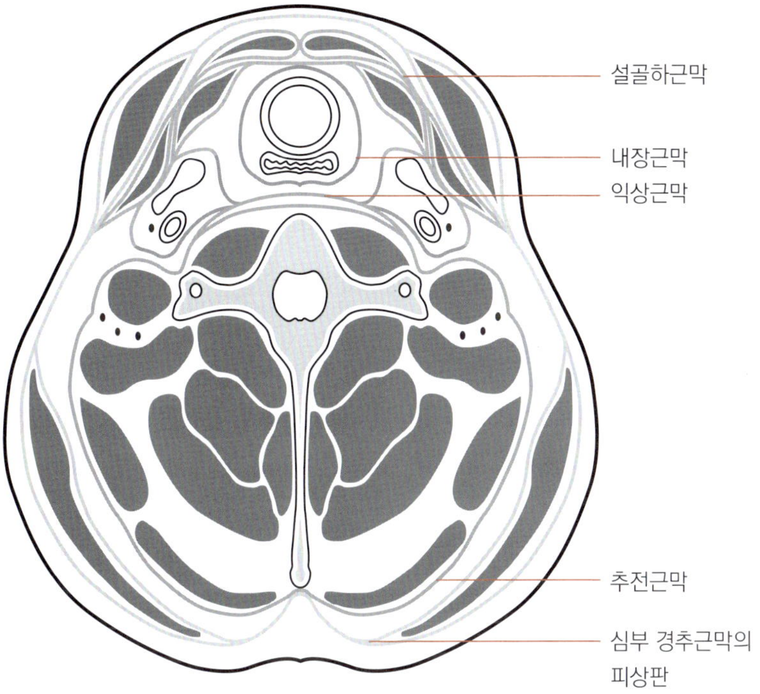

그림 13.6
경부 근막 분포

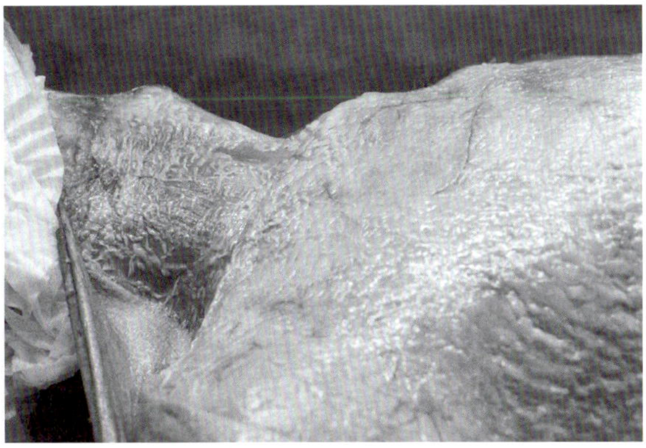

그림 13.7
경부, 흉부, 상완 영역의 표면 근막. 구조의 연속성과 높은 지방 함량에 주목하라.

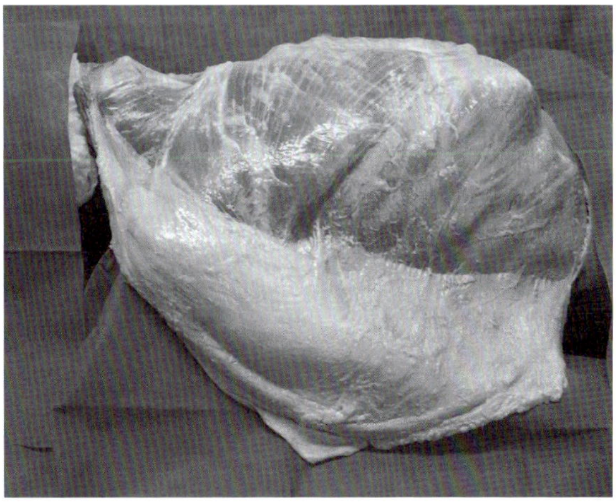

그림 13.8
경부, 흉부, 상완 영역의 깊은 근막. 구조와 섬유 모양이 연속되는 점에 유의하라.

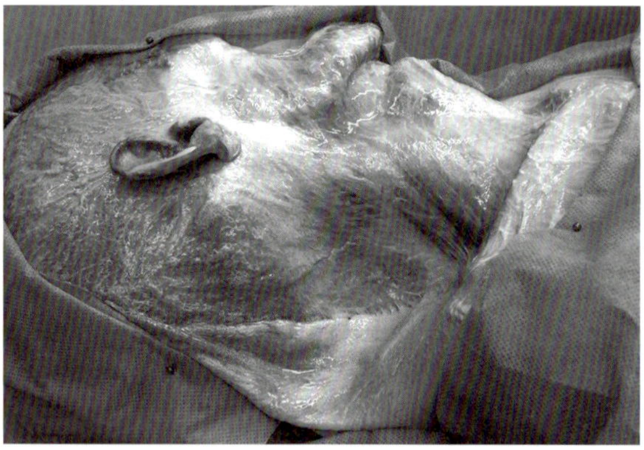

그림 13.9
머리, 경부, 쇄골 영역의 표면 근막의 연속성.
구조의 연속성에 주목하라.

나타낸다(Pilat, 2009)(**표** 13.1; **그림** 13.5–13.9).

근막 힘 전달
(Myofascial force transmission)

초미세구조의 발견과 근절 단위의 기계생물학(mechanobiology)은 세포외 망상조직 안쪽에 내장된 근원섬유의 새로운 모형에 형태를 부여했는데, 동시에 수축성 현상(자체 동역학에서)에 참여한다(Yucesoy, 2010). 근원섬유의 단축은 근막구조(근내막, 근다발막, 근외막) 내에서 힘을 발휘하며 단순한 선형배열(직렬로 배열된 움직임)보다는 긴장통합구조 형태(Gillies과 Lieber, 2011)의 원리와 더 유사하다. 새로운 '근외막의' 전달로는 건과 평행하다(Huijing, 2007). 이러한 형태에서 근육은 고립되고 독립적인 실체로 작용하지 않는다. 대신에, 신경혈관로와 같은 인접한 근육의 근외막들 사이의 콜라겐 연결은 근육간 간접 연결을 제공한다.

민감한 기관으로서의 근막
(Fascia as a sensitive organ)

근막은 기계적민감성(mechanosensitive) 구조로 나타난다(Vaticón 2009, Langevin, 2011). 일반적으로 신경해부학적 연구는 주로 원판, 후 관절, 근육 섬유, 건 또는 인대에 초점을 맞추고 있으며 근막의 신경지배와 관련된 정보는 제한적이다. 우리의 관심은 기능적 연결에 초점을 맞추고 있는데, 주로 그것의 독특한 기계수용기 망상조직를 통한 느슨한 결합 조직 구조, 특히 소위 간극 기계수용체(III과 IV형 자유신경종말)를 통한 전달을 포함한다(Taguchi 등, 2008; Corey 등, 2011). 근막 신경지배와 관련된 주요 연구결과는 다음과 같다:

- 근막은 기저부 긴장을 유지하면서 수많은 근육 확장으로 몸 전체에 걸쳐 확장되는 구조로 나타난다.
- 근육 수축하는 동안, 근막 확장은 근막의 특정 부위로 그 효과를 전달하여 그 부위의 고유수용기를 자극한다(Tesarz 등, 2011).
- 기계수용기의 존재는 근막의 고유수용, 힘의 전달, 그리고 운동 조절에 활동적으로 관여한다는 것을 암시한다(Mense과 Hoheisel, 2016).
- 근막 망상조직의 고유 수용적 역할은 시간, 속도 및 적절한 힘 수준에서 운동 단위를 작동시키기 위해 기계적 자극에서 중추신경계를 새롭게 할 수 있음을 의미한다.
- 조직 미세외상, 염증 및 섬유증은 연부조직의 고유한 생체역학을 변화시킬 수 있을 뿐 아니라(예: 경직을 증가) 영향을 받는 조직에서 파생된 감각 입력을 변화시킬 수도 있다.
- 통각수용기의 지속적인 활성화는 섬유증과 염증을

악화시켜 조직의 경직성과 그에 따른 움직임의 변화를 유발할 수 있다(Schidler 등, 2014).

- 미세외상과 이로 인한 자유 신경 말단의 반복적인 자극은 지속적인 경계 반응을 일으킬 수 있다. 손상, 저운동성 또는 과도한 하중으로 인한 조직의 변형은 고유수용성 반응을 모형화할 수 있으며 이를 통해 경계성 반응이 증가한다(Chou과 Shekelle, 2010).
- 같은 척추 분절로 근막과 신경지배를 공유하는 다른 조직의 자극은 고통스러운 반응으로 민감성의 역치를 수정할 수 있다.

턱관절 장애에 적용된 근막 유도 치료(MIT®)

(Myofascial Induction Therapy (MIT®) applied to temporomandibular disorders)

근막 유도 치료(MIT®) 정의

(MIT® definition)

MIT®는 근막 체계의 기능적 회복에 초점을 맞춘 도수 치료 접근법이다. 임상가가 기능장애가 있는 조직에 손으로 부드러운 기계적 자극 전달(견인 또는 압박)을 적용하는 평가 및 치료 과정으로 구성된다. 결과는 생화학적, 신호, 대사 및 최종적인 생리적 반응을 포함하는 신체로부터의 상호 반응이다. 이 과정은 조직 망상조직 반응성을 개편하여 근막 체계로의 정보 전송을 용이하게 하고 최적화하는 것을 목표로 한다. '유도(induction)'라는 용어는 근막 체계의 수동적 신장보다는 움직임 촉진의 회복과 관련이 있다. 이것은 첫째로 회복된 항상성 수준을 찾고, 운동 범위를 회복하고, 적절한 긴장의 정상화, 힘 및 주로 움직임 조정을 찾는 학습 과정이다. 주요 MIT 적용법의 목표는 근골격계, 신경, 혈관, 두개 및 내장 구성 요소에서 신체의 움직임 능력을 향상시키고 근막 체계의 내적 균형을 회복하는 것이다. 이것은 중추신경계에 의해 통제되는 집중 과정으로 임상가가 촉진제 역할을 한다. 치료적 작용은 항상성 균형 조절을 위한 수단의 공급에 초점을 맞추고 있다. 치료 과정의 최종 목표는 안정된 계층 조직의 정착이 아니라 환경 및 개인적 요구에 대한 최적의 적응을 촉진하는 것이다(Pilat, 2014). 결과(신체 모습 변화, 기능적 기술 향상)는 치료사뿐만 아니라 환자에 의해서도 평가되어야 한다. MIT®는 환자 중심의 개별화된 치료가 되기를 열망한다(Pilat, 2017).

아래에서 제시한 MIT의 적용법은 저자의 임상경험(Pilat, 2003)을 바탕으로 하며, 위에서 논의한 이론적 체계를 바탕으로 한다. MIT 과정은 다른 치료법 또는 분리된 중재와 결합될 수 있다.

근막 기능 장애 정의

(Myofascial dysfunction definition)

근막 계통의 기능 장애는 특화된 움직임의 고도로 조직화된 분류를 변형한 것이며 망상조직을 통한 정보의 잘못된 전송으로 정의된다(Pilat, 2003). 적절한 근막 동역학(내막 섬유와 근막내 면 사이의 활주)이 손상되면, 최적의 신체 동작은 영향을 받을 수 있다. 이것은 또한 적절한 체액 교환과도 관련이 있다.

평가과정(Assessment process)

제안된 임상 평가 제안서는 **그림 13.10**과 **표 13.2**와 **표 13.3**으로 요약된다. 환자가 자주 일상 활동과 유사한 통합 움직임을 수행할 때 광범위한 기능 검사에 특별한 주의를 기울여야 한다. MIT® 방법은 환자 중심의 치료이기 때문에 평가에 대한 그녀/그의 개인적인 해석은 중요하다. TMD와 관련된 징후와 증상은 **그림 13.11**에 요약되어 있다.

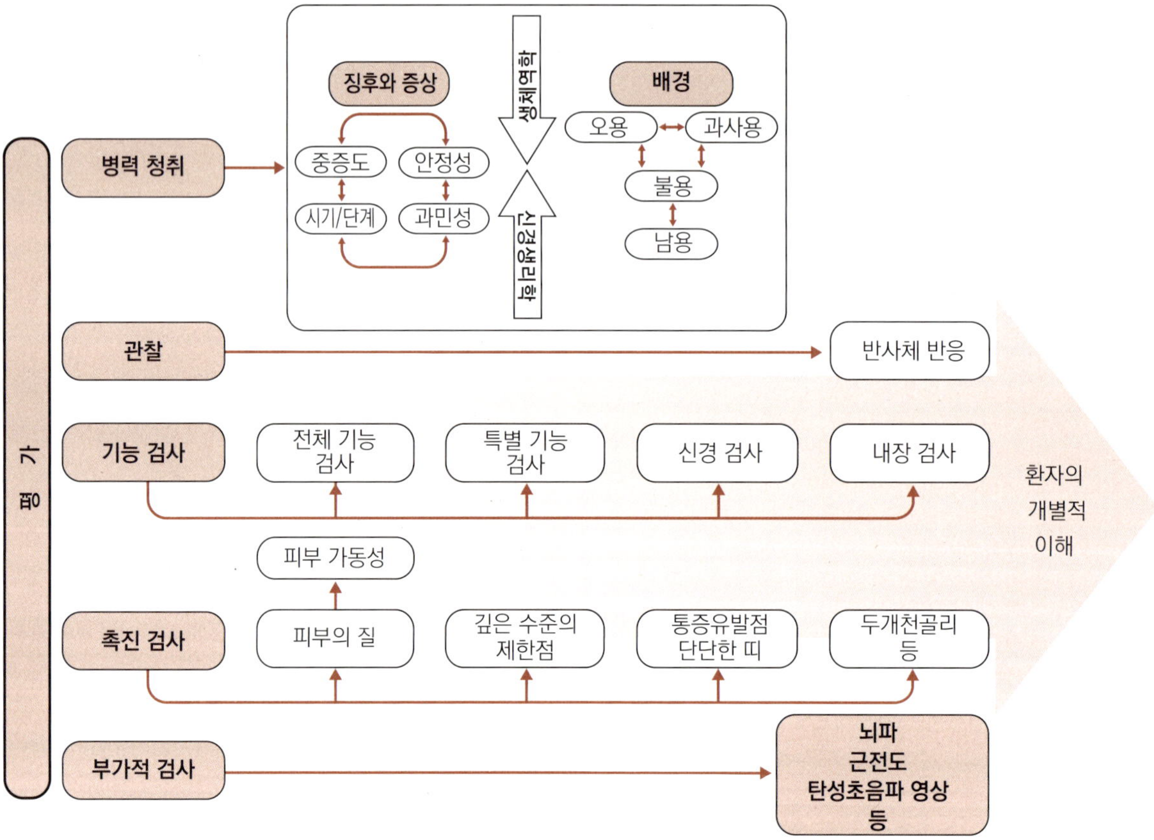

그림 13.10
MIT에서 제시된 평가과정의 구성 CRI, 두개천골 리듬; EEG, 뇌파; EMG, 근전도; TP, 통증유발점.

표 13.2
제안된 임상평가 방법

자세 및 안면 관찰	민감도 검사	구강내 관찰	수동관절검사	능동적가동성	관절음
■ 안면선들의 평행 여부 ■ 중간 수직 얼굴선 ■ 안면 사이 비대칭성 거리 ■ 머리 위치	■ 통증 ■ 촉진 ■ 온도 ■ 진동	■ 치아 마모 ■ 혀 함몰 ■ 구강내 함몰	■ 하악골 활주 및 견인 ■ 인대 및 관절낭 시험 ■ 이중 영역 시험 ■ 끝 느낌	■ 압박 ■ 올리기 ■ 턱의 측면 수축운동 ■ 내밈 ■ 뒤당김	■ 청진 ■ 촉진 ■ 째깍음 ■ 염발음 ■ 터지는 소리

표 13.3
제안된 임상평가 방법

근육상태	운동 조절	안면 비대칭	신경 기계적 민감도	경부 진찰	흉부 진찰
■ 촉진 ■ 비대 ■ 통증 ■ 길이 및 강도 평가	■ 하악 편차 ■ 하악 편향 ■ 턱의 측면 수축운동 시 안면의 연합운동 ■ 경구 개방 시 두부 돌출 ■ 개구 시 두개경추의 신전 ■ 삼킬 때의 설골과 혀의 동역학 ■ 저작 동역학 ■ 피로	■ 국소 및 부위별 근막계통의 관찰과 촉진	■ 등, 허리 굴곡검사 (slump test) ■ 경추두개 굴곡 검사 ■ 하악 신경 검사	■ 자세 ■ 수동적 움직임 ■ 능동적 움직임 ■ 운동 조절 ■ 근육 상태	■ 자세 ■ 수동적 움직임 ■ 능동적 움직임 ■ 호흡 형태 ■ 근육 상태

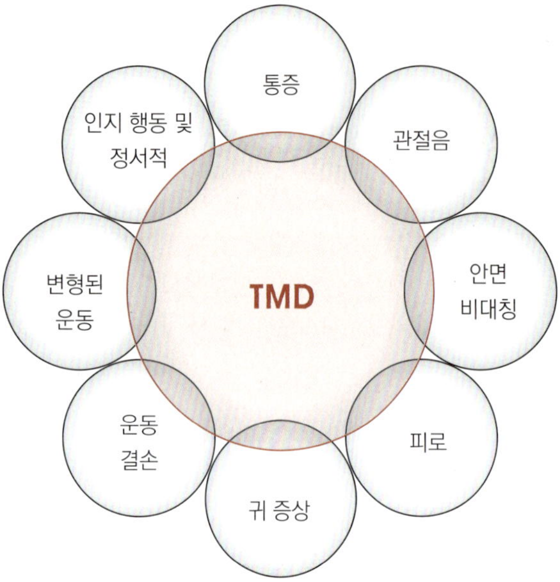

그림 13.11
TMD와 관련된 징후 및 증상

치료 목표(Treatment objectives)

MIT®의 목표는 다음과 같다.

- 표면 근막 포획으로 평가한다.
- 콜라겐 구조의 '정적 자세'를 변화시킨다.
- 세포외 망상조직의 활주 특성 회복을 촉진한다.
- 섬유아세포의 역학에서 생리학적 방향을 자극한다.
- 조직 유착의 형성을 피한다.
- 망상조직에서 항체의 보다 효율적인 순환을 획득한다.
- 제한 부위의 혈액 공급(히스타민 방출)을 개선한다.
- 신경계에 혈액 공급을 개선한다.

MIT®에 대한 금기증
(Contraindications to MIT®)

MIT의 주요 금기증으로는 동맥류, 전신질환, 급성기의 염증성 과정, 급성 순환결핍, 진행성 당뇨병, 항응고제 치료, 및 모든 도수 치료 중재에 대한 일반적인 금기증 등이 있다.

임상적 적용의 기초(Basis of clinical applications/Pilat 2003, 2009, 2014, 2015, 2017)

MIT® 접근법에서 치료사는 저강도 도수기법/장시간 부하를 근막 계통에 적용한다. 이를 통해, 근막 조직(세포외 망상조직)의 회복이 촉진된다. 이 과정은 세포 기계적전달, 압전 전기 및 점탄성과 관련된 분자 기전에 의해 매개되며 중추신경계에 의해 조절된다. 주로 운동 범위의 회복, 적절한 긴장, 힘 및 협응을 통한 새로운 항상성 수준을 찾는 '교육적' 과정이라 할 수 있다. 최종 결과는 에너지 소비가 적은 더 나은 기능성으로 전달된다. **그림 13.12**는 이 과정의 세부 요약 사항이다.

임상 시술 원리(Clinical procedure principles/Pilat 2003, 2009, 2014, 2015, 2017)

1. 모든 시술은 치료된 기능 장애 및 환자의 나이, 신체적 및 정서적 상태, 문화적 측면 및 성별에 관한 개인의 요구에 따라 개별화되어야 한다.
2. 생체역학적으로 근막 체계는 압박력과 견인력에 반응한다. 이는 MIT®를 적용할 때 사용되는 두 가지 역학적 전략이다.
3. 이완 움직임의 방향은 촉진을 유발하는 쪽이다. 임상가는 임의의 방향으로 움직임을 수행하는

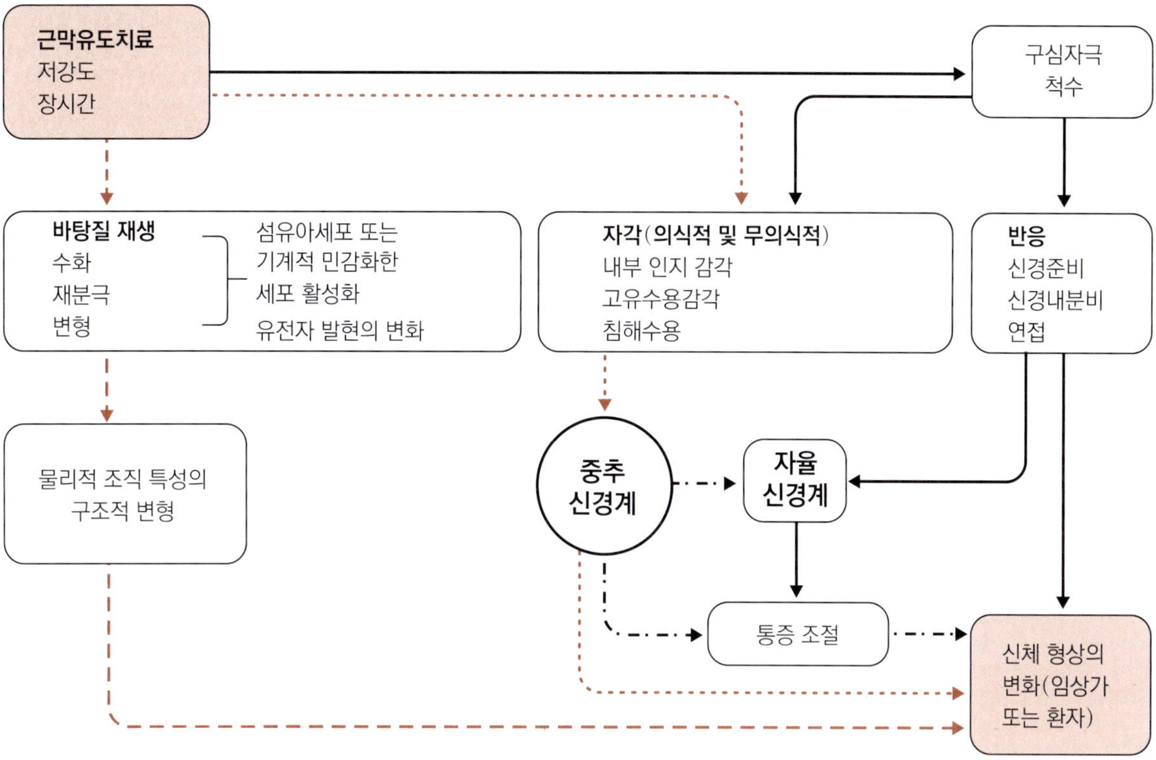

그림 13.12
근막유도 과정 구조. ANS, 자율신경계; CNS, 중추신경계

것을 자제해야 한다.

4. 임상가는 통증 및/또는 기능장애(저/고운동성, 협응운동 실조, 힘 부족 등)와 관련이 있을 수 있는 근막 기능장애의 영향을 받는 신체 부위를 선택한다. 이 부위는 위에서 논의한 초기 평가 과정에서 확인되어야 한다.
5. 기능장애로 영향을 받는 각 부위는 특정 중재의 적용을 필요로 한다(Pilat, 2003).
6. 임상가는 3차원적으로, 느리고 점진적인 압축 및/또는 견인 적용하여 첫 번째 제한 장벽으로 언급된 조직을 긴장시킨다. 압력은 첫 번째 제한 장벽을 해제하기 위해(점탄성 반응의 시작) 필요한 시간으로 적어도 60-90초 동안으로 일정하다.
7. 적용법의 첫 번째 단계 동안 치료사는 조직이 거의 움직이지 않도록 유도한다.
8. 첫 번째 제한 장벽을 극복하면, 치료사는 각 추가 장벽에서 일시 중지하면서 촉진 방향으로의 움직임을 함께한다.
9. 각 기술은, 적어도 3~6개의 연속 장벽을 극복해야만 하며 최소 적용 시간은 3~5분이다.
10. 조직에서 장력은 일정해야 하지만, 치료사가 가한

압력은 첫 번째 장벽을 극복한 후에 수정될 수 있다. 많은 활성화 및/또는 통증이 감지될 때 압력을 줄여야 한다.

MIT® 적용법의 예
(Examples of MIT® application)

다음 기술은 근막 제한을 치료하는데 사용되곤 했던 치료 전략의 예이며 TMD와 관련된 가장 일반적인 임상 기능 장애 및 통증 증상과 관련이 있다.

후두하부 근막 유도

이 기술의 목적은 대, 소후두직근과 경막 사이의 결합 조직 연결 부위에 위치한 제한을 이완하는 것이다(Hack 등, 1995; Kahkeshani과 Ward, 2012). 최근 체계적 고찰연구에서, Palomeque-del-Cerro 등(2017)은 '경부 근육과 경부 경막 사이에 연부조직의 연속성이 있으며; 이것은 생리적, 병리생리학적 및 치료적 함의를 가질 수 있으며, 두개경추 장애에서 일부 치료법의 효과를 설명하는 데 어떤 방법이 될 수 있다.

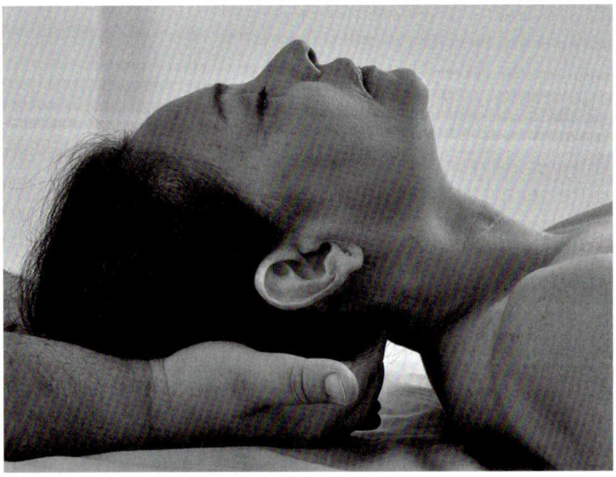

그림 13.13
후두하부 부위의 근막 유도

환자는 바로 누워 있고 임상가는 전완을 표면에 단단히 위에 놓은 채 치료대의 머리에 앉는다. 임상가는 두 손을 환자의 머리 밑에 위치시킨다. 그런 다음, 임상가는 두 번째에서 네 번째 손가락으로 후두하부 공간을 만지며 손가락을 수직으로 배치하려고 한다. 그 후, 임상가는 앞에서 설명한 손가락의 끝을 가지고 천장을 향한 방향으로 지속적인 힘을 가한다(**그림 13.13**). 압력은 통증이 없어야 하며 근막이 풀릴 때까지 적어도 4분 동안 유지되어야 한다.

설골 부위의 근막 유도

이러한 기술의 목적은 설골상부와 설골하 영역의 근막 제한을 이완하는 것이다(Pilat, 2003). 설골은 척추전과 표면 근막 둘 다에 고정된다. 또한, 설골의 해부학적 관계는 인근 뼈와 연골간의 상관 관계가 없기 때문에 독특하다. 그럼에도 불구하고, 설골은 경부 및 구강안면 구조 근막 체계의 생체 역학적 평형에서 중요한 역할을 한다. 또한 설골이 혀의 움직임을 상호 수축을 통해 조절하는 이설근, 설골설근, 소각설근 같은 혀 근육을 지탱한다는 것도 관련이 있는 사실이다. 설골과 관련된 14쌍의 근육과 다른 연결 구조가 있다(**그림 13.14**). 설골은 삼키기, 말하기, 씹기, 불기 같은 활동에 참여한다. 설골의 위치상 균형은 다음과 같이 구성된 세 개의 근막 체계를 제어한다.

- 설골상 근육: 설골을 두개골측으로 움직인다.
- 설골하 근육: 설골의 미골측으로 움직인다.
- 설골후 근육: 설골의 배측으로 움직인다.

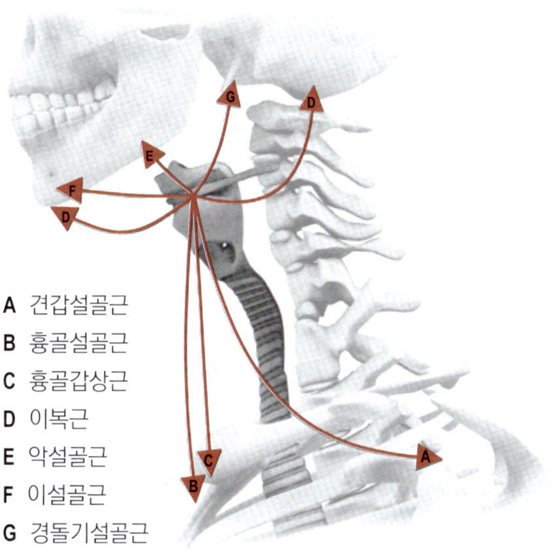

그림 13.14
설골 부위의 동역학. 뼈와 근육(A–G) 사이의 근막 관계를 보여준다.

A. 이복근 근막의 근막유도(설골상 시술)

환자는 바로 누워 있고 임상가는 치료대의 머리 측에 앉는다. 중지와 약지를 이용하여 임상가가 하악골 아래에서 편측 손으로 접촉한다. 다른 한 손은 환자 머리를 안정화시킨다. 이 위치에서 임상가(피부 위에서 활주하기)의 손가락 끝은 하악골의 각으로 이동한다(**그림 13.15**). 이 활주는 7번 반복했다. 임상가가 제한점을 느낀다면, 근막 제한을 이완하기 위해 7초 동안 가볍고 부드러운 압력을 적용해야 한다(**그림 13.16**). 근막 제한이 깊다면, 임상가는 환자의 머리에 위치한 손을 사용하여 머리의 불수의적인 움직임을 따라야 한다.

참고: 악하선에 압력이 가해지는 것을 피하는 것이 매우 중요하다.

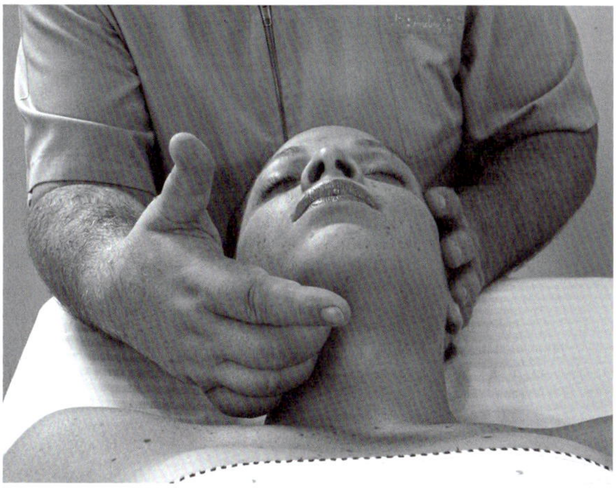

그림 13.15
이복근 근막의 근막 유도술

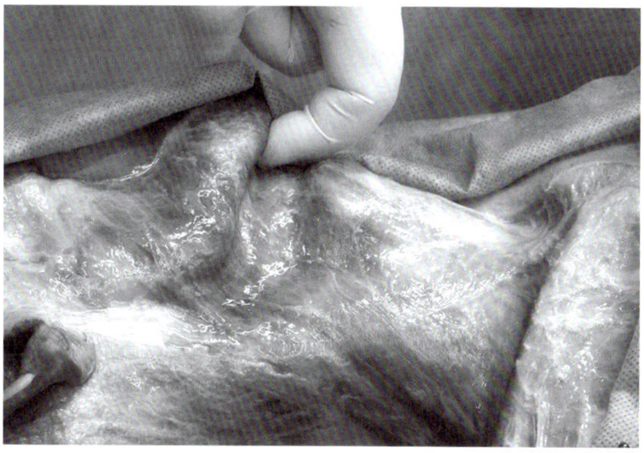

그림 13.16
이복근 유도 과정에서 손가락 위치이다.
참고: 사진은 해부학적 구성 요소를 덮지 않도록 단일 손가락으로 접촉하는 모습을 보여준다.

B. 설골하 영역의 근막유도(교차-도수 기법)

환자는 바로 누운 자세로 있고 임상가는 환자의 어깨 높이에 있는 치료대의 한쪽에 선다. 임상가는 다음과 같이 교차-도수 자세 접촉을 적용한다: 두개골측 손은 설골을 감싸는 한편, 미골측 손은 쇄골과 설골 사이의 공간에 위치한다. 이 자세에서 두개골측 손은 부드러운 미골측 견인을 적용하는 한편, 설골측 손은 두개골측 방향으로 당긴다(**그림 13.17**). 임상가는 첫 번째 반응이 조직에 의해 유도될 때까지 60초에서 90초를 기다린다. 전체 기법 수행하는 동안 압력은 일정해야 한다.

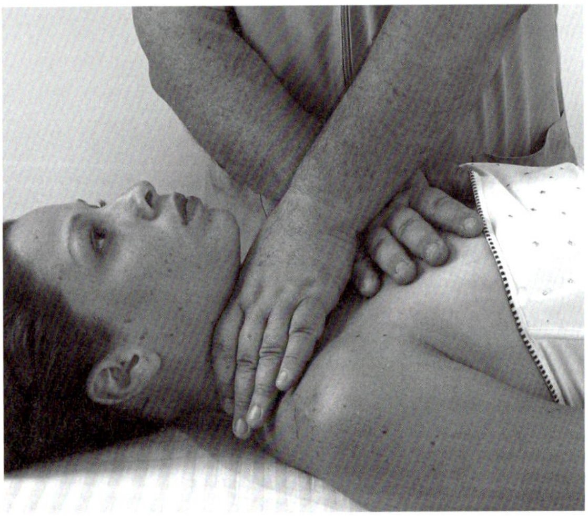

그림 13.17
설골하 근막의 교차-도수 기법

저작근 근조직의 근막유도

다음 시술은 가장 중요한 세 가지 저작근을 다룬다. 측두근은 두정골, 측두골, 전두골, 접형골, 하악골에 작용한다. 완벽한 교합으로, 측두근의 장기적이고 과도한 장력은 관절 원판의 동역학에 부정적인 영향을 미칠 수 있다. 교근(외부)은 내측 익돌근(내부)과 함께 작용하여 턱을 매달고(suspend) 있다. 외측익돌근은 내측익돌근의 두 근복 사이를 주행하며, 이 경로는 사실상 수평이다. 구상돌기(coronoid process)는 입 열림 동안 전방으로 이동한다. 측두근의 후방 섬유는 입을 닫을 때 다시 골단을 이끄는 길항 운동을 수행한다.

A. 측두근 근막 유도(그림 13.18)

환자는 바로 누운 자세를 하고 임상가는 치료대의 머리 측에 앉는다. 임상가는 양손의 손가락 끝으로 측두근을 양쪽으로 접촉한다(**그림 13.19와 13.20**). 그 후, 임상가는 손을 부드럽게 2~2.5cm 간격으로 근막 섬유의 방향(**그림 13.18**)에 대해 수평으로 활주한다(머리의 피부와 함께 손을 함께 움직임). 병원에서는 각 접촉 부위에서 15번의 활주하는 주기를 수행하는 것이 일반적이다. 이 기법은 통증이 없어야 한다.

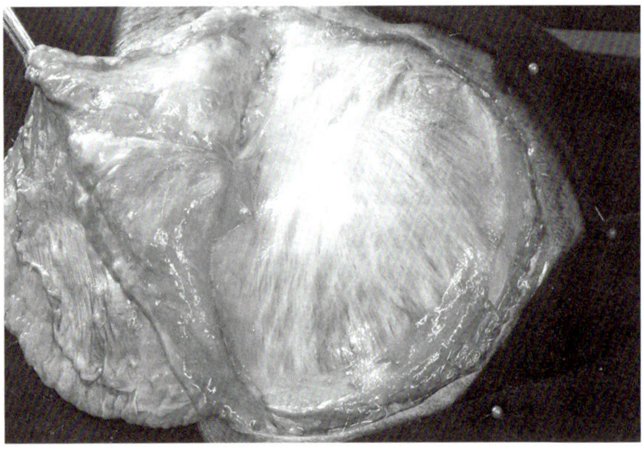

그림 13.18
측두근 근막

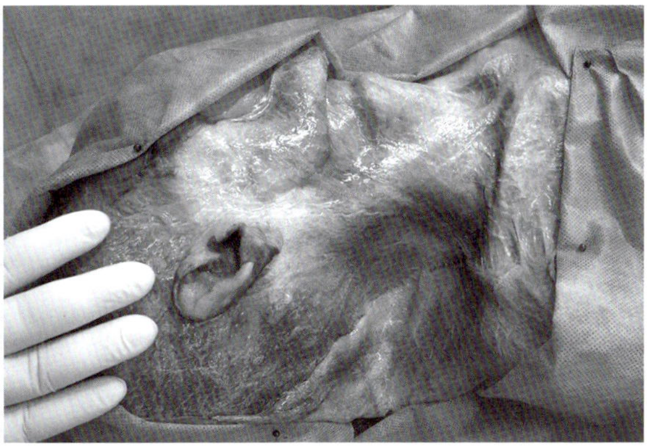

그림 13.19
측두근 근막 유도를 위한 손 위치하기

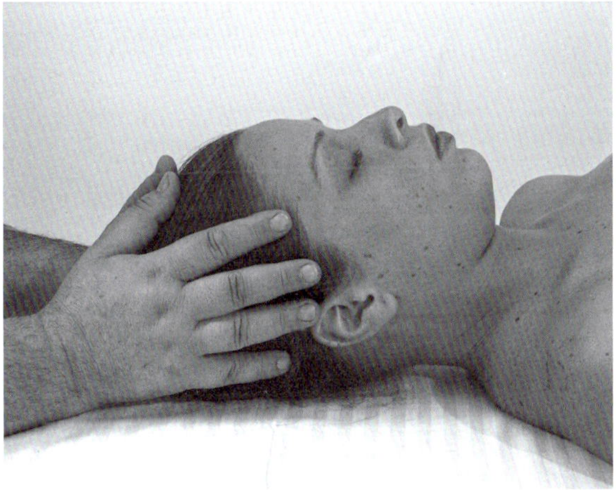

그림 13.20
측두근 근막 유도

B. 익돌근 근막 유도

임상가는 검지손가락(우세한 손 쪽)을 익돌와(pterygoid fossa)의 세 번째 대구치 위에 위치한다. 다른 한 쪽의 검지와 중간 및 약지 손가락들은 측두상악 영역(**그림 13.21**)에 접촉한다. 이완이 감지될 때까지 압력은 모든 방향으로 연속적 방식으로 가해져야만 한다. 이 영역은 보통 극도로 민감하기 때문에 특별한 치료를 받아야만 한다.

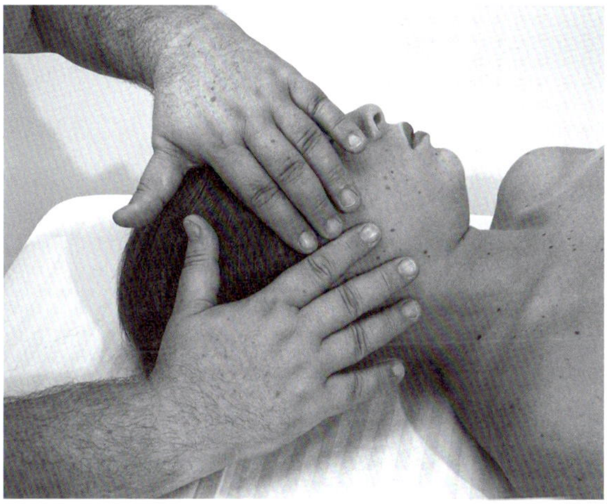

그림 13.21
익돌근 근막 유도

C. 교근 근막 유도

임상가는 양손의 중지와 약지의 끝을 교근의 정지부위에 대칭적으로 각 면의 관골궁(**그림 13.22**)에 위치한다. 그 후, 치료사는 환자의 몸의 중간선을 향해 지속적인 압력을 가한다. 유도(induction)의 원리를 따랐다.

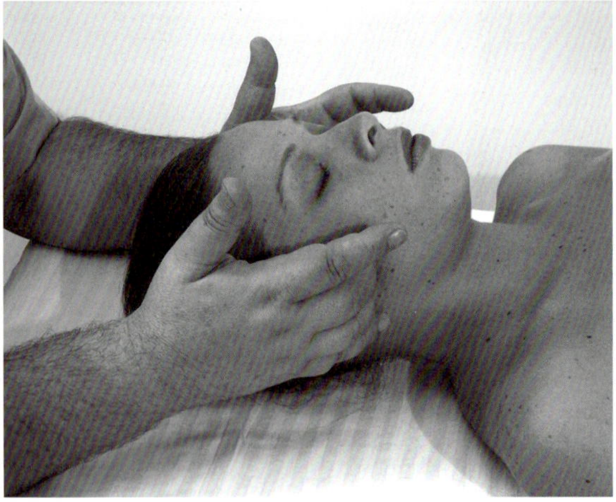

그림 13.22
교근 근막 유도술

TMJ 감압 기법(그림 13.23-13.25)

이 시술의 사용은 최적의 동적 안정성을 찾기 위해 응용법의 최종 단계로 제시된다. 환자는 바로 누워 있고 임상가는 치료대의 머리 측에 앉는다. 임상가는 턱의 수직 가지(ramus)를 따라 TMJ 바로 아래에 중지를 위치하고; 손을 환자의 머리에 맞춘다. 그 후, 임상가는 부드러운 미골측 장력(근막 수준에서)을 적용하며 이완이 감지될 때까지 기다린다. 치료가 끝나면, 환자는 입을 여러 번 열고 닫아야 한다.

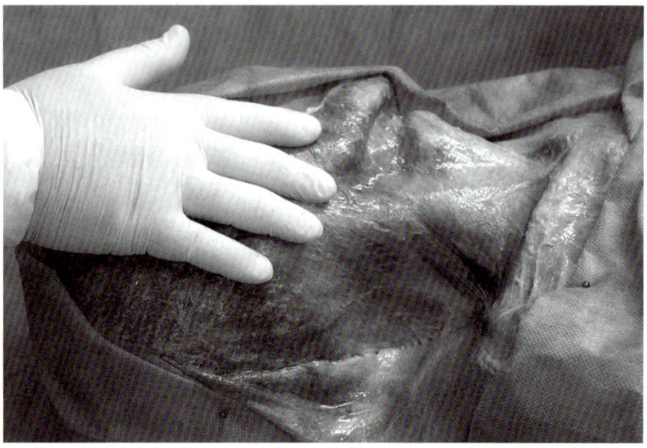

그림 13.24
TMJ 감압 기법(사체 상의 손 위치)

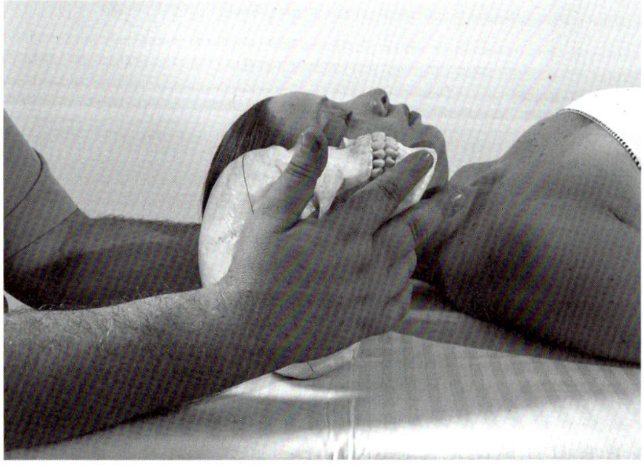

그림 13.23
TMJ 감압 기법

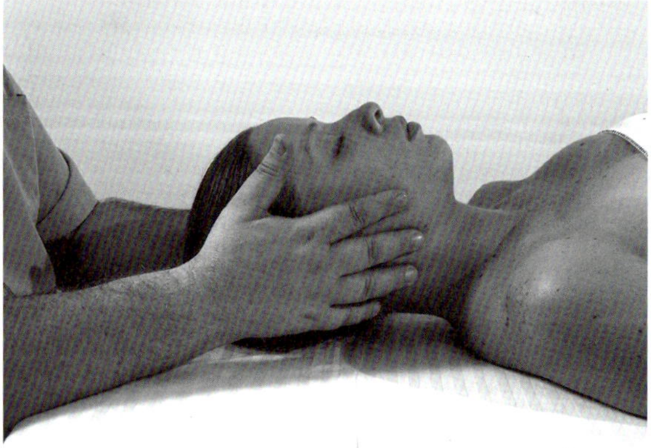

그림 13.25
TMJ 감압 기법(환자에서의 손 위치)

결론(conclusion)

MIT®의 적용법은 TMD의 치료에 도움이 될 수 있다. 따라서 MIT®를 다양한 치료 과정에 포함시키는 것을 제안한다. MIT®의 과학적 근거와 관련된 연구가 부족하지만 증가하고 있음에도 불구하고, 임상 증거는 제한되어 있어 보다 객관적인 평가 과정을 포함, 전략 분류(지엽적 대 광범위한 접근법), 힘, 적절한 시기, 강도 및 적용 빈도에 대한 매개변수의 통일, 서로 다른 신체 시스템에서의 반응 식별 및 분석, 반응자 대 비반응자 식별 및 분류, 장기 결과 분석(Pilat, 2017) 등의 통일된 연구 기준이 요구된다. 사실, 한 가지 요인은 적절한 결과를 정량화하는 데 어려움이 있다. 새로운 평가 방법(예: 탄성초음파영상 검사)의 개발은 이 도전에 도움이 될 것이다.

다른 근막 치료 접근법에 정통한 임상가들(예: Robert Ward(2003년)에 따르면 근막 이완 기법은 Andrew Taylor Still이 원작으로, Carol Manheim(2008)과 John F. Barnes(1990) 등이 널리 기술하였다)은 서로 보완할 수 있는 유사한 임상적 추론 개념에 근거하여 각각 다른 세부사항을 가진 MIT®와 유사점을 발견할 것이다.

참고문헌

Adstrum S, Hedley G, Schleip R, Stecco C, Yucesoy CA. Defining the fascial system. J Bodywork Mov Ther 2017; 21: 173–177.

Armijo Olivo S, Magee DJ. Electromyographic activity of the masticatory and cervicalmuscles during resisted jaw opening movement. J Oral Rehabil 2007; 34: 184–194.

Bag AK, Gaddikeri S, Singhal A, Hardin S, Tran BD, Medina JA, Curé JK. Imaging of the temporomandibular joint: An update. World J Radiol 2014; 6; 567–582.

Ballenberger N, von Piekartz H, Paris-Alemany A, La Touche R, Angulo-Diaz-Parreño S. Influence of different upper cervical positions electromyography activity of the masticatory muscles. J Manipulative Physiol Ther 2012; 35:308–318.

Barnes J. Myofascial Release MFR. Seminars: Paoli. Eastern Myofascial Release Treatment Center, Malvern. 1990.

Bilgiç F, Gelgör E. Prevalence of temporomandibular dysfunction and its association with malocclusion in children: An epidemiologic study. J Clin Pediatr Dent 2017; 41:161–165.

Carlson CR, Sherman JJ, Studts JL, Bertrand PM. The effects of tongue position on mandibular muscle activity. J Orofacial Pain 1997; 11: 291–297.

Chaves TC, Dos Santos Aguiar A, Felicio LR, Greghi SM, Hallak Regalo SC, Bevilaqua-Grossi D. Electromyographic ratio of masseter and anterior temporalis muscles in children with and without temporomandibular disorders. Int J Pediatr Otorhinolaryngol 2017; 97: 35–41.

Chou R, Shekelle P. Will this patient develop persistent disabling low back pain? JAMA 2010; 303: 1295–1302.

Clark GT, Browne PA, Nakano M, Yang Q. Co-activation of sternocleidomastoid muscles during maximum clenching. J Dental Res 1993; 72: 1499–1502.

Coombs MC, Petersen JM, Wright GJ, Lu SH, Damon BJ, Yao H. Structure-function relationships of temporomandibular retrodiscal tissue. J Dental Res 2017; 96: 647–653.

Corey SM, Vizzard MA, Badger GJ, Langevin HM. Sensory innervation of the non-specialized connective tissues in the low back of the rat. Cells Tissues Organs 2011; 194: 521–530.

Davies PL. Electromyographic study of superficial neck muscles in mandibular function. J Dental Res 1979; 58: 537–538.

Demirdover C, Sahin B, Vayvada H, Oztan HY. The versatile use of temporoparietal fascial flap. Int J Medical Sci 2011; 8: 362–368.

Dijkstra PU, Kropmans TJ, Stegenga B. The association between generalized joint hypermobility and temporomandibular joint disorders: a systematic review. J Dent Res 2002; 81: 158–163.

Fernández-de-las-Peñas C, Galán-del-Río F, Fernández-Carnero J, Pesquera J, Arendt-Nielsen L, Svensson P. Bilateral widespread mechanical pain sensitivity in women with myofascial temporomandibular disorder: evidence of impairment in central nociceptive processing. J Pain 2009; 10:1170–1178.

Forsberg CM, Hellsing E, Linder-Aronson S, Sheikholeslam A. EMG activity in neck and masticatory muscles in relation to extension and flexion of the head. Eur J Orthodont 1985; 7:177–184.

Funakoshi M, Fujita N, Takehana S. Relations between occlusal interference and jaw muscle activities in response to changes in head position. J Dental Res 1976; 55: 684–690.

Gerstner G, Ichesco E, Quintero A, Schmidt-Wilcke T. Changes in regional gray and white matter volume in patients with myofascial-type temporomandibular disorders: a voxel-based morphometry study. J Orofacial Pain 2011; 25: 99–106.

Gillies A, Lieber R. Structure and function of the skeletal muscle extracellular matrix. Muscle Nerve 2011; 44:318–331.

Gordon J E. Structures, or why things don't fall down. London: Penguin Books Ltd. 1978.

Hack GD, Koritzer RT, Robinson WL, Hallgren RC, Greenman PE. Anatomic relation between the rectus capitis posterior minor muscle and the dura mater. Spine 1995; 20: 2484–2486.

Häggman-Henrikson B, Nordh E, Eriksson PO. Increased sternocleidomastoid, but not trapezius, muscle activity in response to increased chewing load. Eur J Oral Sci 2013; 121: 443–449.

Hakkak F, Jabalameli M, Rostami M, Parnianpour M. The tibiofemoral joint gaps: an arthroscopic study. SDRP Journal of Biomedical Engineering. 2015 [online] Available at: http://www.openaccessjournals.siftdesk.org/articles/pdf/The-Tibiofemoral-Joint-Gaps20151112000118.pdf [Accessed 03/6/2017].

Hellmann D, Giannakopoulos NN, Schmitter M, Lenz J, Schindler HJ. Anterior and posterior neck muscle activation during a variety of biting tasks. Eur J Oral Sci 2012; 120: 326–334.

Herring SW, Liu ZJ. Loading of the temporomandibular joint: anatomical and in vivo evidence from the bones. Cells Tissue Organs 2001; 169: 193–200.

Higbie EJ, Seidel-Cobb D, Taylor LF, Cummings GS. Effect of head position on vertical mandibular opening. J Orthop Sports Phys Ther 1999; 29: 127–130.

Hochberg MC, Altman RD, Brandt KD et al. Guidelines for the medical management of osteoarthritis. Part I. Osteoarthritis of the hip. American College of Rheumatology. Arthr Rheumatol 1995; 38:1535–1540.

Huijing PA. Epimuscular myofascial force transmission between antagonistic and synergistic muscles can explain movement limitation in spastic paresis. J Electromyogr Kinesiol 2007; 17: 708–724.

Huijing PA, Baan GC. Myofascial force transmission: muscle relative position and length determine agonist and synergist muscle force. J Appl Physiol 2003; 94: 1092–1107.

Hwang K, Nam YS, Kim DJ, Han SH. Anatomy of tympanoparotid fascia relating to neck lift. J Craniofacial Surg 2008; 19:648–651.

Ichesco E, Quintero A, Clauw DJ, Peltier S, Sundgren PM, Gerstner GE, Schmidt-Wilcke T. Altered functional connectivity between the insula and the cingulate cortex in patients with temporomandibular disorder: a pilot study. Headache 2012; 52: 441–454.

Ingber DE. The architecture of life. Scientific American 1998; 278: 48–57.

Isberg A. Temporomandibular joint dysfunction: a practitioner's guide. London: Isis Medical Media Ltd; 2001.

Kahkeshani K, Ward PJ. Connection between the spinal dura mater and suboccipital musculature: evidence for the myodural bridge and a route for its dissection: a review. Clin Anat 2012; 25: 415–422.

Kakizaki Y, Uchida K, Yamamura K, Yamada Y. Coordination between the masticatory and tongue muscles as seen with different foods in consistency and in reflex activities during natural chewing. Brain Res 2002; 929: 210–217.

Kang H, Yi X. Biomechanics of temporomandibular joint. Sheng Wu Yi Xue Gong Cheng Xue Za Zhi 2000; 17:324–327.

Khan FA, Pedlar J. Generalized joint hypermobility as a factor in clicking of the temporomandibular joint. Int J Oral Maxillofacial Surg 1996; 25: 101–104.

Koolstra JH. Dynamics of the human masticatory system. Crit Rev Oral Biol Med 2002; 13: 366–376.

Kumka M, Bonar J. Fascia: a morphological description and classification system based on a literature review. J Can Chiropr Assoc 2012; 56: 179–191.

Lam D, Carlson ER. The temporalis muscle flap and temporoparietal fascial flap. Oral Maxillofac Surg Clin North Am 2014; 26: 359–369.

Langendoen J, Müller J, Jull GA. Retrodiscal tissue of the temporomandibular joint: clinical anatomy and its role in diagnosis and treatment of arthropathies. Man Ther 1997; 2: 191–198.

Langevin HM. Fibroblast cytoskeletal remodeling contributes to connective tissue tension. J Cell Physiol 2011; 226: 1166–1175.

Langevin HM, Huijing PA. Communicating about fascia: history, pitfalls, and recommendations. Int J Ther Massage Bodywork 2009; 2: 3–8.

La Touche R, París-Alemany A, von Piekartz H et al. The influence of cranio-cervical posture on maximal mouth opening and pressure pain threshold in patients with myofascial temporomandibular pain disorders. Clin J Pain 2011; 27: 48–55.

La Touche R, Paris-Alemany A, Hidalgo-Pérez A et al. Evidence for central sensitization in patients with temporomandibular disorders: a systematic review and meta-analysis of observational studies. Pain Practice 2017; May 29. [Epub ahead of print]

Levin SM. Putting the shoulder to the wheel: a new biomechanical model for the shoulder girdle. Biomed Sci Instrument 1997; 33: 412–417.

Levin SM. The tensegrity truss as a model for spine mechanics: biotensegrity. J Mecha Med Biol 2002; 2: 375–388.

Levin SM. Tensegrity: the new biomechanics. In: Hutson M, Ellis R (eds). Texbook of musculoskeletal medicine. Oxford: Oxford University Press. 2006.

Levin SM. A suspensory system for the sacrum in pelvic mechanics: biotensegrity. In: Vleeming A, Mooney V, Stoeckart R (eds). Movement, Stability and Lumbopelvic Pain. Edinburgh: Churchill Livingstone, Elsevier. 2007. Pp. 229–237.

Lin CS. Brain signature of chronic orofacial pain: a systematic review and meta-analysis on neuroimaging research of trigeminal neuropathic pain and temporo-mandibular joint disorders. PLoS One 2014; 9: e94300.

Lobbezoo F, Drangsholt M, Peck C, Sato H, Kopp S, Svensson P. Topical review: new insights into the pathology and diagnosis of disorders of the temporomandibular joint. J Orofacial Pain 2004; 18: 181–191.

Manfredini D, Lombardo L, Siciliani G. Dental angle class asymmetry and temporo-mandibular disorders. J Orofacial Orthop 2017; 78: 253–258.

Manheim C. The Myofascial Release Manual. Thorofare: Slack Incorporation. 2008.

Matsuda S, Yamaguchi T, Mikami S, Okada K, Gotouda A, Sano K. Rhythm and amplitude of rhythmic masticatory muscle activity during sleep in bruxers - comparison with gum chewing. Cranio 2016; 34: 234–241.

McLean L. The effect of postural correction on muscle activation amplitudes recorded from the cervicobrachial region. J Electromyogr Kinesiol 2005; 15: 527–535.

McNeill C. Temporomandibular Disorders. Guidelines for Classification, Assessment and Management. Chicago, IL: Quintessence. 1990.

Mense S, Hoheisel U. Evidence for the existence of nociceptors in rat thoracolumbar fascia. J Bodywork Mov Ther 2016; 20: 623–628.

Messina G. The tongue, mandible, hyoid system. Eur J Translational Myol 2017; 27: 6363

Michelotti A, Iodice G, Piergentili M, Farella M, Martina R. Incidence of temporo-mandibular joint clicking in adolescents with and without unilateral posterior cross-bite: a 10-year follow-up study. J Oral Rehabil 2016; 43:16–22.

Milam SB, Zardeneta G, Schmitz JP. Oxidative stress and degenerative temporo-mandibular joint disease: a proposed hypothesis. J Oral Maxillofacial Surg 1998; 56: 214–223.

Milidonis MK, Kraus SL, Segal RL, Widmer CG. Genioglossi muscle activity in response to changes in anterior/neutral head posture. Am J Orthodo Dentofacial Orthop 1993; 103: 39–44.

Moon HJ, Lee YK. The relationship between dental occlusion/temporomandibular joint status and general body health: part 1. Dental occlusion and TMJ status exert an influence on general body health. J Altern Complem Med 2011; 17: 995–1000.

Motro R. Tensegrity, Structural Systems for the future. London: Kogan Page Limited. 2003.

Norton NS. Netter. Anatomía de cabeza y cuello para odontólogos. Barcelona: Elsevier Masson. 2007.

Ögren M, Fältmars C, Lund B, Holmlund A. Hypermobility and trauma as etiologic factors in patients with disc derangements of the temporomandibular joint. Int J Oral Maxillofacial Surg 2012; 41: 1046–1050.

Ohmure H, Miyawaki S, Nagata J, Ikeda K, Yamasaki K, Al-Kalaly A. Influence of forward head posture on condylar position. J Oral Rehabil 2008; 35: 795–800.

Okeson JP. Tratamiento de oclusión y afecciones temporoman-dibulares. 7th ed. Barcelona: Elsevier. 2013.

Palomeque-del-Cerro L, Arráez-Aybar LA, Rodríguez-Blanco C, Guzmán-García R, Menendez-Aparicio M, Oliva-Pascual-Vaca A. A systematic review of the soft-tissue connections between neck muscles and dura mater: The myodural bridge. Spine 2017; 42: 49–54.

Pardehshenas H, Maroufi N, Sanjari MA, Parnianpour M, Levin SM. Lumbopelvic muscle activation patterns in three stances under graded loading conditions: Proposing a tensegrity model for load transfer through the sacroiliac joints. J Bodywork Mov Ther 2014; 18: 633–642.

Pasinato F, Souza JA, Corrêa EC, Silva AM. Temporomandibular disorder and generalized joint hypermobility: application of diagnostic criteria. Braz J Otorhinolaryngol 2011; 77: 418–425.

Peck C. Biomechanics of occlusion-implications for oral rehabilitation. Review. J Oral Rehabil 2016; 43: 205–214.

Perlemuter L, Waligora J. Cahiers d´anatomie. Préparation aux concours. Tête et cou. Paris: Masson & Cie. 1971.

Pilat A. Inducción Miofascial. Madrid: MacGraw-Hill. 2003.

Pilat A. Myofascial induction approaches for patients with headache. In: Fernández-de-las-Peñas C, Arendt-Nielsen L, Gerwin RD (eds). Tension type and cervicogenic headache: patho-physiology, diagnosis and treatment. Baltimore: Jones and Bartlett, Sudbury, MA. 2009.

Pilat A. Myofascial Induction Approach. In: Chaitow L (ed). Fascial Dysfunction. Manual Therapy Approaches. Edinburgh: Handspring Publishing. 2014.

Pilat A. Myofascial induction approaches. In: Fernández-de-las-Peñas C, Cleland J, Dommerholt J (eds). Manual therapy for musculoskeletal pain syndromes of the upper and lower quadrants: An evidence and clinical informed approach. London: Elsevier; 2015.

Pilat A. Myofascial Induction Therapy. In: Liem T, Tozzi P, Chila A (eds). Fascia in Orthopaedic Field. Edinburgh: Handspring Publishing. 2017.

Proffit WR, Epker BN, Ackerman JL. Systematic description of dentofacial deformities: the database. In: Bell WH, Profitt WR, White RP (eds). Surgical correction of dentofacial deformities. Philadelphia: W.B. Saunders. 1980. Pp.105–154.

PubMed. US National Library of Medicine National Institutes of Health. [online] Available at: < https://www.ncbi.nlm.nih.gov/pubmed> [Accessed 10 June 2017].

Rocabado M. Biomechanical relationship of the cranial, cervical and hyoid regions. J Cranio-Mandibular Pract 1983; 1: 61–66.

Rodríguez K, Miralles R, Gutiérrez MF et al. Influence of jaw clenching and tooth grinding on bilateral sternocleidomastoid EMG activity. Cranio 2011; 29: 14–22.

Scarr G. A model of the cranial vault as a tensegrity structure and its significance to normal and abnormal cranial development. Int J Osteop Med 2008; 11: 80–89.

Scarr G. A consideration of the elbow as a tensegrity structure. Int J Osteop Med 2012; 16: 114–120.

Scarr G. Biotensegrity, the structural basis of life. Edinburgh: Handspring Publishing. 2014.

Scarr G, Harrison H. Resolving the problems and controversies surrounding temporo-mandibular mechanics. J Appl Biomed 2016; 14: 177–185.

Scarr G, Harrison H. Examining the temporomandibular joint from a biotensegrity perspective: A change in thinking. J Appl Biomed 2017; 15: 55–62.

Schiffman E, Ohrbach R. Executive summary of the diagnostic criteria for temporomandibular disorders for clinical and research applications. J Am Dental Assoc 2016; 147: 438–445.

Schilder A, Hoheisel U, Magerl W, Benrath J, Klein T, Treede RD. Sensory findings after stimulation of the thoracolumbar fascia with hypertonic saline suggest its contribution to low back pain. Pain 2014; 155: 222–231.

Schleip R, Jäger H, Klingler W. What is 'fascia'? A review of different nomenclatures. J Bodywork Mov Ther 2012; 16: 496–502.

Sobotta J. Atlas de Anatomía Humana. Tomo 1. 21a ed. Madrid: Editorial Médica Panamericana. 2000.

Solow B, Tallgren A. Head posture and craniofacial morphology. Am J Phys Anthropol 1976; 44: 417–435.

Swanson RL. Biotensegrity: A unifying theory of biological architecture with applications to osteopathic practice, education, and research. J Am Osteop Assoc 2013; 113: 34–52.

Taguchi T, Hoheisel U, Mense S. Dorsal horn neurons having input from low back structures in rats. Pain 2008; 138: 119–129.

Takahashi S, Kuribayash i G, Ono T, Ishiwata Y, Kuroda T. Modulation of masticatory muscle activity by tongue position. Angle Orthod 2005; 75: 35–39.

Tesarz J, Hoheisel U, Wiedenhöfer B, Mense S. Sensory innervation of the thoraco-lumbar fascia in rats and humans. Neuroscience 2011; 194: 302–308.

van der Wal J. The architecture of the connective tissue in the musculoskeletal system -an often overlooked functional parameter as to proprioception in the locomotor apparatus. Int J Ther Massage Bodywork 2009; 2: 9–23.

Vaticón D. Sensibilidad Myofascial: El Sistema Craneosacro como la unidad biodinámica. ed. In: Libro de Ponencias XIX Jornadas de Fisioterapia. Madrid: EUF ONCE Universidad Autónoma de Madrid. 2009.

Visscher CM, Huddleston Slater JJ, Lobbezoo F, Naeije M. Kinematics of the human mandible for different head postures. J Oral Rehabil 2000; 27: 299–305.

Ward R. Foundations for Osteopathic Medicine. Philadelphia: Lippincott Williams & Wilkins. 2003.

Westesson PL, Kurita K, Eriksson L, Katzberg RW. Cryosectional observations of functional anatomy of the temporomandibular joint. Oral Surg Oral Med Oral Pathol 1989; 68: 247–251.

Wilson J, Kiely J. The multi-functional foot in athletic movement: extraordinary feats by our extraordinary feet. Human Mov Sci 2016; 17: 15–20.

Yucesoy C. Epimuscular myofascial force transmission implies novel principles for muscular mechanics. Exerc Sport Scienc Rev 2010; 38: 128–134.

14 장
두개골 신경병증의 임상 분류
Clinical classification of cranial neuropathies

두개골 신경조직: 말초 신경계의 구성 요소
(Cranial neural tissue: a component of the peripheral nervous system)

말초 신경 조직의 분류체계는 후각이나 뇌간 핵에 원위부에 발생하는 모든 구심성 섬유와 신경계의 과정을 포함할 수 있게 한다(Merskey와 Bogduk, 1994; Bereiter 등, 2000). 그러므로, 뇌경막을 포함한 모든 뇌신경 조직은 말초 신경계에 포함될 수 있다. 신경근, 척추 및 두개골 신경절뿐만 아니라 척수 및 뇌경막이 해부학적 체질에서 거의 동일하다는 점이 흥미롭다. 따라서 해부학적 관점에서는 두개골과 척수신경 조직을 분리하는 것이 불가능하다(Murzin과 Goriunov, 1979). 기능적으로 두개골 신경 조직은 다른 말초신경계의 연속체로서, 동일한 생리학적, 기계적 특성을 가지고 있다(Breig, 1978). 말초신경계의 나머지 부분과 마찬가지로 두개골계는 기계적, 화학적 자극에 대해 염증, 변화된 전도, 혈관화, 결합조직의 변화 등 유사한 신경생물학직 방식으로 반응한다(Cruccu 등, 2014).

두개골 유해성 및 신경병증성 통증
(Cranial nociceptive and peripheral neuropathic pain)

뇌 말초 신경계의 기능장애는 턱관절 장애(TMD)를 포함한 근골격 통증 상태에서 고려해야 할 중요한 요소이며 이 장의 논거이기도 하다. 신경 장애의 고전적인 형태는 말초 신경병증성 통증을 유발할 수 있는 신경근병증 또는 말초 신경 압박과 같은 말초 신경병증이다. 이러한 통증은 국제통증연구협회(IASP)에 의해 체성감각계 병변이나 질병으로 인한 통증으로 정의되었다(Jensen 등, 2011).

말초신경통증의 근본적인 원인은 신경계 자체의 손상이지만, Zusman(2008)이 지적한 바와 같이 신경 손상은 심각한 통증과 관련된 말초신경 부상의 10% 미만이므로 항상 통증을 유발하는 것은 아니다(Marchetti-ni 등, 2006). 예를 들어, 구강 안면 영역에서 확장되는 종양은 설하신경관의 점진적인 침범과 관련된 설하신경 손상으로 볼 수 있다. 주요 특징으로는 통증보다는 혀의 운동 제어 기능장애(변형된 내구성, 조정력 및 힘)가 있다(Gursoye 등, 2014). 당혹스럽게도, 경미한 신경 손상이 심각한 고통을 유발할 수 있다(Bove 등, 2003; Dilley 등, 2005; Greening 등, 2005).

구강안면부위 신경병증성 통증의 대표적인 예로는 삼차, 하익, 상악, 실인(glossopharyngeal), 후두신경통이 있다(Sommer, 2007). 임상 환경에서 신경통 진단에 관한 IASP 지침에 근거한 권고사항이 발표되었고(Treeed 등, 2008), 최근 새롭게 정리되었다(Finnerup 등, 2016).

이 책의 다른 장들은 구강안면 부위 근육 및 관절과 같은 근골격계 구조에서 발생하는 통증을 수반하는 예제에 대해 논의했다. 두 가지를 분리하는 것은 임상 수준(Markman 등, 2004)에서 이론적으로 어려울 수 있지만, 통각 수용성 통증과 말초 두개골 신경병증성 통증을 구별하는 것은 중요하다(Bennett, 2006). 신경병증성 통증과 유해성 통증이 공존하는 경우 합병증이 발생한다. 그러나 각 질환은 다른 치료 접근법을 필요로 하고 각각은 다른 예후를 가지고 있기 때문에 말초 신경병증과 유해수용성 통증을 구별하는 것이 중요하다. 예를 들어, 치조신경(하악골 신경의 분지)이 손상되어 신경병증 통증을 유발하는 경우에 염증이 있는 디스크와 함께 TMJ의 내측 피막염(관절낭염)을 치료하려면 다른 치료/치료관리 접근법이 필요하다. Forssell 등(2015)은 국제두통학회(IHS)에 의해 두개골 신경병증성 통증의 진단 기준이 제대로 정의되지 않았으며, 근본적인 병리생리학적 구성에 대한 이해가 부족하다고 하였다. 이러한 통증 장애의 진단 및 관리는 어렵고 종종 부적절하다(Woda, 2009; Forssell 등, 2015). 도수치료사와 특히 관련이 있는 것은 신경병증성 통증의 일부 특징을 가진 환자가 도수치료(Jull 등, 2007), 특히 신경가동술(Nee 등, 2013)에 덜 호의적으로 반응한다는 점이며, 이는 신경병증성 통증 분류의 중요성을 시사하는 부분이기도 하다.

신경 장애(Neural disorders)

구강안면 및 기타 근골격계 통증 상태의 관리에 있어 또 다른 합병증은 통증이 신경학적 전도 손실이 없는 신경 장애와 관련이 있을 수 있다는 것이다(Dilley 등, 2005). 보통 말초신경 민감화(PNS)이라고 불리는 이런 종류의 통증은 말초신경의 결합조직 요소, 즉 축삭 자체에 영향을 미치는 염증 과정에 의해 설명된다(Hall과 Elvey, 1999). 이러한 종류의 문제는 염증 과정을 유발하여 신경 조직을 민감하게 만드는 신경을 둘러싼 경계 조직의 기능장애를 동반하며 결과적으로 통증은 민감한 신경 조직에 기계적으로 스트레스를 주는 특정 자세와 움직임에 의해 영향을 받을 수 있다(Nee과 Butler, 2006). 예를 들어, 환자들은 씹거나, 말하고, 노래하는 것과 같은 구강 운동이나 겨드랑이 면도, 신발을 신거나, 다른 지속적인 목 굴곡 위치와 같은 전형적인 머리 운동과 관련된 일상 생활 활동 중에 고통을 경험할 수 있다. 이러한 움직임과 위치는 기계적으로 민감한 두개골 신경계에 요구된다(von Piekartz, 2015).

신경통 장애의 관리에는 통증을 감소시키기 위한 신경계 가동술이 포함된다. 그러나 모든 말초 신경 장애가 이러한 관리에 반응하는 것은 아니라는 증거가 증가하고 있다(Schäfer 등, 2014; Su와 Lim, 2016). 수근관 증후군(CTS)은 말초신경병증의 가장 흔한 증상이지만, 오래된 체계적인 검토는 신경가동술에 대한 상당한 치료 효과의 설득력 있는 증거를 찾지 못했다(Medina McKeon과 Yancosek 2008). 이러한 증거를 고려할 때, 수근관 증후군을 위한 신경가동술이 적용되어서는 안될 것으로 보인다. 신경통 기능장애의 관리에는 말초신경 민감화와 관련된 통증을 줄이기 위해 신경계 가동술이 포함된다. 그러나 이 실험의 방법론은 대상 선택이 잘못되어 일부 환자가 이러한 형태의 중재에 적합하지 않아 치료의 전반적인 효과가 감소했다. 사실, 최근의 무작위 임상 실험에서 다양한 형태의 도수치료 접근법은 정중신경의 신경가동술을 포함하는 것이 장기적으로 수근관 증후군 관리를 위한 수술과 동등하게 효과적이라는 것을 발견했다(Fernández-de-las-Peñas 등, 2015). 또한, 경추상완신경통 및 말초신경 민감화의 특징이 있는 개인에 대한 '능동적 접근'과 비교할 때 신경가동술에 대한 긍정적인 이점도 최근에 나타났다(Nee 등, 2012; Ferreira 등, 2016). 가장 최근의 검토에서는 신경가동술이 일부 조건에 효과적일 수 있지만, 모든 조건에는 효과가 없을 수 있다고 결론지었다(Basson 등, 2017).

두개골 신경가동술의 필요성을 뒷받침하는 임상적 증거에도 불구하고, 두개골 신경가동술을 새로운 방법으로 관리에 사용하는 물리치료사는 거의 없다. 예를 들어, 뇌막염 후 환자의 목 및 얼굴 통증과 관련된 목 굴곡이 감소될 수 있다(Curtis 등, 2010). 신경외과의사들은 이러한 구조물에 대한 스트레스를 줄이기 위해서 소뇌교각(cerebellopontine angle, CPA)의 후두골 감압을 하는 동안 머리를 신전 위치시킨다. 목 굴곡 운동은 후두하(suboccipital) 수술 후 두개골 내 후두부 경막 섬유증을 줄이기 위해 제공된다(Barba과 Alksne, 1984; Bohman 등, 2014). 단일 사례 연구에서 Geerse와 von Piekartz(2015)는 만성 일방적인 두통을 가진 젊은 여성 환자가 하악신경의 이개측두신경증후군 가지의 신경 장애보다는 악관절증으로 오진되었다고 판단했다. 관련 신경과 흉터 조직의 특정 신경가동술은 상부 경부 굴곡을 통해 두통의 감소와 관련이 있었다(Geerse과 von Piekartz, 2015).

치료 반응에서 이러한 불균형에 대한 설명은 신경병증 및 통증의 근본적인 구조에 대한 이해를 필요로 한다. 본질적으로 신경통 장애는 효과적일 가능성이 있는 치료를 기반으로 크게 3개의 하위 그룹(Schäfer 등, 2009b)으로 분류할 수 있다(Schäfer 등, 2011). 각각은 세심한 임상 검사를 통해 식별될 수 있으며 다른 관리 접근 방식이 필요하다. 이러한 범주는 첫째, 감각과민성을 동반한 신경병증적 통증, 둘째, 압박신경병증, 셋째, 말초신경 민감화이다.

감각과민증이 동반된 두개신경병증성 통증(Cranial neuropathic pain with sensory hypersensitivity)

말초신경 손상은 신체적 신경 외상, 대사 및 혈관 질환, 감염, 신경독, 자가면역 공격, 방사선 등을 포함한 다양한 공격으로 발생하며 신경병증성 통증의 발생으로 이어질 수 있다(Treede 등, 2008). 이러한 신경 손상에도 불구하고, 만성 통증이 항상 신경 손상 후에 발생하는 것은 아니라는 것을 인식하는 것이 중요하다(Costigan 등, 2009). 심각한 신경병증 통증에 의한 중등도의 유병률은 일반 인구에서 최대 5%로 추정된다(Bouhassira 등, 2008). 이러한 특징을 가진 환자들은 운동(O'Connell 등, 2013)을 포함한 어떠한 형태의 도수치료 또는 의학적 개입(Finnerup 등, 2007)에도 불구하고 잘 반응하지 못하는 것으로 나타난다.
따라서 조기 식별은 적절한 관리를 위해 필수적이다.

감각 과민증이 있는 안면 신경통은 일상 생활에서 흔하지 않으므로 의사나 다른 치료사에 의해 적절하게 진단되지 않는다(Evers, 2017). 이러한 장애의 잠재적인 예로는 상후두, 이개 측두(auriculotemporal), 설인두 또는 특발성 삼차신경통이 있다. 전형적인 표현은 찌르는 것, 아프거나, 욱신거리거나 쏘는 통증이며, 이는 몇 초 또는 몇 분 동안 지속되는 짧은 발작성(episodes)이다. 이러한 통증은 활동과 직접적으로 관련이 없다. 적절한 관리를 위해서는 조기 식별이 필수적이다(Sommer, 2007).

신경병증성 통증은 중추 및 말초 신경계의 여러 병리 생리학적 변화에서 발생한다. 말초 신경계에서, 이것들은 유전자 발현의 변화와 이소성(ectopic; 정상위치가 아닌) 활동을 유도하는 이온 채널의 변화를 포함한다. 실제로 자극과 무관한 자발적인 통증은 이러한 형태의 통증의 일반적인 특징이다. 말초 입력은 신경계의 여러 수준에서 시냅스 촉진과 억제의 손실을 유발하여 궁극적으로 중앙 증폭(central amplification)을 유도한다(Decosterd 등, 2002). 시간이 지남에 따라 이것은 신경 세포 사멸과 비정상적인 시냅스 연결로 이어질 수 있으며, 수용성 및 무해한 구심성 입력의 지속적인 변경 처리를 위한 구조적 기초를 제공한다. 변경된 유전자 전사 과정을 통해 A 섬유는 C 섬유처럼 행동하고 무해한 입력은 이제 중추 민감화를 유발한다(Decosterd 등, 2002). 일단 이러한 변화가 발생하면 가벼운 접촉, 관절 운동 또는 근육 수축과 같은 정상적 무해한 활동에서 발생하는 입력은 고통으로 인식되며 중추 민감화(central sensitization) 및 감각 과민성을 생성 및/또는 유지할 수 있다(Campbell과 Meyer, 2006). 중추 및 말초 신경계에 대한 이러한 광범위하고 깊은 변화는 만성 신경병증성 통증 연속체의 극단에 있으며 분류 목적을 위해 감각 과민성을 동반한 신경병증성 통증(neuropathic pain with sensory hypersensitivity, NPSH)으로 정의된다.

신경병증성 통증의 진단은 주요 임상적 특징에 기초한다. 다음 네 가지 기준의 존재는 진단에 대한 신뢰를 높인다(Treede 등, 2008).

1. 뚜렷한 신경해부학적으로 그럴듯한 분포 내의 통증, 예를 들어, 면도 중 안면 감각 이상 또는 하악 신경과 일치하는 하악골 근위에서 원위까지 이어지는 통증;
2. 예를 들어, 몇 년 전 채찍질 손상 관련 장애가 있는 상태에서 치아를 추출한 후, 체성감각 계통에 영향을 미치는 병변 또는 질병과 일치하는 이력;
3. 무감각을 동반한 안면 피부의 감각 변화, 하악근의 지구력 또는 강도의 부족 또는 '입 마름'과 같이 신경학적 기능의 변화가 보인다;
4. 예를 들어, MRI 상에서 하악 신경 전도 손실 또는 신경 손상의 증거와 같은 확인된 검사로 관련 병변 또는 질병이 입증 됐을 때.

이러한 형태의 통증은 보통 장애를 일으키며 중추 및 말초 신경계의 흥분성 증가(기계적 이질통(mechanical allodynia)과 타는 듯한 통증이나 전기 충격과 같은 비정상적인 불쾌감)에 반응하는 특정한 양성 징후와 신경전도 부족과 관련된 음성 징후 및 증상으로 특징지어지며, 다른 유형의 만성 통증과 구별할 수 있다(Attal 등, 2008; Baron, 2009; Baron 등, 2009). 아래턱 부위를 면도할 때 느끼는 촉각 장애, 이질통, 통각과민과 같은 양성적인 특징들은 손상된 신경 내부 영역에서 발생하는 반면, 음성적인 특징은 일반적으로 손상된 신경의 축삭 전도율의 감소와 관련이 있다. 이것은 아래턱 부위의 무감각증과 근지구력 부족을 포함

표 14.1
Leeds 신경증상 및 징후 평가 설문지(LANSS)(항목점수). 점수가 12를 넘으면 신경성 통증의 유무를 나타낸다.

Item	
1	따끔거리고, 얼얼하고, 바늘로 찌르는 것과 같은 특징의 통증이 있나요? (예 = 5)
2	아픈 부위의 피부는 얼룩지거나, 붉게/분홍색으로 다르게 생겼나요? (예 = 5)
3	통증으로 인해 환부가 비정상적으로 접촉에 민감합니까? (예 = 3)
4	통증은 폭발적으로 나타납니까: 전기 충격을 받은 듯이, 튀는 듯한 또는 갑작스러운(예 = 2)
5	화끈거리고 타는 느낌처럼 통증 부위 피부 온도가 변화한 느낌입니까(예 = 1)
6	기계적 이질감이 있나요? (예 = 5)
7	핀으로 찔렀을 때 통각과민증 또는 통각저하증이 있나요? (예 = 3)

할 수 있다. 신경병증성 통증을 확인하는 데는 감각과 운동 기능(힘, 지구력, 협응력)을 포함한 신경 전도 손실을 검사하는 것이 중요하다. 이러한 경우에 전형적으로 나타나는 심각한 장애가 있는 경우 신경 촉진 및 신경동역학 검사와 같이 말초 신경에 부하(load)를 주는 움직임을 포함하여 통증 자극 신경 검사를 수행하는 것이 적절하지 않을 수 있다.

또한 신경병증성 통증(NPSH)과 감각적 과민성의 존재에 대한 인식은 **표 14.1**에 제시된 Leeds Assessment of Neuropathic Symptoms and Signs(LANSS) Questionnaire (Bennett, 2001)와 같은 선별 도구를 사용하여 달성할 수 있다. 그 밖에 신경병증성 통증 설문지(Galer과 Jensen, 1997), Douleur Neuropathique 4(DN4)(Bouhassira 등, 2005), ID Pain(Portenoy, 2006), Standardized Evaluation of Pain(StEP)(Scholz 등, 2009) 등이 있다. 각각의 도구는 양성 및 음성의 증상과 징후가 있는 것으로 신경병증성 통증(neuropathic pain)을 특징짓고 다른 방식으로 신경병증성 통증의 존재를 확인하려고 시도한다. 예를 들어, ID Pain은 순수하게 주관적인(Portenoy, 2006) 반면, LANSS와 DN4는 통증 설명에 관한 질문지와 신경학적 검사와 관련된 항목으로 구성된다. 각 설문지의 민감도와 특이도는 다른 곳에서 요약되었다(Hall과 Elvey 2009). 각 도구는 신경병증성 통증과 관련된 약간 다른 항목을 살펴보기 때문에 상호 교환적으 로 사용할 수 없으며, 각 도구는 신경병증성 통증의 존재에 대한 다른 해석을 제공한다(Walsh 등, 2012).

감각 과민성을 동반한 신경병증성 통증(NPSH)의 기본 과정을 이해하면 이러한 쇠약해지는 상태를 가장 잘 관리하는 방법을 이해하는데 도움이 된다. 증상은 중추신경계에서 감각정보의 비정상적인 구심성 처리와 관련이 있기 때문에 신경계의 가동술이 아닌 구심성 입력의 비정상적인 처리를 관리해야 한다.

압박성 신경병증(Compressive neuropath)

앞서 언급한 것처럼 말초신경계의 손상을 유발하는 압박이 반드시 증상을 유발하는 것은 아니다. 심지어 머리-얼굴 영역에서도 구음 장애, 반쪽 안면 경련, 안면 마비, 복시와 같이 통증이 거의 없거나 전혀 없는 신경 전도 손실의 증거가 있을 수 있다(Haller 등, 2016). 염증 매개체의 존재와 압박이 증상의 발생에 중요한 요인로 보인다. 소뇌교각에서 두개안면 부위의 무증상 신경 손상의 유병률을 조사했다. 예를 들어, 건강한 사람들에서 소뇌교각의 미세혈관 압박의 증거가 있는데, 이는 삼차 신경통을 가진 증상 있는 사람들에게 보고된 것과 거의 같은 발병률이다(Peker 등, 2009). 또 다른 예는 정신적 또는 하치조신경의 압박으로 일부 사람들에게는 안면 아래쪽에 통증이 없는 '턱 저림 증후군(numb chin syndrome(NCS))'을 일으킨다(Smith 등, 2015). 따라서 다른 신체 부위의 경우와 마찬가지로 신경 압박의 영상 증거 소견이 임상 평가와 일치하는 경우에만 주의해서 해석해야 한다.

그러나 임상적으로 유의미한 영상 및 임상적 압박 신경병증(CN) 징후가 있는 일부 환자는 상당한 통증과 관련이 있지만 양성 특징이 없는 것으로 확인되며, 이러한 환자는 LANS 척도(Schäfer 등, 2011; Moloney 등, 2013; Schäfer 등, 2014; Tampin)와 같은 신경병적 선별 도구에서 음성반응을 보인다. 이러한 환자들은 신경병증성 통증에 대한 국제통증학회(IASP)의 기준에 적합하며 '분명한 신경병증성 통증'의 범주에 속한다(Treede 등, 2008). 그러나 압박 신경병증을 가진 환자는 감각과민성 신경병증 통증을 가진 개인과 비교할 때 도수치료와 같은 신체적 개입에 다르게 반응하는 것으로 보이며, 이는 근본적인 통증 기전의 차이 때문일 것이다.

일반적으로 압박 신경병증의 특징을 가진 환자들은 신경 전도가 상실된 징후를 보인다. 다른 신체 부위에서 신경 전도 손실은 심부 건 반사, 근력 피부 감각 평가 및 진동 지각의 임상 평가에 의해 확인된다. 그러나 이러한 깊이의 분석은 두개안면 영역에서 쉽게 구할 수 있는 것이 아니므로 보다 포괄적인 검사가 필요하다. 이러한 전형전인 임상 소견에 더하여, 임상 소견과 일치하는 압박 신경병증의 방사선학 및 전기진단적 근거도 가능하다면 유익할 것이다. 영상 자체는 진단에 별로 유용하지 않기 때문에, 이러한 모든 요소를 조합하면 진단 정확도가 향상될 수 있다(Haig 등, 2007).

구강안면 부위의 압박 신경병증의 전형적인 예는 삼차 신경통이며, 이는 삼차 신경의 하나 이상의 분지의 분할에 국한된 발작성, 쇼크 유사 통증을 특징으로 한다. 이것은 종종 동맥이나 정맥의 잘못된 경로에 의한 삼차 신경의 감각 부분의 혈관 압박과 관련이 있다(Marinkovic 등, 2007; Marinkovic 등, 2009). 또한, 삼차신경 심각한 위축은 수술적 감압 후의 임상적 결과와 관련이 있다(Leal 등, 2014). 혈관 접촉은 점차적으로 삼차신경근을 압박하여 변형, 탈수초화 또는 재수초화를 유도하는 증상을 시간이 지남에 따라 발생시킨다(Marinkovic 등, 2009). 통증이 항상 삼차신경근 압박의 특징은 아니지만, 통증을 가진 환자에서 삼차신경의 초미세구조와 면역조직화학의 변화는 압박 신경병증의 근거를 제시한다(Marinkovic 등, 2009). 이러한 상황에서 신경을 길이를 늘리고(Olmarker 등, 1989; Amundsen 등, 1995) 최소한의 양성 증상(Schäfer 등, 2009a)을 보이는 임상검사에서 축삭돌기의 기계적 민감도가 최소한의 근거가 될 수 있다.

말초신경 또는 신경근 압박과 관련된 통증이 있는 환자는 일반적으로 신경 구조의 압박을 증가시키는 활동 또는 자세와 관련된 증상을 나타낸다. 경추 추공간 협착증의 전형적인 예로 경추 신전과 동측 측방 굴곡 또는 회전에서 단일 평면이든 결합했을 때는 일반적으로 자극적이다. 이러한 움직임은 신경근 주위의 공간을 더욱 감소시킨다(Takasaki 등, 2009). 이것은 두개골 신경 조직내에서도 볼 수 있다. 예를 들어, 두개신경 조직이 후두부 부위에서 압박되면 상부 경추 신전이 더 자극될 것이다(Barba과 Alksne, 1984). 또 다른 예는 증상이 있는 쪽 하악의 동측 교합 또는 측방 운동이 삼차신경 가지의 압박을 유도하는 경우이다(Assaf 등, 2014). 이러한 움직임이 신경 구조를 압박하기 위해서는 처음에는 신경 공간의 부피가 감소해야 하는데, 이는 대개 퇴행성 과정이나 공간 점유 병변을 통해 발생한다.

삼차 신경 압박 신경병증의 경우에는 신경 전도 손실을 진단하기 어렵고 다양한 임상 지표를 기반으로 한다. 현재, 삼차 신경이 압박되었는지 여부를 판단하는 명확한 임상 진단 테스트는 없으며 진단은 통증 설명, 위치 및 분포를 포함한 다른 전형적인 임상 발견과 압박 신경병증의 영상 증거를 기반으로 한다. 불행하게도 신경병증성 통증 검사 도구와 통증 DETECT 설문지(PD-Q)와 같은 간단한 도구는 구강 통증 진단 검사에서 적합하지 않은 것으로 보인다(Elias 등, 2014). 특화된 전기진단 검사는 감별진단(differential diagnosis)에 유용할 수 있고(Jaaskelainen, 2004), 눈깜박이는 반사, 각막반사, 하악반사, 삼차신경 체성감각 유발 전위의 기록, 유수초신경섬유의 손상에 대한 감각신경학 등이 포함된다. 열적 양적 감각 검사는 삼차신경 작은 섬유 기능장애(small-fiber dysfunction)를 감지하는데 유용할 수 있지만 시간과 비용면에서 상대적으로 비용이 많이 든다.

표 14.2
압박 신경병증의 식별을 위한 등급 체계(Treede 등, 2008).

	기준	설명
1	신경해부학적으로 명확한 분포의 통증	CNS의 주변 내부 영역에 해당하는 부위
2	말초 또는 중추 체성감각 계통에 영향을 미치는 관련 병변 또는 질병에 대한 이력	의심스러운 병변은 통증과 관련이 있으며, 질환과 일치한다.
3	하나 이상의 확인 검사에 의한 신경해부학적으로 명확하고 타당한 분포의 입증	신경학적 징후가 통증의 분포와 일치한다. 무증상 환자의 이상에 대한 실험 및 객관적 검사로 보완될 수 있다.
4	하나 이상의 확인 검사에 의한 관련 병변 또는 질병의 입증	영상 이미지(MRI 등)등을 이용하여 의심되는 병변이 있는지 확인한다.

표 14.2는 근거 기반 지침에 기초한 압박 신경병증의 특징과 함께 신경병증성 통증의 식별을 위한 등급 체계의 요점을 개략적으로 설명한다(Treede 등, 2008). 네 가지 기준이 모두 충족되면 신경병증 통증에 대한 결정적인 진단이 이루어질 수 있으며, 근골격계 기원의 신경 압박의 근원은 당뇨병 신경병증과 같은 다른 형태의 신경 손상을 배제할 수 있다. 불행하게도, 기준4는 대부분의 환자들을 검사할 때 대부분의 임상가는 이용할 수 없다. 예를 들어, MRI는 두개골 신경 압박, 특히 두개골 외 임계 영역과 다양한 두개골 신경 문합에 대한 식별을 위한 표준 검사이지만 항상 사용 가능한 것은 아니다. 전형적인 압박 신경병증의 예로는 '이글 증후군(Eagle Syndrome)'이 있는데 이것은 설인신경(IX)의 압박에 의해 발생하며, 오진될 때도 있다.

임상에서 볼 수 있는 예는 다음과 같다. 구강 건조, 연하 문제와 하악–흉쇄유돌근의 삼각형 부위에 둔한 통증이 있는 38세 여성이 기준 1을 충족한다. 이 문제는 두 달 전에 상부 호흡기 감염 이후 서서히 증가했다. 6개월 전에 여성은 사랑니를 추출하여 기준 2를 충족했다. 검사 결과 삼키는 동안 오른쪽(구개설궁(palatoglossal) 위구개 활동 감소와 혀 뒤쪽의 감각 이상이 나타났다. 혀의 움직임의 약함 또는 내구성 부족은 기준 3을 충족한다. 측면 엑스레이에서 설인신경(IX)을 잠재적으로 압박할 수 있는 증가된 우측 경상돌기가 나타나 기준 4에 대한 증거를 제공한다. 따라서 경상돌기의 외과적 절제 후 구강건조 및 혀 감각이상 증상과 구개의 활성 감소가 개선됐다.

말초신경 민감화
(Peripheral nerve sensitization)

어떤 상황에서는 말초 신경 손상이나 질병이 전도 손실을 유도하기에 충분한 신경 손상을 일으키지 않지만 신경에 염증이 생긴다. 이러한 상황에서 신경줄기(nerve trunk) 결합조직은 민감해지므로 경미한 신경 손상에서 발생하는 통증을 설명할 수 있다(Zusman, 2008). 신경줄기를 수반하는 장애이지만 전도성분이 손상되지 않아 통증이 없다. 이것은 특히 신경가동술의 사용을 고려할 때 중요하게 구별짓는 것이며 이 장의 후반부에서 명백히 설명되어질 것이다.

이러한 상황의 통증의 상태를 설명하기 위해 신경근의 결합 조직 층을 자극하는 감각 신경의 간헐적인 신경총을 제공하는 유해수용기(the nervi nervorum)를 볼 수 있다(Bove과 Light 1995; Bove과 Light, 1997). 유해수용기의 기본 기능은 과도한 기계적 스트레스로부터 보호하는 것으로, 신경을 자극하는 과도한 스트레스와 국소 압력에 반응한다(Zochodne, 1993; Bove과 Light, 1997). 정상적인 상황에서는 신경 조직의 신장(elongation)에 의해 최소한의 반응이 유발된다(Dilley 등, 2005). 그러나 염증 매개체는 일상생활 활동 중에 발생할 수 있는 작은 움직임에서도 유해수용기를 민감하게 하여 통각이 원천이 될 수 있다. 예를 들어, 삼차 신경 또는 하악 신경의 민감화는 식사, 양치, 하품과 같은 것들로부터 통증이 유발된다. Chichorro 등(2017)의 최근 우수한 논문 개요 기사에서 만성 구강안면 통증은 두개골 말초신경 민감화에 의한 뇌 입력의 장기적 변화뿐만 아니라 뇌 구조와 조절 경로의 변화에서도 발생할 수 있다고 제안했다. 종합적으로, 이러한 변화는 두개안면 만성 통증 상태를 유지하는 통각의 증폭을 초래한다(Chichorro 등, 2017).

신경줄기 통증을 설명하는 유해수용기 민감화 외에도 인접한 조직으로부터 염증이 신경 결합조직 층인 축삭으로 부터 침투할 수 있다고 제안해왔다(Eliav 등, 1999). 이러한 염증 매개체는 사이토카인 생성의 결과로 신경에 생리적 변화를 일으키고(Eliav 등, 2009), 통증을 유발한다(Bennett, 2006; Zusman, 2008). 이 과정은 염증이 있는 신경의 기계적 민감도를 설명한다(Eliav 등, 1999; Bove 등, 2003; Dilley 등, 2005). 축삭돌기의 기계적 민감도에 대한 생리적 변화에도 불구하고 축삭돌기는 정상적으로 작용하는 것으로 보인다(Dilley 등, 2005). 따라서 이 상태는 축삭 전도 및 신경학적 결함이 변경된 신경병증의 기본 징후를 충족하지 못한다. 더욱 극단적인 형태의 염증이 관련 신경부종 및 저산소증과 함께 발생하면 신경 전도의 변화와 함께 구조적 신경 손상이 발생할 수 있다(Gazda 등, 2001; Kleinschnitz 등, 2005). 따라서, 다른 정도의 신경염증과 관련하여 신경손상을 조정하는 방법(sliding scale)이 있는 것으로 보인다. 또한 지속적인 C섬유 방출을 유발하는 만성 국소 신경 염증이 복합부위 통증 증후군(complex regional pain syndrome)의 발병을 설명할 수 있다고 제안해왔다(Bove, 2009).

동물 실험 모형에서 Aδ와 C섬유의 일부만이 축삭 기계적 민감도를 발생시키는 것으로 나타났다. 이러한 모델에서 반응성 기계적 민감도 섬유는 3% 신장에서만 발화한다(Dilley 등, 2005). 잠재적으로, 구강안면 영역의 작은 움직임이라도 구강안면 신경 조직이 민감하면 통증 반응을 유발하기에 충분한 크기의 움직임을 유도할 수 있다. 염증이 있는 신경 부위에서 축삭형질(axoplasmic) 흐름과 축삭 운반의 방해는 축삭의 기계적 민감도의 중요한 기본 구조라 여겨진다. 또한, 세포체에서 이온 채널 발현의 변화로 인해 이온 채널의 유형과 밀도에 변화가 발생한다(Costigan과 Woolf, 2000; Campbell과 Meyer, 2006). 그 결과 일부 축삭돌기는 보통 그렇지 않을 때 기계적 자극에 대한 충격을 발생한다. 신경 염증에 따른 축삭 및 유해수용기의 기계적 민감도를 말초신경 민감화(PNS)라고 한다. 말초신경 민감화의 존재는 신경 역학 검사 및 신경 줄기 촉진(palpation)의 세심한 임상 검사를 통해 감지할 수 있다.

말초신경에 인접한 비신경 조직의 병태생리학적 변화는 신경의 생리적, 신체적 변화와 말초신경 민감화의 발달을 유발할 수 있으며, 이는 신중한 평가를 통해 확인할 수 있다(Hall과 Elvey 1999; Nee과 Butler, 2006). 두개신경 조직은 본질적으로 비정상적인 신경역학 및 두개골 비신경(non-neural) 구조와의 독특한 관계로 인해 염증에 취약할 수 있다.
몇 가지 예가 아래에 언급된다.

1. 두개 신경과의 두개 경막 조직 연결: 두개 경막은 뇌를 보호하는 역할을 하며 삼차신경 및 상부 경추 등쪽 신경절로부터 오는 풍부한 혈관과 감각 신경 분포를 가지고 있다(Zhao 등, 2016). 내부 층은 후두부와 밀접하게 연결되어 있고 동안신경(III), 삼차신경(V), 전정와우신경(VII), 설인신경(IX), 미주신경(X), 설하신경(IX)을 포함하여 두개 바닥을 관통하는 신경과 강하게 결합되어 있다(Wilson-Pauwels 등, 2013).
2. 뇌간 국소해부학; 뇌간은 머리/목 굴곡-신전 축의 등쪽에 위치하며 12개의 뇌신경 중 10개가 뇌간 배외측에서 발생한다(Breig, 1978). 상부 경추가 굴곡하는 동안 뇌간은 6° 에서 32° 각을 이루며, 이 움직임의 의미는 머리 운동(특히, 상부 경추 굴곡 및 측방 굴곡)이 두개 내 신경 조직의 신장 및 기계적 자극을 유발함을 의미한다(Doursounian 등, 1989).
3. 동적 변화에 민감한 두개 내 구역;
   A. 신경 진입 구역: 뇌간 배측면에서 발생하는 두개골 신경에는 여러 개의 문합이 있는데, 이 문합은 두개 동맥에 내장되어 있으며, 그 중 일부는 결합조직에 의해 서로 연결되어 있다. 일부 예로는 삼차, 동안, 전정 및 안면 신경의 가지가 포함된다(Demski, 1993; Brown 등, 2000).
   B. 소뇌교각부(CPA): 뇌척수액이 채워진 공간에는 뇌교, 소뇌 및 측두골로 경계를 이루는 신경 진입 구역이 포함된다. 이 영역은 동맥류, 경미한 양성 종양 또는 결합 조직의 섬유증과 같은 압력 증가에 취약하다(Schessel 등, 1993; Koperer 등, 1999).
   C. 해면정맥동(Cavernous sinus): 이 관은 복외측(ventrolateral)에 형성되고 경막 조직 주위의 접형-관자골(sphenoid - temporal bone)에서 확장된다. 관에는 경동맥, 동안신경, 활차신경, 안신경 뿐만아니라 삼차신경의 상악골 부분이 포함된다(Wilson-Pauwels 등, 2013).
4. 역동적인 변화에 민감한 두개 외 영역: 두개 신경 조직의 두개 외 부분은 가변성과 문합이 커서 머리와 안면 통증이 있는 환자의 오진을 설명할 수 있다(Wilson-Pauwels 등, 2013). 예를 들어, 뇌간에서 소뇌교각(CPA), 멕켈동(Meckel's cave), 해면정맥동을 거쳐 말초 분할로 이어져 삼차신경에 분포하는데, 광범위한 가변성이 있다(Graff-Radford 등, 2015). 동안 및 상악 신경 구획에 대한 안와상 및 안와하구멍(infraorbital foramina)의 변동뿐만아니라 하악/악관절(TMJ) 디스크 거리의 변화로 인해 두개 신경 조직의 비정상적인 움직임을 유도할 수 있으며 개인에게 말초신경 민감화와 신경병증성 통증을 일으킬 수 있다(Pedulla 등, 2009).

평가 및 치료에 대한 임상적 추론 (Clinical reasoning for assessment and treatment)

신경 줄기 염증 및 그에 따른 말초신경 민감화(PNS)은 턱관절 장애(TMD) 및 구강 안면 통증을 포함한 다양한 근골격계 장애와 관련될 수 있으며 임상 검사의 일상적인 측면으로 평가되어야 한다(Nee와 Butler, 2006). 신경 염증은 심각한 근막 손상이 없을 때 신경통증을 설명할 수 있다. 신경가동술 검사로 유발되는 통증에 기계적민감성의 존재는 중요하다. 신경 손상 자체의 존재가 반드시 양성반응을 불러일으키는 것은 아니다. 실제로, 신경가동술 검사에 대한 양성반응이 나타나지 않는 것은 무수신경섬유(unmyelinated fibers)의 심각한 기능장애와 관련이 있다(Baselgia 등, 2017). 따라서 신경가동술 검사는 근막 손상을 확인하는데 도움이 되지는 않지만 염증 변화와 관련된 신경의 기계적 민감도를 확인하는데 도움이 된다.

두개(crania) 말초신경 민감화의 진단은 두개신경계(cranial neural system)에 기계적 부하를 유도하는 신경가동술 검사의 과정에 의한 종합적인 검사를 통해 확립된다. 우리는 두개 말초신경 민감화 장애의 존재를 결정하기 위해 계통(the system)의 다른 부분(신경 줄기 포함)에 부하를 주기 위해 다음 세 가지 범주의 검사를 제안한다:

범주 1. 상부 경추 굴곡/신전에 의해 소뇌교각(CPA)의 조직 뿐만아니라 뇌간 및 신경 진입 영역에 기계적으로 시도하는 가장 기본적인 검사이다.

범주 2. 검사는 비교적 간단하며 두개 기능장애와 두개 신경을 포함한 통증을 가진 광범위한 환자를 선별하는 데 사용될 수 있다. 이러한 것들은 삼차신경(V), 안면신경(VII), 전정와우신경(VIII), 부신경(XI), 설하신경(XII)을 포함한 '핵심' 뇌신경이다(von Piekartz, 2007).

범주 3. 이 검사는 덜 중요하지만 특정 병리 및 증상에서 발생하는 나머지 뇌신경을 평가한다. 이 검사는 후각신경(I), 시신경(II), 동안신경(III), 활차신경(IV), 외전신경(VI), 설인두신경(IX) 및 미주신경(X)에 대한 것이다(von Piekartz, 2007).

서로 다른 유형의 신경 문제를 구별하기 위한 분류 시스템의 신뢰성과 예비 타당성이 허리 관련 다리 통증이 있는 환자(Schäfer 등, 2008, 2009a, 2009b, 2011, 2014)와 상지 통증이 있는 환자에서 양호한 것으로 입증되었음을 고려해야 한다(Moloney 등, 2015). 현재까지 구강안면 통증 장애의 신뢰성이나 임상적 유용성에 대한 연구는 이루어지지 않았기 때문에 훨씬 더 많은 검증이 필요하다.

두개안면 통증이 있는 환자의 두개 신경 조직 기계적 민감도를 검사하기 위한 의사결정 과정의 개요가 **그림 14.1**에 나와있다. 두개 말초신경 민감화를 식별하는 검사 과정의 임상 예는 다음 예에서 볼 수 있다. 32세 여성 환자가 턱밑 부위의 종양을 제거 수술 후 설인두 및 미주신경(X) 가지의 유착 가능성을 초래하는 수술 후 설상 흉터(**그림 14.2**)가 발생했다. 그녀의 주요 불편함은 15분 이상 말하는데 어려움이 있어 둔한 복측 인후통과 인후의 '닫힘'이 커지는 느낌을 유발했으며 연하곤란과 구음 장애도 겪었다. 전도 변화(압박 신경병증(CN) 음성)의 증거는 없었고 LANSS 척도 결과는 음성이었다. 신경과 의사는 신경병증의 근거는 없다고 보고했다. 평가 결과 목구멍(throat)과 오른쪽 하악 부위의 오른쪽 복측면에 있는 피부에서 가벼운 감촉에 대한 피부 감각 과민성이 나타났다. 이 부위의 피하 근막 위로 피부가 덜 움직였다. 미주신경의 인두가지(pharyngeal branch)는 촉진 시 반대편보다 두꺼웠고 오른쪽(VAS 8/10)이 왼쪽(VAS 2/10)에 비해 촉각에 민감하여 복측 목 통증(VAS 4/10)과 변화된 목구멍 감각을 재현했다(**그림 14.3**). 미주신경의 신경가동술 검사는 우측의 증상 재현과 함께 양성이 나타났고 좌측과 우측 검사 사이의 범위와 끝 느낌이 비대칭이었다(**그림 14.4**). 신경가동술 검사는 경추의 신전과 흉골의 전방 후방 운동(들숨 날숨)을 동반한 상부 경추 굴곡과 반대측 측방굴곡으로 구성된다. 이 경우

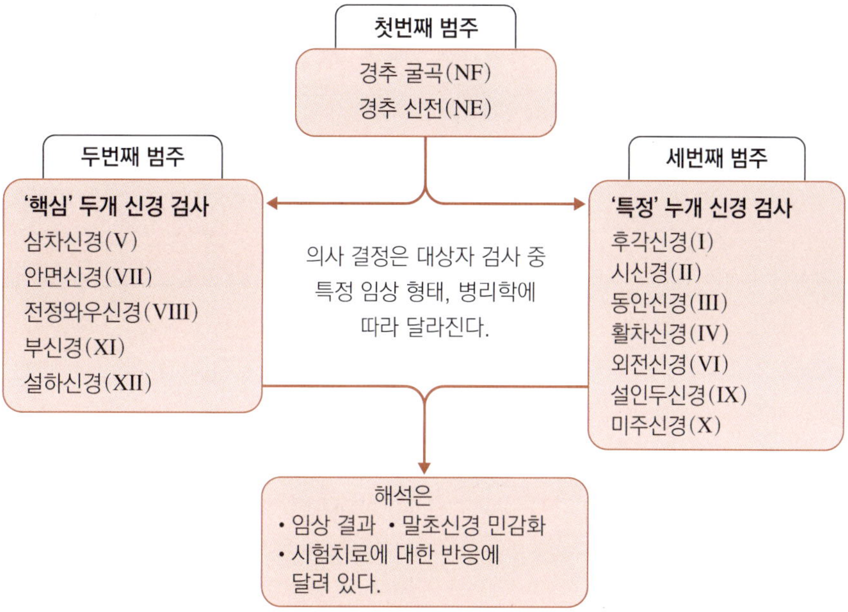

그림 14.1
두개 안면 통증이 있는 환자의 두개 신경조직의 기계적민감성 검사 개요.
PNS, 말초신경 민감화

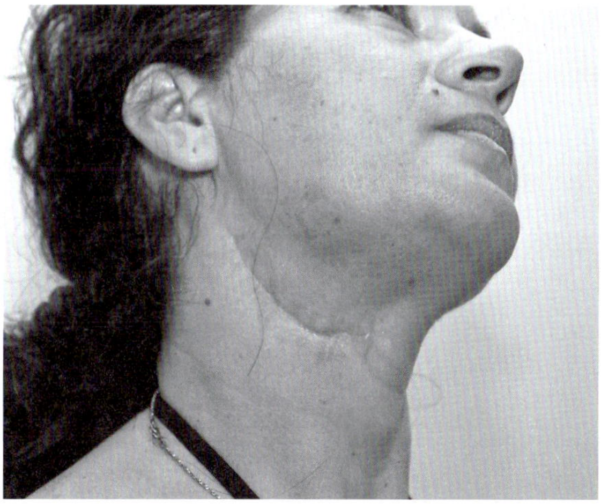

그림 14.2
32세 여성으로, 하악부 종양 절제술 후 미주 신경에 PNS를 가지고 있다.

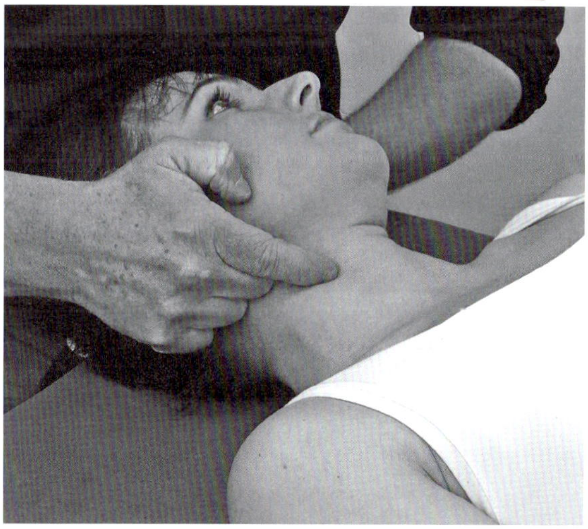

그림 14.3
미주신경 인두가지 촉진

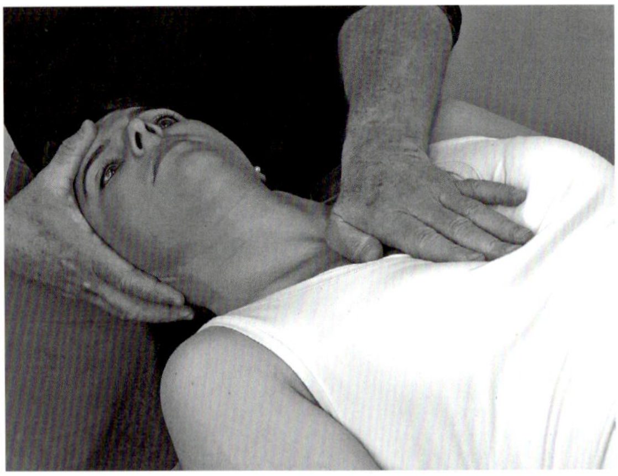

그림 14.4
미주신경 신경가동술 검사

말초신경 민감화(PNS)은 두개 신경 조직인 미주신경에 주로 영향을 미친다는 진단을 뒷받침하기에 충분한 임상적 특징이 있다. 치료에는 신경 활주(neural gliding) 기술 형태의 신경가동술과 신경 운동이 포함되었다. 이 치료는 관련된 근골격 조직을 대상으로 하는 기술과 함께 제공됐다. 중재의 목적은 신경 조직의 기계적민감도를 점차 정상 수준으로 탈민감화(desensitize)시켜 통증을 완화하고 기능을 향상시키는 것에 있다.

평가 및 관리 요약
(Summary of assessment and management)

두개 신경병증의 관리는 이 장의 범위가 아니지만 저자는 안면 통증에서 볼 수 있는 것과 같은 근골격 장애 관리에서 신경가동술에 대해 몇 가지 비판적인 언급을 제공하고자 했다. 신경가동술은 도수 치료의 익숙한 측면이지만 효과를 보려면 주의 깊게 시행해야 한다. 구분되지 않은 통증 상태에서는 효과가 없는 것처럼 보일 수 있지만(Salt 등, 2016), 신중하게 선택된 환자에게는 유용하다(Nee 등, 2012). 신경가동술에 적합한 잠재적 환자를 식별하기 위한 목표로 신경 조직 통증 장애를 하위 그룹으로 분류하는 근거는 신경생리학 및 유해수용성 구조(nociceptive mechanisms)를 기반으로 제시되었다(**그림 14.5**). 환자가 어떤 범주에 속하는지 결정하려면 종합적인 검사 과정이 필요하다. 구강안면 통증이 있는 환자는 모든 범주에 할당될 수 있는 특징을 가질 수 있지만, 분류 시스템은 계층적이므로 서로 배타적이다. 진단 순서는 감각과민성 신경병증성 통증(NPSH), 압박 신경병증(CN), 말초신경 민감화(PNS) 및 근골격계 통증이다. LANSS 검사 양성(**표 14.1** 양성점수 12점 이상)이 없는 경우 다음 우선 순위는 압박 신경병증(CN)이다. 말초신경 민감화(PNS)의 진단은 감각과민성 신경병증성 통증(NPSH) 및 압박 신경병증(CN)의 부재 및 기계적으로 민감한 신경조직의 징후를 기반으로 한다. 이것은 신경가동술에 가장 잘 반응하는 그룹이다. 마지막으로 신경장애의 특징이 없는 경우 환자는 근골격계 통증이 있는 것으로 분류된다. 저자들은 이 시스템의 타당성을 결정하기 위해서는 더 많은 연구가 필요하지만, 머리와 얼굴 부위에 영향을 미치는 신경성 장애를 가진 환자들의 분류 전략을 강력히 지지한다.

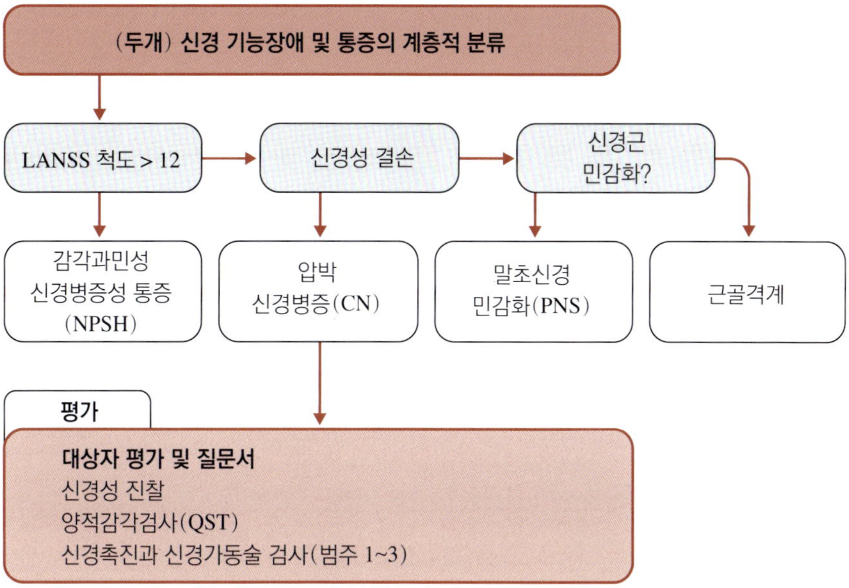

그림 14.5
제안된 평가를 통해 두개 신경 장애를
특정 신경 하위 그룹으로 계층적으로 분류
(이후 수정 Schäfer 등, 2009b) LANSS.

참고문헌

Amundsen T, Weber H, Lilleas F et al. Lumbar spinal stenosis: Clinical and radiologic features. Spine 1995; 20: 1178–1186.

Assaf AT, Jurgens TP, Benecke AW et al. Numb chin syndrome: a rare and often overlooked symptom. J Oral Facial Pain Headache 2014; 28: 80–90.

Attal N, Fermanian C, Fermanian J et al. Neuropathic pain: are there distinct subtypes depending on the aetiology or anatomical lesion? Pain 2008; 138: 343–353.

Barba D, Alksne JF. Success of microvascular decompression with and without prior surgical therapy for trigeminal neuralgia. J Neurosurg 1984; 60: 104–107.

Baron R. Neuropathic pain: a clinical perspective. Handb Exp Pharmacol 2009; 194: 3–30.

Baron R, Tolle TR, Gockel U, Brosz M, Freynhagen R. A cross-sectional cohort survey in 2100 patients with painful diabetic neuropathy and postherpetic neuralgia: Differences in demographic data and sensory symptoms. Pain 2009; 146: 34–40.

Baselgia LT, Bennett DL, Silbiger RM, Schmid AB. Negative neurodynamic tests do not exclude neural dysfunction in patients with entrapment neuropathies. Arch Phys Med Rehabil 2017; 98: 480–486.

Basson A, Olivier B, Ellis R, Coppieters M, Stewart A, Mudzi W. The effectiveness of neural mobilization for neuro-musculoskeletal conditions: A systematic review and meta-analysis. J Orthop Sports Phys Ther 2017 doi: 10.2519/jospt.2017.7117.

Bennett GJ. Can we distinguish between inflammatory and neuropathic pain. Pain Res Manage 2006; 11: S11A–S15A.

Bennett M. The LANSS Pain Scale: the Leeds assessment of neuropathic symptoms and signs. Pain 2001; 92: 147–157.

Bereiter DA, Hirata H, Hu JW. Trigeminal subnucleus caudalis: beyond homologies with the spinal dorsal horn. Pain 2000; 88: 221–224.

Bohman LE, Pierce J, Stephen JH, Sandhu S, Lee JY. Fully endoscopic microvascular decompression for trigeminal neuralgia: technique review and early outcomes. Neurosurg Focus 2014; 3: E18.

Bouhassira D, Attal N, Alchaar H et al. Comparison of pain syndromes associated with nervous or somatic lesions and development of a new neuropathic pain diagnostic questionnaire (DN4). Pain 2005; 114: 29–36.

Bouhassira D, Lanteri-Minet M, Attal N, Laurent B, Touboul C. Prevalence of chronic pain with neuropathic characteristics in the general population. Pain 2008; 136: 380–387.

Bove G, Light A. Unmyelinated nociceptors of rat paraspinal tissues. Journal of Neurophysiology 1995; 73: 1752–1762.

Bove G, Light A. The nervi nervorum: Missing link for neuropathic pain? Pain forum 1997; 6: 181–190.

Bove GM. Focal nerve inflammation induces neuronal signs consistent with symptoms of early complex regional pain syndromes. Exp Neurol 2009; 219: 223–227.

Bove GM, Ransil BJ, Lin HC, Leem JG. Inflammation induces ectopic mechanical sensitivity in axons of nociceptors innervating deep tissues. J Neurophysiol 2003; 90: 1949–1955.

Breig A. Adverse mechanical tension in the central nervous system: Relief by functional neurosurgery. Stockholm, Almquist and Wiksell; 1978.

Brown H, Hidden G, Ledroux N, Poitevan L. Anatomy and blood supply of the lower four cranial and cervical nerves: relevance to surgical neck dissection. Proc Soc Exp Biol Med 2000; 223: 352–361.

Campbell JN, Meyer RA. Mechanisms of neuropathic pain. Neuron 2006; 52: 77–92.

Chichorro JG, Porreca F, Sessle B. Mechanisms of craniofacial pain. Cephalalgia 2017; 37: 613–626.

Costigan M, Woolf CJ. Pain: molecular mechanisms. J Pain 2000; 1: 35–44.

Costigan M, Scholz J, Woolf CJ. Neuropathic pain: a maladaptive response of the nervous system to damage. Annu Rev Neurosci 2009; 32: 1–32.

Cruccu G, Pennisi EM, Antonini G et al. Trigeminal isolated sensory neuropathy (TISN) and FOSMN syndrome: despite a dissimilar disease course do they share common pathophysiological mechanisms? BMC Neurol 2014; 14: 248.

Curtis S, Stobart K, Vandermeer B, Simel DL, Klassen T. Clinical features suggestive of meningitis in children: a systematic review of prospective data. Pediatrics 2010; 126: 952–960.

Decosterd I, Allchorne A, Woolf CJ. Progressive tactile hypersensitivity after a peripheral nerve crush: non-noxious mechanical stimulus-induced neuropathic pain. Pain 2002; 100: 155–162.

Demski LS. Terminal nerve complex. Acta Anat 1993; 148: 81–95.

Dilley A, Bove GM. Disruption of axoplasmic transport induces mechanical sensitivity in intact rat C-fibre nociceptor axons. J Physiol 2008a; 586: 593–604.

Dilley A, Bove GM. Resolution of inflammation-induced axonal mechanical sensitivity and conduction slowing in C-fiber nociceptors. J Pain 2008b; 9: 185–192.

Dilley A, Lynn B, Pang SJ. Pressure and stretch mechanosensitivity of peripheral nerve fibres following local inflammation of the nerve trunk. Pain 2005; 117: 462–472.

Doursounian L, Alfonso JM, Iba-Zizen MT et al. Dynamics of the junction between the medulla and the cervical spinal cord: an in vivo study in the sagittal plane by magnetic resonance imaging. Surg Radiol Anat 1989; 11: 313–322.

Elias L, Yilmaz Z, Smith J et al. PainDETECT: a suitable screening tool for neuropathic pain in patients with painful post-traumatic trigeminal nerve injuries? Int J Oral Maxillofac Surg 2014; 43: 120–126.

Eliav E, Herzberg U, Ruda MA, Bennett JG. Neuropathic pain from an experimental neuritis of the rat sciatic nerve. Pain 1999; 83: 169–182.

Eliav E, Benoliel R, Herzberg U, Kalladka M, Tal M. The role of IL-6 and IL-1beta in painful perineural inflammatory neuritis. Brain Behav Immun 2009; 23: 474–484.

Evers S. Facial pain: Overlapping syndromes. Cephalalgia 2017; 37: 705–713.

Fernández-de-las-Peñas C, Ortega-Santiago R, de la Llave-Rincón AI et al. Manual physical therapy versus surgery for carpal tunnel syndrome: A randomized parallel-group trial. J Pain 2015; 16: 1087–1094.

Ferreira G, Stieven F, Araujo F, Wiebusch M, Rosa C, Plentz R, Silva M. Neurodynamic treatment did not improve pain and disability at two weeks in patients with chronic nerve-related leg pain: a randomised trial. J Physiother 2016; 62: 197–202.

Finnerup NB, Otto M, Jensen TS, Sindrup SH. An evidence-based algorithm for the treatment of neuropathic pain. MedGenMed 2007; 9: 36.

Finnerup NB, Haroutounian S, Kamerman P et al. Neuropathic pain: an updated grading system for research and clinical practice. Pain 2016; 157: 1599–1606.

Forssell H, Jaaskelainen S, List T, Svensson P, Baad-Hansen L. An update on pathophysiological mechanisms related to idiopathic oro-facial pain conditions with implications for management. J Oral Rehabil 2015; 42: 300–322.

Galer BS, Jensen MP. Development and preliminary validation of a pain measure specific to neuropathic pain: the Neuropathic Pain Scale. Neurology 1997; 48: 332–338.

Gazda LS, Milligan ED, Hansen M et al. Sciatic inflammatory neuritis (SIN): behavioral allodynia is paralleled by peri-sciatic proinflammatory cytokine and superoxide production. J Peripher Nerv Syst 2001; 6: 111–129.

Geerse WK, von Piekartz HJ. Ear pain following temporomandibular surgery originating from the temporomandibular joint or the cranial nervous tissue? A case report. Man Ther 2015; 20: 212–215.

Graff-Radford S, Gordon R, Ganal J, Tetradis S. Trigeminal neuralgia and facial pain imaging. Curr Pain Headache Rep 2015; 19: 19.

Greening J, Dilley A, Lynn B. In vivo study of nerve movement and mechanosensitivity of the median nerve in whiplash and non-specific arm pain patients. Pain 2005; 115: 248–253.

Gursoy M, Orru E, Blitz AM, Carey JP, Olivi A, Yousem D. Hypoglossal canal invasion by glomus jugulare tumors: clinico-radiological correlation. Clin Imaging 2014; 38: 655–658.

Haig AJ, Geisser ME, Tong H et al. Electromyographic and magnetic resonance imaging to predict lumbar stenosis, low-back pain, and no back symptoms. J Bone Joint Surg Am 2007; 89: 358–366.

Hall T, Elvey RL. Nerve trunk pain: physical diagnosis and treatment. Man Ther 1999; 4: 63–73.

Hall T, Elvey RL. Evaluation and treatment of neural tissue pain disorders. In: Donatelli R, Wooden M (ed). Orthopaedic physical therapy. New York, Churchill Livingstone; 2009.

Haller S, Etienne L, Kovari E, Varoquaux AD, Urbach H, Becker M. Imaging of neurovascular compression syndromes: Trigeminal neuralgia, hemifacial spasm, vestibular paroxysmia, and glossopharyngeal neuralgia. AJNR Am J Neuroradiol 2016; 37: 1384–1392.

Hans G, Masquelier E, De Cock P. The diagnosis and management of neuropathic pain in daily practice in Belgium: an observational study. BMC Public Health 2007; 7: 170.

Jaaskelainen SK. Clinical neurophysiology and quantitative sensory testing in the investigation of orofacial pain and sensory function. J Orofac Pain 2004; 18: 85–107.

Jannetta PJ, McLaughlin MR, Casey KF. Technique of microvascular decompression. Technical note. Neurosurg Focus 2005; 18: E5.

Jensen TS, Baron R, Haanpaa M et al. A new definition of neuropathic pain. Pain 2011; 152: 2204–2205.

Jull G, Sterling M, Kenardy J, Beller E. Does the presence of sensory hypersensitivity influence outcomes of physical rehabilitation for chronic whiplash?: A preliminary RCT. Pain 2007; 129: 28–34.

Kleinschnitz C, Brinkhoff J, Sommer C, Stoll G. Contralateral cytokine gene induction after peripheral nerve lesions: dependence on the mode of injury and NMDA receptor signaling. Brain Res Mol Brain Res 2005; 136: 23–28.

Koperer H, Weinsberger D, Jodicke A, Boker D. Postoperative headache after the lateral suboccipital approach: craniotomy versus craniectomy. Minim Invasive Neurosurg 1999; 42: 175–178.

Leal PR, Barbier C, Hermier M, Souza M, Cristino-Filho G, Sindou M. Atrophic changes in the trigeminal nerves of patients with trigeminal neuralgia due to neurovascular compression and their association with the severity of compression and clinical outcomes. J Neurosurg 2014; 120: 1484–1495.

Lovely TJ, Jannetta PJ. Microvascular decompression for trigeminal neuralgia. Surgical technique and long-term results. Neurosurg Clin N Am 1997; 8: 11–29.

Marchettini P, Lacerenza M, Mauri E, Marangoni C. Painful peripheral neuropathies. Curr Neuropharmacol 2006; 4: 175–181.

Marinkovic S, Todorovic V, Gibo H et al. The trigeminal vasculature pathology in patient with neuralgia. Headache 2007; 47: 1334–1339.

Marinkovic S, Gibo H, Todorovic V, Antic B, Kovacevic D, Milisavljevic M, Cetkovic M. Ultrastructure and immunohistochemistry of the trigeminal peripheral myelinated axons in patients with neuralgia. Clin Neurol Neurosurg 2009; 111: 795–800.

Markman J, Dukes E, Siffert J, Griesing T. Patient flow in neuropathic pain management: Understanding existing patterns of care. Eur J Neurol 2004; 11: 135–136.

Medina McKeon JM, Yancosek KE. Neural gliding techniques for the treatment of carpal tunnel syndrome: a systematic review. J Sport Rehabil 2008; 17: 324–341.

Merskey H, Bogduk N. Classification of chronic pain: Descriptions of chronic pain syndromes and definitions of pain terms. Seattle, IASP; 1994.

Moloney N, Hall T, Doody C. Sensory hyperalgesia is characteristic of nonspecific arm pain: a comparison with cervical radiculopathy and pain-free controls. Clin J Pain 2013; 29: 948–956.

Moloney NA, Hall TM, Leaver AM, Doody CM. The clinical utility of pain classification in non-specific arm pain. Man Ther 2015; 20: 157–165.

Murzin VE, Goriunov VN. [Study of the strength of the adherence of the dura mater to the bones of the skull]. Zh Vopr Neirokhir Im N N Burdenko 1979; 4: 43–47.

Nee R, Butler DS. Management of peripheral neuropathic pain: Integrating neurobiology, neurodynamics, and clinical evidence. Phys Ther Sport 2006; 7: 36–49.

Nee RJ, Vicenzino B, Jull GA, Cleland JA, Coppieters MW. Neural tissue management provides immediate clinically relevant benefits without harmful effects for patients with nerve-related neck and arm pain: a randomised trial. J Physiother 2012; 58: 23–31.

Nee RJ, Vicenzino B, Jull GA, Cleland JA, Coppieters MW. Baseline characteristics of patients with nerve-related neck and arm pain predict the likely response to neural tissue management. J Orthop Sports Phys Ther 2013; 43: 379–391.

O'Connell NE, Wand BM, McAuley J, Marston L, Moseley GL. Interventions for treating pain and disability in adults with complex regional pain syndrome. Cochrane Database Syst Rev 2013; 4: CD009416.

Olmarker K, Rydevik B, Holm S, Bagge U. The effects of experimental graded compression on blood flow in spinal nerve roots. A vital microscopic study on porcine cauda equina. J Orthop Res 1989; 7: 817–823.

Pedulla E, Meli GA, Garufi A, Mandala ML, Blandino A, Cascone P. Neuropathic pain in temporomandibular joint disorders: case-control analysis by MR imaging. AJNR Am J Neuroradiol 2009; 30: 1414–1418.

Peker S, Dincer A, Necmettin Pamir M. Vascular compression of the trigeminal nerve is a frequent finding in asymptomatic individuals: 3-T MR imaging of 200 trigeminal nerves using 3D CISS sequences. Acta Neurochir 2009; 151: 1081–1088.

Portenoy R. Development and testing of a neuropathic pain screening questionnaire: ID Pain. Curr Med Res Opin 2006; 22: 1555–1565.

Salt E, Kelly S, Soundy A. Randomised controlled trial for the efficacy of cervical lateral glide mobilisation in the management of cervicobrachial pain. Open J Ther Rehabil 2016; 4: 132–145.

Schäfer A, Hall T, Briffa K, Ludtke K, Mallwitz J. QST profiles of subgroups of patients with low back related leg pain – do they differ? International Association for the Study of Pain, Glasgow; 2008.

Schäfer A, Hall T, Briffa K, Ludtke K, Mallwitz J. Changes in somatosensory profiles in subgroups of patients with sciatica after 4 weeks of manual therapy: an observational cohort study. International Association for the Study of Pain, Glasgow, IASP press; 2009a.

Schäfer A, Hall T, Briffa K. Classification of low back-related leg pain: a proposed patho-mechanism-based approach. Man Ther 2009b 14: 222–230.

Schäfer A, Hall T, Muller G, Briffa K. Outcomes differ between subgroups of patients with low back and leg pain following neural manual therapy: a prospective cohort study. Eur Spine J 2011; 20: 482–490.

Schäfer A, Hall T, Rolke R, Treede R, Ludtke K, Mallwitz J, Briffa K. Low back related leg pain: an investigation of construct validity of a new classification system. J Back Musculoskelet Rehabil 2014; 27: 409–418.

Schessel DA, Rowed DW, Nedzelski JM, Feghali JG. Postoperative pain following excision of acoustic neuroma by the suboccipital approach: observations on possible cause and potential amelioration. Am J Otol 1993; 14: 491–494.

Scholz J, Mannion RJ, Hord DE et al. A novel tool for the assessment of pain: validation in low back pain. PLoS Med 2009; 6: e1000047.

Shoja MM, Oyesiku NM, Griessenauer CJ et al. Anastomoses between lower cranial and upper cervical nerves: a comprehensive review with potential significance during skull base and neck operations. Part I: trigeminal, facial, and vestibulocochlear nerves. Clin Anat 2014a; 27: 118–130.

Shoja MM, Oyesiku NM, Shokouhi G et al. A comprehensive review with potential significance during skull base and neck operations. Part II: glossopharyngeal, vagus, accessory, and hypoglossal nerves and cervical spinal nerves 1-4. Clin Anat 2014b; 27: 131–144.

Smith, RM, Hassan A, Robertson CE. Numb chin syndrome. Curr Pain Headache Rep 2015; 19: 44.

Sommer C. Neuralgic and idiopathic pain: Pathophysiology and management. In: Türp J, Sommer C, Hugger A (eds). The puzzle of orofacial pain: Integrating research into clinical management. Basel, Karger; 2007. Pp 153–165.

Su Y, Lim EC. Does evidence support the use of neural tissue management to reduce pain and disability in nerve-related chronic musculoskeletal pain?: A systematic review with meta-analysis. Clin J Pain 2016; 32: 991–1004.

Takasaki H, Hall T, Jull G, Kaneko S, Iizawa T, Ikemoto Y. The influence of cervical traction, compression, and spurling test on cervical intervertebral foramen size. Spine 2009; 34: 1658–1662.

Tampin B, Slater H, Briffa NK. Neuropathic pain components are common in patients with painful cervical radiculopathy, but not in patients with nonspecific neck-arm pain. Clin J Pain 2013; 29: 846–856.

Treede RD, Jensen TS, Campbell JN et al. Neuropathic pain: redefinition and a grading system for clinical and research purposes. Neurology 2008; 70: 1630–1635.

von Piekartz HJM. Craniofacial pain: Neuromusculoskeletal assessment, treatment and management. Edinburgh, Butterworth-Heinemann; 2007.

von Piekartz HJM. Kiefer, Gesichts- und Zervikalregion: Neuromuskuloskeletale Untersuchung, Therapie und Mangagement. Berlin, Thieme Georg Verlag; 2007.

von Piekartz HJM. Untersuchung und Behandlung des kranialen Nervengewebes. In von Piekartz HJM (ed). Kiefer, Gesichts- und Zervikalregion: Neuromuskuloskeletale Untersuchung, Therapie und Management. Georg Thieme Verlag; 2015: 392–465.

Walsh J, Raby M, Hall T. Agreement and correlation between the self-report Leeds Assessment of Neuropathic Symptoms and Signs and Douleur Neuropathique 4 questions neuropathic pain screening tools in subjects with low back-related leg pain. J Manipulative Physiol Ther 2012; 35: 196–202.

Wilson-Pauwels L, Stewart P, Akeson E, Spacey S. Cranial nerves: Function and dysfunction. PMPH-USA, PMPH; 2013.

Woda A. A dysfunctional pain group in addition to the neuropathic and nociception/inflammatory groups of orofacial pain entities? J Orofac Pain 2009; 23: 89–90.

Zhao J, Bree D, Harrington MG, Strassman AM, Levy D. Cranial dural permeability of inflammatory nociceptive mediators: Potential implications for animal models of migraine. Cephalalgia 2016; pii: 0333102416663466.

Zochodne D. Epineural peptides: A role in neuropathic pain. Can J Neurolog Sci 1993; 20: 69–72.

Zusman M. Mechanisms of peripheral neuropathic pain: Implications for musculoskeletal physiotherapy. Phys Ther Rev 2008; 13: 313–323.

15 장

턱관절 장애에 대한 치료적 운동, 자세훈련 그리고 운동조절

(Therapeutic exercise, postural training and motor control in temporomandibular disorders)

개요(Introduction)

치료적 운동은 근골격계 통증과 턱 관절 장애(TMD)를 포함한 관련 장애를 치료하기 위해 가장 일반적으로 사용되는 접근법이다. 치료적 운동의 사용은 특히 요통, 경부통, 경추성 두통 그리고 골관절염 등과 같은 질환의 치료에 이점이 있기 때문에 물리치료 분야에서 엄청난 성장을 보였다(Armijo-Olivo 등, 2016; Fransen 등, 2015; Gross 등, 2016). 치료적 운동은 근골격계 장애의 재활과정에서 초석이 되는 것으로 간주되어 왔다(Philadelphia Panel, 2001). 운동 치료의 목적은 잘못된 감각 입력을 정상으로 회복시키고 염증을 줄이며 통증과 근육 작용을 줄이고, 근육의 협응 능력의 개선과 근력강화 그리고 조직의 회복과 재생을 촉진하는 것이다(Taylor 등, 2007). 통증에 대한 치료적 운동의 효과가 완전히 이해되고 있지는 않지만, 이것은 널리 사용되고 있다(Armijo-Olivo 등, 2016; Fransen 등, 2015; Gross 등, 2016). 새로운 근거에는 말초 근골격계(peripheral musculoskeletal system)뿐만 아니라 만성 통증으로 인한 피질에 신경가소성(cortical neuroplastic) 변화를 목표로 하는 운동치료를 포함한 만성 근골격계 통증 질환에 대한 치료가 재활 과정에 성공의 가장 큰 잠재력을 제공한다는 점을 강조하고 있다(Pelletier 등, 2015). 치료적 운동이 기능과 건강에 미치는 영향 이외에도 TMD 환자와 같이 목에 손상을 보이는 대상자들에서 어느 정도의 통증 완화 효과가 있으며(Sokunbi 등, 2007, 2008) 경추부에 신경 조절 능력을 향상시킬 수 있는 특별한 운동조절(motor control) 운동이라고 알려져 있다.

모든 운동 프로그램은 환자에 핵심적인 기능적 결손을 회복시키는데 중점을 두어야 한다. 이러한 기능-지향적 접근 방식은 환자에게 의미가 있으며 운동에 대한 순응도(compliance)를 촉진한다. 또한 치료적 운동은 재활 과정의 초기에 시행되어야 하고, 증상의 악화와 공포 회피(fear avoidance) 행동을 피하기 위해서는 통증이 없어야 한다(O'Leary 등, 2009).

운동은 치료에 대한 환자의 치료에 대한 '자기-관리적 성격(self-management character)'과 환자의 대처방법(coping)의 개선 때문에 TMD를 치료하는 임상가들이 널리 처방하고 있다. 모든 운동 프로그램을 올바르게 수행하도록 하기 위해 환자에게 동기를 부여하고 세심하게 지도하여 순응도를 높이는 것이 매우 중요하다.

이 단원에서는 구강안면부 특히 턱을 위한 특별한 운동법에 대해 설명하고, 또한 구강하악계(stomatognathic system)와 경추부 간에 밀접한 관계(Armijo Olivo 등, 2006)가 보이는 TMD와 구강안면부 통증 환자 그리고 경부에 근골격계 손상 특성을 보이는 TMD 환자에게 일반적으로 사용되는 목 운동에 대해 설명하고자 한다(Armijo-Olivo 등, 2010, 2011, 2012; Olivo 등, 2010). 이 단원은 TMD 환자와 함께 일하는 임상가가 치료 프로토콜을 계획하고 치료적 운동을 이용함에 있어 치료적 지침을 제공하는데 도움이 되기를 바란다.

턱 운동(Jaw exercises)

TMD 환자에게는 비정상적인 턱 관절(TMJ)의 움직임 패턴과 턱의 기능적 제한이 나타난다. 이러한 기능장애적 운동 패턴은 주로 특히 심각한 증상이 가진 만성 TMD 환자에서 나타나는 턱 근육들에 재구성된(reorganized) 활동의 결과이다(Mapelli 등, 2016). 이러한 환자들에게 기능장애와 두개안면부 통증 등에 의해 심리학적 기능장애가 유발된다. 운동은 TMD의 통증 경험을 변화시키고 두려움 회피, 운동 공포증 및 치명적인 행동을 줄이는 데 유용하다(Nijs 등, 2013). 운동은 생리적 변화를 유도한다. 운동은 변형된 통증 출력(pain output)으로 중추신경계의 전반적인 민감도(sensitivity)를 감소시키고 또한 내재성(endogenous) 진통 효과를 유발한다(이것은 내재성 아편유사제(endogenous opioids)의 방출과 척추 억제 기전의 활성화로 인해 발생하는 것으로 생각된다)(Littlewood 등, 2013). 다른 치료적 운동들이 서로 작용 기전이 다르긴 하지만 운동의 일반적인 목적은 치유를 촉진하고 근골격계의 추가적인 손상을 예방하는 것이다(Durham 등, 2016).

턱 운동에는 환자 자신을 관리하며 적극적으로 참여하는 것을 포함된다. 이러한 이유로 TMD에 대한 자가-관리 프로그램에 한 구성 요소로 포함된다. 교육과 자가-마사지, 온열 치료, 식이 요법과 영양에 대한 조언, 부기능적 행동 식별(parafunctional behavior identification), 모니터링과 회피(avoidance)도 자가-관리에 포함된다. 환자가 턱 운동을 할 때, 그들은 동기 의식을 느끼고 자신의 치료에 대한 책임감을 느낀다(Durham 등, 2016; Lindfors 등, 2017). 저작근 근막통증에 대한 치료 시에 턱의 치료적 운동에 대한 환자의 경험을 조사한 정성적 연구(qualitative study)에서 환자가 턱 운동이 단지 간단하고 효과적이기 때문에 유용한 치료법이라고 생각한다고 하였다(Lindfors 등, 2017).

운동의 적용량(dosage)이나 기간에 대한 의견의 일치는 여전히 부족하다. 현재까지는 환자가 운동할 때 통증을 느끼지 않는 범위인 '통증 한계(pain limit)' 또는 내성이 생길 때까지 운동을 할 것을 제안해 왔다. 그러나 최근 연구에 의하면, 만성 근골격계 통증이 있는 상태에서 사용되는 운동 프로토콜은 통증 없는 수준의 운동은 단기적으로 작지만 유의한 이점을 제공한다고 하였다(Smith 등, 2017). 치료적 운동이 다양한 범위의 물리치료 실무, 특히 운동이 개별화되었거나 목표가 있는 경우 효과적이라는 증거가 있다(Taylor 등, 2007). 자세 교정과 턱 운동을 주로 하는 운동은 근육성과 관절성 TMD 환자에게 유익한 것으로 보이지만, 전체적인 근거의 수준은 아직 낮다(Armijo Olivo 등, 2016; Medlicott와 Harris, 2006).

이 섹션에서는 TMD 환자의 이동성을 회복하고 고유수용감각을 개선하며 통증을 줄이는 데 사용된 턱 운동 프로토콜을 설명한다. 또한 TMD 환자를 치료할 때 임상가가 고려해야 할 교육 측면에 대해 설명한다.

일반적인 턱 운동
(General jaw exercises)

TMD 환자의 관리 시에 턱 운동은 일반적으로 관절가동술이나 도수교정, 물리적 인자 치료 등과 같은 다른 물리치료 기법들과 병행하여 적용한다. 이러한 치료들의 주 목적은 턱의 관절가동범위를 증가시키고 통증 강도를 줄이는 것이다(Medlicott와 Harris, 2006). 급성기나 심각한 통증이 있는 대상자의 경우는 먼저 느리고 잘 조절된 능동적 또는 수동적 운동을 하고, 증상이 감소되었을 때에 저작근의 근력 강화 운동을 할 수 있다.

TMD 환자에서 TMJ는 매우 민감할 수 있다. 이러한 이유로, 환자에게 적은 반복 횟수로 자주 하는 운동을 이용해 관절에 점진적인 부하를 가하도록 지도한다(Armijo-Olivo와 Gadotti, 2016). 아직 운동 용량에 대한 합의점은 없지만 Rocabado(1979)와 같은 일부 연구자들은 6x6x6 프로토콜을 설계했다: 각각의 6개 운동을 6회 반복해서 하루에 6번 반복한다. 다른 임상가들은 환자가 매시간 마다 한두 가지의 운동을 실시하고, 각 운동을 몇 번씩 반복하게 하는 것을 선호한다. 또한 이 프로그램에 대한 환자의 순응도를 높이기 위해 이미 확립된 루틴(예: 양치질)과 병행하여 운동을 수행할 것이 제안하였다(Lindfors 등, 2017). 이러한 환자들에 상태를 더 악화시킬 수 있는 그 어떤 움직임이나 이상 기능(parafunctions)을 피하는 것이 중요하다(Bae와 Park, 2013; Durham 등, 2016; Nascimento 등, 2013).

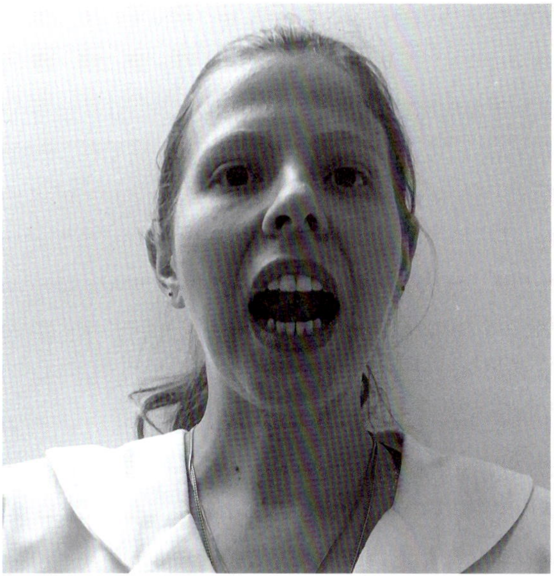

그림 15.1
저항 없는 능동적 구강 운동

턱 운동은 능동적 또는 수동적 턱 운동과 신장 운동, 고유수용감각 운동으로 나눌 수 있다.

능동 턱 운동(Active jaw movements)

근육 경련(spasm)과 통증을 줄이고 근력과 저항력을 개선 그리고 근육 기능과 운동 조절의 회복을 위한 능동적인 운동을 사용하는 것을 지지하는 근거가 있다(Armijo-Olivo와 Gadotti, 2016). 초기에는 턱의 위치에 대한 시각적 피드백을 제공하고 운동 수행을 좀 더 용이하게 하기 위해 거울을 사용한 능동적인 턱 운동을 실시한다. 이런 다음에 환자는 거울 없이도 운동을 할 수 있게 된다.

A. 저항없는 능동적 구강 운동

가장 일반적인 턱 운동은 능동적 입 벌리기, 외측방(laterotrusive) 운동, 돌출(protrusive) 운동이다(Bae와 Park, 2013; Niemelä 등, 2012). 이러한 능동 운동을 수행하기 위해서는 먼저 환자가 입을 중간 범위 위치에서 몇 초 동안 벌리는 것을 시작으로 하여 천천히 조설하면서 움직임을 하게 한다. 입 벌리기 운동을 하는 동안, 특히 TMJ에 과운동성이 있는 환자의 경우, 입 벌리기 운동의 제한 범위를 정하기 위해 항상 혀 끝을 입천장(palate)에 댄 상태를 유지해야 한다. 이러한 운동은 일반적으로 턱 근육의 이완을 증진하고 TMJ의 미끄러움(lubrication) 정도를 개선하며, 잘 조절되고 대칭적인 하악골의 운동성을 얻는 것뿐만 아니라 관절 수용기의 자극을 통한 통증 조절에 도움을 받기 위해 사용된다(de Felício 등, 2010; Haketa 등, 2010). 이러한 운동들은 수행하기 쉽고 환자에게 그들의 기본적인 하루에 일상생활처럼 수행하도록 조언하도록 한다(**그림 15.1**). 또한 대상자에게 이 자세에서 턱의 측방과 앞으로 내미는 운동을 실시하도록 권한다.

B. 턱관절 회전의 조절

능동적인 입 열기 운동의 또 다른 변형 방법은 TMJ에 회전을 제어하여 하는 능동 입 열기 운동이다(Mulet 등, 2007).

이 운동을 수행하기 위해 먼저, 환자의 TMJ 위에 검지를 위치시키고 입을 벌리고 닫을 때 만약 관절의 과두('공')가 손가락으로부터 전방으로 움직이는 것을 느끼게 될 때 멈춘다. 환자는 이 운동을 하는 동안 자신의 혀를 연구개(soft palate)에 혀를 대고 있게 한다. 운동은 씹기나 하품 또는 삼키는 것과 같은 일상적인 턱 기능을 실행할 때 적절한 방법으로 대상자가 인식하도록 돕기 때문에, 관절성 TMD 환자가 주로 적응증이 된다. 또한 근육성이나 혼합성 TMD 환자에게도 이러한 운동은 그들에 운동조절 능력을 개선하여 그들의 문제를 경감시키는 데 유용하다.

C. 저항에 대한 능동적 구강 운동

능동적 턱 운동은 환자 자신의 손가락을 사용하여 저항을 가하거나, 치료사에 의해 가해주며 수행할 수도 있다. 이 운동을 하기 위해 환자는 하려고 하는 운동에 따라 턱의 위나 아래 또는 옆에 자신의 검지를 위치시켜서 작은 저항을 가해 주어야 한다. 이러한 경우, 이 운동의 목적은 저작근에 가능한 많은 수의 근육 운동 단위(motor units)를 동원하도록 하여 근력을 향상시키는 것이다. 또한 긴 기간 동안 낮은 부하로 점진적인 수축을 하도록 하면 지구력을 높이는데 도움이 될 수 있다. 다른 질환들에서 동적 저항 훈련(dynamic resistance training)이 관절 강도의 증가, 증가된 신경근 수행 능력 그리고 기능적 과제에 더 나은 수행 수준들과 상관성이 있다는 증거가 있다(Yadav와 Attrey, 2017).

일반적으로 운동 용량에 대한 정보는 많지 않다. 이러한 운동은 환자의 내성과 부하 관리 원리(loading management principles)에 따라 수행된다. 6×6×6 Rocabado의 프로토콜은 이러한 운동에도 적용될 수 있다(Rocabado, 1979).

D. 하악골 체-과두에 교차-압박 씹기 기법

'하악골 체-과두 교차-압박 씹기 기법'은 카이로프

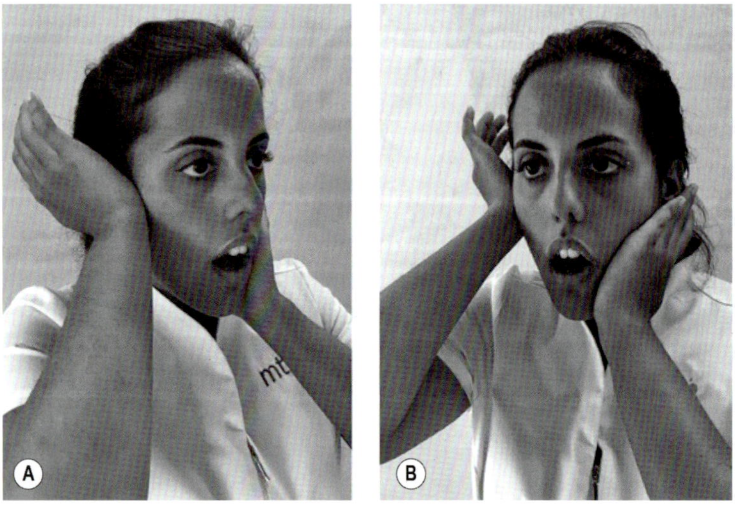

그림 15.2
하악골 체-과두 교차-압박 씹기 기법

랙틱의 한 기법을 변형한 방법이다. 환자는 같은 쪽의 TMJ 위에 손(두상골, pisiform)을 올려 놓고 다른 손의 손꿈치(heel)를 턱의 반대쪽 옆에 두고 하는 능동적인 자가-가동성(self-mobilization) 운동이다. 그런 다음 대상자는 자신의 손으로 접촉해 압력을 가하면서 입을 열었다 닫게 한다. 만약 이러한 압력에 잘 견딜 수 있다면 압력의 정도를 입을 성공적으로 열 때마다 증가시켜야 한다(**그림 15.2**). 이 운동은 양쪽으로 각각 5회씩 실시할 수 있다. 이 운동의 목적은 관절낭을 자극하고 신장하고 저작근을 이완시키는 것이다. 이 기법에 대한 연구가 제한되어 있지만, 관절낭에 미치는 영향 때문에 모든 TMD 환자 중 특히 관절낭 환자들에게 권장될 수 있다(Kalamir 등, 2010, 2012, 2013).

E. 혀를 움직임을 '시작'으로 이용하는 능동 운동

이러한 운동은 특히 가동범위에 제한이 있거나 환자가 움직임에 대한 두려움이 있는 경우 턱의 가동성을 자극하기 위해 이용될 수 있다. 환자는 혀를 앞으로 내밀거나 좌우로 내밀어 턱의 돌출/열림 또는 측방 움직임을 유도할 수 있다. 이 환자의 경우, 임상가는 환자에게 이 운동을 실시하도록 지도할 때 턱의 움직임보다는 혀의 움직임을 더 강조해야 한다. 이 운동들은 환자의 내성 수준에 따라 수행한다.

수동-보조 턱 운동

TheraBite 턱 운동 재활 시스템(Atos Medical AB, Hörby, Sweden)이나 Dynasplint(Stubblefield 등, 2010) 또는 압설자(tongue depressors)와 같은 일부 기구들을 턱 운동을 수동적으로 보조하기 위해 사용할 수 있다. 이 기구들은 턱 움직임의 협응 수준을 개선하고 가동범위를 증가시키는 것을 목표로 한다. 이 기구는 관절성과/또는 근육성 TMD 환자에 관절가동범위를 개선하고 통증 강도를 줄이는 데 효과적인 것으로 보고되었다. 근육성 TMD 환자는 관절성 TMD 환자에서 보다 통증 강도가 크게 감소된 것으로 나타났다(Kraaijenga 등, 2014; Maloney 등, 2002).

A. TheraBite®를 이용한 수동적 턱 운동

TheraBite®는 의료 전문관리자의 도움 없이 환자 스스로 할 수 있는 수동적 턱 가동화 시스템이다. 이것은 라스틱 손잡이에 부착된 두 개의 마우스-피스(mouth- pieces)로 구성되어 있다. 마우스-피스는 윗니와 아랫니 사이에 끼운다. 마우스-피스를 강제로 분리하는 플라스틱 손잡이를 함께 눌러서 환자의 입을 열 수 있다. 이 기구는 반드시 환자가 우세손으로 잡고 있어야 한다. TheraBite® 기구의 사용은 통증의 강도를 줄이고 관절가동범위를 개선하는 것으로 보고된 바 있다. TheraBite®는 고속-회전력(high-torque)으로 짧은 기간에 수동적 신장을 제공하는 기구이다(Maloney 등, 2002). 일부 연구에 의하면 이 기구는 급성 근육성 TMD의 치료를 위해 사용할 때 기존의 물리치료 시 보다 더 빠르고 더 나은 기능적 개선을 제공한다고 하였다(Satomi 등, 2013).

치료 프로그램은 반드시 환자의 증상에 따라 개별화되어야 한다. 일반적인 치료 용량은 7-7-7이다. 이것은 7초 동안 유지되는 7개의 운동을 하루에 7번 수행하는 것이다. 이 치료법은 목표에 따라 달라지는데, 예를 들어, 좀 더 많은 신장을 유도하는 것이 목적이라면 각 반복 시에 30초 간 유지하는 것이 좋다.

기계적으로 보조해 턱을 가동하는 것은 겹치게 한 설압자를 사용해서도 수행할 수 있다. 이를 수행하기 위해, 환자는 양쪽의 윗니와 아랫니 사이에 설압자를 놓는다. 그 다음에, 환자는 부드러운 힘으로 입을 벌리고 적절한 신장을 하기 위해 설압자를 추가적으로 이용해야 한다. 이 운동의 치료 용량에 관한 연구는 거의 없지만, 가능한 한 최대 입을 벌린 자세에서 2초의 일시 정지를 하면서 하루에 3–5회의 보조 운동을 하는 것이 편리할 수 있다(Ren 등, 2013). 이 기법의 주요 목적은 턱의 가동 범위를 늘리는 것이다.

B. 자가 - 움직임을 동반한 관절가동술

Brian Mulligan은 치료사에 의해 수행하는 관절에 수동적 부가적 관절가동술(passive accessory mobilization)과 함께 환자에 의해 수행하는 능동적 움직임을 결합한 도수치료 기법인 MWM을 소개하였다. 이 기법의 원리는 하악의 하강이나 턱의 잠김 시에 통증을 동반한 제한을 일으키는 TMJ에 적용되고 있다(González–Iglesias 등, 2013; Vicenzino 등, 2011). 만약 도수치료 기법이 효과적이었다면, 치료사는 환자에게 자가–MWM 운동을 가르친다. 환자는 자신의 손이나 손가락을 이용하여 관절의 관절면에서 TMJ를 수동적으로 움직이고, 이전에 고통스럽거나 제한적이었던 움직임을 능동적으로 하게 한다. 각 움직임이 끝나는 지점에서 약간의 수동적인 과압력(over–pressure)을 추가할 수 있다. 이 기법은 반드시 통증이 없이 상태로 수행되어야 한다. 이 기법은 통증이나 저항으로 인한 턱의 움직임 제한 시에 적용된다. 권장 치료 용량은 6~10회로 3세트 한다.

신장(Stretching)

신장의 목적은 관절 주위 구조물의 움직임이 일어나도록 하는 콜라겐 섬유 간에 윤활 작용의 효율을 회복하고 글리코아미노글리칸(glycoaminoglycan)의 합성을 자극하는데 있다(Carmeli 등, 2001). 신장 운동은 관절성과 근육성 TMD 모두에 도움이 된다. 턱 근육에 대해 자가–신장을 하기 위해서, 대상자는 처음 긴장 감각을 경험하는 지점에 갈 때까지 입을 천천히 열게 한다. 그 다음 환자는 엄지와 검지를 이용하여 턱을 넓게 벌린다(**그림 15.3**). 대상자는 연부 조직의 변화가 일으키게 하기 위해 견딜 수 있다면 최소한 30초 동안 이 신장을 유지해야 한다(Michelotti 등, 2004; Niemelä 등, 2012).

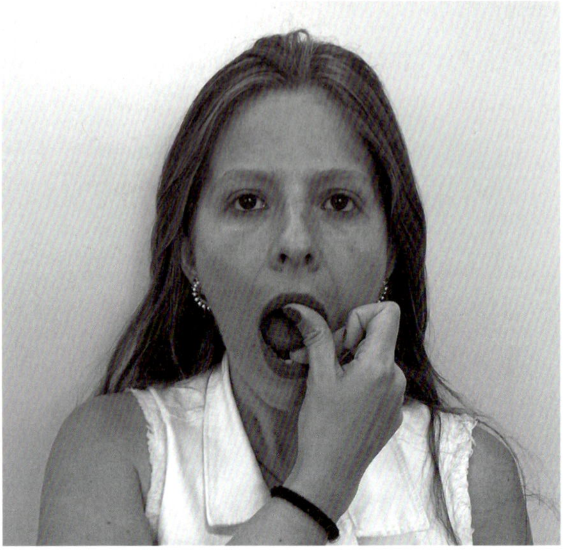

그림 15.3
입 벌리기 시에 자가–신장법

턱 근육의 신장은 주동근 수축–길항근(contract agonist–relax antagonist) 이완 기법에 의해 촉진될 수 있다. 이 기법은 상호 억제(reciprocal inhibition)의 원리를 기반으로 하고 있고, 근육이 능동적으로 수축하게 될 때 길항근은 결과적으로 이완된다. 따라서 이 기법의 목적은 턱 근육을 이완시키는데 있다. 예를 들어, 입 벌림을 촉진하기 위해서는 대상자가 낮은 부하 저항으로 5–10초 동안 턱 벌리는 움직임일 때 저항을 주어야 한다. 이러한 움직임은 턱을 닫는 근육들의 이완을 일으킬 것으로 생각된다(Kalamir 등, 2010, 2012, 2013). 따라서 턱을 여는 근육들을 수축한 후에 대상자에게 입을 벌리고 가능한 한 30초 동안 신장 시켜 유지하면서 입 벌림을 개선하기 위한 자가-신장 기법을 이용하도록 지시한다. 턱의 측방 움직임에도 동일한 원리를 사용할 수 있다. 이러한 기법은 각 환자들의 내성에 따라 한 세션을 하는 동안 3-5회 실시할 수 있다.

고유수용성 운동(Proprioceptive exercises)

턱의 고유수용감각은 공간 안에서 TMJ의 위치와 움직임에 대한 정보를 제공한다. 고유수용감각은 근육에 구심성, 관절에 기계수용기 그리고 피부 감각수용기로부터 정보를 수집한다. TMJ 질환이 있는 경우, 턱의 정상적인 생체역학에 영향을 주는 고유수용감각이 손상된다. 또한 고유수용성 운동은 기계수용기의 민감성을 증가시켜 운동 조절 능력을 개선할 수 있도록 설계되었다. 그리고 이러한 운동은 근육 조직의 점탄성(viscoelastic) 특성을 회복과 산소 공급의 증진 그리고 체온을 높이는 데 도움이 될 수 있다. 특정한 공간 위치에서 TMJ에 반복적인 자세 잡기(repeated positioning) 운동은 대뇌피질에 변화를 일으킨다(Ju 등, 2011).

고유수용성 운동의 목표는 협응력을 개선하고 TMJ에 가해지는 비정상적인 부하의 분포로 인해 발생되어 손상된 저작근의 수축 패턴을 재훈련하고, 근육군 간에 비정상적인 평형 상태를 강화하는 것이다(Armijo Olivo와 Gadotti, 2016).

A. 유도된 입 열기 운동

유도된(guided) 입 열기와 닫기 운동은 턱의 협응력을 향상시키는 데 도움이 될 수 있다. 환자는 거울 앞에서 얼굴의 절반을 덮는 종이를 사용하거나 거울에 수직선을 그려 하부 치아가 정중선과 평행하게 유지하고 비정상적인 수축 패턴이 일어나지 않도록 예방해야 한다. 또한, 근육의 협응력과 구강악(stomatognathic) 기능을 향상시키기 위해, 환자는 혀와 입술, 볼의 가동성 운동을 수행할 수 있다(Michelotti 등, 2004). 이러한 운동들은 구개 천장(roof of the palate)에 혀를 대고 할 수도 있다(**그림 15.4**).

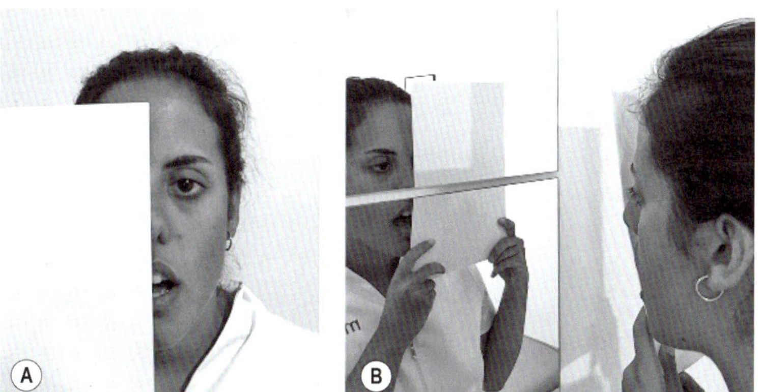

그림 15.4
유도된 입 열기 운동
측면상 (A).
전면상 (B).

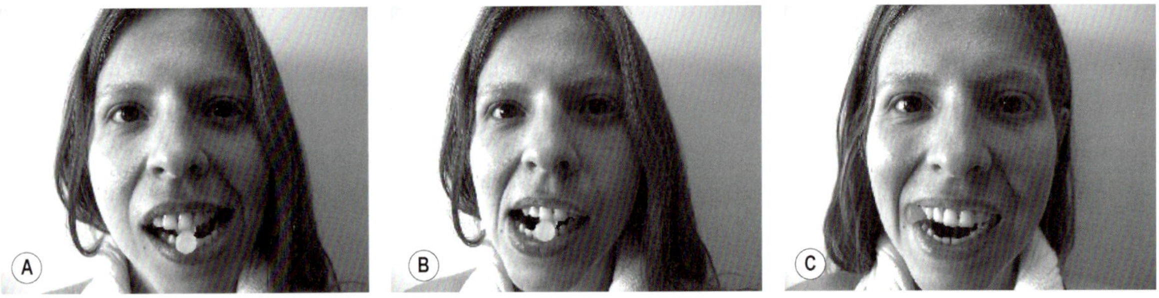

그림 15.5
하이퍼볼로이드(hyperboloid)를 이용한 좌측 측방 편위(A), 우측 측방 편위(B) 그리고 측방(C) 운동

B. 율동적 안정화 (Rhythmic stabilization)

율동적 안정화 운동은 고유수용성 신경근 촉진법(PNF)을 기초로 한 잘 알려져 있는 운동이다. 이 기법의 기능 중 하나는 근육의 완전성(integrity)을 제어하는 것이다. 이 기법은 근방추의 활동을 최소 수준으로 줄이려는 운동을 기반으로 한다. 운동은 혀가 편안한 위치로 유지하면서 검지를 턱 위에 엄지손가락은 턱 아래에 위치시켜 자세를 유지하는 것으로 구성하고 있다. 그 다음 환자는 턱 열기, 턱 닫기 그리고 턱의 측방 움직임에 대한 저항을 적용해야 한다. 저항으로 인해 절대 턱이 움직이지 않아야 한다. 각 수축은 6초 동안 유지해야 하며, 주동근과 길항근 사이에서 5회의 수축 회수를 교대로 유지해야 한다. 이 기법은 주로 근육계를 대상으로 하므로 근육성과 혼합성 TMD 환자에게 적용해야 한다(Mulet 등, 2007).

C. 하이퍼볼로이드(Hyperboloid)

하이퍼볼로이드(Hyperboloid)는 브라질의 치과의사가 발명한 저작 장치(특허 제8901216-0호)로 국립 지식재산연구소(National Institute of Intellectual Property)에 저작 장치로 등록되어 있다. 이것은 쌍곡선 모양을 하고 있으며 부드럽고 무독성, 무취이며 무미(taste-less)의 실리콘으로 만들어졌다. 이것의 경도와 질감은 저작 중에 가해지는 이상적인 비슷하다. 하이퍼볼로이드는 치아치조(dentoalveolar) 신경, 근방추 그리고 골지건에서 고유감각의 흥분을 일으키는 것으로 생각된다. 이 장치는 움직이는 중에 턱 움직임의 협응력과 근력을 향상시키도록 설계되어 있다(Armijo-Olivo와 Gadotti, 2016; Giannasi 등, 2014). 환자는 중절치(central incisors) 사이에 장치를 고정한 상태에서 돌출과 측방 편위(lateral deviation)를 수행할 수 있다(**그림 15.5**). 연구 문헌에서 하이퍼볼로이드에 대한 근거는 아직 제한적이다. TMD가 있는 환자에 대한 영향을 조사하는 더 많은 연구가 분명히 필요하다.

교육과 상담(Education and counseling)

자기-돌봄(self-care) 또는 자기-관리(self-management) 접근법은 TMD 환자의 초기 치료 방법으로 이용된다. 최근에 TMD 환자에 대한 자기-관리의 구성 요소를 알아보기 위해 TMD 분야의 국제적인 전문가 11명으로 구성된 팀으로 Delphi 연구를 수행하였다. 그들은 표준 자기-관리 프로그램에는 반드시 교육과 자가-운동치료, 온열 요법, 자가-마사지 치료, 식이요법과 영양에 대한 조언, 이상기능(parafunctional) 행동에 대한 교육으로 구성되어야 한다는 것을 알게 되었다(Durham 등, 2016).

TMD 환자에 자발적(spontaneous) 통증과 촉진 시 근육 압통 그리고 최대로 입을 벌릴 때 통증이 있거나 없는 경우에 대한 개선을 위한 상담과 자기-관리 프로그램의 효과에 대한 근거가 있다(de Freitas 등, 2013). 이 프로그램을 자세 훈련과 물리치료와 연계하는 경우 단독으로만 적용할 때보다 더 나은 결과를 제공할 수 있다고 보고가 있었다.

교육은 TMD에 대한 진단과 좋은 예후에 초점을 맞추어야 한다. 교육의 내용에는 TMD 병인(etiology)의 생물심리사회적 측면과 보존적 치료 접근법의 중요성, 침습적(invasive)과 비가역적(irreversible) 치료법의 위험에 대한 내용도 포함되어야 한다. TMJ의 해부학과 기능에 대해서도 반드시 설명해야 한다. 수면 습관과 진통제의 제한적인 사용에 관한 조언과 영양에 대한 조언도 환자에게 제공한다. 부드러운 식이 요법보다는 통증 없는 저작의 개념이 조언이 더 좋다. 추가하여 이러한 환자에서는 양측으로 씹는 것을 더 권장한다(Armijo-Olivo와 Gadotti, 2016; Orlando 등, 2007). 또한 치료사는 정상적인 턱 근육의 기능을 설명하고 이러한 근육의 과사용이 증상과 관련될 수 있음을 알려 줄 수 있다. 이러한 이유로 환자는 자신의 턱 근육에 활동과 자기의 통증을 더 악화시키는 비정상적인 기능적 행동에 주의를 기울여야 한다. 그들은 치아의 악물기(clenching) 갈기(grinding), 껌을 씹기, 손으로 턱 괴기 그리고 과도한 하악의 움직임 등과 같은 이상 기능과 구강악 시스템에 과부하를 피하고, 확인하고 모니터링해야 한다. 치료사는 환자에게 어떠한 치아들의 접촉 없이 턱과 저작근들이 이완된 안정 자세를 취하도록 가르쳐야 한다. 입술은 코 호흡과 함께 하는 것이 좋다. 환자들이 잠에서 깨어날 때 턱의 안정 자세를 그대로 유지할 것을 독려해야 한다. 일부 환자들의 경우 바이오피드백 치료는 저작근을 이완한 상태로 새로운 자세를 취하도록 하는 데 도움이 될 수 있다(Craane 등, 2012; Gavish 등, 2006; Kalamir 등, 2012, 2013). 독자들은 신경과학 교육에 대한 구체적인 정보를 위해 이 책의 18장을 참조한다.

카페인을 피하고 신체적 운동을 하는 것과 같은 긍정적인 생활 습관은 TMD 환자에게도 반드시 권장되어야 한다. 환자는 치료 중과 치료 후에 책임감을 가지고 스스로 연습하고 마음에 새겨야 한다.

경추부 운동
(Cervical spine exercises)

문헌들은 경부 장애와 발생된 턱 기능장애 사이에 강한 상관관계가 있음을 보여주었다(Olivo 등, 2010). 이것은 특히 삼차경추핵(trigeminocervical nucleus) 수준에서 목과 구강하악계(stomatognathic system) 간에 해부학적, 생체역학적, 그리고 신경학적 연결성이 밀접하기 때문에 발생하는 것으로 생각된다(Armijo Olivo 등, 2006; Sessle, 1999). 또한 여기에는 TMD가 목 통증, 경추성 두통 그리고 편타-관련 장애와 높은 관련성이 있는 것으로 나타났다(Armijo Olivo 등, 2006). 이러한 근골격 장애들은 경추부 굴곡근과 신전근 조직에 비정상적인 기능을 특징으로 한다(Jull 등, 2008). 여러 연구들에서 TMD가 있는 환자의 경추부 굴곡근과 신전근의 지구력과 작용이 비정상적이었다고 구체적으로 보고하였다(Armijo-Olivo 등, 2010, 2011, 2012). 예를 들어, TMD 환자는 건강한 사람들과 비교할 때 굴곡근과 신전근의 지구력 검사를 수행하는 동안 경추부 굴곡근/신전근 지구력이 감소되어 있었다고 보고하였다. 또한, 혼합성 TMD 환자에서 신전근 지구력 검사를 하는 동안 여러 번의 음에 가파른 기울기가 나타냈으나, 건강한 대상자에서는 이 근육들에 피로도(fatigability)가 다 높게 나타났다(Armijo-Olivo 등, 2012). 그리고 TMD 환자는 두개경추부 굴곡 검사(craniocervical flexion test; CCFT)(Armijo-Olivo 등, 2011)를 수행할 때 표재성 목 굴곡근의 근전도 활동이 증가하는 좋지 않은 상태가 나타났다(Armijo-Olivo 등, 2011). 이러한 결과를 통해 경추부 굴곡근과 신전근의 지구력 수준에 변화가 TMD 환자에서 관찰되는 근골격계 장애와 관련될 수 있다는 사실을 강조한다. 따라서 임상 실무에서 TMD의 치료에는 일반적으로 턱을 표적으로 하는 치료법과 함께 경추를 대상으로 하는 치료와 운동이 포함되어야 한다.

목을 표적으로 하는 근거가 입증된 치료법들이 이제 막 모아지고 있다. 그러나 그것들은 큰 잠재력을 가지고 있다. 10장에서 언급한 바와 같이 두 개의 연구(Calixtre 등, 2016; La Touche 등, 2009)만이 TMD 진단을 받은 환자를 대상으로 목에 도수치료와 함께 목 운동에 대해 실험하였다. 이러한 연구들은 경추에 대한 치료방법으로 근막성 TMD 환자에서 저작근의 통증 강도를 감소시키고 통증 없는 개구 범위를 늘리는 데 도움이 될 수 있음을 보여주었다. 이러한 결과는 TMD 환자에 경추부 근육 손상을 치료하는 것이 증상을 감소시키고 그들의 삶의 질을 개선하는데 도움이 될 수 있으므로 이러한 환자에서 반드시 경추부 치료 전략으로 사용해야 한다는 것을 의미한다.

요약하자면, 목의 운동 조절(motor control) 운동은 TMD, 두통과 목 통증과 같은 경추부 손상 환자의 통증과 기능 장애 수준을 개선하는 것으로 여겨진다(Calixtre 등, 2016; Jull 등, 2002, 2004, 2009; La Touche) 등, 2009). 따라서 경추의 운동 조절 운동은 TMD 환자를 치료하는 가장 유용한 선택법 중 하나이다(Armijo-Olivo 등, 2016). 그러나 우리가 아는 한, 문헌 상에 TMD 환자에서 경추부에 대한 단독적인 운동의 효과를 적절한 연구방법으로 연구한 무작위 대조군 실험이 없다는 점을 강조하는 것이 중요하다.

이 단원에서는 목에 손상이 있는 대상자의 경추부에서 운동 제어를 목표로 사용되고 있는 목 운동 프로토콜을 설명할 것이다. 이 프로토콜의 효과는 경추성 두통과 목 통증과 같은 환자 군에 대한 문헌들에서 광범위하게 평가되었다(Falla 등, 2007, 2013; Jull 등, 2002, 2004, 2008, 2009; La Touche 등 , 2009). 최근 연구들의 결과에 의하면 TMD 환자에서 증상을 감소시킬 수 있는 가능성이 있었다(Calixtre 등, 2015; La Touche 등, 2009). 이러한 운동들은 TMD 환자에서 단독으로 또는 턱 운동과 함께 수행할 수 있다.

경추부 근육 훈련
(Cervical muscle training)

경추부 근육의 훈련을 위해 두 가지 접근 방법이 제안되었다(Jull 등, 2009; O'Leary 등, 2009). 그 중 하나는 운동 조절을 목표로 하는 저부하 수축이 포함되어 있고(Falla 등, 2013), 다른 하나는 목 근육들에 대한 일반적인 근력강화와 지구력 운동에 중점을 둔 것이다(Berg 등, 1994; Jordan과 Manniche, 1996).
두 치료법 모두 환자들에게 긍정적인 영향을 줄 수 있으며 재활 과정의 각기 다른 시기에 사용할 수 있다는 점이 강조되었다(O'Leary 등, 2009). 저부하 강도의 운동과 운동 조절 운동은 환자의 통증과 기능장애가 고부하의 운동을 방해할 수 있는 상태인 초기 단계에 적용되어야 하고, 많은 수의 근육들을 사용하는 고강도에 전신 운동은 반드시 깊은 목 근육과 목의 자세 유지근 사이의 협응과 재교육이 확립된 후에 사용해야 한다.

Jull 등(2002)과 Falla 등(2013)은 경추부 손상과 경추성 두통이 있는 환자의 경추부 근육 손상을 목표로 하는 운동 프로토콜을 제안하였다(Jull 등, 2002, 2004, 2009; La Touche 등, 2009). 이 운동 프로토콜은 일반적으로 8주 안에 시행하며 아래에 설명된 것과 같이 주 2회 30-45분 간 목의 굴곡근과 신전근에 대한 점진적 운동으로 구성된다(Falla 등, 2007, 2013).
이 프로토콜은 여러 단계로 나눌 수 있으며
목의 굴곡근과 신전근을 대상으로 한다.

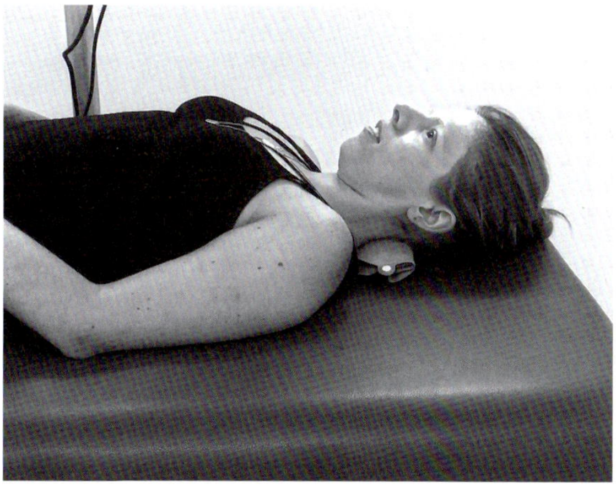

그림 15.6
두개경추 굴곡 움직임 훈련

목 굴곡근 훈련
(Neck flexors training)

목의 굴곡근 훈련에 첫 번째 단계는 대상자의 목 뒤에 위치한 압력 바이오피드백 센서를 사용하고 편안하게 바로 누운 자세에서 점진적인 두개경추 굴곡 운동을 이용하여 두개경추 굴곡 움직임을 재교육하는 것이다. 이 운동은 표재성 굴곡근인 흉쇄유돌근과 전사각근보다 상부 경추부의 심부 굴곡근인 두장근(longus capitis)과 경장근(longus colli)(Armijo-Olivo 등, 2011)을 대상으로 한다.

올바른 두개경추 굴곡 운동은 운동 프로그램에서 매우 중요하다(Jull 등, 2004). 임상가는 환자에게 움직임을 정확하게 실시하는 방법과 목의 후인(retraction), 과도한 경추 굴곡과/또는 턱 악물기와 같은 보상적 진략을 조절과/또는 제거하는 방법을 반드시 가르쳐야 한다. 환자는 '예'라고 말하는 것처럼 천천히 고개를 끄덕이고 이때 센서로 대상자가 가하는 압력의 수준을 측정한다. 압력의 시작 수준은 22mmHg로 설정한 다음, 30mmHg까지 진행할 수 있다. 치료가 진행되게 하기 위해서는 각 목표 수준에서 정확하고 확실하게 두개경추 굴곡 운동이 이루어지게 해야 한다(Falla, 2004; Jull 등, 2004; O'Leary 등, 2007). 운동의 목표는 표재성 목 굴곡근의 보상작용이나 수축 없이 기초선(baseline)보다 10mmHg 높은 수준을 달성하게 하는 것이다. 다음 단계로 진행하기 위해서는 10번의 동작을 완벽하게 수행해야 한다(**그림 15.6**). 만약 환자가 고개를 끄덕이는 동작을 정확하게 수행하는데 어려움이 있는 경우, 임상가는 환자에게 고개를 끄딕이기 시작하기 전에 아래를 내려다 보라고 조언할 수 있다. 또한 치료사는 환자에게 숨을 내쉬면서 그 동작을 수행하도록 제안할 수도 있다(Cagnie 등, 2008).

심부 목 굴곡근의 유지 능력에 대한 훈련(Training of the holding capacity of the deep neck flexors)

환자가 두개경추 굴곡 운동을 올바르게 수행할 수 있게 된 후에, 임상가는 환자에게 머리와 목을 중립 자세에 두고 천천히 조절하는 방법으로 두개경추 굴곡 운동을 수행하는 방법을 가르쳐야 한다. 앞에서 언급한 바와 같이 과제 수행 중에 환자는 목 뒤에 배치된 압력 장치의 피드백을 통해 경장근의 수축으로 발생하는 경추부 전만(cervical lordosis)이 약간 평평해지는 것을 모니터해야 한다. 정확한 두개경추부 굴곡 동작이 이루어지게 될 때, 환자는 목 뒤에 배치한 압력 장치의 피드백을 이용하여 점진적으로 증가시키는 두개경추 굴곡 범위에서 유지하는 것을 시작할 수 있다. 피드백은 보상적 움직임을 피할 수 있도록 환자의 눈 앞에 스크린을 배치해 제공한다(**그림 15.7**).

각 환자는 두개경추 굴곡을 기초선 20mmHg에서 시작하여 단계적으로 최종 수준인 30mmHg까지 2mmHg씩 증가시키며 5개의 압력 목표에 순차적으로 도달해야 한다. 임상가는 환자가 후인 동작에 의지하지 않고, 목의 표재성 굴곡근을 우세하게 사용하지 않으면서, 그리고 프로그램을 시작하기 위해 빠르고 급하게 두개경추 굴곡 운동을 하지 않으며 5초 동안 계속 유지할 수 있어야 한다. 각 목표 수준에 대해 수축 시간을 10초까지 늘려야 하며, 환자는 각 수축 사이에 짧은 휴식 시간(5초)을 가지면서 10회 반복 수행하도록 훈련한다. 한 목표 수준에서 10초씩 10회로 1세트가 달성되면, 최종 목표인 30mmHg까지 10초씩 10회 반복하며 다음 목표 수준까지 운동을 진행해야 한다.

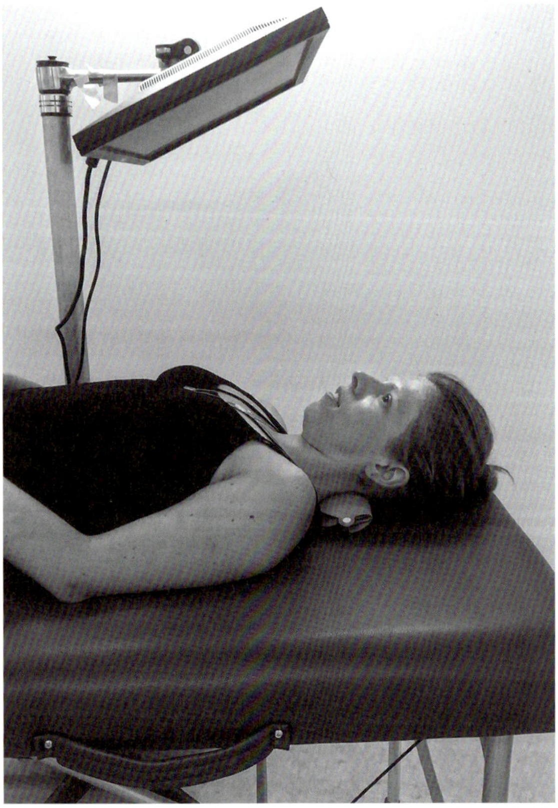

그림 15.7
심부 경부 굴곡근의 유지 능력 훈련

굴곡근의 고부하 훈련
(High-load training of the flexor muscles)

재활의 마지막 단계에서는 환자에게 머리 무게를 부하로 한 더 강한 부하의 운동을 사용하여 자신의 굴곡근 훈련을 하도록 지시할 수 있다. 환자는 먼저 벽에 기대고 똑바로 앉은 자세에서 시행하고 그 다음 바로 누운 자세로 진행하는 방법으로 굴곡근에 대한 머리 들기 운동을 반복적으로 수행해야 한다(**그림 15.8**).

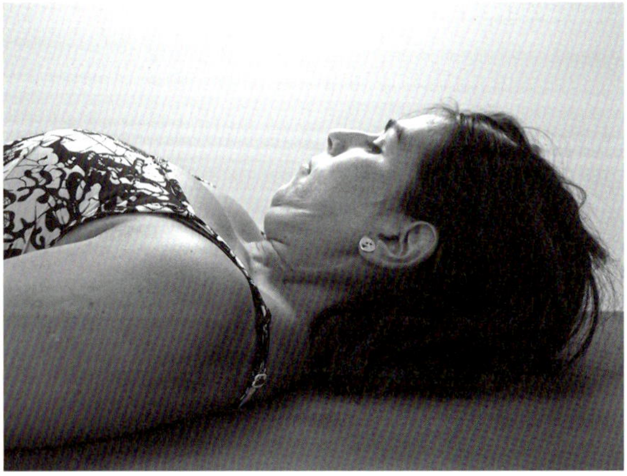

그림 15.8
경추부 굴곡근에 고부하 훈련

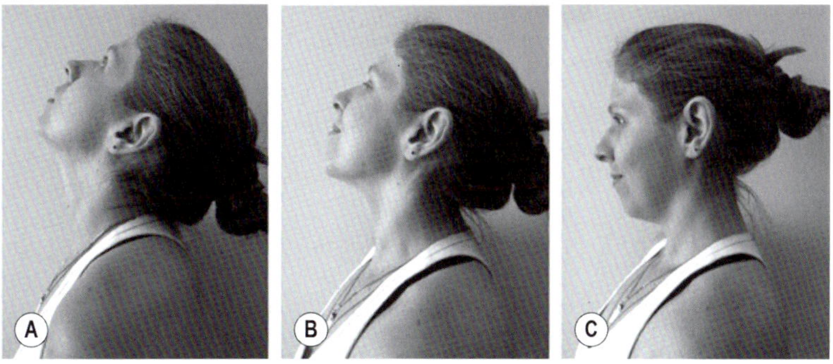

그림 15.9
바로 선 자세에서 경추 굴곡근 훈련.
(A) 신전 운동의 시작 자세
(B) 중간 범위
(C) 운동의 끝

머리 들기 운동은 지지면에서 머리 부분에서 명확하게 두개경추 굴곡이 먼저 시행한 후에 경추 굴곡을 할 필요가 있고, 두개경추의 굴곡 자세는 운동을 하는 내내 유지되어야 한다(1–2초 유지시간으로 5회 1세트). 반복 횟수와 세트 수는 운동에 대한 환자의 반응이 허용되는 범위 내에서 증가되어야 하며, 환자의 경과에 따라 자세의 유지 시간을 늘리는 지구력 요소를 포함시켜야 한다.

또한 환자에게 다양한 자세에서 경추부 굴곡근을 훈련하도록 지도한다. 그들은 앉은 자세와 바로 선 자세로 운동을 진행한다. 다음 단계에 첫 번째 부분은 앉거나 바로 선 자세에서 머리와 경추부의 운동에는 신전 운동을 포함시킨다. 이 운동 단계에는 경추부 굴곡근에 원심성(eccentric) 수축을 실시한다. 턱의 후인(retraction)이나 경추 후인과 같은 모든 보상 작용이 일어나지 않게 해야 한다. 그 다음에, 대상자는 경추부에 중립 위치로 되돌아 가야 한다. 이 단계에서는 경추부 굴곡근의 구심성 수축을 실시한다. 흉쇄유돌근의 우세한 작용보다는 두개경추 부위 수준에서의 움직임이 먼저 시작되는지를 확인하는 것이 중요하다. 임상가는 조절 능력이 향상됨에 따라 머리의 신전 운동 범위를 증가시키면서 이 운동을 진행할 수 있고, 둘째는, 기능적인 신전 범위를 통해 경추부 굴곡 협력을 향상시키기 위해 경추 복귀 운동(cervical returning movement)(구심성 굴곡) 범위내에 다른 부분에서 등척성 유지(isometric hold) 운동을 추가해 시행할 수 있다(**그림 15.9**).

심부 경추부 신전근 훈련
(Training of the deep cervical extensor muscles)

경추부 신전근은 목의 조절에 관여하므로 그것은 경추부에 적절한 움직임을 하기 위해 반드시 훈련해야 한다. 경추부 신전근을 훈련하기 위해서 환자는 앉은 자세 또는 바로 선 자세에서 움직임을 시작할 수 있고 팔꿈치로 엎드린(prone on elbows) 자세와 네발기기(four–point kneeling) 자세에서 진행하여 실시한다.

후두하 근육을 표적으로 하기 위해서는, 환자에게 머리와 목을 굴곡한 상태로 만든 다음, 다시 시작 위치로 되돌아가게 하여 경추부 신전근에 원심성/구심성 기능을 훈련하도록 지도해야 한다. 임상가는 환자에게 움직임을 수행하는 방법을 가르쳐야 한다. 머리와 목 그리고 견갑골의 위치에 집중하도록 해야 한다. 예를 들어, 턱으로 찌르기(chin poking)는 이러한 운동 시에 볼 수 있는 가장 일반적인 보상 작용 중 하나이며, 이것은 과도한 두개경추 신전을 의미하고, 이것은 일반적으로 표재성 근육의 우세(예: 두반극근, semispinalis capitis)로 인해 발생한다.

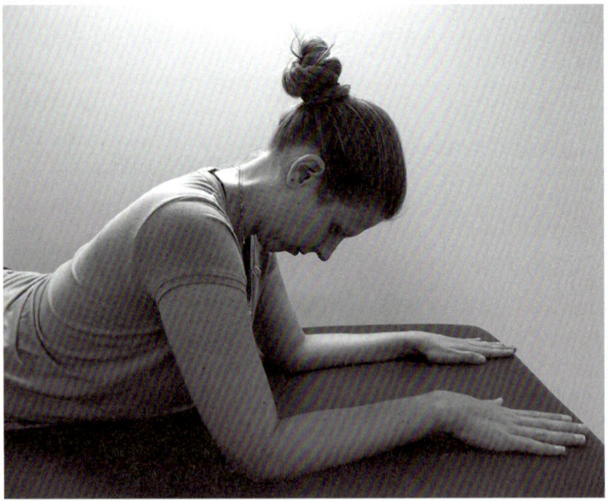

그림 15.10
경추부 신전근의 훈련, 두개경추 굴곡 운동을 촉진하고 하부 경추를 중립 위치에 유지한다.

또한, 이 근육들의 중요한 고유수용성 기능과 상부 경추 관절을 지지와 조절에 대한 역할과 목 통증을 동반하는 이 근육들에 발생될 수 있는 변화에 대한 근거를 인지하여 대후두직근(rectus capitis posterior major) 소후두직근을 훈련시키는 것은 매우 중요하다. 환자는 중부와 하부 경추를 중립 위치로 유지하면서 두개경추부 신전과 굴곡(머리 끄덕임) 운동을 수행한다(**그림 15.10**).

또 다른 운동으로는 상두사근(obliquus capitis superior)과 하두사근을 촉진하는 운동으로, 상경추부에 40° 미만의 회전에 초점을 맞춘 회전 운동이 있다 (각 운동마다 10회 반복해야 한다).

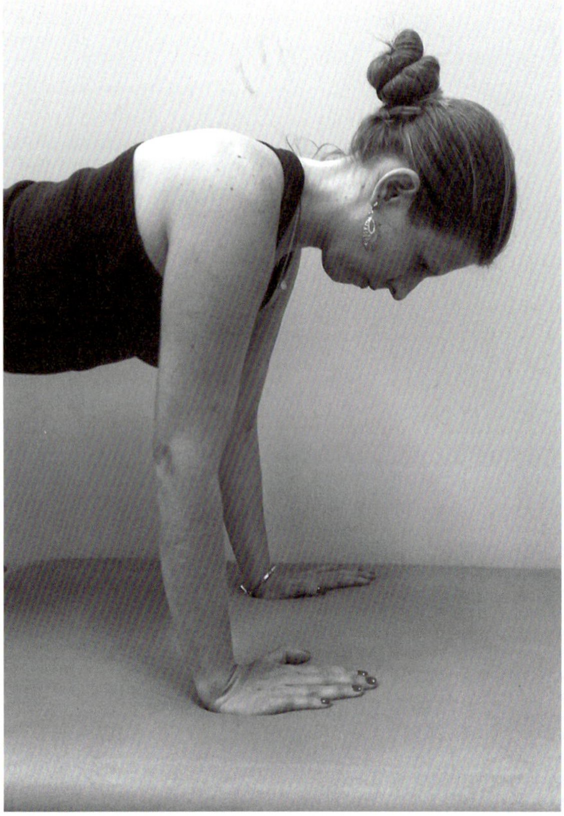

그림 15.11
경추에 심부 하부 경추 신전근에 훈련

경추부에 심부 하부 경추 신전근의 훈련

(Retraining of the deep lower cervical extensors of the cervical spine)

이 운동은 앞에서 설명한 운동들에 진행 단계(progression)로, 유사한 방식으로 수행해야 하지만 환자는 4발 기기자세에서 실시한다. 대상자는 경추부 심부 신전근과 경반극근(semispinalis cervicis)/다열근(multifidus) 훈련에 중점을 두고 머리 무게를 부하로 사용한 높은 부하의 운동을 수행해야 한다. 초기에는 환자의 머리를 중립 위치에 유지하면서 목의 신전 운동을 최대 15회 반복해야 한다. 신전근을 훈련하는 경추 신전의 범위는 반드시 점진적으로 증가해야 한다. 반복 횟수와 세트 횟수도 운동에 대한 환자의 반응에 따라 점차 증가시켜야 하며, 진행 상태에 따라 자세의 유지 시간을 늘려서 지구력 요소를 통합할 수 있다(**그림 15.11**).

팔과 다리의 움직임을 동반한 목의 굴곡근과 신전근의 공동수축

(Co-contraction of the neck flexors and extensors combined with arm and leg movements)

환자가 경추부 굴곡근과 신전근의 적절한 수축 패턴을 얻을 수 있게 된 다음에, 이러한 유형의 운동을 시작한다. 예를 들어, 네발 기기 자세에서 환자는 먼저 하부 경추를 중립 위치에 유지하도록 하고 상부 경추 굴곡을 수행한다. 이러한 구성은 환자가 척추와 신체의 다른 부위들을 안정되게 유지하도록 강조하면서 유지해야 한다. 환자가 동작을 정확하게 수행하고 최소한 10초간, 10회 실시하는 동안 이 자세를 유지할 수 있어야 이 운동으로 진행할 수 있다. 예를 들어, 팔과 다리의 움직임은 경추부 조절과 같이 동반될 수 있다. 이러한 경우 대상자에게 팔을 들어 몸의 안정성과 경흉추계의 안정성을 유지하도록 요구한다. 그런 다음, 환자는 다리를 올린다. 이러한 운동은 환자가 올바른 움직임 패턴을 유지하며 수행할 수 있을 때까지 교대로(오른쪽 팔, 왼쪽 다리, 왼쪽 팔, 오른쪽 다리)
수행한다. 이 운동은 불안정성을 증가시켜
척추 안정화 시스템에 대한 도전을 증가시킬 수
있도록 운동용 공 위에서 수행할 수 있다.

견갑골 위치 재훈련

(Retraining of scapular position)

경부통과 TMD와 관련된 장애를 가지고 있는 대상자들은 머리와 목 그리고 견갑골 부위의 자세적 변화가 나타난다. 임상가는 환자에게 견갑골의 정확한 위치와 움직임을 느끼게 교육하고, 축견갑부(axioscapular) 근육의 재교육을 하는 것이 중요하다. 따라서 견갑골의 위치를 조절하는 모든 근육(즉, 하승모근과 중승모근, 전거근, 견갑거근, 능형근)의 활성화가 필요하다. 그러나 재훈련을 시작하기 전에 생체역학적 환경을 유지하고 경추부의 근육들에 기능을 재교육할 수 있도록 과활동성 그리고 팽팽해진 근육들 연장(lengthening)과 이완을 시킬 것을 권한다. 따라서 상승모근과 흉쇄유돌근, 견갑거근, 소흉근, 대흉근에 신장을 시행해야 한다. 예를 들어, 팽팽한 흉근은 견갑골의 움직임을 제한하므로 축견갑부 근육들에 재교육을 하기 전에 이루어져야 한다. 편측 모퉁이 신장(corner stretch) 운동은 소흉근의 전형적인 자가-신장 방법이다. 바로 선 자세에서 환자는 자신의 팔꿈치를 90°로 굴곡한 상태로 상완골을 최대 90° 외전시키고 손바닥은 평평한 평면에 위에 올려 놓는다. 그 다음, 환자는 팔을 든 상태에서 몸통을 회전시켜 팔에 수평 외전을 만들어서, 가슴부위를 가로지르는 신장을 최대화시킨다(Borstad와 Ludewig, 2006). 상승모근의 신장을 최대화하기 위해서 환자의 목을 반대쪽으로 기울일 필요가 있고, 머리는 같은 쪽으로 회전시키며(얼굴은 같은 쪽을 보는 상태), 환자가 통증 없이 긴장만 느낄 때까지 목의 굴곡 운동을 수행해야 한다. 환자는 최소한 20~30초 동안 이 자세를 유지하고 3회 반복해야 한다. 이것은 치료사에 의해 수동적으로 수행할 수 있고, 환자에게도 가르칠 수 있으므로 환자가 스스로 수행할 수 있다. 흉쇄유돌근의 신장도 마찬가지로 환자의 귀를 반대쪽 어깨 쪽으로 가져간 다음 머리를 반대쪽으로, 얼굴을 같은 쪽으로 돌려서 코가 약 45° 각도로 천장을 향하도록 한다; 그런 다음 오른손은 아래쪽으로 내려서 바닥을 향해 뻗으면 더 많은 신장을 할 수 있다. 최소한 20~30초 동안 이 자세를 유지하고 3회 반복한다.

견갑골 안정근의 지구력 훈련(Training the endurance capacity of the scapular stabilizers)

견갑골 안정근의 지구력 훈련은 최소한 10초 동안 견갑골의 정확한 위치에 유지하는 것으로 구성된다. 임상가는 환자가 원하는 견갑골의 움직임과 자세를 달성하는 데 적합한 기술을 습득하도록 해야 하고, 이를 위해 임상가는 환자에게 촉각적 신호를 제공하여 동작과 지구력을 촉진시킬 수 있다. 환자가 견갑골 자세와 동작을 올바르게 조절하는 방법을 배운 후에는 자동화된 견갑골 위치와 움직이는 행동의 새로운 패턴을 촉진하는 것을 목표로 반복 운동을 하는데 중점을 두어야 한다. 이 운동의 단계를 높이는 방법은 환자를 옆으로 누운 자세에서 엎드린 자세로 변경한 다음, 앉은 자세로 바꾸는 것이다. 환자는 견갑골 근육들의 지구력을 훈련하기 위해 중력 저항을 사용할 수 있다. 환자는 예를 들어, 컴퓨터 작업과 같은 장애와 관련된 문제가 있는 기능적인 일상활동 동작에 견갑골 조절 훈련을 통합하고 연습하는 것을 배운다(Cagnie 등, 2014; Falla, 2004; Jull 등, 2004; O'Leary 등 , 2007).

팔의 움직임과 부하를 이용한 견갑골 조절 재훈련(Retraining scapular control with arm movement and load)

팔의 움직임과 부하를 이용한 견갑골 조절을 재훈련하는 것은 팔의 움직임을 하면서 견갑골의 위치를 유지하는 것을 목적으로 한다. 이것은 견갑골을 올바른 위치에 유지하면서 작은 가동 범위(≤60°) 내에서 운동을 수행함으로써 달성된다. 닫힌 사슬 운동(closed chain exercises)은 이 운동의 난이도 단계를 높이는 데 사용할 수 있다. 환자는 경추를 중립 위치나 엎드린 자세, '팔꿈치로 엎드린 자세' 또는 네발 기기 자세로 유지하면서 견갑골의 구심성과 원심성 조절 운동을 모두 수행할 수 있다. 이 운동을 전거근의 유지 능력을 재훈련하기 위해 실시하려면 10초 동안 중간 범위에 위치를 유지하며 수행해야 한다. 이 운동의 목표는 완벽한 동작으로 10번 수행하는 것이다(Jull 등, 2004; O'Leary 등, 2007).

자세 재교육 운동 (Posture re-education exercise)

수년 동안 머리와 목의 자세와 TMD 간에 관계는 논쟁거리였다. 물리치료사는 일반적으로 목과 관련된 환자의 자세 이상을 해결하기 위해 경추–두부 자세의 재교육 기술을 사용하고 있다. 그러나 TMD와 자세 사이의 강한 관련성은 아직 확립되지 않았고 증거도 아직 부족하다. 이러한 논쟁에도 불구하고, 최근의 체계적 고찰 연구(Armijo–Olivo 등, 2016)에서는 자세 훈련이 두개하악계에 정렬을 복원하거나 최적화하는데 그리고 근육 손상을 입은 TMD 환자(즉, 근육성 TMD)의 통증을 줄이기 위해 권장되는 중재법 중 하나임을 제시하였다. 또한 이 연구에서 자세 훈련은 개인별로 필요에 따라 이루어져야 한다고 제안하였다(Jull 등, 2004). 자세가 악화 요인으로 여겨지고 자세 교정을 수행할 때 증상의 개선이 보이는 환자는 자세 교정을 사용하여 증상을 개선할 수 있다. 따라서 자세 이상이 악화 요인으로 나타나는 TMD 환자를 치료하는 임상가는 임상 현장에서 이러한 환자들을 치료하기 위해 이러한 사항들을 고려할 수 있다. 한 연구에 의하면 매우 쉬운 자세 운동이 경추부 표재 근육의 활동을 줄이고 심부 근육을 표적으로 하는데 도움이 될 수 있다고 하였다(Beer 등, 2012). 이 운동은 앉은 자세에서도 수행하며, 환자는 요골반부 중립 위치에서 직립 자세를 취한 다음, 목의 위쪽 부위에서 두개골 기저부를 들어올린다는 상상을 하며 경추부를 부드럽게 늘린다. 견갑골의 자세 조절 운동에 이 자세의 운동에 자주 추가된다. 임상가는 환자에게 이 운동을 정확하게 수행하는 방법을 가르쳐야 한다. 자세 운동은 병원(환자가 10초 동안 그 자세를 유지하고 이 자세를 5회 반복)이나 환자의 집, 작업장(근무하는 동안 매 15–20분마다 10초 동안 이 자세를 유지하는 것이 이상적이다)에서도 수행할 수 있다(**그림 15.12**).

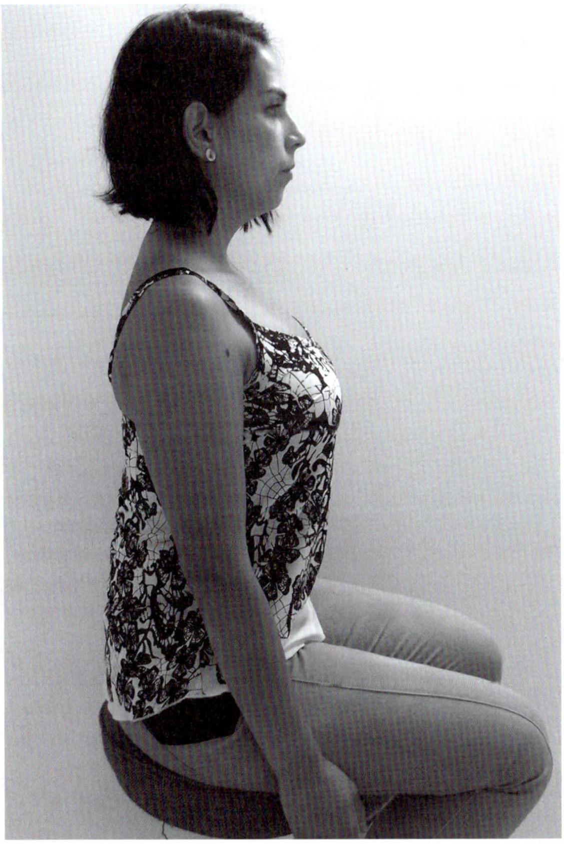

그림 15.12
경부 심부 굴곡근을 동원시키고, 표재근의 작용을 감소시키기 위한 자세 운동

C1–C2의 자가–SNAGs 운동
(C1-C2 self-SNAGs exercises)

TMD 환자에 경추부 굴곡 회전 검사(cervical flexion rotation test)로 측정한 상부 경추(C1–C2)에 가동성이 감소한다는 근거가 있다(Greenbaum 등, 2017; von Piekartz 등, 2016; Grondin 등, 2015). 또 다른 연구에서는 TMD에 대한 상부 경추의 관절가동술에 유용성을 보여주었다(Calixtre 등, 2016; La Touche

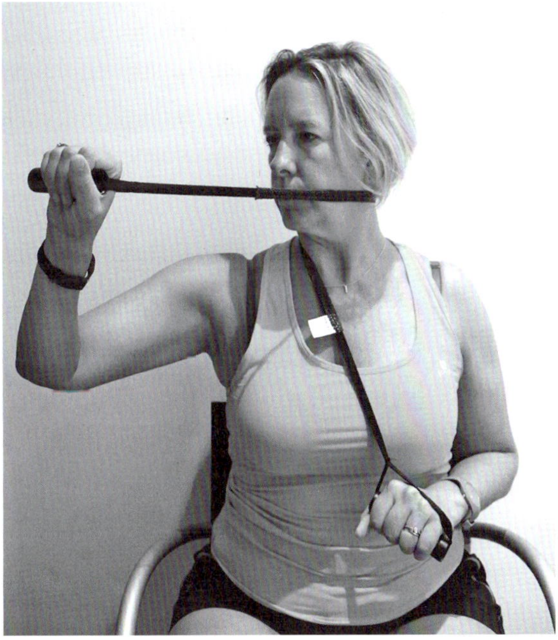

그림 15.13
경추부의 우측 회전을 위한 C1–C2에 SNAG의 자가 적용법. 스트랩에 의한 수평 압력을 통해 C1 부위에 힘이 가해진다. 이와 동시에 환자는 능동적으로 자신의 머리를 우측으로 돌린다.

등, 2009). 최근에 이루어진 다른 연구에서 상부 경추에 관절가동술과 운동을 병행한 C1-C2에 SNAG(self-sustained natural apophyseal glide)이 TMD 환자의 통증과 두통 증상을 줄이는 데 효과가 있는 것으로 나타났다(Calixtre 등, 투고중). 경추 굴곡 회전 검사가 양성인 환자에게 C1-C2 자가-SNAG 기법은 환자가 경추용 자가-SNAG 스트랩을 사용하도록 처방될 수 있다. 얇은 고무로 덮인 이 스트랩은 C1의 후방아취 위에 위치시키고 얼굴을 가로질러 앞으로 수평이 되게 당긴다. 이 스트랩의 목적은 C1-C2 회전을 촉진하는 것이다. 스트랩에 장력을 가하는 동안, 환자에게 경추 굴곡 회전 검사(**그림 15.13**) 시에 제한되는 것으로 확인된 동일한 방향으로 머리를 회전하라고 요청한다. 환자는 약 3초간 회전의 끝 범위에서 머물고, 스트랩의 장력을 유지하면서 다시 머리의 중립 위치로 돌아간다. 이러한 운동은 하루에 3회 반복한다. 이 운동 시에 신장되는 감각 이외의 다른 증상이 유발되어서는 안된다(Hall 등, 2007). C1-C2에 자가-SNAG기법은 회전 시에 상부 경추의 관절가동범위를 증가시킨다. TMD 환자에서 이 운동의 효과에 대해서는 좀 더 연구되어야 한다.

참고문헌

Armijo-Olivo S, Gadotti I. Temporomandibular Disorders. In: Magee DJ, Zachazewski JE, Quillen W, Manske RC. Pathology and Intervention in Musculoskeletal Rehabilitation. 2nd ed. London: Elsevier; 2016. Pp. 119–156.

Armijo Olivo S, Magee DJ, Parfitt M, Major P, Thie NM. The association between the cervical spine, the stomatognathic system, and craniofacial pain: a critical review. J Orofac Pain 2006; 20: 271–287.

Armijo-Olivo S, Fuentes JP, da Costa BR et al. Reduced endurance of the cervical flexor muscles in patients with concurrent temporomandibular disorders and neck disability. Man Ther 2010; 15: 586–592.

Armijo-Olivo S, Silvestre R, Fuentes J et al. Electromyographic activity of the cervical flexor muscles in patients with temporomandibular disorders while performing the craniocervical flexion test: a cross-sectional study. Phys Ther 2011; 91: 1184–1197.

Armijo-Olivo S, Silvestre RA, Fuentes JP et al. Patients with temporomandibular disorders have increased fatigability of the cervical extensor muscles. Clin J Pain 2012; 28: 55–64.

Armijo-Olivo S, Pitance L, Singh V, Neto F, Thie N, Michelotti A. Effectiveness of manual therapy and therapeutic exercise for temporomandibular disorders: Systematic review and meta-analysis. Phys Ther 2016; 96: 9–25.

Bae Y, Park Y. The effect of relaxation exercises for the masticator muscles on Temporomandibular Joint Dysfunction (TMD). J Phys Ther Sci 2013; 25: 583–586.

Beer A, Treleaven J, Jull G. Can a functional postural exercise improve performance in the cranio-cervical flexion test? A preliminary study. Man Ther 2012; 17: 219–224.

Berg HE, Berggren G, Tesch PA. Dynamic neck strength training effect on pain and function. Arch Phys Med Rehabil 1994; 75: 661–665.

Borstad JD, Ludewig PM. Comparison of three stretches for the pectoralis minor muscle. J Shoulder Elbow Surg 2006; 15: 324–330.

Cagnie B, Danneels L, Cools A, Dickx N, Cambier D. The influence of breathing type, expiration and cervical posture on the performance of the cranio-cervical flexion test in healthy subjects. Man Ther 2008; 13:232–238.

Cagnie B, Struyf F, Cools A, Castelein B, Danneels L, O'leary S. The relevance of scapular dysfunction in neck pain: a brief commentary. J Orthop Sports Phys Ther 2014; 44: 435–439.

Calixtre BL, Oliveira AB, Ramalho de Sena Rosa L, Armijo-Olivo S, Visscher C, Alburquerque Sendín F. Effects of upper cervical mobilizations and neck exercises on pain, mandibular function, and headache impact in women with TMD. A single-blinded randomized controlled trial (Submitted).

Calixtre LB, Moreira RFC, Franchini GH, Alburquerque-Sendín F, Oliveira AB. Manual therapy for the management of pain and limited range of motion in subjects with signs and symptoms of temporomandibular disorder: a systematic review of randomised controlled trials. J Oral Rehabil 2015; 42: 847–861.

Calixtre LB, Grüninger BL da S, Haik MN, Alburquerque-Sendín F, Oliveira AB. Effects of cervical mobilization and exercise on pain, movement and function in subjects with temporomandibular disorders: a single group pre-post test. J Appl Oral Sci 2016; 24: 188–197.

Carmeli E, Sheklow SL, Bloomenfeld I. Comparative study of repositioning splint therapy and passive manual range of motion techniques for anterior displaced temporomandibular discs with unstable excursive reduction. Physiotherapy 2001; 87: 26–36.

Craane B, Dijkstra PU, Stappaerts K, De Laat A. One-year evaluation of the effect of physical therapy for masticatory muscle pain: a randomized controlled trial. Eur J Pain 2012; 16: 737–747.

Durham J, Al-Baghdadi M, Baad-Hansen L et al. Self-management programmes in temporo-mandibular disorders: results from an international Delphi process. J Oral Rehabil 2016; 43: 929–936.

de Felício CM, de Oliveira MM, da Silva MAMR. Effects of orofacial myofunctional therapy on temporomandibular disorders. Cranio J Craniomandib Pract 2010; 28: 249–259.

de Freitas RFCP, Ferreira MÂF, Barbosa G a. S, Calderon PS. Counselling and self-management therapies for temporomandibular disorders: a systematic review. J Oral Rehabil 2013; 40: 864–874.

Falla D. Unravelling the complexity of muscle impairment in chronic neck pain. Man Ther 2004; 9: 125–133.

Falla D, Jull G, Russell T, Vicenzino B, Hodges P. Effect of neck exercise on sitting posture in patients with chronic neck pain. Phys Ther 2007; 87: 408–417.

Falla D, Lindstrøm R, Rechter L, Boudreau S, Petzke F. Effectiveness of an 8-week exercise programme on pain and specificity of neck muscle activity in patients with chronic neck pain: a randomized controlled study. Eur J Pain 2013; 17: 1517–1528.

Fransen M, McConnell S, Harmer AR, Van der Esch M, Simic M, Bennell KL. Exercise for osteoarthritis of the knee: a Cochrane systematic review. Br J Sports Med 2015; 49: 1554–1557.

Gavish A, Winocur E, Astandzelov-Nachmias T, Gazit E. Effect of controlled masticatory exercise on pain and muscle performance in myofascial pain patients: A pilot study. Cranio 2006; 24: 184–190.

Giannasi LC, Freitas Batista SR, Matsui MY et al. Effect of a hyperbolide mastication apparatus for the treatment of severe sleep bruxism in a child with cerebral palsy: long-term follow-up. J Bodywork Mov Ther 2014; 18: 62–67.

González-Iglesias J, Cleland JA, Neto F, Hall T, Fernández-de-las-Peñas C. Mobilization with movement, thoracic spine manipulation, and dry needling for the management of temporomandibular disorder: A prospective case series. Physiother Theory Pract 2013; 29: 586–595.

Greenbaum T, Dvir Z, Reiter S, Winocur E. Cervical flexion-rotation test and physiological range of motion – A comparative study of patients with myogenic temporomandibular disorder versus healthy subjects. Musculoskelet Sci Pract 2017; 27: 7–13.

Grondin F, Hall T, Laurentjoye M, Ella B. Upper cervical range of motion is impaired in patients with temporomandibular disorders. Cranio J Craniomandib Pract 2015; 33: 91–99.

Gross AR, Paquin JP, Dupont G et al. Exercises for mechanical neck disorders: A Cochrane review update. Man Ther 2016; 24: 25–45.

Haketa T, Kino K, Sugisaki M, Takaoka M, Ohta T. Randomized clinical trial of treatment for TMJ disc displacement. J Dent Res 2010; 89: 1259–1263.

Hall T, Chan HT, Christensen L, Odenthal B, Wells C, Robinson K. Efficacy of a C1-C2 self-sustained natural apophyseal glide (SNAG) in the management of cervicogenic headache. J Orthop Sports Phys Ther 2007; 37: 100–107.

Jordan A, Manniche C. Rehabilitation and spinal pain. J Neuromusculoskel Syst 1996; 4: 89–93.

Ju Y-Y, Liu Y-C, Cheng H-YK, Chang Y-J. Rapid repetitive passive movement improves knee proprioception. Clin Biomech 2011; 26: 188–193.

Jull G, Trott P, Potter H et al. A randomized controlled trial of exercise and manipulative therapy for cervicogenic headache. Spine 2002; 27: 1835–1843.

Jull GA, Falla DL, Treleaven JM, Sterling MM, O'Leary SP. A therapeutic exercise approach for cervical disorders. London: Churchill Livingstone-Elsevier; 2004.

Jull GA, O'Leary SP, Falla DL. Clinical assessment of the deep cervical flexor muscles: the craniocervical flexion test. J Manipulative Physiol Ther 2008; 31: 525–533.

Jull GA, Falla D, Vicenzino B, Hodges PW. The effect of therapeutic exercise on activation of the deep cervical flexor muscles in people with chronic neck pain. Man Ther 2009; 14: 696–701.

Kalamir A, Pollard H, Vitiello A, Bonello R. Intra-oral myofascial therapy for chronic myogenous temporomandibular disorders: a randomized, controlled pilot study. J Man Manip Ther 2010; 18: 139–146.

Kalamir A, Bonello R, Graham P, Vitiello AL, Pollard H. Intraoral myofascial therapy for chronic myogenous temporomandibular disorder: a randomized controlled trial. J Manipulative Physiol Ther 2012; 35: 26–37.

Kalamir A, Graham PL, Vitiello AL, Bonello R, Pollard H. Intra-oral myofascial therapy versus education and self-care in the treatment of chronic, myogenous temporomandibular disorder: a randomised, clinical trial. Chiropr Man Ther 2013; 21: 17.

Kraaijenga S, van der Molen L, van Tinteren H, Hilgers F, Smeele L. Treatment of myogenic temporomandibular disorder: a prospective randomized clinical trial, comparing a mechanical stretching device (TheraBite®) with standard physical therapy exercise. Cranio J Craniomandib Pract 2014; 32: 208–216.

La Touche R, Fernández-de-las-Peñas C, Fernández-Carnero J et al. The effects of manual therapy and exercise directed at the cervical spine on pain and pressure pain sensitivity in patients with myofascial temporomandibular disorders. J Oral Rehabil 2009; 36: 644–652.

Lindfors E, Hedman E, Magnusson T, Ernberg M, Gabre P. Patient experiences of therapeutic jaw exercises in the treatment of masticatory myofascial pain: a qualitative study. J Oral Facial Pain Headache 2017; 31: 46–54.

Littlewood C, Malliaras P, Bateman M, Stace R, May S, Walters S. The central nervous system – an additional consideration in "rotator cuff tendinopathy" and a potential basis for understanding response to loaded therapeutic exercise. Man Ther 2013; 18: 468–472.

Maloney GE, Mehta N, Forgione AG, Zawawi KH, Al-Badawi EA, Driscoll SE. Effect of a passive jaw motion device on pain and range of motion in TMD patients not responding to flat plane intraoral appliances. Cranio 2002; 20: 55–66.

Mapelli A, Zanandréa Machado BC, Giglio LD, Sforza C, De Felício CM. Reorganization of muscle activity in patients with chronic temporomandibular disorders. Arch Oral Biol 2016; 72: 164–171.

Medlicott MS, Harris SR. A systematic review of the effectiveness of exercise, manual therapy, electrotherapy, relaxation training, and biofeedback in the management of temporomandibular disorder. Phys Ther 2006; 86: 955–973.

Michelotti A, Steenks MH, Farella M, Parisini F, Cimino R, Martina R. The additional value of a home physical therapy regimen versus patient education only for the treatment of myofascial pain of the jaw muscles: short-term results of a randomized clinical trial. J Orofac Pain 2004; 18: 114–125.

Mulet M, Decker KL, Look JO, Lenton PA, Schiffman EL. A randomized clinical trial assessing the efficacy of adding 6 x 6 exercises to self-care for the treatment of masticatory myofascial pain. J Orofac Pain 2007; 21: 318–328.

Nascimento MM, Vasconcelos BC, Porto GG, Ferdinanda G, Nogueira CM, Raimundo RC. Physical therapy and anesthetic blockage for treating temporomandibular disorders: a clinical trial. Med Oral Patol Oral Cirugia Bucal 2013; 18: e81-e85.

Niemelä K, Korpela M, Raustia A, Ylöstalo P, Sipilä K. Efficacy of stabilisation splint treatment on temporomandibular disorders. J Oral Rehabil 2012; 39: 799–804.

Nijs J, Roussel N, Paul van Wilgen C, Köke A, Smeets R. Thinking beyond muscles and joints: therapists' and patients' attitudes and beliefs regarding chronic musculoskeletal pain are key to applying effective treatment. Man Ther 2013; 18: 96–102.

O'Leary S, Falla D, Hodges PW, Jull G, Vicenzino B. Specific therapeutic exercise of the neck induces immediate local hypoalgesia. J Pain 2007; 8: 832–839.

O'Leary S, Falla D, Elliott JM, Jull G. Muscle dysfunction in cervical spine pain: implications for assessment and management. J Orthop Sports Phys Ther 2009; 39: 324–333.

Olivo SA, Fuentes J, Major PW, Warren S, Thie NMR, Magee DJ. The association between neck disability and jaw disability. J Oral Rehabil 2010; 37: 670–679.

Orlando B, Manfredini D, Salvetti G, Bosco M. Evaluation of the effectiveness of biobehavioral therapy in the treatment of temporomandibular disorders: a literature review. Behav Med Wash DC 2007; 33: 101–118.

Pelletier R, Higgins J, Bourbonnais D. Is neuroplasticity in the central nervous system the missing link to our understanding of chronic musculoskeletal disorders? BMC Musculoskelet Disord 2015; 16: 25.

Philadelphia Panel. Philadelphia Panel evidence-based clinical practice guidelines on selected rehabilitation interventions: overview and methodology. Phys Ther 2001; 81: 1629–1640.

Ren W, Ao H, Lin Q, Xu Z, Zhang B. Efficacy of mouth opening exercises in treating trismus after maxillectomy. Chin Med J 2013; 126: 2666–2669.

Rocabado M. Head and Neck Biomechanics: Joint Treatment. Buenos Aires: Intermedica; 1979.

Satomi T, Tanaka T, Kobayashi T, Iino M. Developing a new appliance to dissipate mechanical load on teeth and improve limitation of vertical mouth. J Oral Maxillofac Res 2013; 4: e4.

Sessle BJ. Neural mechanisms and pathways in craniofacial pain. Can J Neurol Sci J Can Sci Neurol 1999;26: S7-S11.

Smith BE, Hendrick P, Smith TO et al. Should exercises be painful in the management of chronic musculoskeletal pain? A systematic review and meta-analysis. Br J Sports Med 2017: bjsports-2016-097383.

Sokunbi O, Watt P, Moore A. Changes in plasma concentration of serotonin in response to spinal stabilisation exercises in chronic low back pain patient. Niger Q J Hosp Med 2007; 17: 108–111.

Sokunbi O, Moore A, Watt P. Plasma levels of beta-endorphin and serotonin in response to specific spinal based exercises. South Afr J Physiother 2008; 64: 31–37.

Stubblefield MD, Manfield L, Riedel ER. A preliminary report on the efficacy of a dynamic jaw opening device (Dynasplint Trismus System) as part of the multimodal treatment of trismus in patients with head and neck cancer. Arch Phys Med Rehabil 2010; 91: 1278–1282.

Taylor NF, Dodd KJ, Shields N, Bruder A. Therapeutic exercise in physiotherapy practice is beneficial: a summary of systematic reviews 2002-2005. Aust J Physiother 2007; 53: 7–16.

Vicenzino B, Hing W, Hall T, Rivett D. Mobilisation with Movement: the Art and the Science. Elsevier Australia; 2011.

von Piekartz H, Pudelko A, Danzeisen M, Hall T, Ballenberger N. Do subjects with acute/subacute temporomandibular disorder have associated cervical impairments: A cross-sectional study. Man Ther 2016; 26: 208–215.

Yadav M, Attrey P. Effect of dynamic versus isometric resistance exercise on pain and functional ability in elderly patients with osteoarthritis of knee. Indian J Physiother Occup Ther - Int J 2017; 11: 30.

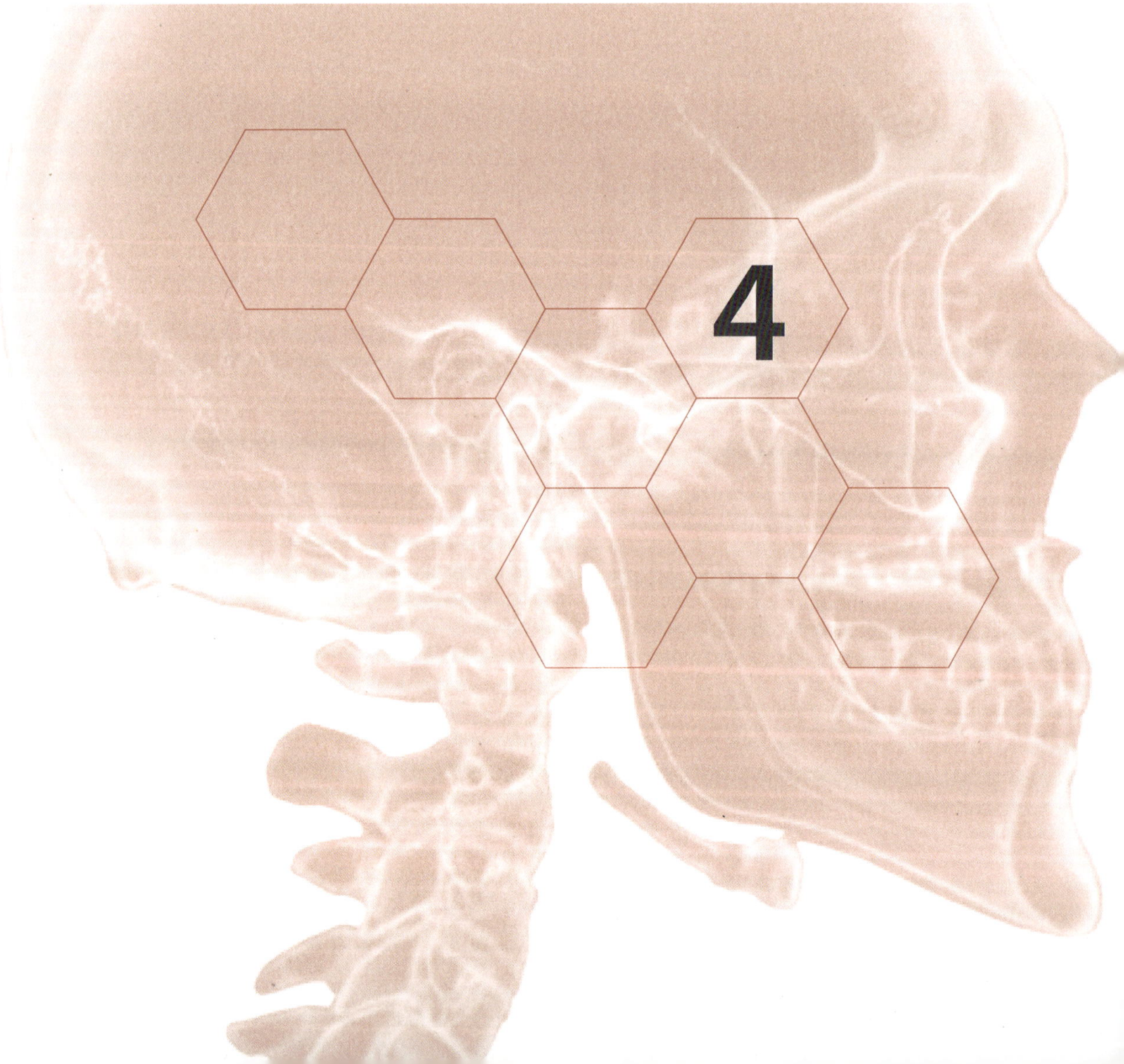

4

PART 4

턱관절 장애의 기타 중재법

Other interventions for temporomandibular disorders

16 장
턱관절 장애의 근막 통증유발점을 위한 건침
Dry needling for myofascial trigger points in temporomandibular disorders

통증유발점 건침 (Trigger point dry needling)

건침(DN)은 통증유발점(TrPs)의 관리를 위해 가장 선호하는 중재방법 중 하나이다. 미국물리치료사 협회(APTA)는 건침을 '근골격계 장애의 관리를 위한 가는 실 모양의 바늘(일반적인 침 바늘)을 사용하여 피부를 관통하여 통증유발점(TrPs), 근육, 그리고 결합조직을 자극하는 숙련된 중재법'이라고 정의한다(APTA, 2013). 건침은 관할권에 따라 의학, 물리치료, 카이로프랙틱, 수의학, 침술, 또는 치과의술을 포함하는 다양한 건강 전문직의 진료 범위 안에 속한다. 각각의 전문직은 건침 기법을 언제 어떻게 적용해야 하는지 결정하기 위해 그들의 분야별 철학과 관리 접근법을 사용한다. 실제로 건침이 침술요법인지에 대한 논쟁이 있다.(Zhou 등 2015); 그러나 이 중재법들 사이에는 몇몇의 차이점이 있다. 예를 들어, 그것들의 적용을 위한 임상적 추론, 기본적 메카니즘, 기법, 그리고 적용의 철학, 등이 있다. 그리고 독자들은 이 논쟁에 대한 각각 다른 글 들을 참조한다. 게다가 비록 침술사가 '통증유발점 침술(TrP acupuncture)'로서 건침을 참고하더라도 이것은 어떤 규율의 독점적인 영역이라는 것을 의미하진 않는다. 더 나아가 건침은 인대, 건, 반흔조직, 또는 근막유착과 같은 다른 구조물에도 적용할 수 있다(Dunning 등, 2014); 그러나 이 장에서는 통증유발점 건침(TrP-DN)에 중점을 둘 것이다.

비록 통증유발점 건침(TrP-DN)이 표면과 심부의 건침(Dommerholt와 Fernandez-de-las-Penas, 2013)으로 분류될 수 있더라도 심부 건침, 특히 'fast-in, fast-out' 기법은 가장 널리 사용되는 중재법이다. 이 기법은 첫 번째 국소 연축 반응이 얻어질 때까지 통증유발점 영역 안으로 바늘을 삽입하는 것으로 구성된다. 국소 연축 반응은 바늘 삽입으로 생기는 단단한 띠(taut band)의 짧고 갑작스런 수축이라고 정의한다(Dommerholt와 Fernandez-de-las-Penas, 2013). 첫 번째 국소 연축 반응이 얻어지면, 더 많은 국소 연축 반응을 얻기 위해 바늘을 회전 없이 위 아래로 움직인다. Hong(1994)은 이 기법이 적용되는 동안 국소 연축 반응이 얻어져야 효과적이라고 제안했다. 그러나 우리는 긍정적인 결과를 위해 얼마나 많은 국소 연축 반응이 필요한지 알지 못한다. 최근 연구는 경부 통증 환자에게 얻어진 국소 연축 반응의 수와 연관된 통증의 임상적 차이가 없다는 것을 알아냈다(Fernandez-Carnero 등, 2017). 그럼에도 불구하고, 이 연구에서 개체들은 국소 연축 반응을 유도하지 않는 것과 비교하여 국소 연축 반응의 가장 높은 수(n=6)를 유도하거나 또는 소진될 때 까지 국소 연축 반응을 유도할 때 유의미한 임상적 개선을 나타냈다(Fernandez-Carnero 등, 2017). 또 다른 연구에서는 국소 연축 반응을 경험한 환자와 경험하지 않은 환자 사이에 일주일 동안 차이점이 발견되지 않았기 때문에 국소 연축 반응이 성공적인 치료를 위해 필요한 것으로 간주되지 않을 수도 있다고 제안했다(Koppenhaver 등, 2017). 발표된 연구의 불일치로 인해 몇몇 저자들은 통증유발점 건침(TrP-DN)을 행하는 동안의 국소 연축 반응의 필요성에 의문을 제기했다(Perreault 등, 2017).

침습적 특성에 따른 절차와 견고한 바늘들의 사용에 의해 무엇보다 폐, 장, 신장, 요도, 신경과 동맥과 같은 중요한 장기와 다른 신체 구조들을 관통할 위험이 있다. 침술요법로 인한 기흉의 발생률은 10,000건당 1건

미만인 반면에, 통증유발점 건침(TrP-DN)으로 인한 기흉 발생률은 문헌에 단지 1건의 사례 보고만 발표되어 있기 때문에 잘 알려지지 않았다(Cummings 등, 2014). 그러므로 통증유발점 건침(TrP-DN)의 적용은 해부학적 연관성의 확장된 지식을 요구하기 때문에 항상 해부학적 기반이 있어야 한다(Halle와 Halle, 2016). 임상가는 손 씻기와 다른 기준을 포함하여 안전한 건침 시술을 위해 반드시 가이드라인을 따라야 한다(ASAP, 2007; McEvoy 등, 2012; Bachmann 등, 2014). 통증유발점 건침(TrP-DN)의 부작용의 위험에 대한 선행 연구에서 8,000건 가까이의 건침 치료 중에서 중대한 부작용의 위험은 0.04% 미만인 것으로 나타났다(Brady 등, 2014). 가장 일반적인 부작용은 침치료 중의 통증과 치료 후의 통증, 출혈과 멍이다(Brady 등, 2014). 특히 흥미로운 점은 근육 안으로 바늘의 반복적인 삽입으로 인해 발생되는 신경근 손상인 침치료 후의 통증이다(Domingo 등, 2013). 침치료 후 통증의 존재는 환자 불만족 발생과 치료 지속성 감소로 환자가 침 치료를 더 받는 것을 꺼려 할 가능성과 관련될 수 있다. 실제로, 통증유발점 건침(TrP-DN) 후 통증이 나타날 수 있는 가능성에 대해 환자에게 숙지시킬 것을 강하게 권고한다(APTA, 2012). 침치료 후 통증 감소를 위한 잠재적 치료 전략을 연구한 몇몇 연구가 있다. 모든 연구에서 통증유발점 건침(TrP-DN) 후 관망 그룹과의 비교에서 스프레이와 스트레칭, 허혈성 압박, 또는 낮은 강도의 원심성 수축 운동이 침술 후 통증 감소에 단기간(6-24시간)에 효과적이라는 것을 밝혀냈다. 흥미롭게도 모든 연구들에서 통증유발점 건침(TrP-DN) 후 어떠한 중재 없이 48시간에서 72시간 사이에 침치료 후 통증이 사라지는 것을 보여줬고, 이는 침치료 후 통증이 통증유발점 건침(TrP-DN)의 이차적인 생리학적 효과일 수도 있음을 시사한다. 그럼에도 불구하고, 침치료 후 강한 통증을 경험한 환자가 추가 치료를 거부할 수도 있기 때문에 침치료 후 통증의 단기간 감소는 환자의 회복에 대한 인식을 위해 중요할 수 있다. 사실 이것은 바늘에 대한 앞선 부정적 경험 후 환자에게서 종종 보이는 바늘에 대한 두려움의 사전 발달과 관련될 수도 있다. 그럼에도 불구하고 바늘에 대한 두려움이 건침의 치료적 결과에 영향이 없다는 것은 흥미롭다(Joseph 등, 2013).

통증유발점 건침에 대한 과학적 근거(The scientific evidence for trigger point dry needling)

통증관리를 위한 건침의 사용에 대한 첫 문헌이 발행된 이래로 거의 40년이 되었다(Lewit, 1979). 이 중재방법의 근거를 요약한 몇 몇의 체계적 문헌고찰이 발행되었다. 다른 한편에 있어서 지난 5년간의 발표된 연구들에의해 가장 최근의 체계적 문헌 고찰과 메타분석이 통증 관리를 위한 통증유발점 건침(TrP-DN)의 효과가 입증되었기 때문에 이 주제에 있어서 가장 중요한 연구였다. 예를 들어, 통증유발점 건침(TrP-DN)이 상지(Kietrys 등, 2013)와 하지(Morihisa 등, 2016) 사분면의 통증 상태 관리에 효과적이라고 밝혀진 바 있다. 다른 메타 분석들은 통증유발점 건침(TrP-DN)이 목-어깨 통증(Liu 등, 2015)과 허리통증(Liu 등, 2017a)의 관리에 효과가 있다고 하였다. 한 체계적 문헌 고찰은 상부 승모근(Cagnie 등, 2015)과 같은 단지 한 근육에 대한 통증유발점 건침(TrP-DN)의 효과를 연구했다. 다른 문헌(review)은 여러 신체 부위에 통증유발점 건침(TrP-DN)의 긍정적인 효과를 밝혀냈으며, 여러 근육군을 위해 이 치료접근법의 광범위한 적용 가능성을 시사했다(Boyles 등, 2015). 현재의 근거를 기초로 하여, 캐나다 보건국(the Canadian Agency for Drugs and Technologies in Health)은 공공 보건 체계안에서 적절한 임상적 추론에 따른 건침의 사용을 받아 들였다(CADTH, 2016).

모든 문헌(review)은 통증유발점 건침(TrP-DN)의 장기 효과의 근거가 존재하지 않다고 결론 내렸다(Kietrys 등, 2013; Boyles 등, 2015; Cagnie 등, 2015; Liu 등, 2015; Gattie 등, 2017; Liu 등, 2017a).

그럼에도 불구하고, 모든 메타 분석들이 건침에 대해 긍정적인 결과들로 발표되지는 않는다는 것을 인정해야 한다; 한 메타 분석은 건침이 위약과 비교해 통증 감소에 덜 효과적이라는 결론을 내렸다(Rodríguez-Mansilla 등, 2016). France 등에 의한 연구는 두통에 대한 통증유발점 건침(TrP-DN)의 사용을 강력하게 지지하기에는 근거가 불충분하다는 것을 알아냈다. 이것은 다른 이유도 있지만 그 중에서도 기법, 임상적 추론, 환자 개체군, TrP 진단 기준들, 그리고 기법을 적용하는 임상가가 받은 교육의 차이와 관련 있을 수도 있다. 한 흥미로운 메타 분석은 근골격계 통증을 가진 환자들에게 물리치료사에 의해 적용된 통증유발점 건침(TrP-DN)은 치료하지 않거나 가짜치료(sham treatment)를 한 것 보다는 우수하지만, 기능적 결과에 대한 단기 및 중기 추적을 통해서는 다른 물리치료의 효과보다 크게 우수하지 않다는 결론을 밝혀냈다(Gattie 등, 2017).

통증유발점 건침(TrP-DN)은 단독의 치료적 접근법이 아니라 다른 중재법과 함께 적용되어야 한다는 점을 고려하는 것은 중요하다. Téllez-García 등(2015)은 통증유발점 건침(TrP-DN)과 신경과학 교육 프로그램의 조합이 기계적 요통을 가진 환자에게 통증, 관련된 장애, 운동 공포증을 향상시키기 위해 신경과학 교육 프로그램을 단독으로 사용한 것보다 좀 더 효과적임을 알아냈다. 이것은 또한 특히, 다른 치료들과 조합을 이루어 사용될 때 요통을 위한 통증유발점 건침(TrP-DN)의 효과가 더 높다는 것을 입증한, 중증도의 근거를 보여준 Liu 등(2017a)에 의해 뒷받침된다. 턱관절 장애(TMDs)에 대한 통증유발점 건침(TrP-DN)을 포함한 여러 전문 분야에 걸친 도수치료 프로그램의 효과 또한 제안되었다(González-Iglesias 등, 2013; Butts 등, 2017).

여러 연구에서 저작근의 실제 통증유발점 건침(TrP-DN)이 턱관절 장애(TMD) 또는 이갈이 관련 통증(Blasco-Bonora 등, 2017) 환자에게 약물이나 가짜 주사(Fernández-Carnero 등, 2010a; González-Perez 등, 2012; Itoh 등, 2012); González-Perez 등, 2015) 보다 더 효과적임을 증명했다. 사실, 포인트-특정 건침은 비 포인트-특정 건침보다 턱관절 장애(TMDs)의 관리에 있어서 좀더 효과적이다(Dıraçoĝlu 등, 2012). 구강안면 부위는 통증유발점 건침(TrP-DN) 대비 다른 주사치료의 효과를 비교하는 더 많은 연구가 있는 영역이다. 이것은 주요 치료 메커니즘을 발휘하는 것이 바늘의 기계적 효과이기 때문에 주사된 물질의 효과가 없다고 가정했던 Lewit(1979)와 Hong(1994)에 의해 윤곽이 그려진 중요한 지점이다. 두 개의 연구들은 두통과 구강안면 통증을 가진 환자에게 보툴리눔 독소 주사, 리도카인 주사, 그리고 통증유발점 건침(TrP-DN) 사이에 유의미한 차이가 없다고 보고되었다(Venâncio 등, 2008; 2009). 다른 연구는 측두근 통증을 가진 개인에게 식염수나 마취제를 넣은 주사와 통증유발점 건침(TrP-DN)이 유의한 차이가 없다는 것이 관찰되었다(Sabatke 등, 2015). 실제로, Ong와 Claydon(2014)에 의해 수행된 메타 분석은 단기-중기 추적기간을 통해 치료적 효과가 바늘과 관련이 있고 다른 특정한 물질과 관련이 없음을 입증하였고 또한 통증유발점 건침(TrP-DN)과 리도카인 주사가 유의미한 차이가 없다는 것을 발견했다.

통증유발점 건침의 기전
(Mechanisms of trigger point dry needling)

통증유발점 건침(TrP-DN)이 치료적 효과를 발휘하는 기본적인 기전은 완전히 이해되지 않았으며, 기계적 기전과 신경생리학적 기전 두 가지 모두가 제시되었다(Dommerholt, 2011; Chou 등, 2012; Cagnie 등, 2013).

기계적 관점에서 볼 때, 기능장애 종판의 완전성 붕괴, 근절 길이의 증가, 그리고 액틴과 마이오신 필라멘트 사이의 겹침의 감소를 포함한 여러가지 가설이 제안되었다. 그 첫번째 가설은 통증유발점 건침(TrP-DN)이 통증유발점(TrP)에 있는 종판의 잡음(end-plate noise)을 감소시킨다는 사실에 기초한다(Chen 등, 2001; Chou 등, 2009; Hsieh 등, 2011). 최근 연구에서는 통증유발점 건침(TrP-DN)이 통증유발점(TrP)의 자발적 전기 활성의 전형적인 특징인 종판의 잡음(end-plate noise)의 진폭과 주기 그리고 종판의 최고점을 감소시키고 아세틸콜린 수준을 감소시킨다는 것을 입증했다(Liu 등, 2017b). 그 두번째 기계적 가설은 통증유발점 건침(TrP-DN)이 근육의 혈류량과 산소공급을 향상시킬 수 있다는 사실과 관련될 수 있다. 따라서 건침은 활동 기전을 시작할 수 있는 통증유발점(TrP) 부위에 기계적 효과를 발휘하는 것으로 보인다(Cagnie 등, 2013).

신경생리학적 관점에 따르면, 만성 통증을 가진 대상자에게 통증유발점 건침(TrP-DN)의 적용은 말초 통각의 원인(TrP) 제거에 의해, 후각(dorsal horn)에 있는 척추의 효과(spinal efficacy) 조절에 의해, 그리고 중추성 억제 통증 경로의 활성화에 의해 말초성 그리고 중추성 민감화 모두 감소될 것이다. 실제로, 통증유발점 건침(TrP-DN)은 아마도 이 과정에서 다른 수준에서 작용할 것이다. 첫째, 인체 안으로의 바늘의 삽입은 엔돌핀의 분비, 통증 역치의 변화, 또는 긍정적 결과에 대한 기대와 같은 생리학적 효과를 가질 것이다. 실제 침시술과 소위 가짜 시술은 감각운동 처리와 관련된 대뇌 영역을 활성화시킬 수 있고, 다른 과제 수행 동안 보다 휴식 상태에서 좀 더 활성화되는 뇌 영역을 비활성화시킬 수 있다(Napadow 등, 2009). 한 체계적 문헌 고찰은 인체에 바늘의 삽입은 섬(insula), 시상(thalamus), 전대상피질(anterior cingulate cortex), 1차 및 2차 체성감각 피질(primary and secondary somatosensory cortex)에 있는 감각운동 피질 네트워크의 활성화를 만들 뿐만 아니라, 내측전전두엽(medial prefrontal cortex), 꼬리(caudate), 편도체(amygdala), 후대상피질(posterior cingulate cortex), 그리고 해마주위피질(parahippocampal cortex)에 있는 LPNN(limbic-paralimbic-neocortical network)의 비활성화를 만든다는 것을 알아냈다(Chae 등, 2013).

둘째, 통증유발점 건침(TrP-DN)이 척수의 분절 기전을 조절하여 항통각수용 효과를 유발할 수 있음이 입증되었다(Srbely 등, 2010). 이 척수 기전은 침이 꽂힌 근육의 연관통 부위에 해부학적으로 위치한 근육에서 통증유발점 건침(TrP-DN)의 원격 효과를 보고한 연구들에 의해 뒷받침된다(Hsieh 등, 2007; Fernández-Carnero 등, 2010b). 실제로, Hsieh 등(2011)은 건침의 원격 효과가 자침 부위로부터 척수까지의 온전한 구심성 경로와 근위부 영향을 받은 근육의 신경지배와 동일한 수준에 있는 정상 척수 기능에 의존한다는 것을 알아냈다. 더 중요한 것은, 통증유발점 건침(TrP-DN)의 원격 효과가 또한 후각(dorsal horn)의 척추표면층(spinal superficial laminas)에 있는 P 물질의 감소와 관련되며, 이 과정에서 척수 기전(spinal cord mechanism)을 보조하는 것이다.

마지막으로, 첫번째 신경생리학적 단계는 말초이다(Butts 등, 2016). Shah 등(2005)은 칼시토닌(calcitonin) 유전자 관련 펩타이드(peptide)및 P물질(substance P) 그리고 또한, 자침 후 국소 통증유발점(TrP) 환경의 세포외액에 있는 여러 사이토카인(cytokines)과 인터류킨(interleukins)의 농도가 즉시 하락하는 것을 알아냈다. Hsieh 등(2012)은 TrP−DN이 P물질(substance P), β−엔돌핀(β−endorphin), 그리고 종양괴사인자α(tumor necrosis factor α)(TNFα)와 같은 통증과 염증과 관련된 화학적 매개 물질을 조절하는 것을 관찰하여 이 발견들을 입증했다.; 그러나 이 연구는 또한 TrP−DN의 화학적 농도에 대한 이 효과들은 용량 의존적이라고 보고했다. 건침 시술 후 β−엔돌핀(β−endorphin)과 TNFα의 수치가 즉시 증가하고, 동시에 P물질(substance P)의 수치는 감소했다. 침의 장기간 적용은 또한 cyclooxygenase−2(COX−2), vascular endothelial growth factor(VEGF), inducible nitric oxide synthase(iNOS), 그리고 hypoxia−inducible factor 1−alpha(HIF−1α)의 수치를 변화시키는 요인이 된다. P물질(substance P), COX− 2, 그리고 TNFα 수치의 증가는 더 많은 조직 손상과 관련되었을 수도 있다(Hsieh 등, 2012). 그러므로 통증유발점 건침(TrP−DN)의 기전과 효과는 침의 위치, 삽입의 깊이, 삽입의 수, 사용된 침의 강도와 움직임, 그리고 국소 연축 반응의 여부에 의존하는 것으로 보인다.

턱관절 장애를 가진 환자를 위한 통증유발점 건침

(Trigger point dry needling for patients with temporomandibular disorders)

이 장은 턱관절 장애를 가진 환자에게 가장 일반적으로 영향을 미치는 두개경추 근육에 대한 통증유발점 건침(TrP−DN)의 기본 길잡이를 제공하고 있다(Fernández−de−las−Peñas 등, 2010). 또한 임상실무에 통증유발점 건침(TrP−DN)의 사용을 위한 자격을 구성하지 않는다는 것을 고려해야 한다. 이것들은 준수해야하는 일반적인 지침이다. 통증유발점(TrP)이 확인되면 임상가(clinician)는 절차의 적용을 고려하기 전에 입체적 관점에서 그것의 위치와 적절한 깊이와 인접한 구조의 존재를 시각화해야만 한다. 만일 필요하다면, 근육의 가장자리와 관련 뼈 구조를 포함하여, 해부학적 랜드마크를 식별하고 표시해야 한다(Halle와 Halle, 2016). 피부의 소독이나 장갑(gloves)의 사용 여부는 논쟁이 진행 중이며, 지침은 다른 나라와 지역에 따라 차이가 있다(ASAP, 2007; McEvoy 등, 2012; Bachmann 등, 2014).

침의 길이는 대상 근육과 그 부위 및/또는 환자의 지방에 따라 달라질 것이다. 통증유발점 건침(TrP−DN)은 일반적으로 관(tubes)안에 넣은 침으로 적용된다. 관(tubes)을 통증유발점(TrP) 위 피부에 놓고 침을 피부 안으로 빠르게 두드린다. 관(tubes)을 제거하고 침을 피하 조직으로 다시 당기고 방향을 변경하여 침을 통증유발점(TrP) 안팎으로 움직인다(fast−in and fast−out technique). 침 끝은 손의 임상의 확장이라고 고려될 수 있다. 실제로, 임상가는 침이 위치한 부위가 어디인지, 어떤 구조와 만날 것인지에 대해 반드시 알아야 한다. 잘 발달된 운동감각적 지각과 임상 기술은 임상가가 구조의 변화를 인식하고 침이 피부, 피하 결합 조직 및 근막층, 근육, 그리고 궁극적으로 통증유발점(TrP) 부위를 언제 관통하는지를 정확하게 식별할 수 있도록 해야한다(Dommerholt와 Fernández−de−las− Peñas, 2013). 시술 후에는 국소 출혈을 예방하거나 최소화하기 위해 지혈이 권장된다.

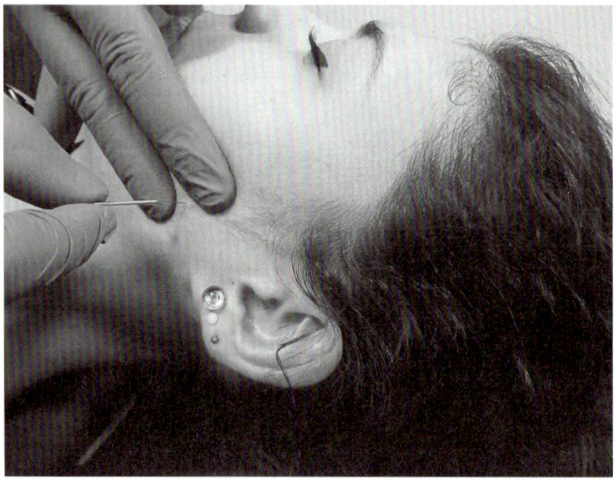

그림 16.1
교근 표층에 대한 건침

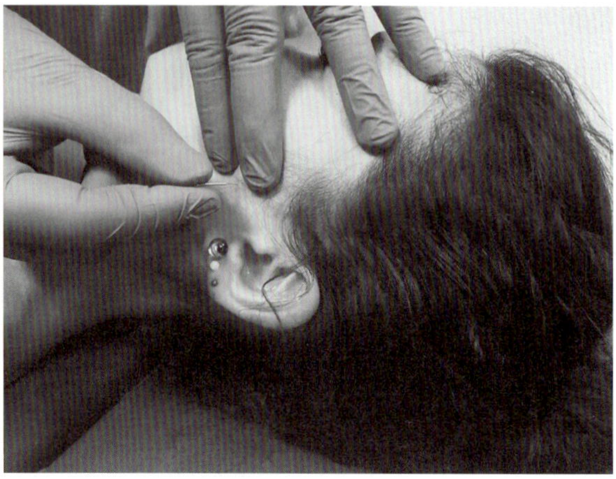

그림 16.2
교근 심층에 대한 건침

교근(깨물근)에 대한 건침
(Dry needling of the masseter muscle)

표층(superficial layer)은 협골돌기(관골돌기)(zygomatic process)의 하부에서 시작하는데 반해, 심층(deep layer)은 상부 하악가지(upper mandibular ramus)와 구상돌기(coronoid process)에서 시작한다. 두 층 모두 하악골의 하악각과 외측 표면 안 쪽으로 부착된다. 표층은 눈썹, 상악, 하악, 그리고 치아의 통증과 연관되는 반면에, 심층은 통증을 귀 깊숙한 곳과 턱관절(TMJ) 부위에 퍼트린다(Simons 등, 1999). 침 시술을 위해 환자는 위를 보고 눕는다. 근육은 보통 편평 촉진법으로 침을 찌르지만, 집게 촉진법 또한 가능할 것이다. 침은 표층(**그림 16.1**)과 심층(**그림 16.2**) 양쪽 모두의 통증유발점에 수직으로 삽입한다.

측두근(옆머리살)에 대한 건침
(Dry needling of the temporalis muscle)

측두근(옆머리살)은 측두와(측두우묵)에서 시작되고 하악 구상돌기의 앞쪽 가장자리와 하악 가지의 앞쪽 가장자리에 부착된다. 이 근육의 통증유발점은 머리의

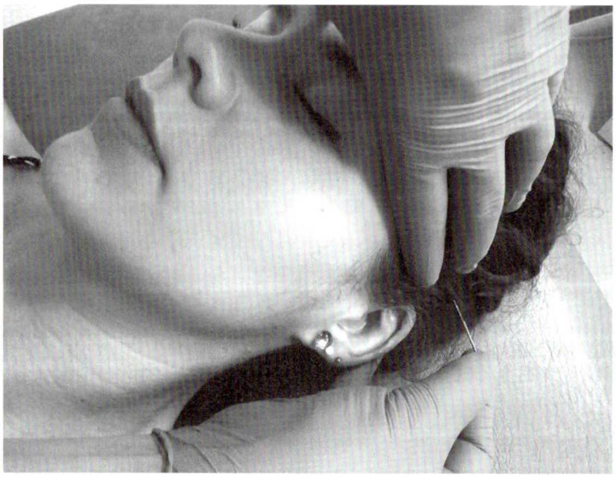

그림 16.3
옆머리살(측두근)에 대한 건침

깊은 통증과 연관되고 옆머리 두통과 상악 치통을 유발한다(Simons 등, 1999). 건침 시술을 위해 환자는 위를 보고 눕는다. 침은 편평 촉진법으로 침을 삽입한다. 침은 측두와를 향해 피부에 직각으로 삽입한다(**그림 16.3**). 임상가는 표재성 측두동맥의 해부학적 궤적을 잘 알고 있어야 한다.

관골근(광대근)에 대한 건침

(Dry needling of the zygomatic muscle)

관골근은 관골(광대뼈)에서 시작하고 구륜근(orbicularis oris), 거근(levator), 구각하제근(depressor anguli oris)이라 불리는 입의 근육에 부착한다. 이 근육은 관골 주변, 코 가까이, 그리고 이마까지의 통증과 연관된다(Simons 등, 1999). 침 시술을 위해 환자는 위를 보고 눕는다. 이 근육은 편평 촉진법 또는 집게 촉진법으로 침을 삽입할 수 있다. 편평 촉진법으로는 관골을 향해 피부에 수직으로 침을 삽입한다(**그림 16.4**).

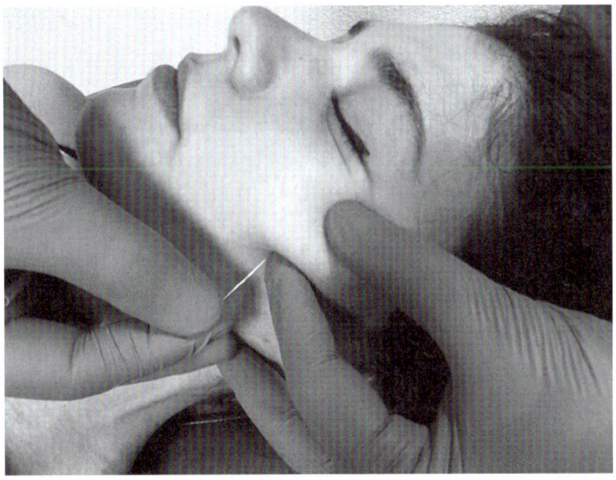

그림 16.4
관골근에 대한 건침(집게 촉진법)

내측익돌근(안쪽날개근)에 대한 건침

(Dry needling of the medial pterygoid muscle)

내측익돌근은 외측익돌판(lateral pterygoid plate)의 내측 표면, 상악관절융기, 그리고 구개골의 추체돌기(pyramidal process)에서 시작하여 하악골의 가지와 하악각의 내측 표면의 하부후방 부분에 부착한다. 내측익돌근의 통증유발점은 상악골, 하악골, 치아, 귀 그리고 턱관절의 통증과 연관된다(Simons 등, 1999). 침 시술을 위해 환자는 위를 보고 눕는다. 근육의 하부는 하악골의 하각의 내측 표면 뒤에 침을 삽입할 수 있다. 편평 촉집법으로 침을 삽입하지 않는 손은 검지와 중지 사이에 침을 고정하고, 하악골의 하각과 가지의 내측 표면을 향해 얕은 각도로 피부 안으로 삽입한다(**그림 16.5**).

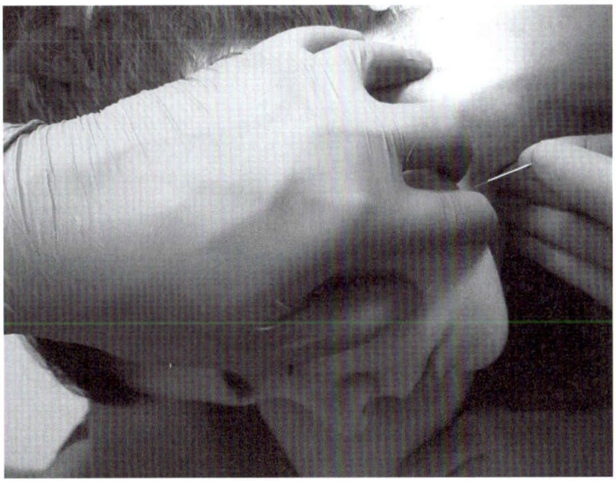

그림 16.5
내측익돌근에 대한 건침

외측익돌근(가쪽날개근)에 대한 건침

(Dry needling of the lateral pterygoid muscle)

외측익돌근의 상부 head는 접형골(sphenoid) 대익(greater wing)의 옆머리 아래 표면에서 시작하는데 반하여, 하부 head는 외측익돌판의 외측 표면에서 시작한다. 두 head 하악골의 경부의 내측 표면과 TMJ의 관절내 디스크에 부착한다. 이 근육의 연관통은 상악골에 퍼지고 그 다음에 턱관절(TMJ)의 더 깊은 곳에 퍼진다(Simons 등, 1999). 턱관절에 대한 이 근육의 임상적 관련성으로 인해, 특별한 건침 시술이 발달되었다(Mesa-Jiménez 등, 2015). 침 시술을 위해 환자는 옆으로 누운 자세를 취한다. 건침 접근법은 50mm와 60mm 길이의 두 가지 침을 사용하는데, 하나는 관골궁 뒤 쪽의 관골 돌기 위에 삽입하고(superior head), 다른 하나는 하악골머리와 구상돌기 사이의 관골 돌기 아래에 삽입한다(inferior head) (**그림 16.6**) (Mesa-Jiménez 등, 2015).

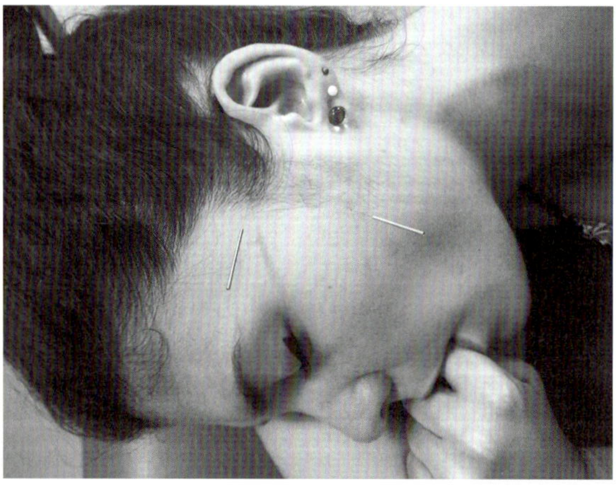

그림 16.6
외측익돌근에 건침

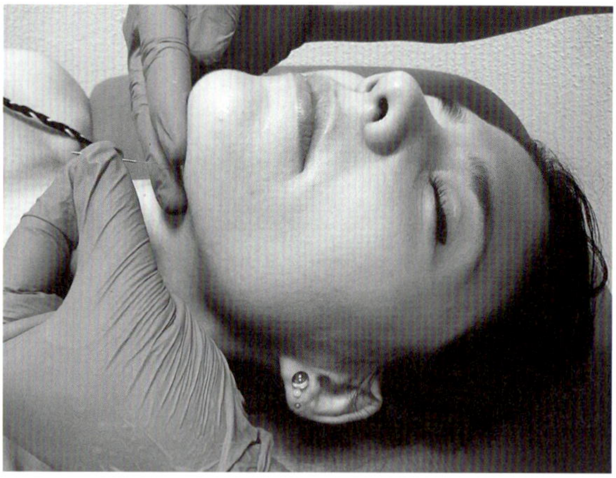

그림 16.7
이복근의 전방 근복에 대한 건침

이복근에 대한 건침

(Dry needling of the digastric muscle)

전방 근복은 하악골의 결합선에 가까운 하부 가장자리에서 시작하는 반면에, 후방 근복은 이복근와에 있는 측두골의 유돌절흔(mastoid notch)에서 시작한다. 두 근복은 섬유성 고리를 통해 설골에 간접적으로 고정된 공통건에 의해 함께 연결된다. 전방 근복에 있는 통증유발점은 치아 아래쪽과 혀의 통증과 연관되는 반면에, 후방 근복은 측두골 유돌기의 상부의 통증과 연관된다(Simons 등, 1999). 침 시술을 위해 환자는 위를 보고 눕는다. 전방 근복은 근육의 더 나은 접근을 위해 환자의 머리와 목을 약간 신전 시킨다. 침은 침을 잡지 않은 손의 검지와 중지 사이에 고정하고 하악골의 하부를 향해 수직으로 삽입한다(**그림 16.7**). 후방 근복은 환추의 횡돌기를 향해 유돌기 절흔(유양돌기)에 수직으로 삽입한다(**그림 16.8**). 주의할 점은 반드시 침이 근육을 뚫지 않도록 연습해야 한다는 것이다.

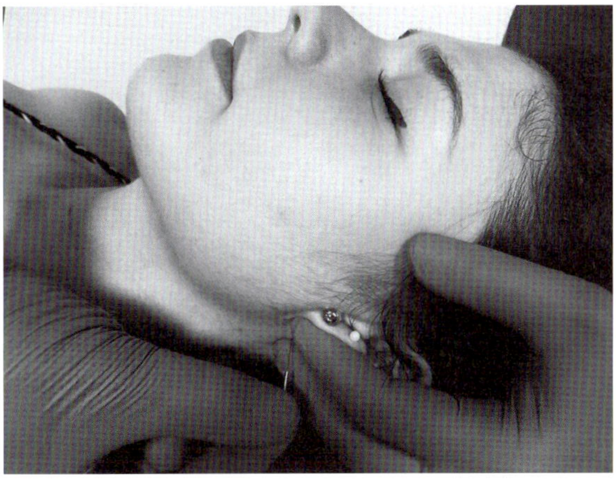

그림 16.8
이복근의 후방 근복에 대한 건침

악설골근에 대한 건침
(Dry needling of the mylohyoid muscle)

악설골근은 하악골의 악설골 가장자리 전체 길이를 따라 시작하며 설골의 전방 아래쪽 가장자리와 내측 봉합선 안에 붙는다. 이 근육의 통증유발점은 혀의 통증과 연관된다(Simons 등, 1999). 침의 시술을 위해, 환자는 위를 보고 눕는다. 침은 침을 잡지 않은 손의 검지와 중지로 고정하고 하악골의 결합선(이복근 전방 근복의 침시술)과 하악골의 하각(내측익돌근의 침시술) 사이의 중간선에 가깝게 수직으로 삽입한다(**그림 16.9**). 주의할 점은 반드시 침이 근육을 뚫지 않도록 연습해야 한다는 것이다.

승모근 상부에 대한 건침
(Dry needling of the upper part of the trapezius muscle)

승모근의 상부(하행 섬유)는 후외두융기, 후두골 상부 항근만선(nuchal line)의 내측 1/3, 항인대, 그리고 C7의 극돌기에서 시작하여 쇄골 외측 1/3의 후방 가장자리에 붙는다. 상부 승모근의 통증유발점은 동측의 목 후방-외측, 귀 뒷부분, 그리고 옆머리 부위의 통증과 연관된다. 침의 시술을 위해 환자는 위를 보고 눕는다. 상부 승모근은 집게 촉진법으로 침을 놓는다. 침은 피부에 수직으로 침을 잡지 않은 손의 손가락을 향해

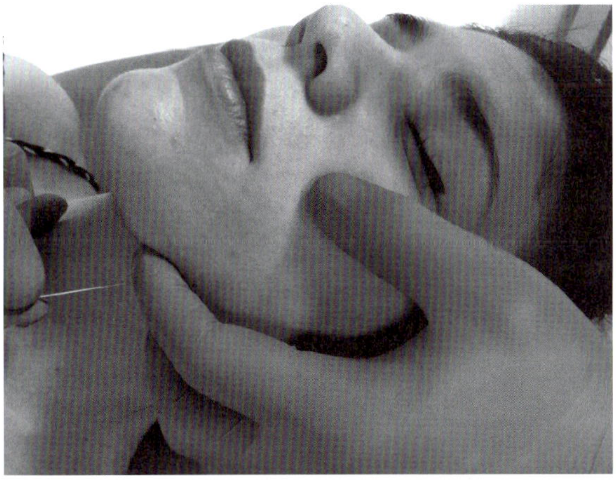

그림 16.9
악설골근에 대한 건침

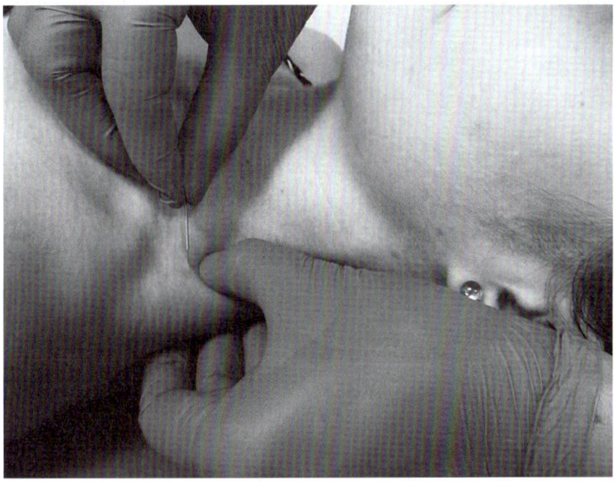

그림 16.10
상부 승모근에 대한 건침

삽입한다. 침은 전방에서 후방으로 또는 후방에서 전방으로 삽입될 수 있다(**그림 16.10**). 가장 일반적인 심각하고 불운한 상황은 폐를 관통하여 기흉을 유발하는 것으로 집게 촉진법으로 침을 잡지 않은 손의 손가락을 향하여 근육을 잡은 손가락 사이로 정확하게 찌르는 것으로 최소화할 수 있다.

흉쇄유돌근에 대한 건침

(Dry needling of the sternocleidomastoid muscle)

흉골두는 흉골병의 전방 표면에서 시작하고 쇄골 머리는 쇄골 내측 1/3의 전방 표면과 상부 가장자리에서 시작한다. 두 개의 근두는 측두골의 유양돌기에 부착한다. 이 근육의 통증유발점은 두정골, 후두골, 눈, 이마와 귀 안 깊은 곳의 통증과 연관되고, 머리 앞쪽의 두통을 유발한다(Simons 등, 1999). 침의 시술을 위해 환자는 위를 보고 눕는다. 흉쇄유돌근은 집게 촉진법으로 침을 놓는다. 침은 침을 잡지 않은 손의 손가락을 향애 수직으로 피부에 삽입한다(**그림 16.11**). 경동맥과 경정맥은 근육의 안 쪽에 위치한다. 경동맥에서 흉쇄유돌근을 들어 올리고 동맥과 정맥에 침을 꽂지 않도록 위에서 설명한 대로 집게 촉진법으로 근육을 잡고 손가락 사이를 향한다.

하두사근에 대한 건침

(Dry needling of the obliquus capitis inferior muscle)

하두사근은 축추(C2)의 극돌기에서 시작하여 환추(C1)의 횡돌기에 부착한다. 이 근육의 통증유발점에 의해 생기는 연관통은 후두골에서부터 눈 부위로 향하는 퍼지는 깊은 통증으로 감지된다(Simons 등, 1999). 침의 시술을 위해 환자는 옆으로 누운 자세를 취한다. 근육은 C1의 횡돌기와 C2의 극돌기 사이의 중간 지점에 침을 놓는다. 침은 살짝 두개 내측 방향인 환자의 반대쪽 눈을 향해 근육의 내측 1/2에 직접적으로 피부에 수직으로 삽입한다(**그림 16.12**). 임상가는 의도하지 않은 척추 동맥 관통을 방지하기 위해 바늘을 완전히 두개골로 향하게 하거나 너무 옆으로 향하게 하는 것을 피해야 한다.

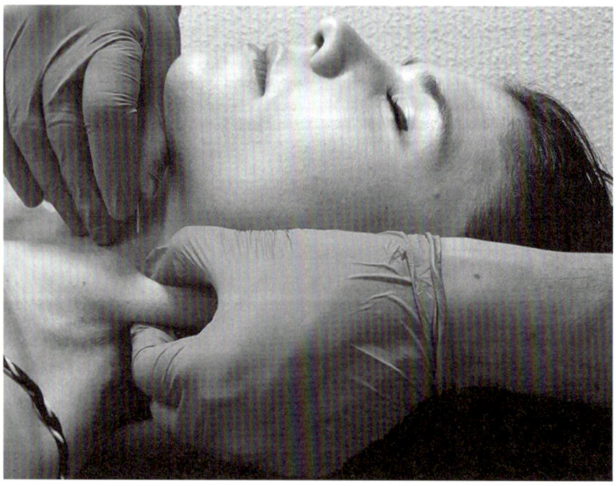

그림 16.11
흉쇄유돌근에 대한 건침

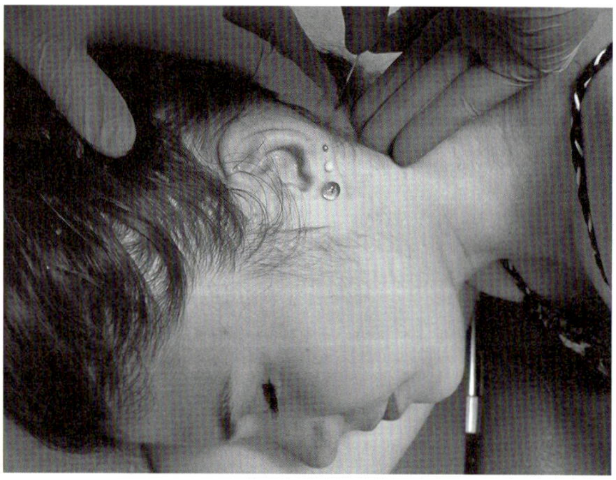

그림 16.12
하두사근에 대한 건침

참고문헌

APTA - American Physical Therapy Association. Physical therapists & the performance of dry needling: An educational resource paper. Alexandria, VA: APTA Department of Practice and APTA State Government Affairs; 2012. Available: http://www.apta.org/StateIssues/DryNeedling/ResourcePaper/ [Nov 20, 2017].

APTA - American Physical Therapy Association. Description of dry needling in clinical practice: an educational resource paper. Alexandria, VA: APTA Public Policy, Practice, and Professional Affairs Unit; 2013. Available: http://www.apta.org/StateIssues/DryNeedling/ClinicalPracticeResourcePaper/ [Nov 20, 2017].

ASAP - Australian Society of Acupuncture Physiotherapists. Guidelines for safe acupuncture and dry needling practice. ASAP; 2007. Available: http://combinedhealth.com.au/webfiles/ASAP_Guidelines_2013.pdf [Nov 20, 2017].

Bachmann S, Colla F, Gröbli C, Mungo G, Gröbli L, Reilich P, Weissmann R. Swiss guidelines for safe dry needling. Dry Needling Verband Schweitz; 2014. Available: http://www.dgs-academy.com/fileadmin/documents/Swiss_Guidelines_for_safe_1.7_Dry_Needling.pdf [Nov 20, 2017].

Blasco-Bonora PM, Martín-Pintado-Zugasti A. Effects of myofascial trigger point dry needling in patients with sleep bruxism and temporomandibular disorders: a prospective case series. Acupunct Med 2017; 35: 69-74.

Boyles R, Fowler R, Ramsey D, Burrows E. Effectiveness of trigger point dry needling for multiple body regions: a systematic review. J Man Manip Ther 2015; 23: 276-293.

Brady S, McEvoy J, Dommerholt J, Doody C. Adverse events following trigger point dry needling: a prospective survey of chartered physiotherapists. J Man Manip Ther 2014: 22: 134-140.

Butts R, Dunning J, Perreault T, Mourad F, Grubb M. Peripheral and spinal mechanisms of pain and dry needling mediated analgesia: a clinical resource guide for health care professionals. Int J Phys Med Rehabil 2016; 4: 2.

Butts R, Dunning J, Pavkovich R, Mettille J, Mourad F. Conservative management of temporomandibular dysfunction: a literature review with implications for clinical practice guidelines. J Bodyw Mov Ther 2017; 21: 541-548.

CADTH - Canadian Agency for Drugs and Technologies in Health. Dry Needling and Injection for Musculoskeletal and Joint Disorders: A Review of the Clinical Effectiveness, Cost-Effectiveness, and Guidelines. Ottawa, ON: Canadian Agency for Drugs and Technologies in Health; 2016. Available: https://www.ncbi.nlm.nih.gov/books/NBK395711/ [Nov 20, 2017]

Cagnie B, Barbe T, De Ridder E et al. The influence of dry needling of the trapezius muscle on muscle blood flow and oxygenation. J Manipulative Physiol Ther 2012; 35: 685-691.

Cagnie B, Dewitte V, Barbe T, Timmermans F, Delrue N, Meeus M. Physiologic effects of dry needling. Curr Pain Headache Rep 2013; 17: 348.

Cagnie B, Castelein B, Pollie F, Steelant L, Verhoeyen H, Cools A. Evidence for the use of ischemic compression and dry needling in the management of trigger points of the upper trapezius in patients with neck pain: a systematic review. Am J Phys Med Rehabil 2015; 94: 573-583

Chae Y, Chang DS, Lee SH et al. Inserting needles into the body: a meta-analysis of brain activity associated with acupuncture needle stimulation. J Pain 2013; 14: 215-222.

Chen JT, Chung KC, Hou CR et al. Inhibitory effect of dry needling on the spontaneous electrical activity recorded from myofascial trigger spots of rabbit skeletal muscle. Am J Phys Med Rehabil 2001; 80: 729-735.

Chou, LW, Hsieh YL, Kao MJ, et al. Remote influences of acupuncture on the pain intensity and the amplitude changes of endplate noise in the myofascial trigger point of the upper trapezius muscle. Arch Phys Med Rehabil 2009; 90: 905-912.

Chou LW, Kao MJ, Lin JG. Probable mechanisms of needling therapies for myofascial pain control. Evid Based Complement Alternat Med 2012; 2012: 705327.

Cummings M, Ross-Marrs R, Gerwin R. Pneumothorax complication of deep dry needling demonstration. Acupunct Med 2014; 32: 517-519.

Dıraçoğlu D, Vural M, Karan A, Aksoy C. Effectiveness of dry needling for the treatment of temporomandibular myofascial pain: a double-blind, randomized, placebo controlled study. J Back Musculoskelet Rehabil 2012; 25: 285-290.

Domingo A, Mayoral O, Monterde S, Santafé MM. Neuromuscular damage and repair after dry needling in mice. Evid Based Complement Alternat Med 2013; 2013: 260806.

Dommerholt J. Dry needling: peripheral and central considerations. J Manual Manipul Ther 2011; 19: 223-237.

Dommerholt J, Fernández-de-las-Peñas C. Trigger Point Dry Needling: An Evidenced and Clinical-Based Approach. 1st ed. London: Churchill Livingstone: Elsevier; 2013.

Dunning J, Butts R, Mourad F, Young I, Flannagan S, Perreault T. Dry needling: a literature review with implications for clinical practice guidelines. Phys Ther Rev 2014; 19: 252-265.

Fernández-Carnero J, La Touche R, Ortega-Santiago R et al. Short-term effects of dry needling of active myofascial trigger points in the masseter muscle in patients with temporomandibular disorders. J Orofac Pain 2010a, 24. 106-112.

Fernández-Carnero J, Ge HY, Kimura Y, et al. Increased spontaneous electrical activity at a latent myofascial trigger point after nociceptive stimulation of another latent trigger point. Clin J Pain 2010b; 26: 138-143.

Fernández-Carnero J, Gilarranz-de-Frutos L, León-Hernández JV et al. Effectiveness of different deep dry needling dosages in the treatment of patients with cervical myofascial pain: A Pilot RCT. Am J Phys Med Rehabil 2017; 96:726-733.

Fernández-de-las-Peñas C, Galán-del-Río F, Alonso-Blanco C, Jiménez-Garcia R, Arendt-Nielsen L, Svensson P. Referred pain from muscle trigger points in the masticatory and neck-shoulder musculature in women with temporomandibular disorders. J Pain 2010; 11: 1295–1304.

France S, Bown J, Nowosilskyj M, Mott M, Rand S, Walters J. Evidence for the use of dry needling and physiotherapy in the management of cervicogenic or tension-type headache: a systematic review. Cephalalgia 2014; 34: 994–1003.

Gattie E, Cleland JA, Snodgrass S. The effectiveness of trigger point dry needling for musculoskeletal conditions by physical therapists: aa systematic review and meta-analysis. J Orthop Sports Phys Ther 2017; 47: 133–149.

González-Iglesias J, Cleland JA, Neto F et al. Mobilization with movement, thoracic spine manipulation, and dry needling for the management of temporomandibular disorder: A prospective case series. Physiother Theory Pract 2013; 29: 586–595.

González-Perez LM, Infante-Cossio P, Granados-Nuñez M, Urresti-Lopez FJ. Treatment of temporomandibular myofascial pain with deep dry needling. Med Oral Patol Oral Cir Bucal 2012; 17: 781–785.

González-Perez LM, Infante-Cossio P, Granados-Nunez M et al. Deep dry needling of trigger points located in the lateral pterygoid muscle: Efficacy and safety of treatment for management of myofascial pain and temporomandibular dysfunction. Med Oral Patol Oral Cir Bucal 2015; 20: 326–333.

Halle JS, Halle RJ. Pertinent dry needling considerations for minimizing adverse effects - part one. Int J Sports Phys Ther 2016; 11: 651–662.

Hong C. Lidocaine injection versus dry needling to myofascial trigger point. The importance of the local twitch response. Am J Phys Med Rehabil 1994; 73: 256–263.

Hsieh YL, Kao MJ, Kuan TS et al. Dry needling to a key myofascial trigger point may reduce the irritability of satellite MTrPs. Am J Phys Med Rehabil 2007; 86: 397–403.

Hsieh YL, Chou LW, Joe YS et al. Spinal cord mechanism involving the remote effects of dry needling on the irritability of myofascial trigger spots in rabbit skeletal muscle. Arch Phys Med Rehabil 2011; 92: 1098–1105.

Hsieh YL, Yang SA, Yang CC, Chou LW. Dry needling at myofascial trigger spots of rabbit skeletal muscles modulates the biochemicals associated with pain, inflammation, and hypoxia. Evid Based Complement Alternat Med 2012; 2012: 342165.

Hsieh YL, Yang SA, Liu SY, Chou LW, Honc CZ. Remote dose-dependent effects of dry needling at distant myofascial trigger spots of rabbit skeletal muscles on reduction of substance P levels of proximal muscle and spinal cords. Biomed Res Int 2014; 2014: 982121.

Itoh K, Asai S, Ohyabu H, Imai K, Kitakoji H. Effects of trigger point acupuncture treatment on temporomandibular disorders: a preliminary randomized clinical trial. J Acupunct Meridian Stud 2012; 5: 57–62.

Joseph L, Mohd Ali K, Ramli A et al. Fear of needles does not influence pain tolerance and sympathetic responses among patients during a therapeutic needling. Pol Ann Med 2013; 20: 1–7.

Kietrys DM, Palombaro KM, Azzaretto E et al. Effectiveness of dry needling for upper quarter myofascial pain: A systematic review and meta-analysis. J Orthop Sports Phys Ther 2003; 43: 620–634.

Koppenhaver SL, Walker MJ, Rettig C et al. The association between dry needling-induced twitch response and change in pain and muscle function in patients with low back pain: a quasi-experimental study. Physiotherapy 2017; 103: 131–137.

Lewit, K 1979. The needle effect in the relief of myofascial pain. Pain 6: 83–90.

Liu L, Huang QM, Liu QG, Ye G, Bo CZ, Chen MJ, Li P. Effectiveness of dry needling for myofascial trigger points associated with neck and shoulder pain: a systematic review and meta-analysis. Arch Phys Med Rehabil 2015; 96: 944–955.

Liu L, Huang QM, Liu QG, Thitham N, Li LH, Ma YT, Zhao JM. Evidence for dry needling in the management of myofascial trigger points associated with low back pain: a systematic review and meta-analysis. Arch Phys Med Rehabil 2017a; Jul 6. pii: S0003-9993(17)30452-5.

Liu QG, Liu L, Huang QM, Nguyen TT, Ma YT, Zhao JM. Decreased spontaneous electrical activity and acetylcholine at myofascial trigger spots after dry needling treatment: a pilot study. Evid Based Complement Alternat Med 2017b; 2017: 3938191.

Martín-Pintado Zugasti A, Rodríguez-Fernández ÁL, García-Muro F, et al. Effects of spray and stretch on post-needling soreness and sensitivity after dry needling of a latent myofascial trigger point. Arch Phys Med Rehabil 2014; 95: 1925–1932.

Martín-Pintado-Zugasti A, Pecos-Martin D, Rodríguez-Fernández ÁL, et al. Ischemic compression after dry needling of a latent myofascial trigger point reduces post-needling soreness intensity and duration. PM R 2015; 7: 1026–1034.

McEvoy J, Dommerholt J, Rice D, Holmes L, Grobli C, Fernández-de-las-Penas C. Guidelines for Dry Needling Practice. Dublin: Irish Society of Chartered Physiotherapists; 2012. Available: http://www.colfisiocv.org/sites/default/files/Guidelines%20for%20Dry%20Needling%20Practice%20ISCP%202012.pdf [Nov 19, 2017].

Mesa-Jiménez JA, Sánchez-Gutiérrez J, de-la-Hoz-Aizpurua JL, Fernández-de-las-Peñas C. Cadaveric validation of dry needle placement in the lateral pterygoid muscle. J Manipulative Physiol Ther 2015; 38: 145–150.

Morihisa R, Eskew J, McNamara A, Young J. Dry needling in subjects with muscular trigger points in the lower quarter: A systematic review. Int J Sports Phys Ther 2016; 11: 1–14.

Napadow V, Dhond RP, Kim J et al. Brain encoding of acupuncture sensation - coupling on-line rating with fMRI. Neuroimage 2009; 47: 1055–1065.

Ong J, Claydon LS. The effect of dry needling for myofascial trigger points in the neck and shoulders: a systematic review and meta-analysis. J Bodyw Mov Ther 2014; 18: 390–398.

Perreault T, Dunning J, Butts R. The local twitch response during trigger point dry needling: is it necessary for successful outcomes? J Bodyw Mov Ther 2017; 21: 940–947.

Rodríguez-Mansilla J, González-Sánchez B, De Toro García A et al. Effectiveness of dry needling on reducing pain intensity in patients with myofascial pain syndrome: a meta-analysis. J Tradit Chin Med 2016; 36: 1–13.

Sabatke S, Scola RH, Paiva ES, Kowacs PA. Injecction [sic] of trigger points in the temporal muscles of patients with miofascial [sic] syndrome. Arq Neuropsiquiatr 2015; 73: 861–866.

Salom-Moreno J, Jiménez-Gómez L, Gómez-Ahufinger V et al. Effects of low-load exercise on postneedling-induced pain after dry needling of active trigger point in individuals with subacromial pain syndrome. PM R 2017 May 5; pii: S1934-1482(16)31008-5.

Shah JP, Phillips T, Danoff J, Gerber L. An in-vivo microanalytical technique for measuring the local biochemical milieu of human skeletal muscle. J Appl Physiol 2005; 99: 1977–1984.

Simons DG, Travell JG, Simons LS. Travell and Simons' Myofascial Pain and Dysfunction: The Trigger Point Manual. Vol. 1: Upper Half of Body. Baltimore, Williams & Wilkins; 1999.

Srbely JZ, Dickey JP, Lee D, Lowerison M. Dry needle stimulation of myofascial trigger points evokes segmental anti-nociceptive effects. J Rehabil Med 2010; 42: 463–468.

Téllez-García M, de-la-Llave-Rincón AI, Salom-Moreno J, Palacios-Ceña M, Ortega-Santiago R, Fernández-de-las-Peñas C. Neuroscience education in addition to trigger point dry needling for the management of patients with mechanical chronic low back pain: a preliminary clinical trial. J Bodyw Mov Ther 2015; 19: 464–472.

Venâncio Rde A, Alencar FG, Zamperini C. Different substances and dry-needling injections in patients with myofascial pain and headaches. Cranio 2008; 26: 96–103.

Venâncio Rde A, Alencar FG Jr, Zamperini C. Botulinum toxin, lidocaine, and dry-needling injections in patients with myofascial pain and headaches. Cranio 2009; 27: 46–53.

Zhou K, Ma Y, Brogan MS. Dry needling versus acupuncture: the ongoing debate. Acupunct Med 2015; 33: 485–490.

17 장

턱관절 장애의 침술요법

Acupuncture in temporomandibular disorders

개요(Introduction)

침술요법은 중국과 극동지역에서 긴 역사와 강한 문화적 유대를 가진 전통적인 치료기법이다. 이 개념은 기원전 2,500년경 황 황제(Yellow Emperor) Hung Ti에 의해 공식화되었으며, 아마도 그 시대의 맥락에서 관찰의학과 세대에 걸친 더 많은 발전을 반영했을 것이다. 이것은 인체의 생명에너지인 기(氣)의 개념적 뼈대를 중심으로 주의깊은 병력 청취와 관찰을 기본으로 한 복잡한 진단 시스템을 만들어냈다. 기의 장애는 좋지 않은 건강상태를 야기한다고 여겨졌고, 정상적인 건강상태로 회복하고 기의 흐름을 증진시킨다고 여겨지는 하나의 기법으로써 침술요법을 사용했다. 여러가지 접근법이 기의 흐름을 증진시키기 위해 사용되었을 것이고, 전통적인 간단한 침술이 가장 일반적이었겠지만, 지압요법, 부항, 그리고 뜸(약초를 태우는)은 모두 동일한 전통적 원리에 기초한다.

침술요법은 단단한 실모양의 바늘을 사용하고 증상해결로 이어지는 그런 부위들의 변화를 유도하기 위해 다양한 부위의 몸 안으로 삽입한다. 전통적 개념이 서양(의학적으로)의 훈련된 전문가에게 결점이 있어 보일 수 있지만, 침술요법 행위의 이론적 모델링은 합리적으로 견고하며, 일부 관찰된 결과들이 뒷받침 될 수 있을 것이다. 일부 침술요법 기반 중재에 대한 근거는 합리적이지만, 문맥상 반응(때때로 위약이라 불리는)은 강력할 것이고, 해석은 어려울 수 있다.

전통적인 침술요법은 다양한 장기를 강화시키기 위해 몸 주위의 기의 흐름인 여러 경락이나 통로에 대해 기술한다. 병력청취와 검사는 음과 양의 불균형을 초래하는 흐름을 방해하는 곳, 또는 장기의 성질에 균형을 이루는 힘을 결정하는데 촛점이 맞추어진다. 침술요법은 기의 흐름을 강화하고 음과 양의 균형을 개선시켜 향상된 건강을 촉진하기 위해 처방된다. 전통적인 기법의 다양한 범위에서, 많은 시술자는 다른 기법보다 더 나은 이점에 대해 설명할 것이지만, 어느 하나의 접근법만을 추천하는 것은 거의 없을 것이며, 치료의 결과를 성취하기 위해 다양한 접근법과 치료를 사용할 것이다. 넓은 의미에서 전신기법, 근육의 통증유발점에 촛점을 맞춘 기법, 모든 침술이 귀에만 시행되는 이침요법과 같은 마이크로시스템(또는 호문쿨루스(homunculus)) 기법이 있다.

경혈점은 일반적으로 경혈에 놓여져 있지만, 몇몇은 고전적으로 묘사되는 경혈의 외부에 있다. 12쌍(오른쪽과 왼쪽)의 경혈, 두 개의 정중선 경혈(하나는 앞, 하나는 뒤), 그리고 6개의 분리된 경혈이 있다고 한다. 각각 이름이 붙여져있지만, 이 명칭들이 그것들을 가리키는 기관에 대한 우리의 현대적 이해가 거의 또는 전혀 관련이 없다. 예를 들어, 족양명 위경(Stomach meridian)(**그림 17.1**)은 위와 직접적인 연결이 없지만, 눈꺼풀 아래에서 시작되어, 저작 근육을 포함하여 얼굴 주변으로 확장되고, 몸의 전면 따라 다리와 발로 이어져 내려간다. 경혈은 해부학적 구조가 아니지만, 아마도 관찰된 현상과 자극에 대한 반응을 설명하기 위한 구성을 나타낼 것이며, 해부학적 기초로부터 일관적으로 접근할 수 있는 것으로 보이고, 이는 아마도 정상적인 구조의 일관성을 반영할 것이며, 따라서 이것들로 부터의 관련된 증상을 반영할 것이다.

17장

족양명 위경(Stomach meridian)은 ST의 약식 표기법이 주어진다. 이 경선에는 45개의 경혈점이 있고, 각 경혈점은 특정한 부위 표기법이 있으며, 이것들은 표기법과 경혈에 의해 기록되므로, 저작 근육이 있는 부위는 ST5, ST6, 그리고 ST7으로 기록한다(**그림 17.2**). 이 포인트들은 일반적으로 턱관절 장애(TMDs)의 치료와 관련된다. 또한 각 부위에는 전통적 명칭이 있어서, ST6은 협거(jiache)라고 알려져 있고, EX-2(Extra 2)라고 표기된 측두근이 위치한 부위는 태양(taiyang)이라고 알려져 있다. 이것은 일반적으로 턱관절 장애의 측면과 연결된 근육 통증유발점 부위이며, 종종 턱관절 장애와 연합된 두통과 관련된다. 전통적인 침술 부위와 근육 통증유발점 사이의 연관성에 대한 연구는 유의미한 연관성을 보여주며, 이 연관성은 비록 근육 통증유발점에 대한 특정 위치가 없다는 점을 고려해야 하더라도 통증유발점 부위를 경혈로 해석하는 기초를 제공하는 것으로 보인다.

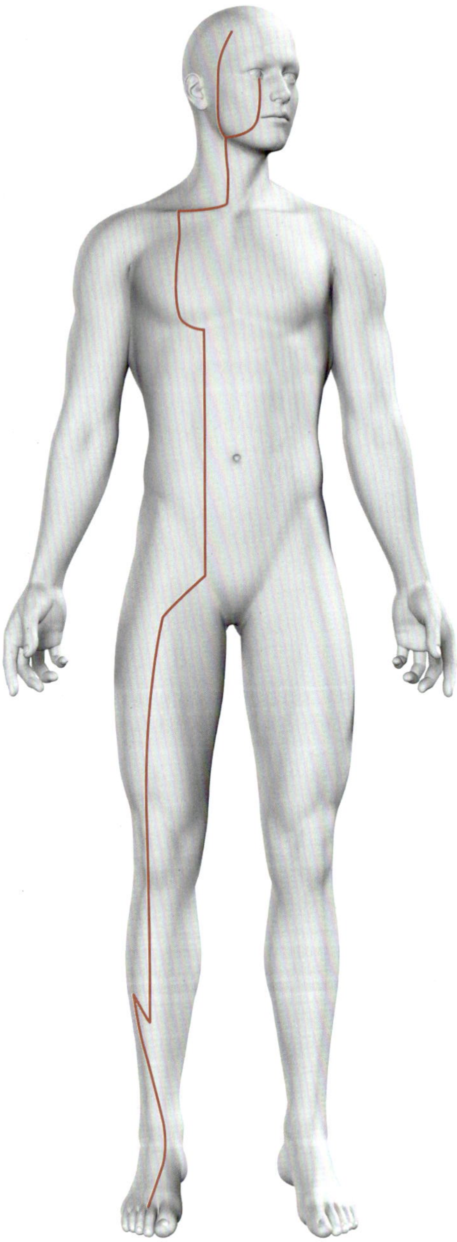

그림 17.1
족양명위경(stomach meridian) (45경혈점)

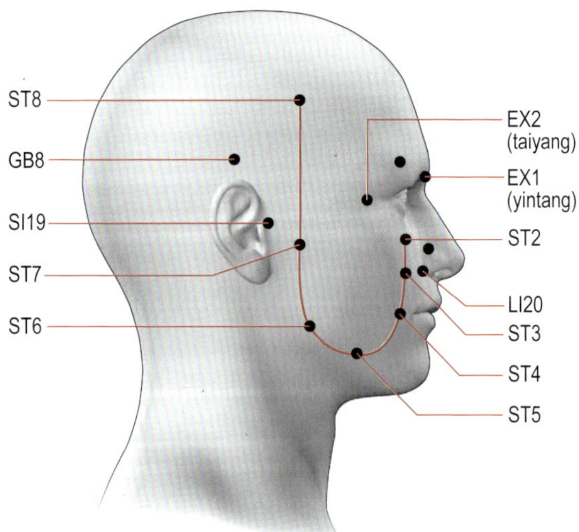

그림 17.2
머리의 침점

침술요법의 전통적인 처방은 임상적 소견과 관련이 있으며 증상의 근원에 가까운 국소부위를 이용하거나 증상조절을 강화하기 위해 원거리 부위를 이용하여 이를 반영한다. 실제로 증상에 가장 가까운 부위가 일반적으로 가장 좋으며 턱관절 장애에서는 저작근이 있는 부위인 경향이 있다. 그러나 어떤 경우에는 손이나 발 부위에 있는 포인트 같은 멀리 떨어진 부위가 사용될 수 있으며 확실히 목과 어깨 근육에 있는 부위가 종종 관련이 있다.

기전(Mechanisms)

침술 작용의 1차 모델링은 Melzack과 Wall(1965)의 관문설(gate theory)과 함께 발전했으며, 여기서 한 영역에 대한 자극은 동일한 신경이 공급되는 영역에서 뉴런 기능을 억제하여 효과적으로 '관문 닫음' 전기적 신호를 전달하고 따라서 통증을 줄인다. 이것은 주로 분절 기반으로 작동하며, 비록 각 영역이 여러 척수 신경에 의해 공급되기 때문에 수직 중첩 정도가 있다 하더라도, 침술 부위와 분절적으로 연결된 영역에서 증상 조절이 가장 쉽게 관리된다. 이러한 신경해부학적 개념은 경피신경자극치료(TENS)에서 뇌심부자극에 이르기까지 널리 사용된다. 침술 치료에서 침에 의해 제공되는 자극은 구심성 신경세포, 주로 Aδ 섬유, 초기 통증 에피소드에 대한 신속한 반응을 전달하는 얇은 수조화된 신경세포를 활성화하지만, 침 작용은 모든 유형의 구심성 섬유로부터 반응을 유도할 것이다. 그런 다음 구심성 섬유는 주로 C-섬유 신경세포를 통해 매개되는 통증을 억제하기 위해 후각의 사이신경세포를 통해 억제 작용을 나타낸다. 이 기전은 분절 기준으로 특히 효과적이지만 피부와 근육 조직을 통한 단일 침의 삽입은 하나 이상의 분절(종종 약 5분절)을 자극하고 경추 또는 천골 신경총을 통해 작동할 수 있다. 이것은 예를 들어, 손의 한 지점이 어깨의 증상을 억제할 수 있는 것처럼 여러 분절에 걸쳐 더 넓은 작용을 야기할 수 있다. 기능적 자기 공명 영상(fMRI)을 사용한 연구에 따르면 심부 감각(종종 deqi라고 하는)을 통한 침술 자극에 대한 뇌 반응에는 변연계의 많은 구성 요소의 하향 조절이 포함된다(Napadow 등, 2016). 이것은 침술요법에 대한 반응이 말초만큼 중추적으로 매개된다는 것을 암시할 수 있으며, 이는 상당히 넓게 위치한 부위에 경혈점을 사용하는 데 기여할 수 있다.

침술은 또한 분절적 작용 및 이중분절적 작용(다른 분절에 대한 작용을 의미함)을 모두 갖는 것으로 보이며, 뇌에서 내려오는 하행 제어로 인해 말초로부터의 통증 억제 및 척수 내의 신경 활동(특히 억제 사이신경세포)의 조절이 나타난다. 따라서 상행(척수시상) 및 하행(후외측섬유단) 경로는 뇌와 척수의 활동을 조절함으로써 중추적으로 통증 인식에 영향을 준다.

경혈점과 근육 통증유발점 (Acupuncture points and muscular trigger points)

경혈은 때때로 주변 조직과 뚜렷하게 다른 기능적 특성을 보이는 것처럼 보이지만 그 차이는 조직학적으로 입증될 수 없다. 일반적으로 골격근 및 결합 조직과 관련이 있는 이러한 부위에서 신경 섬유 및 수용체의 수가 증가하여 평균 이상의 신경 분포 또는 군집이 있을 수 있다고 제안되었다(Li 등, 2004; Baldry, 2005). 근육과 피부에 있는 기계수용기(mechanoreceptors)와 유해수용기(nociceptors)도 존재하며, 이들 모두는 침술에 의해 자극될 수 있다. 확실히, 촉지될 때 침술 부위는 종종 주변 조직보다 더 압통이 있는 것처럼 보이며 이것이 자침 부위를 식별하는 주요 수단이다.

연구에 따르면 이러한 경혈점 반응의 차이는 다른 조직과 비교하여 해당 부위가 자극되었을 때 뇌 활동의 표현이 다르기 때문일 수 있으며, 이는 경혈점과 다른 조직 간의 차이와 경혈이 자극에 반응하는 방식이 중앙 매개 현상(centrally mediated phenomenon)일 수 있다는 것을 시사한다(Gu 등, 2015; Li 등, 2016a; Yeo 등, 2016). 대안적으로, 단순히 감각 수용체의 밀도 증가가 결과적인 하류 영향과 함께 자극에 대한 증가된 반응을 제공할 수 있다. 기능적 자기공명영상(fMRI)은 전전두엽 피질, 전방 및 후방 섬, 해마, 편도체 및 중뇌수도주변부 회백질(PAG)을 포함한 다양한 중심 구조 내에서 활동의 조절을 보여준다. PAG는 α2 아드레날린 수용체와 함께 척수 5-HT 수용체를 포함하는 문복측연수(rostral ventromedial medulla, RVM)을 통해 등각 뉴런을 따라 통각의 하행 조절에 관여한다(Yaksh, 1979). 대봉선핵(raphe magnus nucleus)은 RVM의 일부이며 여기의 자극은 통각의 강력한 억제를 생성하여 통증의 중추 매개의 중요한 측면을 형성한다(Napadow 등, 2009; Li 등, 2016b; Wang 등, 2016).

근육(근막) 통증유발점은 근골격 문제 내에서 강하게 나타나며 일반적으로 멀리 떨어진 구조에 통증을 나타낸다. 저작 근육 내의 통증유발점과 구역은 통증의 주요 원인이며, Travell과 Simons에 의해 주의 깊게 문서화된 특징적인 패턴을 나타낸다(Simons 등, 1999). 환자의 통증 패턴을 주의 깊게 문서화하면 증상을 근육 그룹에 맵핑할 수 있으므로 먼 부위의 통증을 진단할 수 있다. 통증은 턱관절 장애에 국한되지 않고 기존의 치과 통증을 모방하는 것으로, 즉 치아 구조 내에 존재하며 어깨와 같이 더 먼 부위에서 안면 부위까지 나타낼 수 있다. 근육의 통증유발점은 일반적으로 근육의 균형을 잡는데 있어 생기는 상반되는 포인트와 함께 그룹으로 형성된다. 결과적으로 외측익돌근의 통증유발점은 일반적으로 교근의 통증유발점과 동반될 수 있다. 외측익돌근에 대한 일반적인 임상 증상은 귀 통증을 동반하거나 동반하지 않은 '부비강 통증'으로 설명되는 상악 전치부의 통증에 대한 불편함이며, 결과적으로 이러한 부위의 평가를 위해 의료 기관에 반복적으로 방문한 이력이 있다. 현실은 환자가 이러한 부위(**그림 17.3**)를 참조하는 외측익돌근에서 통증유발점을 보이고 있으며, 통증 지도가 이를 입증하여 처방을 안내한다. 통증유발점에 의해 주도되는 특성과 문제는 이 교제의 8장에서 논의되었다.

이차적이고 더 중요한 침술의 작용은 통증유발점과 구역의 활동을 감소시키기 위해 작용하는 것이며,

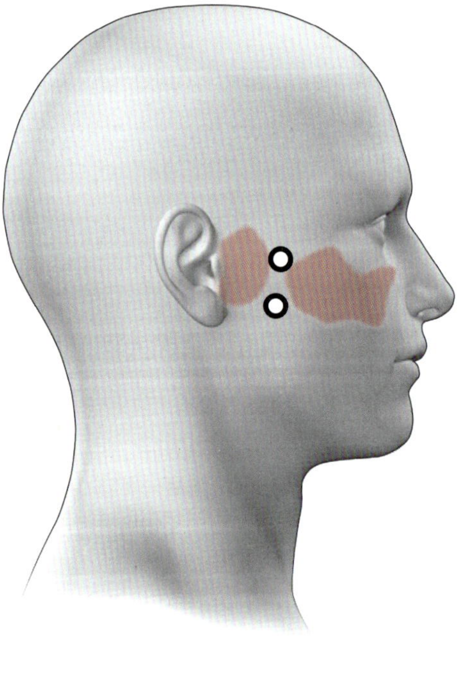

그림 17.3
외측익돌근(lateral pterygoid muscle)에서 통증 유발점의 연관 패턴(TrPs)

따라서 증상을 개선한다. 특정 부위에 침을 놓으면, 침은 혈관 확장 및 복구와 같은 작용을 촉진하는 영양 신경 화학 물질을 방출하는 작은 신경의 역행성(반대의) 자극에 의해 국소 환경을 변경한다. 근육 통증유발점과 연관된 근육 세포 내의 비정상적이고 지속적인 수축은 침술, 근육 섬유의 대사(산소) 요구량의 조절, 세포 환경의 혐기성 특성을 감소시킴으로써 재설정할 수 있다. 침술은 또한 잠재적으로 모세혈관 수준에서 많은 신경전달물질, 가장 중요한 칼시토닌 유전자 관련 펩타이드(CGRP)를 방출한다. 이 혈관확장은 기능적이지 않은 활동에 의해 야기된 허혈의 결과로 고통을 완화하기 위해 근육 조직에 산소를 공급한다. 혈관확장은 침 주변의 피부가 붉고 조직을 통한 혈류가 개선되는 것을 자주 볼 수 있기 때문에 육안으로 분명히 볼 수 있다(Blom, 1993; Cagnie 등, 2012). 열화상 촬영을 사용한 병행 연구는 폐색 기구 치료로 인한 증상 감소가 혈류 증가와 일치하는 근육 온도 증가와 관련이 있음을 보여주었다(Barang 등, 2011). 환자가 침술 치료를 받는 동안 따뜻함을 느끼는 것은 흔한 일이다. 따라서 결과적으로 조직의 혈류 및 산소화 증가와 전반적인 세포 산소 요구량 감소가 근육 및 근막 통증을 관리하는 데 매우 유의미한 요소일 수 있다.

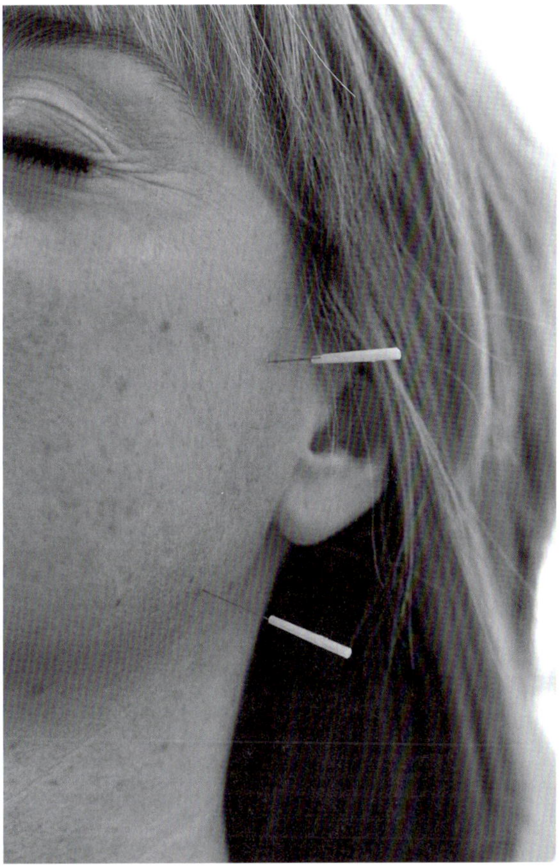

그림 17.4
ST6(아래쪽)과 ST7(위쪽) 부위

기법(Technique)

침술은 미세한 바늘을 조직, 주로 근육에 삽입하는 것에 의존한다. 침은 길이가 다양하며 피하바늘로 측정되지만 속이 비어 있지 않고 단단하다. 끝부분은 미세한 지점까지 연마하지만, 피하조직 주사과 같이 절단된 끝부분은 아니다. 현재의 서양 관습에서 바늘은 일회용이고, 사전 포장되어 있고, 살균되어 있고, 스테인리스 스틸이다. 일부 실무자는 매우 미세한(0.12mm 직경) 바늘을 사용하지만 삽입 시 구부러지는 경향이 있기 때문에 실제로 사용하기 어려울 수 있으며 특히 길이가 더 길면 근막 층을 통해 삽입하기가 어려울 수 있다. 0.25mm의 바늘은 훨씬 더 구조적인 강성을 가지고 있으며, 외측익돌근과 같은 근육의 더 깊은 침술에 더 적합하다.

삽입 깊이는 환자의 부위, 근육, 체형에 따라 다양하다. 일반적으로 머리와 목에 침을 놓는 것은 대부분 30mm 길이의 바늘로 할 수 있지만, 더 깊은 부위나 체지방량이 많은 환자의 경우 40~50mm 정도의 더 긴 바늘이 필요할 수 있다. 삽입 시 불편함(때로는 특히 연약한 근육의 솔직한 통증), 따뜻함, 무거움 및 일반적으로 가장 먼저 느끼는 증상이 보고되며, 예를 들어, 교근의 위쪽 부분(ST7)(**그림 17.4**)에서 혀의 측면까지를 참조할 수 있다. 그 부위에서 느껴지는 감각을 득기(deqi)라고 하며, 효과적인 치료의 지표로 간주된다. 실제로 그 부위의 득기 반응을 달성하지 못하면 치료에 대한 반응이 떨어지거나 일부 부위에서는 침의 위치가 잘못된 것일 수 있다. 이는 제 1 저자의 임상경험에 근거한 것이다.

바늘을 비트는 것은 자극을 증가시키므로 일반적으로 효과를 높이는 데 사용된다. 바늘은 밀기 동작뿐만 아니라 비틀기 동작 모두에 사용될 수 있으며 깊이는 다를 수 있다. 골막에 대한 깊은 자극이 사용될 수 있으며 매우 강한 자극을 제공한다. 자극 유형의 변화로 인해 침술 부위에서 다양한 유형의 수용체가 활성화된다. 약 2Hz에 간단한 수동 자극은 정상이다. 피부 내 회전 마찰의 기계적 작용은 기계수용기를 활성화하고 Aδ 및 Aβ 섬유를 동원하여 반응을 증가시켜 후각(dorsal horn)에서 C 섬유의 억제를 개선한다. 증가된 움직임은 아마도 심부 조직의 반응을 증가시켜 혈관 확장을 개선할 수 있지만 섬유 근육통 증후군이 있는 사람과 같이 매우 민감한 대상에서는 반대 반응이 발생할 수 있어서(Sandberg 등, 2005), 그 사람들을 위해 좀 더 부드럽고 표면적인 접근이 더 적절할 수 있다.

근육 통증유발점과 영역에 침을 놓을 때 과정은 동일하지만 때때로 반응이 다르다. 어떤 경우에는 바늘이 통증유발점을 자극할 때 갑작스럽지만 일반적으로 통증이 없는 근육 띠의 수축이 있다. 이 통증유발점 '국소 연축 반응'은 일반적으로 통증유발점의 성공적인 이완을 나타내는 지표이며 이완이 빠르게 따른다. 실제로 필요한 경우 통증유발점이 비활성화되면 바늘을 제거할 수 있다. 통증유발점 건침은 이 교재의 16장에 설명되어 있다.

치료 세션의 길이는 다르다. 이론상으로, 더 긴 세션은 C 섬유의 억제를 증가시키기 위해 사이신경세포 부위에서 뉴런의 증가된 동원이 일어날 수 있기 때문에 개선된 증상 조절을 제공해야 한다. Rosted(2001)는 최대 30분까지를 제안한다. 실제로는 10~15분에 걸쳐 30분 치료의 이점이 상대적으로 거의 증가하지 않는 것으로 보이며, 장기간 바늘을 손으로 자극하는 것은 확실히 피곤하고 시간 소모적이다. 사실 기초 과학 데이터는 이제 10분이 아데노신과 TNFα 효과에 충분하다는 것을 보여주는 것처럼 보이지만 역치의 급성 조절은 20~30분에서 최대이다.

일반적으로 전기 펄스 발생기(전침 또는 EA)로 바늘을 자극하여 손을 비틀지 않고 증가된 자극을 제공할 수 있으며 다양한 주파수로 바늘을 가로질러 전류를 가할 수 있다. 이 접근법은 일반적으로 안면 신경이 매우 낮은 자극 강도에서 동원되기 때문에 안면 근육과 저작 근육에 권장되지 않는다. 이것은 ST7 지점 근처에서 전침을 적용할 때 가장 분명하다. 결과적으로 규칙적인 근육 경련은 고통스럽지는 않지만 환자에게 방해가 될 수 있다.

침술요법의 사용 시기. 근거는 무엇인가?(When to use acupuncture. What is the evidence?)

턱관절 장애 치료를 위한 침술 사용은 다른 치료 계획 과정과 마찬가지로 다양한 결정 요소를 기반으로 한다. 핵심 요소는 침술에 대한 환자의 의지와 태도이다. 일부는 예민하고 일부는 덜 그렇다. 바늘 공포증은 분명히 수용을 더 어렵게 만들지만 이러한 공포증은 부위에 따라 다를 수 있으며 환자가 바늘을 볼 수 없는 한, 눈에 보이지 않는 많은 부위를 상당히 수용 가능하게 치료할 수 있다.

그 외에도 목과 측두근의 통증유발점에 특히 효과적일 수 있는 단단한 디지털 압력(압박술)과 레이저 자극기, 전기 자극기 등 다른 자극과 같은 대체적인 자극방법이 있다. 저준위 레이저는 최근 몇 년 동안 더욱 대중화되었고, 레이저 침술 기술이 기술되었다.
그러나 이것의 효과에 대한 증거는 현재 부족하다.

종종 침술은 마지막 노력으로 턱관절 장애와 관련된 만성 및 급성 통증 치료에 사용되었다. 그러나 통증관리에 있어서 침의 효과를 살펴보는 축적된 과학적인 자료들은 기능의 향상과 함께 통증의 효과적인 감소의 공통된 패턴을 보여주고 있는 것으로 보인다. 예를 들어, 긴장형 두통에서 Cochrane 리뷰는 침술이 기존 치료법만큼 효과적이라고 제안했다(Linde 등, 2016). List와 Axelsson(2010)의 메타 분석은 장기적인 개선과 성공률은 기존 치료법만큼 높지만 더 효과적이지는 않다는 턱관절 장애 치료를 위한 침술의 긍정적인 결과를 보여주었다. 한 가지 특별한 이점은 멍이 때때로 발생하고 매우 느물게 혈종(일반적으로 상대적으로 큰 표재 동맥이 있는 측두골에 발생)이 발생하기는 하지만 일반적으로 부작용이 거의 없다는 것이다. 효과는 즉각적일 수 있으며 치료 기간 동안 통증 점수가 감소하는 것을 보는 것이 일반적이지만 반응이 지연될 수 있으며 몇 시간 또는 며칠 후에만 나타나며 여러 방문의 누적 효과가 명백해져야 한다. 10~20%의 환자는 전혀 반응하지 않는 것으로 보이며, 일부의 경우 효과의 수명이 짧을 수 있지만 대다수는 약간의 이점을 얻는 것으로 보인다.

결과적으로 침술은 치료의 모든 단계에서 처방될 수 있으며 특히 근육통이 주요 문제인 환자에서 초기 치료로 간주될 수 있다. 이론적으로 근육은 턱관절 장애의 급성 또는 만성 단계에서 침을 놓을 수 있지만 급성 근경련 동안 침을 놓는 것은 극도로 고통스러우며 어떤 경우에는 피하는 것이 가장 좋다. 대안적으로, 나중 자침하기로 한 일차 부위에 바늘을 넣기 전에 분절적으로 관련된 부위를 처음에 '관문화(gating)'하여 통증을 줄이는 데 사용할 수 있다.

물론 턱관절 장애 문제는 주로 반월판 변위와 관련된 퇴행성 장애 또는 기능적 기계적 문제(2장 참조)와 같은 관절 병리와 같은 관절 문제를 포함한다. 침술은 다른 관절과 마찬가지로 관절 손상의 경우 어느 정도 통증 조절을 제공할 수 있으며 만일 움직이는 양의 제한만이 문제라면 결과적으로 기능을 개선하는 데 도움이 될 수 있다. 적절한 치료법이 사용되도록 관절의 다른 중요한 병리를 제거하는 것이 중요하다.

딸깍 소리로 이어지는 반월판 변위도 침술로 도움이 될 수 있으며 이러한 접근 방식을 사용하면 딸깍 소리의 정도와 타이밍이 모두 바뀔 수 있다. 이러한 경우에, 침술은 주로 외측익돌근으로부터 반월상 연골에 기해지는 변위력을 줄이는 것을 목표로 한다(16장 참조). 여기에서 통증유발점을 방출하고 근긴장도를 감소시키기 위해 외측 익상근의 몸체와 과두 및 반월상 연골의 삽입부에 가까운 부위에 바늘을 삽입한다. 이것은 관절 뒤에서 바늘로 찌르는 것과 결합되어 후디스크 인대를 '조이게' 할 수 있는 염증 반응을 생성한다. 임상적으로 이것은 번거로운 클릭에 도움이 될 수 있지만 일반적으로 문제를 제거하지는 않는다. 여기에서 통증유발점을 이완하고 근긴장도를 감소시키기 위해 외측익돌근의 몸체와 과두 및 반월상 연골의 삽입부 가까운 부위에 바늘을 삽입한다. 이것은 관절 뒤에서 바늘로 찌르는 것과 결합되어 후디스크 인대를 '조이게' 할 수 있는 염증 반응을 생성한다. 임상적으로 이것은 번거로운 딸깍 소리에 도움이 될 수 있지만 일반적으로 문제를 제거해주지는 않는다. 전형적으로 딸깍 소리는 덜 두드러지고 하악 운동 주기의 초기에 자주 나타나므로 중간 단계의 딸깍 소리가 문제에 대한 계획된 접근 방식과 일치하는 초기 단계의 딸깍 소리가 될 수 있다.

따라서 침술을 사용하기로 한 결정은 여러 요인에 따라 결정된다. 침술을 처방하는 근거는 치료의 필요성, 즉 통증 조절, 다른 치료 옵션에 대한 교란 요인 극복, 치료에 대한 다른 접근의 지원 또는 향상, 심리적 증상에 의해 결정된다.

통증 조절(Pain control)

턱관절 장애로 인한 급성 또는 만성 통증은 많은 환자들이 치료를 찾는 주된 이유이며 침술을 처방하는 주된 이유이기도 하다. 이것은 증상을 조절하기 위한 초기 치료가 될 수 있으며 일반적으로 계획된 치료 접근이 더 일반적이지만 첫 내원에서 시작할 수 있다. 주로 근육에서 비롯된 통증의 경우 침술이 유일한 치료법이 되거나 물리치료나 교합 장치와 같은 다른 접근 방식으로 보완될 수 있다.

급성 발병 통증은 종종 침술에 빠르게 반응하며 몇 번의 방문(중대한 근경련을 피하기 위한 주의 사항이 더 일찍 제공되는) 내에 개선될 수 있다. 만성 통증 완화는 종종 더 오래 걸리고(4-6회 방문), 일반적으로 지속적인 근육의 기능적이지 않은 활동을 촉진하는 개인의 환경적 스트레스가 잘 조절되지 않는 것과 관련하여 재치료가 필요할 수 있다. 일부의 경우 모든 증상의 완전한 제거가 달성될 수 있지만 많은 경우 결과는 무증상과 참을 수 있는 정도로 증상이 감소한다.

교란 요인(Confounding factors)

일부 환자의 경우 침술이 다른 치료법보다 선호되고 일부 환자는 적극적으로 치료를 찾는다. 다른 사람들에게는 교합 장치로 어려움을 겪고 있는 환자, 특히 구역질을 하거나 기기를 착용하고 불응하게 되는 환자와 같이 기존 치료법의 내성을 감소시키는 교란 요인이 있을 때 효과적인 옵션임이 입증되었다.

어떤 경우에는 하악 기능이 입벌림 장애에서 파생된 근육의 결과 또는 근육통의 결과로 제한될 수 있다. 개방이 제한되거나 통증이 있을 수 있으며 교합 장치의 인상채득(구강 내 조직의 모습을 본뜨는 과정)이 더 어려울 수 있다. 인상 촬영 전 침술은 개구를 개선하여 보다 정확한 인상을 가능하게 한다. 많은 경우에, 이것은 인상을 취하기 직전에 주로 교근에서 가장 고통스러운 부위에 침술로 통증을 줄여서 입을 벌릴 수 있도록 하는 것이다. 그러나 통증보다는 삼투압이 더 문제인 경우 인상 채득 전에 기능을 개선하기 위해 몇 번의 방문에 걸쳐 침술을 적용할 수 있다.

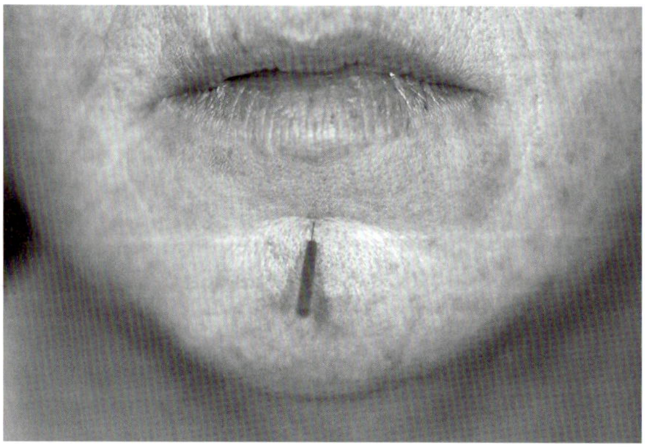

그림 17.5
구역질반사(gagging)의 조절을 위한 CV24 침점

구역질을 하는 사람들에게 침술은 큰 비율로 구역질 반사를 효과적으로 억제할 수 있다(약 80%)(Fiske와 Dickenson, 2001; Rosted 등, 2006). 침술에 대한 반응은 일반적으로 매우 빠르며(몇 분 이내) 인상 평가를 용이하게 하여 인상의 정확성을 개선하고 환자의 스트레스를 줄인다. 이를 위해 턱(**그림 17.5**)과 귀 가장자리의 두 가지 기본 부위가 사용되며, 귀 부위는 항상 양쪽으로 사용되지만 함께 또는 독립적으로 사용할 수 있다.

계획된 결합 치료법들
(Planned combination therapies)

일정 비율의 경우 계획된 침술과 다른 요법의 조합이 두 요법의 효과를 향상시킬 수 있다. 일반적으로 이것은 교합 장치 요법과 침술을 결합하는 것이다. 이 조합이 도움이 되는 여러 시나리오가 있다. 일부에서는 침술이 교합 장치가 제조되는 동안 증상을 조절하기 위한 초기요법으로 사용된다. 그런 다음 장치요법으로 치료를 완료할 수 있다. 또는 침술은 기구요법과 병행하여 사용할 수 있으며, 일단 증상이 조절되면 기구에만 의존하여 침술을 중단할 수 있다(또는 그 반대의 경우도 마찬가지). 이러한 접근 방식은 관절의 딸깍거림에 유용할 수 있다.

지속적인 야행성 이갈이를 보이는 사람의 경우 침술요법만으로는 지속적인 재발로 증상 조절이 어려울 수 있으며 이러한 경우 이갈이를 줄이기 위한 야간 기구 치료가 주간 침 치료를 뒷받침한다. 물리치료와 같은 다른 치료법은 침술을 증상 조절 및 기능 개선을 위한 기존의 접근 방식과 결합할 수 있다.

몇몇 경우에는 기존의 중재에 반응하지 않는 지속적인 이갈이가 핵심 문제이다. 이것은 근육통이 심하고 다루기 힘든 상황을 야기할 수 있다. 침술요법은 수면 패턴을 개선하고 심리적 스트레스를 감소시킬 수 있지만 침술만으로는 밤에 이갈이를 조절할 수 없기 때문에 이러한 증상을 해결하기 어렵다. 이러한 상황에서 침술은 증상을 줄이기 위한 초기 요법이 될 수 있으며, 그 다음 저작 근육(주로 교근과 외측익돌근)에 보툴리눔 톡신(보톡스) 치료가 뒤따른다. 이것은 저작 근육에 의한 수축력을 감소시킬 것이다. 침술요법은 보툴리눔 독소의 가능한 효과에 대한 좋은 지표를 제공할 수 있으며, 가장 효과적인 통증 조절을 생성하는 부위를 식별하여 근육의 가장 증상이 심한 부위를 분리하는 데 도움이 될 수 있으며 더 적은 용량을 사용할 수 있다. 보툴리눔 독소 치료는 증상을 줄이는 데 매우 효과적일 수 있지만 효과는 사라지고 독소에 대한 항체 생성은 점차적으로 효과를 감소시킨다. 이 시점에서 침술을 사용하여 증상 조절을 확장할 수 있다.

심리적인 증상(Psychological symptoms)

많은 환자의 경우 턱관절 장애의 실질적인 구성 요소는 상태의 심리적 측면에 있다. 환경적 스트레스 요인으로 인한 스트레스와 불안 증가는 환자의 내성에 영향을 미치고 이상기능 자극에 기여한다. 이 측면의 조절은 전체 관리 계획의 중요한 구성 요소를 형성하며 적절한 심리적 중재의 사용은 많은 사람들에게 적합하다. 수면방해 패턴은 심리적 스트레스 증가 및 기타 정신 건강 문제의 일반적인 구성 요소이다.

빈번하게 보이는 침술요법의 기능은 진정 또는 이완 효과이다. 환자가 분명히 이완되고 피곤해지며 때때로 치과 의자에서 잠드는 것을 보는 것이 일반적이다! 이것은 아마도 중추신경계에서 엔도르핀과 세로토닌의 향상된 방출과 관련되어 관찰된 이완과 통증 역치의 증가와 관련이 있을 것이다. 이 효과는 전반적인 이완

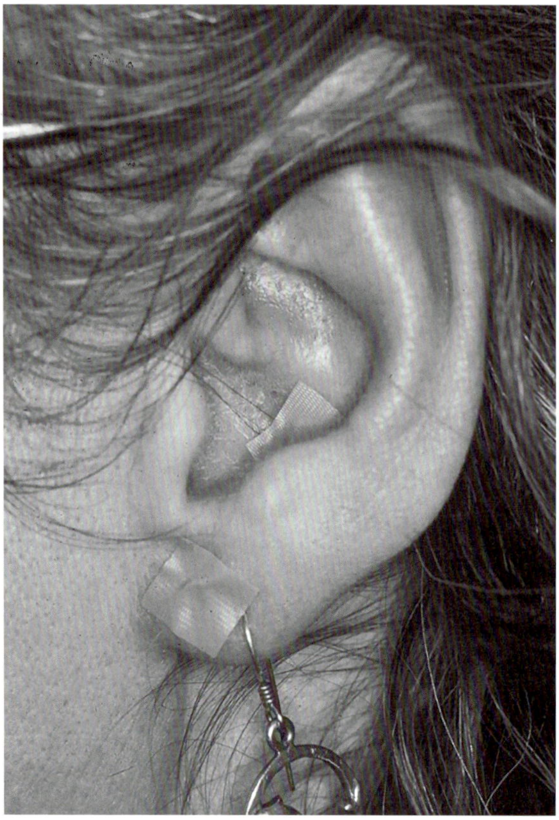

그림 17.6
이완을 위한 내재 이침(indwelling ear needles)

을 촉진하여 잠재적으로 스트레스 관련 이상기능 자극을 감소시키고 근육 긴장도를 전반적으로 감소시켜 1차 치료의 효과를 향상시키는 데 활용될 수 있다. 중추신경계(CNS)의 향상된 세로토닌 수치도 기분을 개선하는 데 도움이 될 수 있으며 침술이 경증에서 중등도의 우울증에 도움이 될 수 있다는 증거가 있다(Wang 등, 2016; MacPherson 등, 2017). 일부 환자들은 침술 후 전반적인 웰빙 느낌이 개선되고, 아마도 CNS의 세로토닌 수치 증가에 대한 반응으로 며칠 동안 수면 패턴이 개선되었다고 말한다. 어떤 경우에는 내재 이침(**그림 17.6**)을 한 번에 며칠 동안 적용해 이상기능에 대한 심리적 자극을 줄일 수 있다.

침술요법은 어떻게 사용되는가?
(How is acupuncture used?)

침술은 비교적 사용이 간편하고 서구적 관점에서의 처방은 통증 전달 패턴과 근육 압통점을 기반으로 한다. 치과의사를 위한 가이드에서 Rosted(2004)는 머리와 목에 사용하기에 적합한 부위를 여러 개 기술했지만 침술 처방은 임상 소견과 매우 관련이 있다.
처방은 단계적으로 고려될 수 있다(**표 17.1**):

1. 예를 들어, 교근과 같은 대상 근육이나 기관을 식별한다.
2. 통증 매핑과 관련된 근육에서 치료할 침술요법 부위를 식별한다.

표 17.1
침술 처방의 단계

턱관절 장애	상태의 구성요소	처방
영향받은 신체부위	교근	교근ST5, ST6, ST7 의 침술부위
원인	이갈이	GB2
스트레스?	Yes	이완 GV20, EX6

3. 이완, 수면 패턴 개선 및 통증 역치 증가와 같은 특정 추가 효과에 대해 추가적인 부위를 추가한다.

침술 부위를 확인하고 일반적으로 피부 표면과 90° 각도로 부드럽게 밀고 비틀어서 침을 삽입한다. 바늘은 필요한 깊이까지 삽입되거나 환자가 득기(deqi) 감각에 대해 얘기할 때 시계 방향과 시계 반대 방향으로 회전하여 부위를 자극한다. 일차적인 문제가 근육통인 경우, 머리와 목의 근육에 국소 침술은 통증의 관문을 통해 진통을 제공할 수 있으며 근육 긴장을 감소시키고 통증유발점 부위를 차단하며 국소 혈류를 개선함으로써 근육의 허혈을 감소시킬 수 있다. 침술은 검사로 확인된 증상 시작의 주요 부위를 목표로 하며 일반적으로 이것들은 근육 부착 영역과 근육 내의 모든 통증유발점이다.

가장 관련이 있는 부위는 일반적으로 교근의 기시 및 정지 부위(경혈 ST5, ST6, ST7), 외측익돌근(ST7), 측두근의 전방 섬유(EX2)(**그림 17.7**)이다. 추가적인 근육 통증유발점은 또한 일반적으로 침치료에 매우 민감하게 반응하는 교근 몸체의 중앙 영역에 존재할 수 있다. 모든 통증유발점 영역은 침술요법으로 치료할 수 있을 것이다.

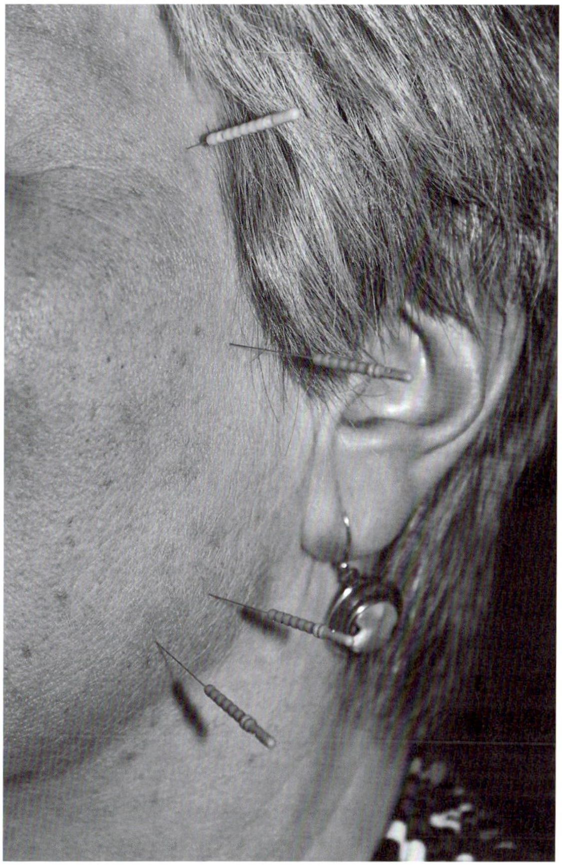

그림 17.7
턱관절 통증을 위한 침 – ST5, ST6, ST7 그리고 EX2(아래쪽에서 위쪽)

이러한 부위에 침을 놓으려면 일반적으로 30mm의 침을 삽입해야 하지만, 더 깊은 외측익돌근의 통증유발점의 경우 이 기법이 교근과 하악 절흔을 효과적으로 통과하여 근육에 도달하기 위해 더 깊은 삽입이 필요하기 때문에 40 또는 50mm가 필요할 수 있다. 특히 문제가 많은 부위에서는 이중침(같은 부위에 두 개의 바늘을 꽂는 것)이 유리할 수 있는데, 이는 ST6(교근의 정지부)과 ST7(교근의 기시부)에서 가장 두드러진다.

근육이 특히 지극을 받고 통증이 있는 부위에서는 바늘로 찌르는 듯한 통증이 있을 수 있으며 때로는 측두근의 EX2 부위가 너무 아파서 실제로 바늘을 삽입할 수 없다. 이는 다른 국소 포인트를 사용하여 그 부위를 둔감하게 관리한 후 다음 예약에서 치료한다.

침술은 편측 또는 양측이 될 수 있으며 양측이 약간 우세하다. 그러나 선택한 부위는 부위의 활성도이나 검사에 대한 반응에 따라 달라지므로 침술은 비대칭일

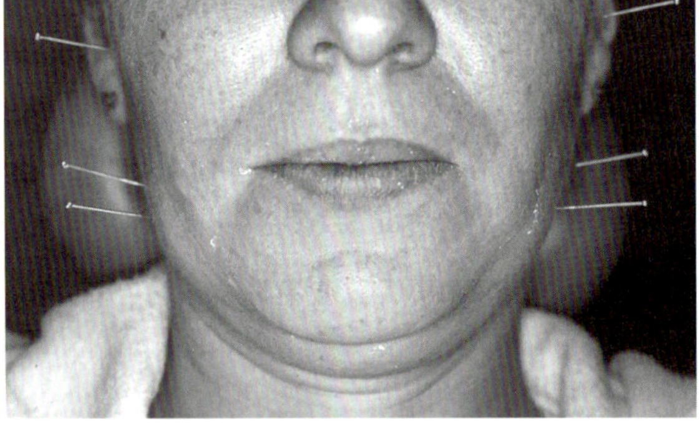

그림 17.8
턱관절 통증을 위한 양측 침술

수 있다. 아이러니하게도 교근 내의 통증 부위는 상당히 일관되게 문제가 되기 때문에 처방은 일반적으로 대부분의 환자에게 매우 유사하다. 측면에서 볼 때 침은 종종 수직 방향으로 정렬되는 것처럼 보이며 때로는 대칭으로 배치되지만 이것은 디자인이 아니라 우연이다(**그림 17.8**). 외측익돌근에 대한 더 깊은 건침 접근법은 16장에 설명되어 있다.

근육 검사는 다음과 같이 관련된 다른 부위를 드러낼 수 있다.

- 측두근의 후체(GB8)은 일반적으로 두통과 관련된다.
- 측두근의 상부 부착부위는 일반적으로 덜 관련되어 있으나, 다른 측두근 부위의 대안으로 유용할 수 있다.
- 승모근 안의 부위는 머리와 목에 적용된다.
- 흉쇄유돌근 안의 부위는 머리와 얼굴에 적용된다.

대부분의 경우 이것들은 근육 통증유발점의 형성과 활성화를 나타내며, 이러한 경우 침술은 이러한 부위를 향해야 한다. 이것은 측두골(GB8)의 후체에서 매우 두드러지며, 증가된 통증유발점의 크기가 두개골의 측면에 대해 쉽게 촉지된다. 승모근의 상부는 하악골의 앵글뿐만 아니라 후두부와 측두부와 관련되며, 종종 전반적인 진단 사진 내에서 자세 문제와 관련이 있다(8장 참조). 컴퓨터의 사용은 종종 관련되어 있지만 교통 사고 후의 편타성 상해나 정신적 충격에 대한 반응과 같은 다른 원인은 이갈이 및 턱관절 장애의 기폭제 역할을 하는 이벤트로서 통증유발점을 만들어내거나 악화시킬 수 있다. 이 지점에 침을 놓으려면 어깨와 목에 접근해야 하며 환자는 이를 허용하기 위해 적절한 의복을 착용해야 한다. 반드시 상부 늑골 사이의 폐를 향해 바늘을 찌르지 않도록 주의해야 한다. 이 부위의 재치료는 다른 물리치료와 병행할 수 있다.

전체적인 통증(Global pain)

머리, 목, 어깨 근육에 집중된 통증은 턱관절 장애가 구성 요소인 전체적인 통증 묘사의 일부분으로 발생할 수 있다. 이러한 경우 침술은 안면 통증의 증상을 조절하기 위한 일차적 치료가 될 수 있지만 상당수의 환자에게 물리치료는 경추 근육의 통증 원인을 효과적이고 전반적으로 제어하기 위한 관리 계획의 필수적인 부분이다. 이러한 경우 상태의 다양한 측면을 식별하고 그에 따라 치료의 방향이 향해야 한다. 이것은 때때로 '양파 껍질 벗기기'에 비유된다. 이러한 통증 묘사는 복잡하고 더 광범위한 상태의 일부로 나타날 수 있다. 이들 중에는 통증유발점과 흡사한 국부적 변이체로 나타날 수 있는 섬유근육통이 있는데, 이러한 경우 검사는 협근과 구륜근과 같이 턱관절 장애의 일부분으로서 정상적으로 영향을 받지 않아야 하는 근육과 함께 일반적으로 더 정상적인 통증유발점 영역과 달리 저작 근육의 전체적인 몸체가 부드럽다는 것을 보여준다. 침술은 일시적인 증상 조절에 몇몇 경우에는 도움이 될 수 있지만 재발은 거의 불가피하며 일반적으로 이러한 경우에는 다학문적 생체심리사회적 접근으로 더 우수하고 적절하게 관리된다.

원격 경혈점(Remote acupuncture points)

침술 처방은 문제 부위에 국한된 부위 또는 '원위부 지점'이라고 불리는 더 먼 특정 부위의 사용으로 광범위하게 나뉜다. 전통적인 문헌에서는 사지에 이들 중 다수에 대해 설명하지만 가장 중요하고 효과적인 것으로 두 가지가 두드러진다. 대장 4(LI4)(합곡)(hegu)와 간 3(LR3)(태충)(taichong)이다. 두 부위 모두 침 처방에 널리 사용되며 국소 포인트 사용을 향상시키는 기반 구성 요소를 형성한다. LI4는 손의 첫 번째 배측 골간근에 있으며 엄지와 검지 사이의 갈퀴막 공간을 촉진하여 쉽게 찾을 수 있다(**그림 17.9**). 이 부위에 침을 놓는 것은 상당히 불편할 수 있지만 침술 치료의 다른 측면을 향상시키는 것과 함께 전반적인 통증 역치를 높이는 데 매우 효과적이며 무엇보다도 제3대구치(사랑니) 발치 후 통증 조절을 개선할 수 있다(Lao 등, 1999). 이 부위는 접근하기 쉽고 사용하기 쉬우며 환자들이 상당히 참을만하다.

간3(LR3)은 발의 첫 번째 배측 골간근에 있으며 효과적으로 하지 지점 LI4와 유사한 것으로 간주될 수 있다. 또한 환자가 참을만 하지만 상당히 불편하고 때로는 솔직히 고통스러울 수 있나. 이 부위에 침을 놓는 것은 머리에 있는 것이 아니기 때문에 치과의사에게는 어려울 수 있지만 이것은 단순히 숙지와 부위의 역할에 대한 이해의 문제이다. 두 부위 모두 중수골 또는 중족골이 만나는 공간의 정점에서 근위부에 눈에 띄는 동맥이 있으므로 바늘이 이 접합부를 향하지 않도록 하는 것이 중요하다.

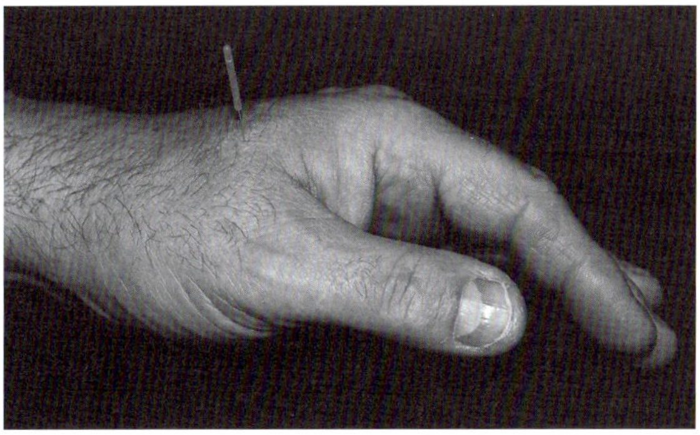

그림 17.9
침점 대장 4(LI4)

4개 부위의 조합(LI4 및 LR3의 양방향 사용)은 때때로 '통증의 4개의 관문'이라고 불리며 주로 척수 신경이 공급하는 부위에 대한 통증 완화를 위한 매우 강력한 처방이 될 수 있다. 턱관절 장애의 치료에서 LI4의 양측 사용이 가장 일반적으로 적용되지만 LR3를 사용하지 말아야 할 이유는 없다.

이러한 부위는 임상적으로 효과적인 것으로 보이지만, 교근과 같이 통증이 원인과 직접적인 분절적 연결은 없을 수 있다. 그러나 그것들은 척수에 강한 자극을 일으키고 아마도 중추신경계에 영향을 미치며, 후근신경절각(dorsal root horn)의 관문화 효과를 통해 말초적으로 통증 반응을 변형시킬 뿐만 아니라 중추지각을 수정한다. 그러나 Gu 등(2015)은 MRI를 사용하여 LI4에서의 자극에 대한 뇌 반응은 교근에 있는 지점 ST6에서의 반응과 겹친다는 것을 보여주었다. 따라서 LI4에 대한 자극은 교근에 영향을 미치고 결과적으로 턱관절 장애에 영향을 줄 것으로 예상할 수 있다.
이 최근의 연구는 침술의 작용과 처방에 대한 완전히 새로운 시각을 열어주며, 보다 전통적인 형식으로 고려할 때 치료에 약간의 신빙성과 이해를 줄 수 있다.

이침요법(Ear acupuncture)

대안적이고 독립적인 접근은 이침요법을 사용하는 것이다. 이 기법은 귀의 귓바퀴에만 위치하는 경혈을 사용하는 데 의존하며 몸의 경혈점 없이 사용할 수 있지만, 치료 기간 동안 몸의 경혈점과 결합할 수도 있다.

이침의 개념은 귀의 귓바퀴 구조에서 신체의 추상적 표현 내에서 모든 경혈점이 식별되는 호문쿨루스에 기초한다. 이것은 머리와 관련된 부위가 주로 귓불에 집중되는 반면 척추와 관련된 부위는 대이륜을 동반하여 따르고 중심 기관은 외이에 있는 귓구멍 주위에 밀집되어 있음을 의미한다. 이침요법의 메커니즘에 대한 이론적 이해는 훨씬 더 어렵다. 그러나 흥미롭게도 대부분의 중추 기관 부위는 미주 신경의 청각 가지에 의해 공급되며 따라서 이 부위가 이침으로 어느 정도 영향을 받을 수 있는 이유에 대한 논리적 설명이 있을 수 있다. 귀의 나머지 부분은 삼차신경의 이개측두 가지와 경추신경에 의해 공급되며 이들은 신체의 나머지 부분에, 그리고 턱관절 장애의 경우 특히 저작 근육에 관문 자극을 제공하는 것으로 보인다. 이침 치료는 경혈에 작은 바늘을 꽂는 기존의 신체 침술과 유사하지 않지만 많은 경혈이 좁은 지역에 있어 포인트를 식별하는 것이 더 어려운 경우가 있고 사용하는 이침의 형식에 따라 부위 설명에 차이가 있다. 처방은 표적장기, 결과, 부가효과를 사용하여 논리적으로 구성되며 꽤 성공적일 수 있다. **그림 17.10**에서 환자는 오른쪽 교근에만 통증이 있었고 왼쪽 귀는 15분 동안 통증이 없었다. **그림 17.10**에서 환자는 오른쪽 교근에만 통증이 있었으며, 15분 동안 이침을 맞은 후 통증이 없었다.

귀에 침을 놓는 것은 일반적으로 한 손은 귀의 이개를 지지하고 다른 한 손은 침을 삽입하는 양손을 사용하여 수행된다. 손가락을 공 모양으로 하여 귀를 촉지하거나 침 손잡이 뒤쪽을 촉지하면 침을 찔러야 하는 압통점 부위를 식별하는 데 매우 도움이 될 수 있다. 이침은 특히 귓불이 상당히 불편할 수 있다. 격렬한 혈관 확장과 함께 귓불의 생리학적 반응은 전형적이며 매우 일반적이다. 치료 세션 동안 적절한 자극을 생성하기 위해 침을 간헐적으로 회전시킬 수 있다. 드물게 구강 내에서도 감각 변화가 감지될 수 있다.

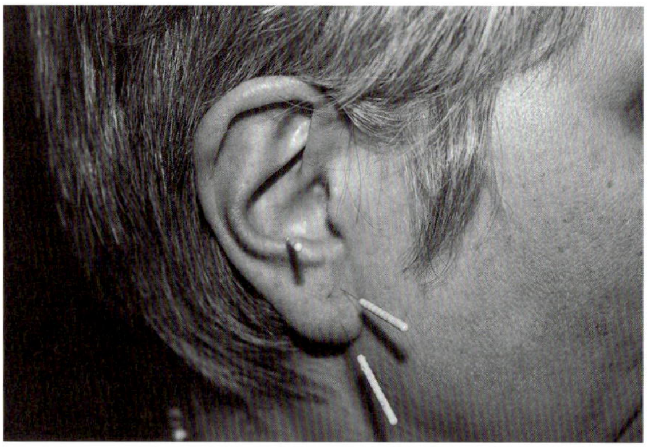

그림 17.10
턱관절 통증을 위한 이침

또한 침을 며칠 동안 제자리에 두어 침 자극을 계속할 수 있으며(**그림 17.6**) 이는 통증 완화, 기능 개선, 양쪽 모두 그리고 또한 불안 및 스트레스 감소를 위해 적용될 수 있고, 치과 예약 전에 불안한 환자에게 사용된다(Karst 등, 2007; Rosted 등, 2010; Mach-alek-Sauberer 등, 2012). 이 기술은 불안과 심리적 스트레스의 장기적인 감소로 전이시킬 수 있으며 결과적으로 동일한 접근 방식을 사용하여 턱관절 장애에서 결과를 향상시키기 위해 치료 세션 후 침을 몇 일 동안 제자리에 두고 사용하여 비정상적인 근육 활동에 대한 자극을 줄이는 데 도움을 줄 수 있다. 기이하게도 침술은 상담, 인지 행동 치료 또는 약물 치료와 같은 적절한 심리학적 치료와는 대조적으로 일부 환자에게 사회적으로 더 수용될 수 있다. 판막성 심장병 환자의 경우 침을 사용하여 세균성 심내막염을 앓는 사례가 여러 번 있으므로 이러한 환자의 경우 침이 깊숙이 침투하지 않도록 하는 것이 중요하다.

결과 및 합병증
(Outcomes and complications)

침술 치료 세션은 일반적으로 매주 간격으로 이루어지며 시술자에 따라 약 10분에서 20분 정도 지속된다. 이론적으로 더 긴 치료는 통증을 억제하기 위해 더 많은 뉴런을 동원해야 하지만 턱관절 장애의 경우 근육 통증유발점의 비활성화가 더 중요할 수 있으며 이 비활성화는 침술로 매우 빠르게 달성할 수 있다. 일부 시술자는 2–3일 간격으로 여러 번 방문하는 것을 선호하지만 이 방법의 이점을 보여주는 증거가 거의 없는 것 같다. 어떤 경우에는 반응이 느릴 수 있고 너무 빨리 치료를 반복하는 것이 최적이 아닐 수 있다.

침술 치료의 결과는 매우 극적일 수 있으며 많은 환자가 여러 방문을 통해 상당한 통증 완화와 기능적 개선을 얻을 수 있다(Smith 등, 2007; Shen 등, 2009). 실제로 환자가 진료소를 떠날 때까지 통증이 감소하고 촉진에서 저작근의 압통 감소가 명확하게 나타나는 것을 발견하는 것이 일반적이다. 일반적으로 VAS(Visual analog scale)를 사용하는 환자에게서 보고된 통증은 처음 3–4번의 방문 과정에서 급속한 감소를 보일 것이다. 모든 증상을 제거하는 것은 불가능한 경우가 많지만, 적절한 기능 개선과 증상 조절이 만족스럽고 환자가 훨씬 더 편안해 한다. 이 반응은 근골격계 문제가 있는 침술의 전형이지만 환자 상태의 다른 측면, 특히 턱관절 장애의 심리적 축의 제어에 의존한다(2장 참조). 기능적이지 않은 활동의 시작으로 이어지는 환경적 요인과 이에 따른 턱관절 장애의 증상은 침술로 조절되지 않으므로 만일 관리되지 않는다면 많은 환자에게 재발이 일어난다. 이는 진단을 재확인 후 다시 치료를 하거나 위에서 언급한 교합안정장치와 같은 다른 치료법을 제공하여 관리할 수 있지만 심리적인 측면에 대한 장기적인 관리가 필요하다.

이전에 언급했듯이 리뷰는 단기 및 장기 모두에서 턱관절 장애의 증상 관리에서 침술의 효과를 확인했지만 일반적으로 결과는 유사하나 다른 치료법보다 우위에 있지 않다고 한다(Fernández–Carnero 등, 2010; List와 Axelsson, 2010).

침술의 합병증은 그 의미가 다양하지만 일반적으로 경미하고 약간의 타박상(멍)으로 구성된다. 침술은 항응고제를 복용하는 환자에게 사용할 수 있지만 출혈의 위험에 대해 설명하고 제한된 수의 침만 꽂는다. 실신이 매우 가끔 나타나며 일시적인 부작용이라면 진정상태가 일반적이다. 드물게 일시적인 행복감이나 억제되지 않은 행동이 나타날 수 있다. 이것은 침이 제거되면 일반적으로 빠르게 해결된다.

장기의 관통(간으로부터 폐로)으로 인한 부정확한 바늘 배치와 같은 더 심각한 합병증은 드물지만 광범위하게 보고되며 제대로 훈련되지 않은 시술자와 관련된 경향이 있다.

때때로 환자는 침술 세션(일반적으로 첫 번째 세션) 후에 불편함을 느낄 수 있다. 일부 환자는 '강력 반응자'로 간주되며 침술의 영향에 매우 민감한 것으로 보인다. 어떤 사람들에게는 효과로 인해 추가 치료가 중단되지만 다른 사람들에게는 자극의 양이 크게 감소하면서 치료가 계속될 수 있다. 이것은 침술의 '용량'이라는 개념으로 소개된다. 강력 반응자의 민감도는 용량을 줄임으로써 관리되며 반응은 정상으로 나타날 수 있다. 이것은 침의 갯수와 세션 시간의 감소를 의미한다. 이것은 더 긴 치료 세션이 더 효과적일 수 있다는 개념과 일치할 수 있다. 이러한 특이한 반응의 가능성을 줄이기 위해 첫 번째 치료 세션에서 침술의 작은 시도가 적절할 수 있다.

결론(Conclusion)

모든 치료법과 마찬가지로 침술의 사용은 이에 대한 유효한 동의를 제공하기 위해 적절한 환자 선택과 정보에 의존한다. 그러나 두경부 침술에서 발생하는 일반적으로 발생하는 최소한의 합병증은 환자에게 턱관절 장애 관리 기법의 유효성과 안전성 모두에 대해 안심할 수 있고 자신 있게 권장할 수 있음을 의미한다. 이 기술은 구조용 옵션이 아니라 일차 치료 옵션으로 간주되어야 하며 환자들로부터 좋은 반응을 얻고 있다.

참고문헌

Baldry P. Acupuncture, Trigger Points and Musculoskeletal Pain. 3rd ed. London: Elsevier Churchill Livingstone; 2005.

Barão VA, Gallo AK, Zuim PR, Garcia AR, Assunção W. Effect of occlusal splint treatment on the temperature of different muscles in patients with TMD. J Prosthodont Res 2011; 55: 19–23.

Blom M, Lundeberg T, Dawidson I, Angmar-Månsson B. Effects on local blood flux of acupuncture stimulation used to treat xerostomia in patients suffering from Sjögren's syndrome. J Oral Rehabil 1993; 20: 541–548.

Cagnie B, Barbe T, De Ridder E et al. The influence of dry needling of the trapezius muscle on muscle blood flow and oxygenation. J Manipulative Physiol Ther 2012; 35: 685–691.

Fernández-Carnero J, La Touche R, Ortega-Santiago R et al. Short-term effects of dry needling of active myofascial trigger points in the masseter muscle in patients with temporomandibular disorders. J Orofac Pain 2010; 24: 106–112.

Fiske J, Dickenson C. The role of acupuncture in controlling the gagging reflex using a review of ten cases. Br Dent J 2001; 190: 611–613.

Gu W, Jiang W, He J, Liu S, Wang Z. Blockade of the brachial plexus abolishes activation of specific brain regions by electroacupuncture at LI4: a functional MRI study. Acupunct Med 2015; 33: 457–464.

Karst M, Winterhalter M, Münte S et al. Auricular acupuncture for dental anxiety: A randomized controlled trial. Anaesth Analg 2007; 104: 295–300.

Lao L, Bergman S, Hamilton GR, Langenberg P, Berman B. Evaluation of acupuncture for pain control after oral surgery: a placebo-controlled trial. Acta Otolaryngol Head Neck Surg 1999; 125: 567–572.

Li A, Li XL, Zhang F, Yue JH, Yuan CS, Li K, Zhang QH. A functional magnetic resonance imaging study of the neuronal specificity of an acupoint: acupuncture at Rangu (KI 2) and its sham point. Intern Med J 2016a; 46: 973–977.

Li AH, Zang JM, Xie YK. Human acupuncture points mapped in rats are associated excitable muscle/skin-nerve complexes with enriched nerve endings. Brain Res 2004; 1012: 154–159.

Li Z, Liu M, Lan L, Zeng F et al. Altered periaqueductal gray resting state functional connectivity in migraine and the modulation effect of treatment. Sci Rep 2016b; 6: 20298.

Linde K, Allais G, Brinkhaus B et al. Acupuncture for the prevention of tension-type headache. Cochrane Database Syst Rev 2016; 4: CD007587.

List T, Axelsson S. Management of TMD: evidence from systematic reviews and meta-analyses. J Oral Rehabil 2010; 37: 430–451.

Machalek-Sauberer A, Gusenleitner E, Gleiss A, Tepper G, Deusch E. Auricular acupuncture effectively reduces state anxiety before dental treatment: a randomised controlled trial. Clin Oral Investig 2012; 16: 1517–1522.

MacPherson H, Vickers A, Bland M et al. Acupuncture for Chronic Pain and Depression in Primary Care: A Programme of Research. Southampton, UK: NIHR Journals Library; 2017 Jan. Available: https://www.ncbi.nlm.nih.gov/books/NBK409491/ [Nov 21, 2017].

Melzack R, Wall PD. Pain mechanisms: a new theory. Science 1965; 150: 971–979.

Napadow V, Dhond R, Park K et al. Time-variant fMRI activity in the brainstem and higher structures in response to acupuncture. Neuroimage 2009; 47: 289–301.

Napadow V, Kettner NW, Harris RE. Neuroimaging: a window into human brain mechanisms supporting acupuncture effects. In Filshie J, White A, Cummings M (eds). Medical Acupuncture: A Western Scientific Approach. London: Elsevier; 2016, pp. 59–72.

Rosted P. Practical recommendations for the use of acupuncture in the treatment of temporomandibular disorders based on the outcome of published controlled studies. Oral Dis 2001; 7: 109–115.

Rosted P. Acupuncture for Dentists: 10 Central Treatments. Klim; 2004.

Rosted P, Bundgaard M, Fiske J, Pendersen AM. The use of acupuncture in controlling the gag reflex in patients requiring an upper alginate impression: an audit. Br Dent J 2006; 201: 721–725.

Rosted P, Bundgaard M, Gordon S, Pendersen AM. Acupuncture in the management of anxiety related to dental treatment: a case series. Acupunct Med 2010; 28: 3–5.

Sandberg M, Larsson B, Lindberg L-G et al. Different patterns of blood flow response in the trapezius muscle following needle stimulation (acupuncture) between healthy subjects and patients with fibromyalgia and work-related trapezius myalgia. Eur J Pain 2005; 9: 497–510.

Shen YF, Younger J, Goddard G, Mackey S. Randomized clinical trial of acupuncture for myofascial pain of the jaw muscles. J Orofac Pain 2009; 23: 353–359.

Simons DG, Travell JG, Simons LS. Travell and Simons' Myofascial Pain and Dysfunction: The Trigger Point Manual. Vol. 1: Upper Half of Body. 2nd ed. Baltimore: Lippincott Williams and Wilkins; 1999.

Smith P, Mosscrop D, Davies S, Sloan P, Al-Ani Z. The efficacy of acupuncture in the treatment of temporomandibular joint myofascial pain: a randomised controlled trial. J Dent 2007; 35: 259–267.

Yaksh TL. Direct evidence that spinal serotonin and noradrenaline terminals mediate the spinal antinociceptive effects of morphine in the periaqueductal grey. Brain Res 1979; 160: 180–185.

Yeo S, Rosen B, Bosch P, Noort MV, Lim S. Gender differences in the neural response to acupuncture: clinical implications. Acupunct Med 2016; 34: 364–372.

Wang X, Wang Z, Liu J et al. Repeated acupuncture treatments modulate amygdala resting state functional connectivity of depressive patients. Neuroimage Clin 2016; 12: 746–752.

18 장

턱관절 장애에 대한 뇌의 치료

Treating the brain in temporomandibular disorders

구강안면통과 연관된 동반질환들

(Comorbidities associated with orofacial pain)

요통, 두통 및 구강안면통과 같은 만성 통증은 일반적인 특성을 갖고 있다는 것을 증명하는 근거가 있다. 이러한 질환들의 국소적 통증은 어떤 부위에 넓게 퍼지는 통증의 양상을 보인다(De Leeuw와 Klasser, 2013). 구강안면통은 다른 통증 장애의 신체적 증상과 팔, 허리, 고관절 및 무릎 통증과 같은 근골격계 동반질환에 대한 명백한 요소들(대략 60% 이상)을 갖는다(Bonato 등, 2017; Turp 등, 1998). 이것은 한동안 나타나는 얼굴의 통증이 중심으로 빠르게 민감해지는 경향이 있다는 것을 의미한다.

더욱이, 정서적 및 인지적 상태에서 다양한 구조들의 체성감각 변화가 나타날 수 있다. 만성 통증 같은 것처럼 만성 안면통은 생물학적 및 비생물학적 유발점(trigger)를 갖는다(1장 참조). 안면통은 특별한 호르몬, 정신학적 및 감정적 요소들로부터 기인하며, 이는 안면통의 만성화를 일으키는 요인이 된다는 것을 뒷받침하는 근거들이 있다(Svensson과 Graven-Nielsen, 2001; Wright, 2000). 안면통의 기간과 비생물학적 요소(psycho-social-emotional)들은 18세 이상 환자의 거의 10퍼센트에서 삶의 질 저하와 강하게 연관되어 있다(LeResche, 1997). 장기간의 턱관절 장애와 통증은 단단한 음식을 먹거나, 씹을 때, 또는 하품을 할 때 가벼운 정도에서 중등도의 우울감과 관련이 있다(Yap 등, 2002). 여기에 더하여, 위협 및 파국 수준의 불안장애는 자존감을 변화시키며 수면 장애 또한 장기간의 안면통과 관련이 있다(Lei 등, 2015; Turner 등, 2005; Turner와 Dworkin, 2004).

턱관절 장애 환자의 체성감각 왜곡

(Somatosensory distortions in patients with temporomandibular disorders)

비언어적 의사소통 변화

(Non-verbal communication changes)

얼굴이 다른 신체 부위와 다른 한 가지 큰 차이는 사회적 상호작용 및 개인 간 의사소통에 매우 중요하다는 것이다(Ekman,2007). 한 질적 연구에서는, 안면통 환자는 개인 간 의사소통 장애를 겪는다고 하였다. 그들은 그들의 통증이 완전히 포괄적이고, 규정하기 힘든 것으로 느끼며, 의사소통에 어려움도 경험하게 된다. 그들은 그들의 통증과 고통을 설명할 단어를 찾지 못한다. 심지어 다양한 통증의 묘사가 들어있는 설문지에서조차도 그들은 그들의 통증을 적절하게 표현한 말을 찾는데 어려움을 겪는다(Wolf 등, 2008). 그들은 고독감을 느끼며 사회적 삶의 참여에 감소를 보인다. 개인적 건강 관리의 불만족을 겪는 사람은 효과적인 처치에 대한 부적절한 정보를 받게 되며, 건강 관리사들과의 의사소통에 어려움을 호소한다(Mohr 등, 2011). 이러한 의사소통의 어려움이 안면 감정과 표현 인식의 붕괴와 관련이 있을 것인가?

안면 표현 인식의 감소는 체성형 장애(somatoform disorder)의 일반적 양상이다(Pedrosa Gil 등, 2009). 그 예로서, Haas 등(2013)은 장기간 턱관절 장애 환자들은 감정표현불능증(alexithymia, 감정 표현과 인식 결핍)을 보이며 이러한 감정표현불능 및 신체화(somatization) 점수는 안면 표현 인식의 결핍과 관련이 있다고 하였다. 이러한 기전은 심지어 안면 이형성 장애(facial dysmorphic disorders, 신체 형상의 기능이상, 이 경우는 사람의 얼굴(Buhlmann 등, 2013) 또는 안면실인증(prosopagnosia, 친숙한 사람들의 얼굴을 인식하는데 심한 결핍을 보임)을 일으킬 수 있다(Chatterjee와 Nakayama, 2012). 안면통 환자들은 다른 사람들의 감정을 인식하는데 있어서 건강한 사람들보다 더 오래 시간이 걸린다.

더욱이, 그들은 놀람과 화남, 공포와 혐오 같은 감정들을 실수한다(Haas 등, 2013; von Piekartz와 Mohr, 2014). 또한 왼쪽/오른쪽 안면 자세 결정 작업에서, 만성 구강안면통(orofacial pain)이 있는 사람은 건강한 사람과 비교하여 정확성이 떨어지며 더 많은 시간을 필요로 한다(von Piekartz와 Mohr, 2014). 왼쪽/오른쪽 인식의 질(정확도와 속도)과 감정 인식 사이에는 강한 상호관계가 있다. 이것은 다른 사람의 감정을 인식하는 어려움은 피질 감정 처리(cortical emotion processing)보다는 피질 운동 처리(cortical motor processing)의 결함을 반영한다는 가설을 지지한다.

입증되지는 않은 경험적 근거에서, 환자는 얼굴에 '크거나 작은', '비대칭 또는 부은듯한' 통증을 감지한다고 알려져 있다. 외상후 삼차신경병증(trigeminal neuropathy), 턱관절 장애 그리고 지속적인 특발성 안면통과 같은 만성 구강안면통 환자의 혼성 그룹에서 55퍼센트 이상이 안면의 지각 왜곡(perceptual distortion)이 있다고 보고되었다(Dagsdottir 등, 2016).

신체 형상 혼란
(body image disruption)

최신 근거에 기초하여, 전운동피질(premotor cortex)에서의 신경망은 생리학적 신체 형상을 위해 그리고 신체 부분의 정상 기능을 위해 반드시 필요하지만 턱관절 장애를 겪고 있는 사람에서는 뒤바뀌어 있는 것으로 추정된다(Moseley 등, 2012). 안면의 부분을 담당하는 감각 신경원(S1) 및 운동(M1) 피질이 통증에 의해 탈억제되고 민감해진다는 것은 가능한 일이다. 이것은 신경원들이 주위의 신경태그(neurotag)에서 더 높은 흥분성을 가지게 되고 탈억제된다는 것을 의미한다(Kessler 등, 2007). 임상적 결과는 새로운 통증 그리고 '자국(smudging)'이라고 불리우는, 안면을 나타내는 부위의 모양과 크기에 대한 변화된 인식이다(Moseley 등, 2012). 이것은 안면을 포함한 다른 신체 영역에 대한 연구를 통해 조사되었다(Vallence 등, 2013). 예를 들어, 환자는 침범된 부위를 더 크게 또는 모호하게 인식할 수 있다. 안면 영역에서 이것은 환자 자신의 모방에 대한 왜곡 또는 경직의 결과를 낳을 수 있다(Ross 등, 2017). 그 결과, 이것은 촉각 정밀도(tactile acuity), 구강안면-목 동작의 운동 조절 및 안면 표현에도 영향을 미칠 수 있다. 이후에, 감정을 인식하는 능력은 변화하며 감정표현불능증 및 안면실인증과 같은 질환을 일으킬 수 있다.

촉각 정밀도(tactile acuity)

그런 이유로, 촉각을 느끼는 능력은 신체 형상 혼란과 강하게 연관되어 있는 것처럼 보인다(MacIver 등, 2008). 이것은 침범된 영역의 이점 식별 검사(two point discrimination) 역치에 의해 임상적으로 표현된다(Haggard 등, 2003). 게다가, 체성감각 겉질의 촉각 식별과 겉질 대표 사이의 상호관계가 구분되어, 지속적인 통증에서 감각 호문쿨루스(sensory homunculus)로 대표되는 감각의 변화를 보인다.

건강한 대상자 100명을 대상으로 한 연구에서 Vreins와 van der Glas(2009)는 뺨은 13.1 1.9mm, 윗입술 6.3 1.4mm, 아래 입술 5.8 1.5mm, 그리고 정신영역 8.4 1.9mm의 이점식별검사 값을 발표하였다. 발표되지 않은 다른 연구에서는 Vreins와 van der

Glas(2009)의 연구에서 묘사된 모든 영역에서 이점식별검사에서의 유의한 차이는 만성 구강안면통과 연관이 있다고 하였다. 또한 만성 편측 머리 및 안면통의 왼쪽/ 오른쪽 이점식별검사에서 유의한 차이가 있었다고 하였다(Weisbrich 등, 2017).

운동조절(Motor control)

어떤 연구에서는 만성 통증에 있어서, 통증이 구강안면통과 목의 운동 조절에 미치는 영향에 대한 이해에 초점을 맞추었다(Falla 등, 2004a; Falla 등, 2004b). 특별히, 만성 턱관절 장애 및 통증 환자는 씹기 동작 중 폐색 균형 측 간섭(occlusal balancing side interference)으로 인하여 저작근의 적절한 근섬유 동원이 덜한 것으로 나타났으며(Eberhard 등, 2014) 입을 벌리고 씹는 동작 중에 조절되지 않은 머리의 움직임이 나타났다(Wiesinger 등, 2013). von Plekartz 등(2017)은 8개의 구강안면 및 목 운동 조절 검사로 구성된 조합이 건강한 대상자와 장기간 구강안면통증을 가진 대상자를 구별할 수 있다는 것을 발견했는데,

이는 운동 피질 뉴런의 신경매트릭스 변화(neuromatrix change)로 설명될 수 있다.

이것은 지속적인 구강안면통이 단독으로 있는 것이 아니라 다양한 질병들과 같이 공존한다는 것으로 요약할 수 있다(이전 장을 참조). 예를 들어, 명확한 인지 및 정서적 변화는 통증 상태를 동반할 수 있으며, 이는 통증 위협, 파국화(catastrophizing) 및 자기효능감(self efficacy)의 변화, 수면 장애, 우울 그리고 피질촉각(cortical tactile), 감각 및 운동 처리 장애 등으로 표현될 수 있다. 이러한 모든 요소들은 감정표현불능증(alexithymia), 이형장애(dysmorphic disorders) 그리고 안면실인증(prosopagnosia)이라고 일컬어지는 의사소통 장애와 연관될 수 있다. 이들은 개인적 삶의 질을 방해하는 결과를 야기한다(Visscher 등, 2016).

구강안면통의 통증 신경과학 교육
(Pain neuroscience education for orofacial pain)

조직의 손상과 질병 상태에 있어서 다양한 말초 진행 과정(화학적, 기계적 및 열)이 유해수용기를 자극하고 유해수용정보가 뇌로 전달되는 진행 과정을 거친다는 것은 잘 알려져 있다(Moseley, 2007; Nijs 등, 2013). 건강을 위협할만한 정보와 직면하게 될 때, 뇌는 통증 신경매트릭스(pain neuromatrix)이라고 언급되는 신경망을 작동시킴으로서 위협의 수준을 분석한다(Melzack, 2001; Moseley, 2003a). 통증은 뇌에 의해 발생한다(Moseley, 2007). 통증은 다양한 생물학적, 정신학적 요소들에 의해 영향을 받는 다양한 주변지도와 상호작용을 하며, 통증 신경매트릭스의 최종 결과에 기초한 뇌의 결과물, 결정이다. 특히 구강안면통으로 인해 고통을 겪는 환자들에게 있어서 주요 요소는 위협의 개념이다. 일반적으로 위협은 손상, 질병 또는 수술의 형태에서 통증의 최종 결과로 나타나는 것으로 알려져 있지만 신경가소성의 변화, 정신학적 요소 등 다양한 비유해수용성 기반 문제들로 인해 나타나기도 한다. 신체 형상, 안면 인식, 언어 및 비언어 의사소통 그리고 왼쪽/오른쪽 구분 문제로 힘들어하는 구강안면통 환자의 다양하고 독특한 상황을 고려할 때, 이러한 환자들은 심지어 유해수용성 손상 기전이 아닌 경우에도, 통증 경험에 놓여있으며, 다양한 위협을 가지고 살고 있다고 여겨질 수 있다.

위협의 지각을 바탕으로 한 뇌의 결과물, 이러한 통증의 정의는 치료에 있어서 주요한 고려사항이다. 만일 통증이 위협의 지각을 바탕으로 한 뇌에 의해 발생되었다면, 위협을 낮추거나 제거하는 것이 가능성 있는 치료적 효과가 될 수 있다(Gifford, 2014; Moseley, 2007; Gifford, 1998). 위협을 낮추는 것은 다양한 약물학적 및 운동 치료적 처치를 통해 성취될 수 있다. 한 가지 잠재력 있는 방법은 통증 교육이다. 최근 몇

년간, 새로운 통증 중심 교육 접근법이 물리치료사들에 의해 디자인되었는데, 이는 특히 만성 통증을 겪고 있는 사람들을 위해 환자의 통증 경험을 바꿔주기 위한 것이다. 이러한 교육의 형태는 통증 신경과학 교육(pain neuroscience education, PNE)으로 일컬어진다(Louw 등, 2016c; Nijs 등, 2011). 일반적인 물리치료 교육 모델에서, 환자는 그들이 겪고 있는 통증 경험은 해부학, 병리해부학 및 생체역학 원인을 바탕으로 하는 생의학적 모델인 것으로 교육된다(Greene 등, 2005; Nijs 등, 2013). 어떤 연구에서는 이러한 생의학적 모델을 이용한 환자 교육이 통증과 장애를 경감시키는 효과가 짧을 뿐 아니라 사실 통증 경험을 증가시키는 공포를 유발할 수도 있다고 밝혔다(Louw 등, 2017; Vlaeyen과 Linton, 2000). 이것은 특히 만성통증에 있어 사실이다. 대조적으로 통증신경과학교육(PNE)은 환자의 통증 경험과 관련하여 신경생리학적 및 신경생물학적 과정을 더욱 강조하여 교육하는데 초점이 맞춰져 있다.

만성 통증이 중추 및 말초 신경계의 활성 증가(중추 민감화(central sensitization), 통각과민(hyperalgesia) 및 이질통(allodynia)), 뇌의 구조적 및 기능적 변화(통증 신경매트릭스(pain neuromatrix) 및 번짐(smudging)) 그리고 면역 및 내분비 기능의 변화(사이토카인 및 글리알 세포 활성; 코티솔 및 아드레날린 변화)와 같은 복잡한 신경생물학적 과정들을 포함하고 있다는 것은 잘 알려져 있다. 통증 환자, 특히 만성통증 환자는 생물학적으로 그들에게 무슨 일이 일어나는지 진심으로 알고 싶어하며(Louw 등, 2009), 정말로 주목할 만한 것은 환자들이 이러한 복잡한 생물학적 과정을 적절하게 교육받을 수 있다는 것이다(Louw 등, 2016b; Moseley, 2003b).

지금까지 통증신경과학교육에 관한 연구는 만성 요통, 편타 손상 관련 장애, 섬유근육통, 만성 피로 증후군 등을 포함한 근골격계 통증에 초점이 맞춰져 있다(Louw 등, 2011; 2016c). 최근의 한 연구는 통증신경과학 교육이 통증 단계, 기능이상, 공포 회피, 통증 파국, 움직임 제한, 통증의 이해와 만성 근골격계 통증을 겪고 있는 환자의 건강관리에 긍정적인 영향을 미친다는 것을 강력하게 지지한다(Louw 등, 2011; 2016c). 지금까지 구강안면통을 위한 통증신경과학교육의 사용과 관련된 구체적인 연구는 없었으나, 통증 신경과학 교육에 유리한 다양한 조건에서 공통적인 생물학적 과정에 중점을 둘 때, 통증신경과학교육은 구강안면통의 치료에 고려되어야 한다. 만일 구강안면통이 진정한 만성 근골격계 문제로 여겨진다면, 치료사는 구강안면통을 위한 다양한 치료 계획에 통증신경과학교육을 고려해야 한다는 연구가 있다(Louw 등, 2011; 2016c). 그러나 만일 구강안면통이 신경병적(neuropathic)이거나 특발성(idiopathic)인 것으로 여겨진다면, 통증 신경과학교육은 임상적 고려사항으로 고려될 수 있을 것이다. 신경병증성 통증에 특징적으로, 통증 신경과학교육은 최근에 요추 신경근병증(lumbar radiculopathy)에 적용되었고(Louw 등, 2014) 또한 복잡한 구역 통증 증후군(regional pain syndrome)에도 적용되었으며(Fercho 등, 2017), 만성 근골격계통증에서 보여진 바와 유사한 결과를 보였다. 통증 신경과학교육의 사용을 위한 생물학적 타당성 외에도, 환자는 왜 통증 신경과학교육이 구강안면통의 치료를 위해 고려되어야 하는지 이해할 필요가 있다. 다양한 질적 연구들은 임상가들이 환자를 위하여 대답해야만 하는 기초적인 질문이 "내가 무엇이 잘못되었지?"라는 것을 보여주었다(Gifford, 2014). 이러한 기본적인 인간 질문은 유순해 보일 수 있지만 건강 관리 제공자로부터의 도움을 구하는 환자의 관점에서는 치료 과정 중 중요한 초기 단계이다. 임상 실습 가이드라인에서 환자는 그들 문제의 원인에 대해 교육되어야 하며 이러한 교육은 그들 문제의 생물학적 원인에 대한 근거에 밀접하게 연결되어야 한다고 되어있다(Kendall 등,

1997). 이것은 특히 복잡한 생물학적 및 신경가소성 과정을 수반하는 만성 통증에 해당될 수 있다. 부가적으로, 최근의 구강안면통을 위한 통증과학치료가 등급화 운동 이미지(graded motor imagery, GMI)에 중심이 맞춰져 있으며(Moseley, 2006) 치료의 기본 시작점이 환자 교육이라는 것을 인식하는 것은 중요하다. 좌우 방향 훈련(laterality training), 운동 이미지(motor imagery) 및 거울 치료(mirror therapy)와 같은 최신의 치료법이 GMI 프로그램의 의도 뿐만 아니라, 자신의 문제에 대해 생물학적으로 그럴듯한 이해가 환자에게 제공되지 않고 시작되고 있다는 것은 생각지도 못했던 일이다.

현재 임상적 질문은 이것이다 : 우리는 어떻게 좌우 방향 훈련의 복합성, 스머징(smudging), 안면인식에 관한 논쟁, 신체 이미지의 문제 등에 대해 교육을 시킬 것인가? 통증신경과학교육은 사진, 그림을 이용하고 비유와 예를 들어, 일대일로 직접 말을 통해 교육시키는 것이 최선이다(Louw 등, 2011; 2016a; 2016c). 만일 통증과학센터의 최신 관점이 뇌의 구조적 및 기능적 변화에 대한 것이라면, 통증신경과학교육 비유는 이러한 현상의 설명과 이슈에 중점을 둔 세안된 관리 계획의 설명에 목표를 두어야 할 것이다. **부록 18.1**에서, 이미지로 제공된 비유는 특히 구강안면통 환자의 뇌에서의 구조적 변화를 설명하기 위해 사용된다(Louw, 2014). 이 특별한 비유의 목적은 신경가소성, 호문쿨루스(homunculus), 무시(neglect), 스머징 smudging), 신체 인식과 GMI의 이슈를 설명하기 위한 것이다. 도수치료를 받는 만성 요통 환자에 있어서 이러한 비유는 보다 일반적인 생체역학 설명보다 더 우수한 것으로 보인다. 더욱이, 비슷한 비유가 통증 신경매트릭스(pain neuromatrix)에 있어서 긍정적 기능 변화를 보였다는, 최근의 복합 구역 통증 증후군(regional pain syndrome)의 연구에 사용되었다(Fercho 등, 2017)

부록 18.1에서 사용되는 통증신경과학교육에서의 비유와 이미지는 구강안면통 환자로 하여금 그들의 통증 경험에 대해 생물학적 이해를 증가시킬 수 있다. 더 중요한 것은, 그들은 치료 계획의 다른 중재들을 설정했다는 것이다. 만성 통증에서의 행동 변화를 위해서는 교육 하나 만으로는 충분하지 않다는 것을 깨닫는 것이 필수적이다(Fordyce, 1987). 구강안면통과 연관된 다양한 구조적 및 기능적 뇌의 변화는 통증신경과학교육과 더불어 촉각이 필요한 도수치료적 중재가 요구된다. 통증신경과학교육에 대한 가장 최근의 시스템 리뷰에서, 통증신경과학교육 그 자체만으로는 움직임(운동)이나 터치(도수치료)의 어떤 형태와 결합 될 때만큼 충분히 효과적이지 않은 것으로 밝혀졌다(Louw 등, 2016c). 성공적인 통증신경과학교육을 위해서는, 그르므로 관리 계획을 잘 세우고 GMI 프로그램의 다양한 단계를 잘 설명하는 것이 중요하다. 임상적으로, 환자가 다양한 의견, 좌절 등에 노출될 때, 통증신경과학교육의 메시지는 반복, 강화되고 명백해지며 추가될 필요가 있다(Louw 등, 2016a).

뇌 운동을 이용한 안면의 치료 : 운동 이미지 및 운동 표현
(Treating the face using brain exercises: motor imagery and motor expression)

뇌의 적응성 및 변화적 특성을 이용하여, 체계적인 뇌 운동과 연계된 통증신경과학교육은 신체 형상 붕괴(body image disruption)의 회복, 통증 감소 그리고 운동 기능 향상의 기회를 제공할 수 있다. 여기에는 강력한 근거가 있는데, 예를 들어, 만성 구역 통증 증후군에서, GMI와 같은 체계적 뇌 운동과 연관된 통증신경과학교육은 활동 증가와 통증 감소에 강한 영향을 미칠 수 있다(Daly와 Bialocerkowski, 2009). 그러나 안면통 환자와 연관된 유용한 연구는 적다. 최근에 Mohr 등(2017)은 실험적인 혼합 방법 연구를 진행했는데, 만성 안면통 환자를 대상으로 통증신경과학교육, 등급화 운동 이미지, 안면 운동 표현 그리고 안면의 감각 재훈련을 6주 동안 실행하였다. 실험 결과, 손상과 관련된 통증, 감정표현불능증(alexithymia), 그리고 우울증 존재의 명백한 감소를 보였다. 그들의 인터뷰 결과와 연계하여, 위에서 언급한 복합적인 치료들이 통증 감각에 긍정적 영향을 미치며, 자가-관리 통증 조절 능력 증가와 만성 안면통 환자의 기능 증가를 보였다(Mohr 등, 2017).

안면과 머리 부위에 등급화 운동 이미지(암시적, 명시적), 측면 재훈련(좌우 방향훈련, laterally retraining), 거울 치료 및 감각 재훈련(운동조절 및 촉각 운동)과 같은 뇌 훈련을 적용할 수많은 가능성들이 있다(Moseley 등, 2012; von Piekartz와 Mohr, 2014).

좌우 구별 및 감정 인식의 질이 강하게 연관되어 있기 때문에, 여기에서 우리의 관점은 운동 재활, 운동 이미지(motor imagery, MI) 및 운동 표현(motor expression, ME)이 될 것이다.

운동 이미지, 즉, 어떤 신체 움직임 없이 움직임을 정신적으로 표현하는 것은 20세기 말부터 행동 및 스포츠 재활 연구에 그 뿌리를 두고 있다(Annett, 1995a, 1995b; Dickstein과 Deutsch, 2007). 스포츠 분야에서 연구의 성장은 파킨슨 질병 및 뇌졸중 후 재활과 같은 신경학적 치료에 적용됨으로서 확대되었다(Bowering 등, 2013; Schuster 등, 2009; Sharma 등, 2006). 또한 이것은 근골격계 기능장애 및 만성 요통, 목-팔 통증 그리고 절단 후 발-다리 통증의 통증 관리에도 성공적으로 적용되었다(MacIver 등, 2008; Schwoebel 등, 2002; Wallwork 등, 2013). Moseley는 만성 구역 통증 증후군에서, 순차적 사용 방법으로, 첫 번째는 암시적 MI(좌우 구별), 그 다음은 명시적 MI(상상 움직임), 그리고 마지막에는 미러링(mirroring)을 하는 것이 다른 순서들보다 더 좋은 결과를 보였다고 하였다(Moseley, 2004).

이러한 재활의 방법은 또한 안면통 환자에서 암시적 적용에 의해 시행될 수 있으며, 다음은 명시적 안면 모방 치료(facial mimicry training), 안면 운동 표현(진짜 움직임 또는 ME) 그리고 위/ 중간/ 아래 운동 및 좌/ 우 운동으로 구분되는 독립 근육 체인 운동들이다. 더욱이, 행복, 슬픔, 놀람, 화남, 역겨움 그리고 공포 같은, 서로 다른 기본 감정의 사용 또한 적절하다. 침범되지 않은 쪽에서 침범된 쪽까지, 또는 반대로 미러링을 하거나, 위쪽 얼굴에서 아래쪽 얼굴로 또는 반대로 미러링을 한다.

얼굴 좌우 방향에 대한 표준값은 다음과 같다 : 정확도 〉 90%±7, 속도 2.5초±0.7 그리고 감정 인식 정확도 〉 68%±9. 속도 3.59초±0.79(Grashoff와 Klos, 2014). 연구자들은 좌우 인식의 정확도와 시간이 거의 같을 경우, 만성 안면통 환자에서는 거울치료로 시작할 것을 강력하게 권고한다. 임상적 경험으로는 얼굴의 침범되지 않은 쪽에 미러링을 너무 일찍 시행하고 침범된 쪽에 바꿔서 시행하는 것은 환자가 정서적, 인지적 기능장애에 노출되게 할 수 있으며 부작용이 나타날 수 있다. 또한, dysynchiria(거울에 비친 얼굴의 가상 부위를 보고 가려진, 침범된 얼굴 부분에 통증이나 마취 이상을 경험하는 것)은 관찰된 현상일 수 있다(Kramer 등, 2008). 안면 거울치료의 장점은 다음과 같다 : 시각적 움직임 조절 운동(ME)의 통합(**그림 18.1**) 및 2PTD를 통한 촉각 재교육, 정확한 위치파악, 촉감의 크기, 날카로움 대 무딤(sharp versus blunt), 그리고 그래픽마취(graphesthesia)와 같은 감각

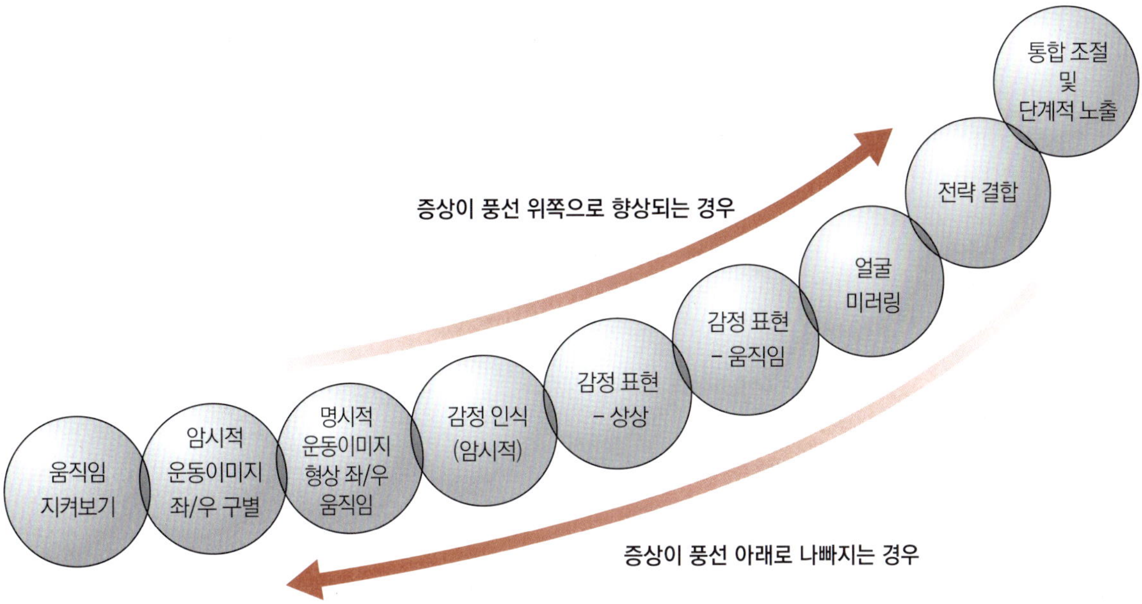

그림 18.1
안면 훈련이 통합된 재활 프로그램의 개요. 풍선들은 서로 겹쳐져 있는데, 이것은 하나의 풍선을 위아래로 움직임에 의해 다른 치료 전략들이 결합될 수 있다는 것을 의미한다. 증상이 개선되고 통증의 감소, 운동 기능의 증가 및 신체 형상의 개선이 있다면 전략이 진행될 수 있다 (더 길고, 더 다양하며 새로운 단계를 추가). 만일 증상과 기능이 나빠진다면, 시간과 다양성을 줄이고 한 단계 낮춰서 시작한다. 만일 얼굴 미러링이 환자에게 적용된다면, 모든 전략의 결합 또는 환자의 상황 내에서 운동 통합 또는 단계적 노출과 결합하는 것이 권장된다. L, 왼쪽; 운동 이미지(MI); R, 오른쪽. (Modified with permission from Moseley 등, 2012.)

재훈련. (von Piekartz와 Mohr, 2014; Won과 Collins, 2012).

위에서 설명한 뇌 운동은 정기적으로 실행되어야 한다. 그것들은 임상 치료와 일상생활에 통합되기 쉬워야 한다. 그러므로 다양한 다른 적용방법들이 많이 있다. 아래는 합리적인 가격의 현재 사용 가능한 도구들의 개요이다.

1. NOI에서 제작한, Recognise™ 플래시 카드는 손, 발, 무릎, 허리, 어깨 그리고 목에 대한 화이트보드 마커와 드라이-이레이즈 카드(dry-erase card)에 있는 24개의 왼쪽 이미지와 24개의 오른쪽 이미지로 구성된다. 이들은 좌우 구별의 문제가 있는 환자의 관리와 재활에 있어서 중요한 도구이다. 그들은 속도, 이미지 회전의 조절, 게임 구성 및 중간선 탐색을 통해 환자의 도전을 다양하게 하는데 유용하다.
2. EmoRec-Cards(Emotion-Recognise-Cards, CRAFTA®)는 안면 표현을 인식하고 얼굴의 좌우를 구별하기 위한 환자의 훈련을 위해 사용된다.

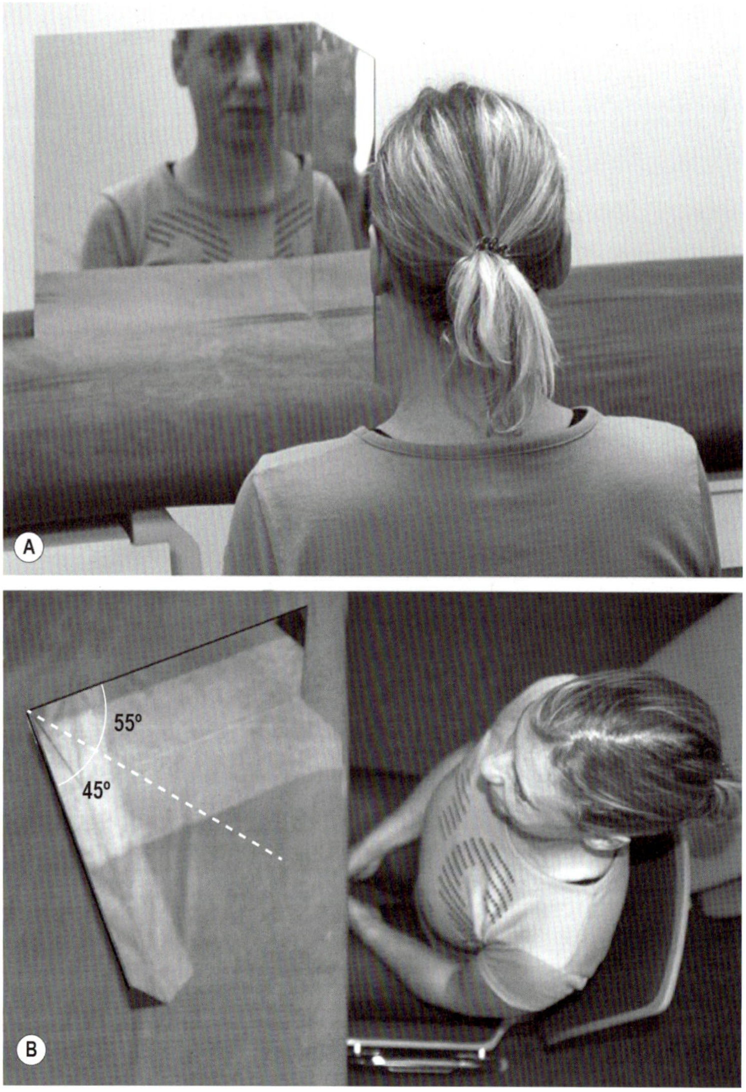

그림 18.2
서로 100°의 각도로 두 개의 거울 위치(각각 30cm)를 보여주는 거울 치료. 환자가 양쪽 거울을 마주 보고 있는데, 거울은 반사가 이루어지도록 오른쪽 55° 및 왼쪽 45°로 회전된다.

정사각형의 카드는 양쪽으로 프린트되어 있다. 한쪽에는, 여섯 가지 기본 감정을 중의 하나를 묘사한 얼굴 표정이 그려져 있다. 이들 카드에 묘사된 사람들은 나이와 인종에 따라 다르게 그려져 있다. 다른 쪽에는, 얼굴의 오른쪽 또는 왼쪽 중 하나를 움직이면서 GMI 프로그램의 원리에 의해 사람이 묘사된다.

3. 잡지 또는 책도 좌우 구별의 평가와 훈련에 적합하다. 예를 들어, 손과 얼굴과 같은, 문제가 있는 부위의 이미지는 좌우 구별 또는 감정 인식을 위해 선택된다. 잡지를 오른쪽, 왼쪽 또는 위쪽이나 아래쪽으로 돌려서 어려움의 강도를 증가시킬 수 있다. 환자는 펜으로 정확한 방향을 표시하도록 한다.

디지털 카메라와 스마트폰은 얼굴을 포함한 신체 영역의 좌우 사진을 찍어서 사용하기에 완벽한 도구이다. 더욱이 이러한 도구들은 그날의 감정이나 감정의 차이들을 기록할 수도 있다. 그들은 또한 왼쪽/오른쪽 및 얼굴 표현의 흉내를 내는데도 사용할 수 있다.

4. 전자-건강 소프트웨어(e-health software)는 건강의 조절이 가능하며 뇌 운동에도 도움이 된다.
5. 거울 치료(mirror therapy) – 이것은 손-팔 및 발-다리에 사용하기 쉬우며 대부분의 치료사들은 클리닉에 거울 상자를 가지고 있다. 특수 거울 상자는 NOI에서 생산된다 : 이것들은 옮길 수 있으며 손과 발을 위해 특별히 디자인되었다. 만일 얼굴을 거울로 비추고 싶다면 테이블 위에 두 개의 거울이 필요하다. 거울 치료를 위한 셋팅은 **그림 18.2**와 같다.
6. CRAFTA® 얼굴 거울 소프트웨어는 CRAFTA® 얼굴 인식 앱을 통해 IOS 또는 안드로이드에서 사용될 수 있다. 특수 독립 얼굴 근육 훈련이 또한 이 앱을 통해 가능하다(ME). 이 프로그램의 하이라이트는 다양한 옵션의 얼굴 미러링 기능이다(**그림 18.3**).

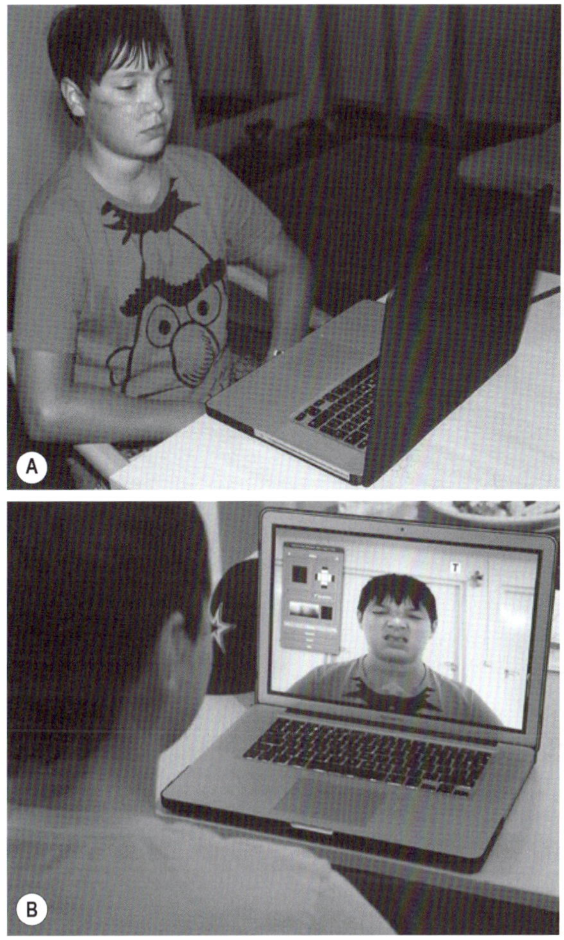

그림 18.3
한쪽 안면 외상 후 남성 환자에 의해 사용되고 있는 거울 기능의 사용하기 쉬운 소프트웨어

결론(Conclusion)

머리와 얼굴의 통증이 뇌 기능을 변화시킨다는 것을 뒷받침하는 증거가 있는데, 이는 얼굴 표정 인식, 신체 장애, 예를 들어, 좌/우 인식의 변화, 촉각의 예민한 상실(이점 식별) 그리고 구강안면 조절의 미세 조정 변화와 같은 심리감정적 및 비언어적 의사소통 변화로 표현될 수 있다. 생의학적 모델이라기 보다는 신경과학(PNE)에서 도출한 개별적인 통증 교육 계획은 만성 근골격계 통증 환자에게 만족스러운 결과를 제공하는 것으로 알려졌지만 구강안면통증 상태에 대해서는 잘 연구되고 있지 않다. 문헌과 임상 경험의 근거에 기초하여, (단계적) 운동 이미지 및 운동 표현에 의한 체계적인 얼굴 훈련과 함께 신경과학 교육은 턱관절 장애 환자의 미래를 위한 적절한 관리 전략이 될 수 있다.

참고문헌

Annett J. Imagery and motor processes. Br J Psychol 1995a; 86: 161–167.

Annett J. Motor imagery: perception or action? Neuropsychologia 1995b; 33: 1395–1417.

Bonato LL, Quinelato V, De Felipe Cordeiro PC, De Sousa EB, Tesch R, Casado PL. Association between temporomandibular disorders and pain in other regions of the body. J Oral Rehabil 2017; 44: 9–15.

Bowering KJ, O'Connell NE, Tabor A et al. The effects of graded motor imagery and its components on chronic pain: a systematic review and meta-analysis. J Pain 2013; 14: 3–13.

Buhlmann U, Winter A, Kathmann N. Emotion recognition in body dysmorphic disorder: application of the Reading the Mind in the Eyes Task. Body Image 2013; 10: 247–250.

Chatterjee G, Nakayama K. Normal facial age and gender perception in developmental prosopagnosia. Cogn Neuropsychol 2012; 29: 482–502.

Dagsdottir LK, Skyt I, Vase L, Baad-Hansen L, Castrillon E, Svensson P. Reports of perceptual distortion of the face are common in patients with different types of chronic oro-facial pain. J Oral Rehabil 2016; 43: 409–416.

Daly AE, Bialocerkowski AE. Does evidence support physiotherapy management of adult Complex Regional Pain Syndrome Type One? A systematic review. Eur J Pain 2009; 13: 339–353.

de Leeuw R, Klasser GD. Diagnosis and management of TMDs. In: de Leeuw R, Klasser GD (eds). Orofacial Pain: Guidelines for Assessment, Diagnosis, and Management. 5th ed. Chicago, IL: Quintessence Pub Co.; 2013; pp. 127–186.

Dickstein R, Deutsch JE. Motor imagery in physical therapist practice. Phys Ther 2007; 87: 942–953.

Eberhard L, Braun S, Wirth A, Schindler HJ, Hellmann D, Giannakopoulos NN. The effect of experimental balancing interferences on masticatory performance. J Oral Rehabil 2014; 41: 346–352.

Ekman P. Emotions Revealed: Recognizing faces and feelings to improve communication and emotional life (2nd ed.). London: Holt Paperbacks; 2007.

Falla D, Bilenkij G, Jull G. Patients with chronic neck pain demonstrate altered patterns of muscle activation during performance of a functional upper limb task. Spine 2004a; 29: 1436–1440.

Falla DL, Jull GA, Hodges PW. Patients with neck pain demonstrate reduced electromyographic activity of the deep cervical flexor muscles during performance of the craniocervical flexion test. Spine 2004b; 29: 2108–2114.

Fercho KA, Baugh LA, Louw A, Zimney K. Pain neuroscience education effect on pain matrix processing in an individual with complex regional pain syndrome: A single subject research design. 2017 [submitted for publication].

Flor H. The functional organization of the brain in chronic pain. Progress Brain Res 2000; 129: 313–322.

Fordyce WE. Learning processes in pain. In Sternbach RA (ed.) Psychology of Pain 2nd ed. New York: Raven Press; 1987.

Gifford L. Aches and Pain. Cornwall: Wordpress; 2014.

Gifford LS. Pain, the tissues and the nervous system. Physiotherapy 1998; 84: 27–33.

Grashoff M, Klos V. Reference values of facial lateralization and basic emotions and its clinical implementation in chronic facial pain from the CRAFTA Face Recognition Program. University of Applied Science, Osnabruck; 2014.

Greene DL, Appel AJ, Reinert SE, Palumbo MA. Lumbar disc herniation: evaluation of information on the internet. Spine 2005; 30: 826–829.

Haas J, Eichhammer P, Traue HC, Busch V. Alexithymic and somatisation scores in patients with temporomandibular pain disorder correlate with deficits in facial emotion recognition. J Oral Rehabil 2013; 40: 81–90.

Haggard P, Taylor-Clarke M, Kennett S. Tactile perception, cortical representation and the bodily self. Current Biol 2003; 13: R170–173.

Kendall NAS, Linton SJ, Main CJ. Guide to assessing psychosocial yellow flags in acute low back pain: risk factors for long term disability and work loss. Wellington: Accident Rehabilitation & Compensation Insurance Corporation of New Zealand and the National Health Committee; 1997.

Kessler H, Roth J, von Wietersheim J, Deighton RM, Traue HC. Emotion recognition patterns in patients with panic disorder. Depress Anxiety 2007; 24: 223–226.

Kramer HH, Seddigh S, Moseley GL, Birklein F. Dysynchiria is not a common feature of neuropathic pain. Eur J Pain 2008; 12: 128–131.

Lei J, Liu MQ, Yap AU, Fu KY. Sleep disturbance and psychologic distress: prevalence and risk indicators for temporomandibular disorders in a Chinese population. J Oral Facial Pain Headache 2015; 29: 24–30.

LeResche L. Epidemiology of temporomandibular disorders: implications for the investigation of etiologic factors. Crit Rev Oral Biol Med 1997; 8: 291–305.

Louw A. Why You Hurt: Therapeutic Neuroscience Education System. Minneapolis, MN: OPTP; 2014.

Louw A, Louw Q, Crous LCC. Preoperative education for lumbar surgery for radiculopathy. South African J Physiother 2009; 65: 3–8.

Louw A, Diener I, Butler DS, Puentedura EJ. The effect of neuroscience education on pain, disability, anxiety, and stress in chronic musculoskeletal pain. Arch Phys Med Rehabil 2011; 92: 2041–2056.

Louw A, Diener I, Landers MR, Puentedura E. Preoperative pain neuroscience education for lumbar radiculopathy: a multicenter randomized controlled trial with 1-year follow-up. Spine 2014; 39: 1449–1457.

Louw A, Zimney K, O'Hotto C, Hilton S. The clinical application of teaching people about pain. Physiother Theory Pract 2016a; 32: 385–395.

Louw A, Zimney K, Puentedura E. Retention of pain neuroscience knowledge: a multi-centre trial. New Zealand J Physiother 2016b; 44: 91–96.

Louw A, Zimney K, Puentedura EJ, Diener I. The efficacy of pain neuroscience education on musculoskeletal pain: a systematic review of the literature. Physiother Theory Pract 2016c; 32: 332–355.

Louw A, Zimney K, Johnson EA, Kraemer C, Fesler J, Burcham T. De-educate to re-educate: aging and low back pain. Aging Clin Exp Res 2017; 29: 1261–1269.

MacIver K, Lloyd DM, Kelly S, Roberts N, Nurmikko T. Phantom limb pain, cortical reorganization and the therapeutic effect of mental imagery. Brain 2008; 131: 2181–2191.

Melzack R. Pain and the neuromatrix in the brain. J Dental Education 2001; 65: 1378–1382.

Mohr DC, Young GJ, Meterko M, Stolzmann KL, White B. Job satisfaction of primary care team members and quality of care. Am J Med Qual 2011; 26: 18–25.

Mohr G, Moller D, Bochner R, Von Piekartz H. Does orofacial manual therapy and systematic brain training by graded motor imagery and facial expression affect pain perception in patients with chronic unilateral face pain? An explorative mixed-method study. Der Schmerz 2017 [accepted for publication].

Moseley GL. A pain neuromatrix approach to patients with chronic pain. Man Ther 2003a; 8: 130–140.

Moseley GL. Unravelling the barriers to reconceptualisation of the problem in chronic pain: the actual and perceived ability of patients and health professionals to understand the neurophysiology. J Pain 2003b; 4: 184–189.

Moseley GL. Graded motor imagery is effective for long-standing complex regional pain syndrome: a randomised controlled trial. Pain 2004; 108: 192–198.

Moseley GL. Graded motor imagery for pathologic pain. Neurology 2006; 67: 1–6.

Moseley GL. Reconceptualising pain acording to modern pain sciences. Phys Ther Rev 2007; 12: 169–178.

Moseley GL, Hodges PW, Nicholas MK. A randomized controlled trial of intensive neurophysiology education in chronic low back pain. Clin J Pain 2004; 20: 324–330.

Moseley GL, Butler DS, Beames TB, Giles TJ. The Graded Motor Imagery Handbook. Adelaide: Noigroup Publications; 2012.

Nijs J, Paul van Wilgen C, Van Oosterwijck J, van Ittersum M, Meeus M. How to explain central sensitization to patients with 'unexplained' chronic musculoskeletal pain: practice guidelines. Man Ther 2011; 16: 413–418.

Nijs J, Roussel N, Paul van Wilgen C, Koke A, Smeets R. Thinking beyond muscles and joints: therapists' and patients' attitudes and beliefs regarding chronic musculoskeletal pain are key to applying effective treatment. Man Ther 2013; 18: 96–102.

Pedrosa Gil F, Ridout N, Kessler H et al. Facial emotion recognition and alexithymia in adults with somatoform disorders. Depress Anxiety 2009; 26: E26–33.

Puentedura EJ, Louw AA. Neuroscience approach to managing athletes with low back pain. Phys Ther Sport 2012; 13: 123–133.

Ross GB, Sheahan PJ, Mahoney B, Gurd BJ, Hodges P, Graham R. Pain catastrophizing moderates changes in spinal control in response to noxiously induced low back pain. J Biomech 2017; 58: 64–70.

Schuster C, Butler J, Andrews B, Kischka U, Ettlin T. Comparison of embedded and added motor imagery training in patients after stroke: study protocol of a randomised controlled pilot trial using a mixed methods approach. Trials 2009; 10: 97.

Schwoebel J, Coslett HB, Bradt J, Friedman R, Dileo C. Pain and the body schema: effects of pain severity on mental representations of movement. Neurology 2002; 59: 775–777.

Sharma N, Pomeroy VM, Baron JC. Motor imagery: a backdoor to the motor system after stroke? Stroke 2006; 37: 1941–1952.

Svensson P, Graven-Nielsen T. Craniofacial muscle pain: review of mechanisms and clinical manifestations. J Orofac Pain 2001; 15: 117–145.

Tjakkes GH, Reinders JJ, Tenvergert EM, Stegenga B. TMD pain: the effect on health related quality of life and the influence of pain duration. Health Qual Life Outcomes 2010; 8: 46.

Turner JA, Dworkin SF. Screening for psychosocial risk factors in patients with chronic orofacial pain: recent advances. J Am Dental Assoc 2004; 135: 1119–1125.

Turner JA, Brister H, Huggins K, Mancl L, Aaron LA, Truelove EL. Catastrophizing is associated with clinical examination findings, activity interference, and health care use among patients with temporomandibular disorders. J Orofac Pain 2005; 19: 291–300.

Turp JC, Kowalski CJ, O'Leary N, Stohler CS. Pain maps from facial pain patients indicate a broad pain geography. J Dental Res 1998; 77: 1465–1472.

Vallence AM, Smith A, Tabor A, Rolan PE, Ridding M. Chronic tension-type headache is associated with impaired motor learning. Cephalalgia 2013; 33: 1048–1054.

Visscher CM, van Wesemael-Suijkerbuijk EA, Lobbezoo F. Is the experience of pain in patients with temporomandibular disorder associated with the presence of comorbidity? Eur J Oral Sci 2016; 124: 459–464.

Vlaeyen JW, Linton SJ. Fear avoidance and its consequences in chronic musculoskeletal pain: a state of the art. Pain 2000; 85: 317–322.

von Piekartz H, Mohr G. Reduction of head and face pain by challenging lateralization and basic emotions: a proposal for future assessment and rehabilitation strategies. J Manual Manipulative Ther 2014; 22: 24–35.

von Piekartz H, Stotz E, Both A, Bahn G, Armijo-Olivo S, Ballenberger N. Psychometric evaluation of a motor control test battery of the craniofacial region. J Oral Rehabil 2017; 44: 964–973.

Vriens J P, van der Glas HW. Extension of normal values on sensory function for facial areas using clinical tests on touch and two-point discrimination. Int J Oral Maxillofac Surg 2009; 38: 1154–1158.

Wallwork SB, Butler DS, Fulton I, Stewart H, Darmawan I, Moseley GL. Left/right neck rotation judgments are affected by age, gender, handedness and image rotation. Man Ther 2013; 18: 225–230.

Wand BM, Di Pietro F, George P, O'Connell NE. Tactile thresholds are preserved yet complex sensory function is impaired over the lumbar spine of chronic non-specific low back pain patients: a preliminary investigation. Physiotherapy 2010; 96: 317–323.

Weisbrich A, Hoffmann M, Von Piekartz H. Tactile discrimination of the skin in patients with unilateral chronic facial pain: a cross-sectional study. J Oral Maxillofac Surg 2017 [submitted for publication].

Wiesinger B, Haggman-Henrikson B, Hellstrom F, Wanman A. Experimental masseter muscle pain alters jaw-neck motor strategy. Eur J Pain 2013; 17: 995–1004.

Wolf JM, Tanaka JW, Klaiman C et al. Specific impairment of face-processing abilities in children with autism spectrum disorder using the Let's Face It! skills battery. Autism Res 2008; 1: 329–340.

Won AS, Collins T. Non-immersive, virtual reality mirror visual feedback for treatment of persistent idiopathic facial pain. Pain Med 2012; 13: 1257–1258.

Woolf CJ. Central sensitization: uncovering the relation between pain and plasticity. Anesthesiology 2007; 106: 864–867.

Wright EF. Referred craniofacial pain patterns in patients with temporomandibular disorder. J Am Dental Assoc 2000; 131: 1307–1315.

Yap AU, Tan KB, Chua EK, Tan HH. Depression and somatization in patients with temporomandibular disorders. J Prosthetic Dentistry 2002; 88: 479–484.

구강안면통에 적용되는 통증 신경과학 교육의 예

스토리/비유	형상	이유
치료사는 환자에게 손 그림을 보여주고 묻는다 : '이것은 왼쪽 손인가요? 오른쪽 손인가요?' 다른 손 그림을 보여주고 묻는다 : '이것은 어때요? 왼쪽인가요? 오른쪽 인가요?' '눈을 감고 당신의 왼쪽 시지로 코를 만져보세요'	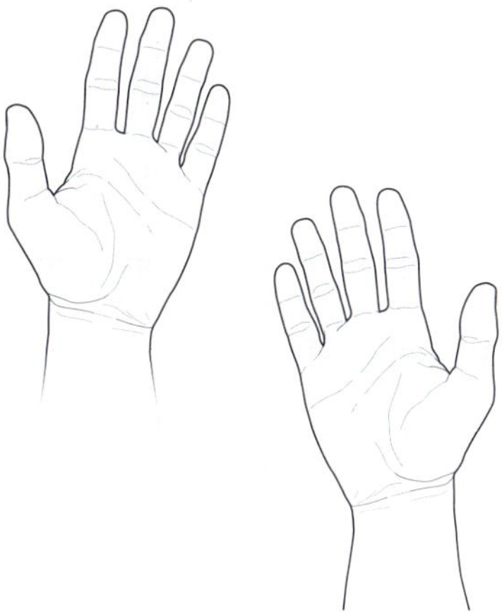	침범되지 않은 측 신체 부위의 구분은 간단하고 양성적 운동이다. 그것은 환자를 신경가소성의 설명으로 끌어들인다. 통증이 없는 신체 부위를 통증이 심한 신체 부위에 환자가 초점을 맞추는 것을 멈추는 수단으로 사용하는 것이 제안된다. 시각을 제한하는 것은 환자로 하여금 그들을 보지 않고 어떻게 신체 부위를 인식하는가에 대한 질문을 고려하게 한다.
과학자들은 이제 당신의 뇌에 인체의 지도를 포함하고 있는 영역이 있다는 것을 우리에게 보여주었다. 자세히 보면, 지도에는 신체의 모든 부분이 있다. 어떤 지역은 다른 지역보다 더 넓다. 이 지도는 모든 인류에게 존재한다. 삶이 좋고 신체 부위를 사용할 때는, 지도가 날카롭고 바삭바삭하며 그리고 우리가 손을 보여주면 당신은 왼손인지 오른손인지도 알 수 있다.	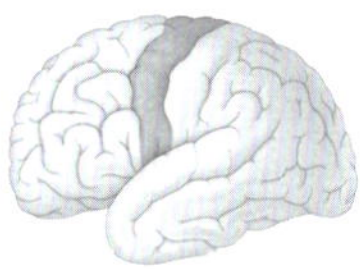 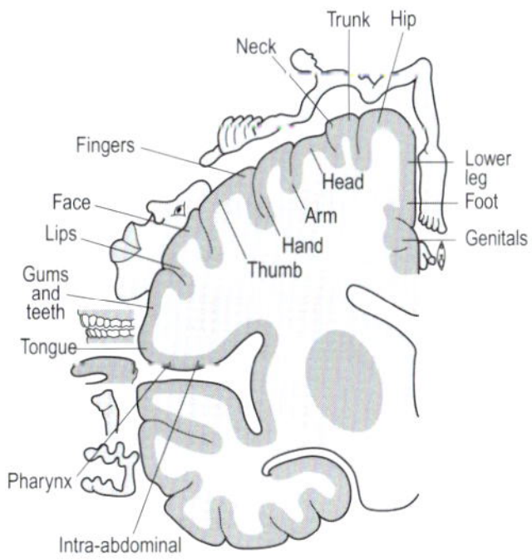	호문큘러스는 시각적으로 자극적이며 환자를 끌어당긴다. 다양한 신체 부위의 크기에 변화가 있다는 것을 쉽게 인지할 수 있으며, 이는 더 많은 논의를 열어줄 것이다. 신체 지도가 변화 가능하는 사실을 보여주다는 것은 환자의 통증을 향상시킬 수 있는 능력에 대한 조기 설명을 가능하게 한다. 동기부여 인터뷰 원칙에 맞춰 이 경험을 정상화하면 환자가 비정상적인 경험을 하고 있지 않다는 사실을 깨닫게 돼 두려움을 덜 수 있다.

<table>
<tr><th>스토리/비유</th><th>형상</th><th>이유</th></tr>
<tr>
<td>날카롭고 선명하게 유지하기 위해, 지도는 움직임, 터치, 그리고 운동을 필요로 한다. 통증 때문에, 우리가 신체 부분을 사용하지 않거나, 움직이거나 만지지 않을 때, 지도는 충분히 훈련되지 않았다는 것을 알 수 있다.
이것은 캐스트(cast) 등을 해야 하는 파이에 대한 통증, 두려움이 원인일 수 있으며 정상적 반응이다. 신체부분은 사용되지 않으면 지도는 '번짐' 또는 '흐림'이 된다. 이러한 '번짐'은 짧은 시간 내에 발생한다.</td>
<td>
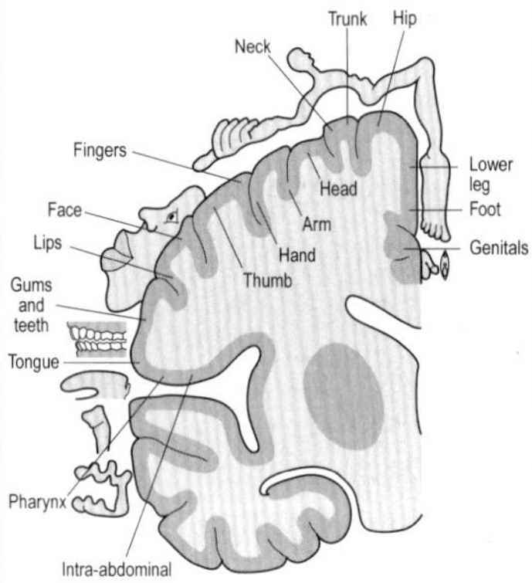

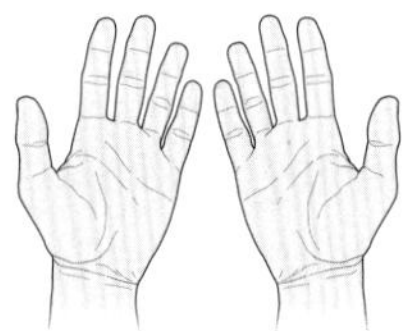
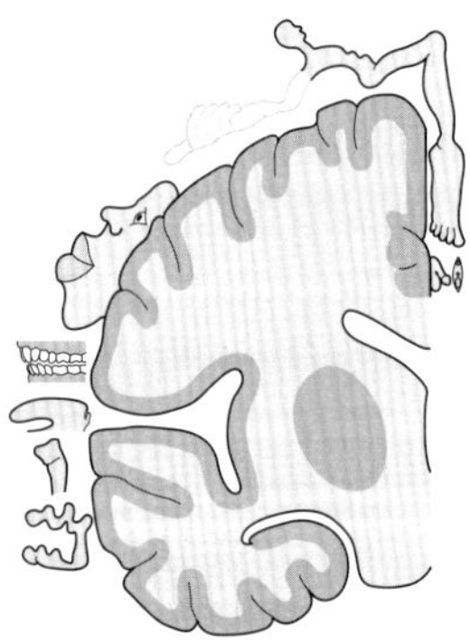
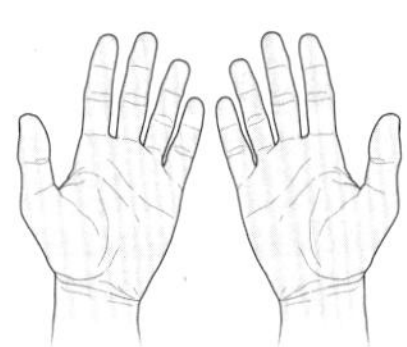
</td>
<td>지도를 날카롭게 유지하는데 있어서 움직임, 사용 및 터치의 중요성이 확립되어야 한다. 번짐을 통증 또는 통증에 대한 두려움과 연결하는 것은 환자로 하여금 왜 이런 일이 그에게 발생했는지를 이해하게 하는데 도움이 될 수 있다.
많은 경우에 사람들은 조직이 치유되었어야 한 후에 통증을 경험하며 이것을 이해하지 못한다. 이것은 조직이 치유되었어야 하는 손상 없이 통증이 발생되는 신경가소성 설명을 제공한다.
짧은 시간 내에 변화가 일어난다는 사실은 번짐이 변경/중지될 수 있고 시간이 본질적이라는 것을 의미한다.</td>
</tr>
</table>

스토리/비유	형상	이유
만일 신체 부위의 지도가 번지거나 흐릿해지면 뇌가 신체 부위를 '찾기'위해 몸부림치기 때문에 뇌를 혼란스럽게 한다. 이것은 통증에 시달리는 사람들이 좌우를 구분하고 얼굴 표정을 인식하고 가벼운 터치와 강한 자극을 구분하는데 어려움을 겪는 이유이다. 뇌가 신체 부위를 찾기 위해 몸부림칠 때, 당신을 보호하기 위해 침범된 신체 부위의 영역에 통증을 발생시킨다. 신체의 경보 시스템인 신경계는, 일반적으로 경보의 역치보다 낮은 활성의 단계에서 '부글부글' 한다. 위협이 감지되면 경보가 증가하고 더 많은 정보가 모일 때까지 당신을 보호하기 위해 '추가 민감(extra sensitive)'으로 설정된다.	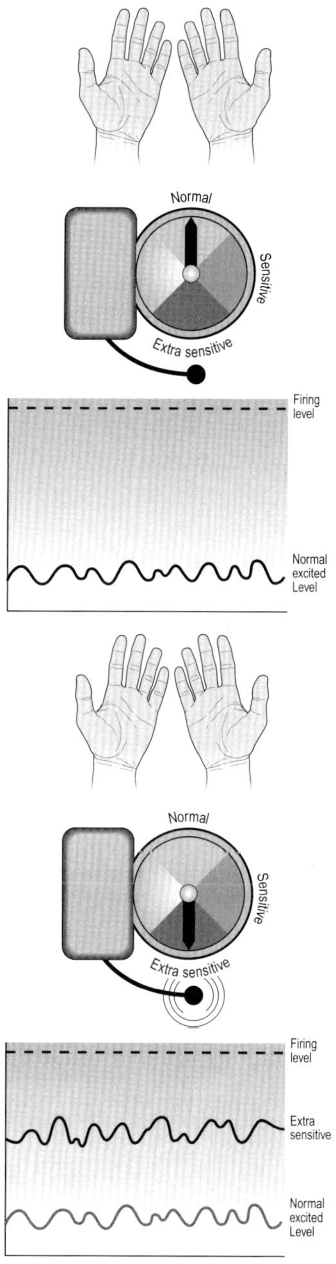	변화된 가소성과 통증 간의 연결은 확립되어야 한다. 신경계를 경보 시스템으로 묘사하는 것은 중심 감작, 통증과민, 이질통에 대한 비유를 제공한다.

스토리/비유	형상	이유
알람 시스템이 민감도를 높이면 생활에 큰 영향을 미친다. 고통을 경험하기 전에는 많은 활동을 하거나 감정을 경험할 수 있는 '여유'가 많았다. 알람이 매우 민감하게 설정되어 있으므로, 알람이 울리기 전에 활동을 하거나 감정적인 사건에 노출될 여지가 거의 없다. 이것은 무언가 심하게 잘못되었다고 생각하게 만들 수 있으나 그것은 아니다. 당신의 신경계는 당신을 보호하기 위해 특별히 민감해졌지만, 이것이 반드시 무언가 심각하게 잘못되었다는 것을 의미하지는 않는다.	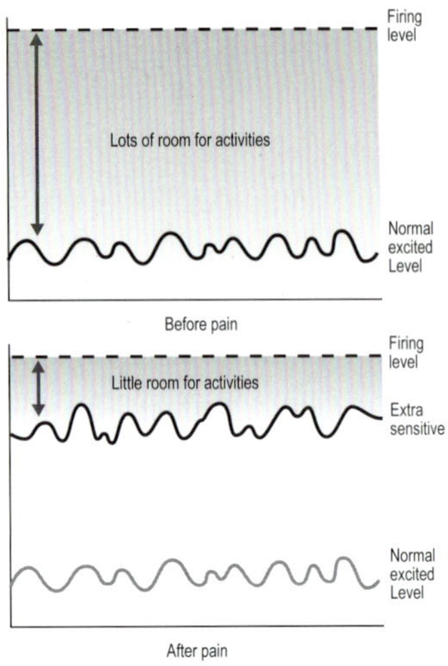	이러한 생물학적 과정이 환자의 삶에 어떻게 영향을 미치는지 보여줄 수 있는 것은 매우 중요하다. 환자들은 종종 지속적인 통증을 그들 조직의 문제와 동일시한다. 비유의 이 부분은 조직 문제의 직접적인 함축 없이, 그들에게 극도로 민감한 경보 시스템이 그들의 삶에 어떻게 영향을 미치는지 보여준다. 많은 통증 신경과학 교육 연구에서 이 그림과 그에 수반되는 이야기는 환자와 임상가가 할 수 있는 가장 중요한 개념적 변화로 평가된다
신체 부위를 식별하는데 어려움을 겪으면서 다른 흥미있는 현상이 나타난다. 특정 신체 부위(예를 들어, 얼굴)를 찾기 위해, 뇌는 많은 이웃들의 문을 두들긴다. 얼굴의 이웃들은 턱, 손, 팔 그리고 목이다. 그 결과 모든 이웃들이 깨어나게 된다. 안면통으로 시작하여 지금은 주변 부위로 퍼져나갔으며 당신은 이제 안면통과 함께 턱, 목, 팔, 손 통증까지 경험할 수 있다. 이것은 지극히 정상이다. 그러나 손상이 증가된 것은 아니다.	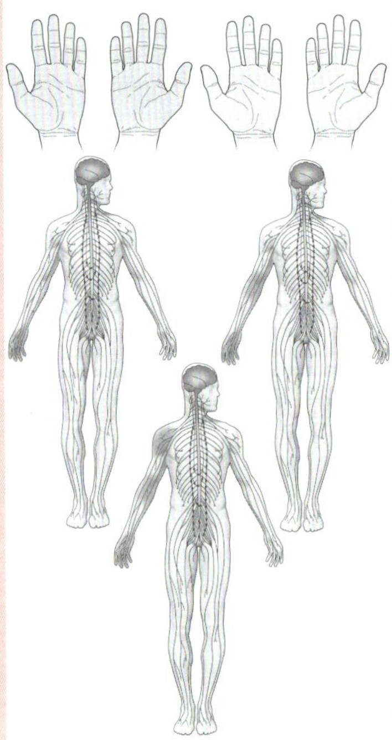	환자들은 종종 퍼지는 통증을 진행성 및 조직 손상의 증가와 연결시킨다. '참견하는 이웃' 비유는 신경계(경보계)가 연결되어 있기 때문에 민감성이 퍼져나가고 과민성과 이질통이 퍼져나가는 것을 설명한다. 퍼지는 통증이 정상이며 설명될 수 있다는 것을 인식하는 것은 두려움을 완화시키는데 부가적인 도움이 될 수 있다.

스토리/비유	형상	이유
만일 번지고 흐릿해진 신체 지도가 통증을 일으킨다면, 당신이 우리에게 오늘 클리닉에서 물어봐야 할 질문은 '어떻게 우리가 흐릿하게 번진 신체 부위를 날카롭게 다시 되돌릴 수 있을까?' 이다.	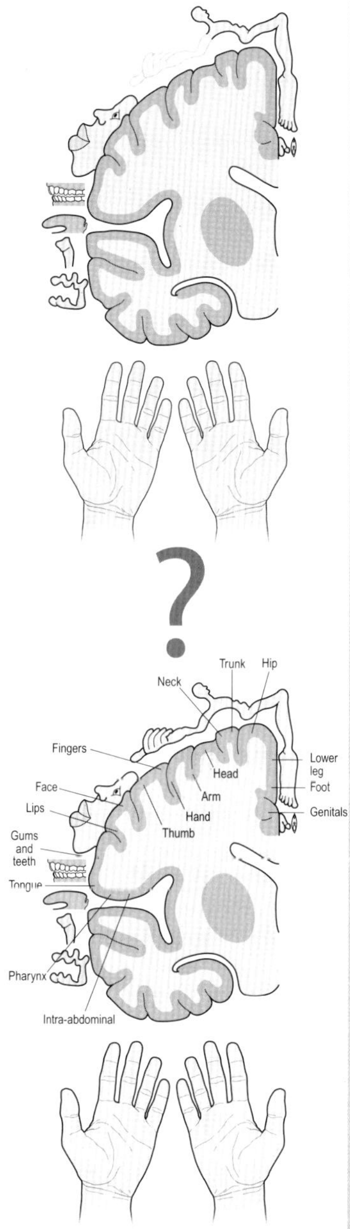	궁극적으로 통증 신경과학 교육 비유는 환자를 치료 계획으로 다시 데려와야 한다. 이 경우에는 특별히 GMI(graded motor image)에 대한 치료 계획이다.

부록 18.1 계속

스토리/비유	형상	이유
움직임! 신체 부위가 자주 사용되고 운동을 하면 신체 지도가 다시 집중력을 얻고 잘 정의된다. 신체 부위를 움직이면서, 당신은 신체 지도를 운동하는 것이다. 당신은 두뇌 운동을 하고 있다! 지도가 점점 날카로워질수록 고통은 줄어든다. 움직임, 촉각, 그리고 운동은 회복에 필수적이다. 치료 운동은 때때로 지루하거나 어리석게 보일 수 있지만, 당신이 뇌를 다시 매핑하는 것을 돕기 위해 계속 하는 것이 중요하다.	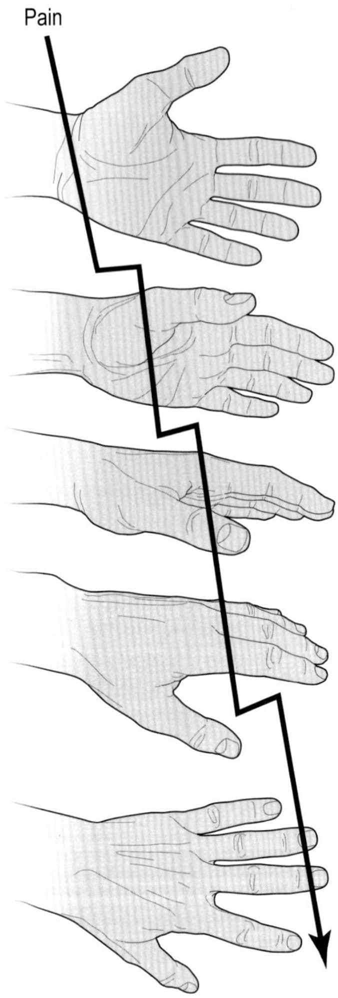	물리치료에서는 움직임- 기반 전략이 회복의 열쇠이다. 움직임과 지도를 연결하고 메시지를 반복함으로써 학습 경험이 강화된다. 터치를 추가하면 환자는 잠재적으로 도수치료와 같은 직접 손을 대는 치료(hands-on treatment)를 재인식할 수 있다.

스토리/비유	형상	이유
만약 움직임이나 움직임의 생각마저 당신의 고통을 더 악화시킨다면? 이제 실제로는 움직이지 않고도 당신이 실행하는, 뇌 지도가 운동되고 강화되는 일련의 뇌 운동이 있다. 예를 들어, 이미징 움직임, 위치 또는 작업은 실제 움직임을 수행하지 않더라도 지도를 운동시키는 데 도움이 된다. 우리는 일련의 뇌 운동을 통해 지도를 다듬을 것이다. 경보 시스템을 진정시키고 궁극적으로는 당신의 통증을 완화시켜 회복할 수 있게 할 것이다 경보 시스템이 진정됨에 따라, 우리는 시간이 지나면서 서서히 규칙적인 움직임, 도수 치료, 운동 및 일상 업무를 늘릴 수 있다.	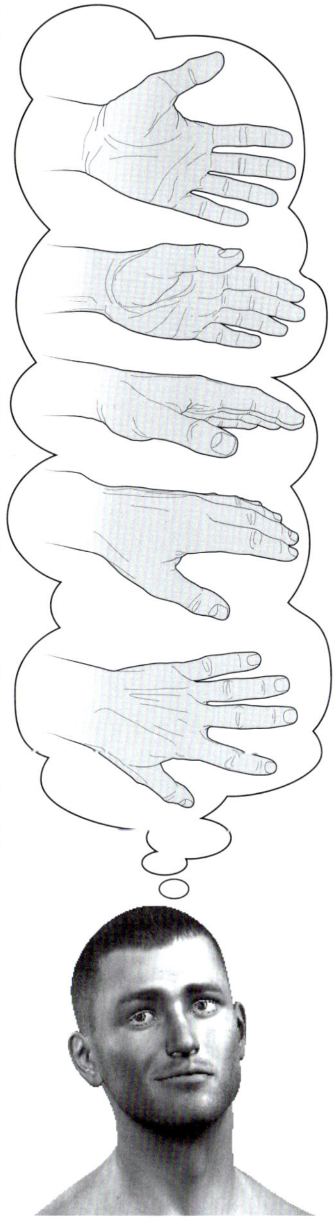	많은 환자들에게 움직임 또는 움직임의 생각은 두려움과 통증과 관련이 있다. GMI는 실제 움직임이 없을 때 일련의 가상 신체 운동이 일어날 수 있도록 한다. 이러한 설명을 통해 환자들은 신체적인 움직임 없이 일련의 가상 운동을 할 수 있으므로 움직여야 하는 두려움을 감소시킬 수 있다. 환자들은 이러한 운동들이 실제로 그들의 통증을 완화하거나 제거할 수 있으며, 그러나 주류 치료법은 아니며, 신경가소성 변화가 유의미한 반복을 통해 발생한다는 것을 알아야 한다는 것은 중요하다.

부록 18.1 계속

스토리/비유	형상	이유
이것이 당신과 당신의 얼굴 또는 안면통과 무슨 관계가 있을까? 얼굴을 포함하여, 신체 어느 곳에서나 통증에 시달리는 사람들에게도 같은 과정이 일어난다. 움직임과 사용이 감소하면 경보 시스템은 뇌에 의해 증가된다. 일단 얼굴 안이나 주위에 알람이 울리면 턱, 목, 심지어 어깨에도 알람이 울릴 수 있다	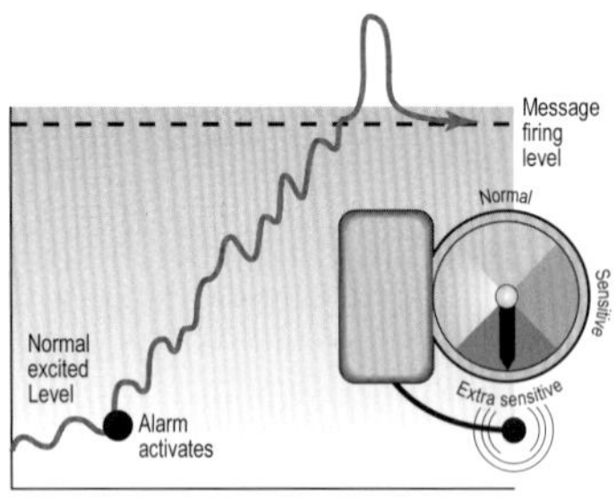 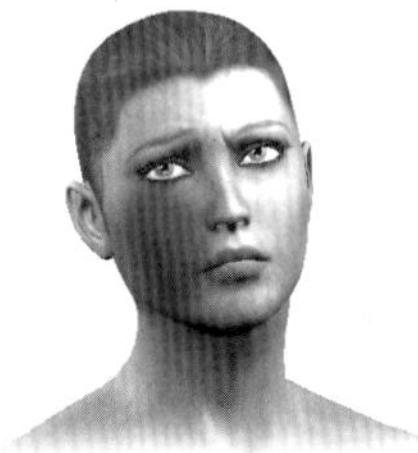 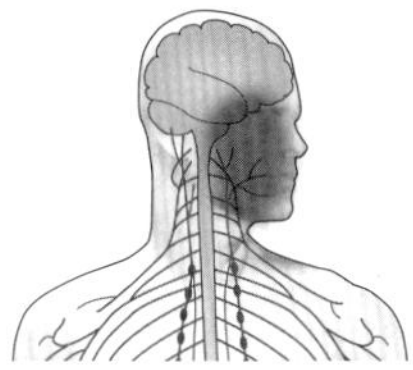 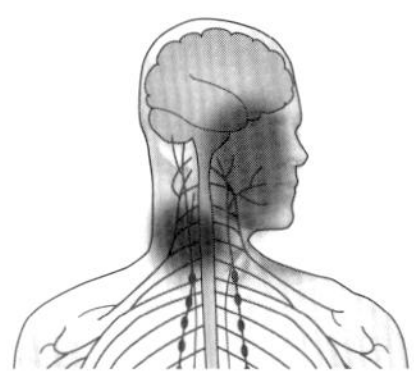 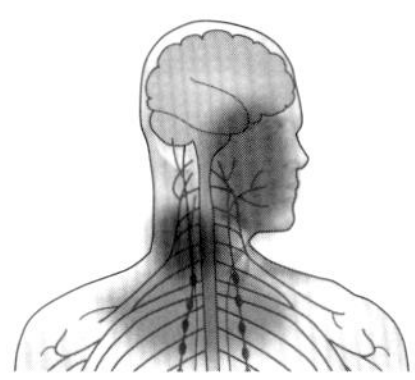 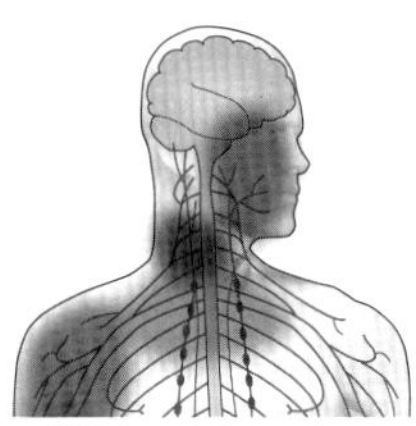	초기 개념이 손(아프지 않은 부분)을 통해 설명되면, 영향을 받는 얼굴 부위에 적용해야 한다. 임상가는 환자의 병력과 주관적 인터뷰를 통해 나온 정보를 사용하여 환자의 개별 상황과 이야기를 연결해야 한다. 예를 들어, 안면통은 치과에서의 진료에 의해 유발되었을 수 있다. 치과 작업의 구체적인 내용과 그것이 어떻게 민감한 경보를 발생시켰는지를 상기함으로써, 환자는 그것이 '그냥 좋은 이야기'가 아니라 자신과 자신의 상황과 관련이 있다는 것을 알게 될 것이다 Note: 부록 18.1의 모든 그림들은 Adriaan Louw에서 카피한 것이며 허가를 받고 다시 그려진 것이다.

19 장

통증 심리, 행동 및 신체

Pain psychology, behavior, and the body

개요(Introduction)

이 마지막 장에서, 우리는 이 책의 목표를 위한 통합된 관점을 제공하고자 한다 – 급성에서 만성에 이르기까지, 통증의 이해를 위해 최신의 지배적 패러다임인 광범위한 생체심리학적 맥락 내에서 – 턱관절 장애를 위한 다양한 상호보완적인 형태의 치료를 묘사하기 위함이다. 턱관절 장애 통증의 역학은 만성 통증으로의 전환에 대해 턱관절 장애의 발병 시기와 사용 가능한 근거에 기초하여 심리적 요인, 건강 상태 및 다른 통증 질환이 공존했는가를 포함하여 다양한 위험 결정요인들의 중요성을 분명히 강조한다. 최근의 근거는 근육 통증 질환에 대한 이러한 다양한 위험 결정요인들의 중심적 중요성을 강하게 뒷받침한다; 이와는 대조적으로, 턱관절의 잠김(locking)과 통증을 동반하는 딸깍소리(clicking)로 예를 들 수 있는, 임상적으로 중요한 관절의 기계적 문제를 일으키는 요소들에 대해서는 덜 알려져 있다. 우리는 턱관절의 기계적 문제에 대한 역학적 기전에 대해서는 충분히 이해하지 못하고 있는 반면, 턱관절에 대한 대부분의 기계적 문제와 퇴행성 문제들은 거의 8년 이상 변하지 않고 있다(Schiffman 등, 2017). 위의 광범위한 결정요인들이 어려운 기계적 문제에 대한 다시 연결되는, 통증이 강하게 동반되는 증상인 경우, 기계적 문제들은 환자와 임상가 모두에게 도전이 된다.

이 장의 초점은 통증 및 통증 환자에 대한 이해, 통증이 나타나고 지속되는 동안 요소들의 복잡한 모자이크, 그리고 신체의 서로 다른 수준을 목표로 하는 치료의 임상의사결정과 치료의 통합이다. 우리는 이 책의 각 장이 턱관절 장애의 기준 내에서 질병의 특정 개념에 적절한 치료에 초점을 맞추고 있으며, 만성 통증을 위한 최근 치료 모델은 환자의 다양한 수준들을 동시에 목표로 하는 치료를 중요시 한다는 것을 강조하고 싶다.

통증의 묘사(The nature of pain)

조직의 손상은 유해자극의 활성을 통해 몸쪽으로 전달되며, 염증 또는 유해성 통증을 일으킨다고 알려져 있다. 통증에 대한 IASP의 정의 – 실제 또는 잠재적 조직 손상과 연관된 불쾌한 감각적 및 감정적 경험(IASP, 2017) – 는 신체 조직 또는 내장 조직 내에서 말초로부터의 통증 입력에 기초한, 통증을 위해 필요한 기준으로서 실제 또는 추정 조직 손상이 있다는 것을 강조한다. 조직 손상은 질환 또는 상해에 의해 시작되며, 일반적으로 조직 손상은 관찰이 가능하지만 잠재적인 조직 손상은 종종 임상적으로나 영상으로나 불명확한 경우가 있다. 그러나 어떤 경우는 다른 정보들(환자의 병력 등)에 의해 종종 조직 손상의 개연성에 대한 증거가 제공될 수 있다. 질병 자체가 통증의 원인으로 의심되는 경우, 그 질병은 틀림없이 구별된다: 그 구별에 따라 치료는 일차적으로 통증 증상의 해결을 위해 행해진다. 그러나 의심되는 질병의 존재가 확실하지 않은 경우, 임상적 상황은 더 복잡해지며, 임상가는 아직 질병의 확인이 명백하기에는 충분하지 심각하지 않지만 최근의 증상을 발생시키기에는 충분한(예를 들어, 유해수용 및 통증), 잠재적인 질병에 대한 의심의 수준을 유지해야만 한다. 그러므로 질병의 구분을 위해 환자의 질병의 진행을 계속 관찰해야 하며 통증 증상에 대한 가설(감별 진단)이 바뀔 수도 있다는 것을 고려하여야 하고, 동시에 증상에 대한 완화적 치료와 환자에게 해가 될 위험을 피해야 한다. 게다가, 임상가는 또한 통증이 특히 지속되는 경우, 기능적 통증(Woolf, 2004)의 형태로 여겨질 수 있는지 고려해야만 하며, 이러한 경우 치료의 방향이 필연적으로 변화할 것이다.

신체 어느 구역의 손상은 또한 유해수용성 통증의 원인이며 또한 복잡하다. 관찰할 수 있는 조직 손상은 발생한 통증과 반드시 연관되지는 않는다(Melzack, 1993; Melzack과 Wall, 1965; Roelofs와 Spinhoven, 2007). 그리고 손상은 관찰 가능한 조직 손상 없이도 발생할 수 있으며 통증이 발생한다. 더욱이 관찰된 조직 손상(통증을 동반하는)에 뒤이어 치유 단계를 넘어서까지 통증이 지속되는 조직 손상의 해결이 진행될 수 있다. 만일 통증이 일반적인 치유 시간을 넘어서도 지속된다면, 이러한 통증은 일반적으로 '만성'(IASP, 2017)으로 여겨지는데 이 용어의 완전한 의미는 점점 더 의문시되고 있다(Dunn 등, 2008; Von Korff와 Dunn, 2008). 이러한 다양한 손상의 시나리오를 통과하는 것은 명백한 난제이다: 우리가 손상의 존재를 확신하는 것은 이것을 관찰할 수 있을 때(시각적으로 또는 기구를 통해) 가능하지만, 환자가 보고한 손상의 존재를 우리가 관찰할 수 없는, 다른 상황들이 존재한다. '불쾌한 경험... 이러한 조직 손상의 관점에서 묘사된'이라고 정의된 바와 같이, 임상가들은 통증 증상의 설명이 '이러한 조직 손상의 관점에서' 심지어 아주 작은 수준이더라도, 어떤 유형의 조직 손상이 발생했음이 틀림없다고 가정하려고 한다. 최근에 우리가 이용할 수 있는 최선의 연구는 부상 자체가 유해자극을 발생하기 충분하며 다양한 위험 결정요소의 기질 내에서 통증 장애 발생에 기여한다(Sharma 등 [언론에서]). 그리고 초기 치유의 기간 이후에 통증의 지속은 이러한 같은 광범위한 요소들의 기능이며 단지 이전의 손상에 의한 것만은 아니다. 손상으로부터의 '치유'는 다소 규정하기 어려다. '치유'가 특정한 '일상적 치유 기간' 내에서 일어나는지 아닌지에 대한 이러한 불확실성은 이 책에서 설명한 바와 같이 신체를 위한 많은 신체적 치료 뒤에 있는 근본적 가정이다.

통증과 신체 근위부의 원인(proximal bodily cause) 사이의 관계는 과학의 역사를 통해 널리 퍼져나갔고(Melzack과 Wall, 1965; Perry, 1993; Wordsworth, 2012), 이후에 의학이 발달했다. 통증이 신체 근위부의 원인 없이 발생했을 때, 의학 기술과 의학 연구는 임상적 확실성, 임상가의 신념 및 전문적 연관성과 연계되고 환자의 통증에 확실한 책임이 있는 특정 신체적 원인과 관련된 이야기들로 채워졌다. 이러한 원인들은 특정한 신념 시스템 내에서, 예를 들어, 턱관절장애의 영역 내에서 치료된다 : 심리학자에 의한 스트레스 경감, 의사에 의한 턱관절 디스크 대체, 치과의사나 교정의사에 의한 폐색 재형성, 물리치료사에 의한 자세 재정렬, 기타 등등. 이러한 모든 예 '원인'은 같은 환자에 쉽게 공존할 수 있는데, 증상의 원인이 되는 인자들은 전문적인 기준에 의해 전형적으로 필터링된다. 추정되는 원인이 더욱 모호한 경우, 임상가의 확신은 신체에서 발견되는 어떤 불규칙성에 인과관계를 할당하는데, 이것은 불규칙성이 틀림없는 원인이 되어야 한다는 믿음에 의한 것이다. 결국, 환자의 통증은 실제이다. 그러므로 이러한 모든 가능성이 추구되고 고갈되었는데도 환자는 여전히 통증이 남아있다고 할 때(그리고 때로는 모든 치료에서 더 나빠졌다고), 화가 난 임상가는 그 원인으로 정신 건강 문제를 지적한다. 이러한 치료에도 불구하고 통증이 남아있다면 적어도 한 명 이상의 임상가는 환자에게 '나의 치료는 완벽해, 그러므로 당신은 미친게 틀림없어' 라고 말한다. 그리고 미쳤다는 주장은 그 통증이 아마 실제가 아니라는 임상가의 신념을 위한 순전히 겉치레인 것이다.

이러한 형태의 임상적 상황은 우리가 통증을 이해하는 이 단계에서 완전히 피할 수 있다. 많은 연구들이 통증이 말초 자극과 연결된 것이 아니라 뇌에 의해 유지될 수 있다는 것을 말하고 있으며 따라서 신체적 원인에 대한 신체 평가는 통증의 구조에 불가분적 부분은 심리학적 요소와 행동의 역할을 이해하기 위한 사람의 동시적 평가를 필요로 한다. 그러므로 IASP의 정의 : '통증은 불쾌한 감각적 및 감정적 경험 ...' 통증 경험의 감정적 양상은 순전히 다양한 평행적 과정의 경험된 층(layer)인 것이다(Apkarian 등, 2009). 그러므로 평가, 감별진단 및 치료의 방향 등에서 신체와 인간의 모든 스펙트럼이 고려되어야만 한다. 증상의 시작 및 진행과 동시에 어려운 삶의 환경에 동시적으로 휘말리는, 고통스러운 간헐적 턱관절 잠김 문제를 가진 사람은 디스크 변위에 대한 직접적 치료가 필요하지 않을 수 있으며, 오히려 삶의 혼란이 신체적 반응으로 변환되는 방식에 대한 직접적 치료가 필요하다. 이러한 환자의 예에서 보고된 통증은 턱관절 뿐만 아니라 심리적 과정에 의해 영향을 받지만, 아마도 정서적 혼란과 그것의 정신생리학적 징후는 주어진 한자에게 더 중요한 요소들일 것이다.

위기 결정 요인의 복잡한 모자이크
(The complex mosaic of risk determinants)

역사적으로, 턱관절 장애의 병인에 대한 두 가지 주요 주제는 구조적 요소들(예를 들어, 가장 주요한 원인으로 턱관절 디스크의 위치와 폐색)과 심리학적 요소들(예를 들어, 두 가지 가장 자주 사용되는 스트레스와 우울)이다. 병인과 관련된 많은 연구들이 수행되었지만, 예를 들어(LeResche 등, 2007), 이러한 연구들은 거의 예외없이 단면연구 설계(cross-sectional design)이었고 편의상 만성 턱관절 장애 환자를 사용하였다. 이러한 연구 디자인 요소들은 병인학적 요소들의 이해를 심각하게 제한해왔다. 일생에 걸친 턱관절 장애 - 구강안면 통증 진단 및 위험도 평가(TMD-OPPER-A(Orofacial Pain Prospective Evaluation and Risk Assessment))의 첫 시작에 대한 포괄적 사전 연구는 특별한 관점을 산출했는데(Bair 등, 2013; Slade 등, 2013b), 복잡한 일련의 요소들이 턱관절 장애를 일으키는 환자에게 취약성을 발생시킨다는 것을 나타낸다 ; 이러한 요소들은 성별, 나이, 정신사회적 상태, 건강상태, 다른 공존 질환의 존재, 통증 질환, 통증 진행과정에서의 변화와 저작근 계통 그 자체와 관련된 특징을 포함한다. 이러한 요소들은 잠재적 질환 발생에 대한 확률적 기여로 인해 위험 결정요인으로 일컬어진다 ; '병인학'과 '원인'은 이러한 형태의 장애에 적절한 개념이 아니다(Rothman과 Greenland, 2005).

이러한 복잡한 요소들의 배열은 아마도 다음과 같이 잘 요약될 수 있다. 턱관절 장애의 생애 최초 발병의 연간 발생률은 대략 4%지만(Slade 등, 2013a), 통계의 이면에는 상당한 증상 흐름의 내용이 있는데, 어느 때든지 많은 사람들이 턱관절 통증을 가지고 있지만 장애를 의미하는 역치 수준에는 미치지 못한다(Slade 등, 2013c); 통증 장애 발생의 시기에 대한 이러한 증상 흐름의 영향은 상당히 크며, 통증 장애 발생에 기여하는 아래의 요소들과 교차한다. 성별은 어떤 사람이 이후에 턱관절 장애로 발전되는지 유의하게 예상하지 못하지만, 만성 통증으로 진행되고 만성이 된 사람과 관련이 있다. 그리고, 알려진 바와 같이, 만성 턱관절 장애 여성들은 치료를 추구할 가능성이 꽤 높다(Drangsholt와 LeResche, 1999). 몸과 안면 영역 모두에 나타나는 신체 증상은 아마도 턱관절 장애 발병의 매우 중요한 심리적 예측 변수가 될 것이다 ; 이것은 공존하는 통증 장애의 존재를 포함한다(Fillingim 등, 2013; Sanders 등, 2013b). 국소적 통증 민감도는 통증 질환 발생을 일으킨다는 가설이 있지만, 연구에서는 국소적 통증 민감도의 발달에 앞서 질환이 먼저 발생한다고 하였다(Slade 등, 2014). 만성 턱관절 장애와 유전적 연관성(Smith 등, 2011)은 턱관절 장애의 첫 발생에 대한 예측 변수로 크게 관찰되지 않지만 중간 정도의 표현형(intermediate phenotypes)을 가리킨다(Smith 등, 2013); 이러한 간헐적 표현형은 그들이 나타내는 것에 대한 더 나은 이해를 위해 보다 많은 연구를 필요로 한다. 그러나 COMT(Catechol-O-methyltransferase) 유전자형은 통증 민감도와 턱관절 장애 발생에 있어서 스트레스의 영향을 수정한다(Slade 등, 2015). 구강 기능이상, 턱관절 장애를 유발하고 좋은 실험 및 현장 근거를 가지고 있다고 많은 사람들에 의해 가정되는(Glaros, 2008; Glaros 등, 2016) 것은 턱관절 장애의 첫 발생에 대한 잠재적 예측변수이다(Ohrbach 등, 2013). 흥미롭게도, 턱관절 장애의 발생은 이전의 턱관절 소리와 턱관절 기능의 간섭에 의해 예상도지만 검사에서 유래된 정보에 근거하지 않고 단지 자가-보고(self-report)에 의해서 결정된다(Ohrbach 등, 2013). 최종적으로, 수면 장애와 수면 장애 호흡은 나중에 턱관절 장애가 발생하는 사람들에게는 시간이 지남에 따라 더 나빠진다(Sanders 등, 2016; Sanders 등, 2013a). 종합하면, 이 시점에서 턱관절 장애는 복합적인 질환으로 보는 것이 공정하다. 그리고 복잡한 질병은 많은 동시의 수준에 근거를 둔 포괄적 치료가 필요하다.

위의 리스트는 복잡한 일련의 소견을 나타내는데, 그들 중 일부는 OPPERA 연구에서 독특하며 그들 중 많은 것들은 이전에 발표된 다른 소규모 연구들의 소견과 같으며 확인하는 것이다. 소견들의 복잡한 패턴은 간단해질 수 있으며 이는 임상적 적용을 위해 중요하다. 군집(cluster) 모델 접근법은 다음의 변수들을 선택했다: 기계적, 압력 및 열 매개 변수(정량적 감각 검사); 대처, 성격, 기분, 스트레스, 신체적 증상, 불안 및 우울(심리학적); 수면의 질 및 여러 가지 다른 조건(건강 상태); 그리고 촉진에 민감한 여러 신체 부위(임상). 이러한 접근법은 턱관절 장애가 발생할 위험이 있는 개인의 세 가지 집단의 구분을 이끌어낸다 : 적응(adaptive), 통증 민감(pain sensitive), 그리고 가장 심한 발병 전 프로필 그룹으로 포괄적 증상(Bair 등, 2016); 이러한 연구는 집단의 구별을 위해 측정할 수 있는 간단한 변수 세트를 개발하기 위해 진전되고 있다. 이들 집단들은 특정 자가 보고 설문지를 기반으로 하여, 이전에 구분된 적응 집단, 상호간 통증이 있는 그리고 기능장애가 있는 집단과 계층적 구조와 비슷하다(Turk와 Rudy, 1990).

자가 보고(예를 들어, 턱관절의 소음 병력)에 의해 또는 신체적 검사(예를 들어, 열에 대한 정량적 감각기능검사, 임상 촉진)와 같은 신체 상태를 평가하는 방법들은 신체 상태에 대한 유해자극을 신체의 중추 신경계에 통합하지 않는 경우 적어도 내부수용감각(interoception)에 의존한다(Craig, 2002; Craig, 2003). 내부수용감각적 신호는 턱관절 장애의 발생을 강하게 암시하는데 이러한 신호들은 공포-회피 과정의 일부이며(Leeuw 등, 2007), 개인은 통증에 직면하거나, 부상과 회복, 또는 공포의 관점에서 통증을 해석하고 기능을 회피함으로서 컨디션이 저하되며 또한 통증을 더욱 증폭시키는데 공헌하는 우울의 증상을 발달시킨다. 그럼으로서 손상은 치유되더라도 통증은 치유 기간을 넘어서도 존재하게 되는 악순환의 과정이 강화된다. 메커니즘으로서의 내부수용감각과 환자에 주어지는 정보(예를 들어, 신경과학 교육) 또한 왜 행동의 변화가 중심적으로 나타나는 신체 변화가 어떻게 이루어졌는지를 알 수 있는 중요한 부분이 된다는 통찰력을 제공한다(Meulders와 Vlaeyen, 2012). 행동의 변화는 움직임 패턴의 변화에 의해 동시에 나타난다. 신체에 대한 말초 치료가 조직을 변화시킬 뿐만 아니라 그 부분에 대한 내부수용감각의 경험도 잠재적으로 변화시키기 때문에, 말초 부위의 치료는 조직이 사용되는 방법을 포함한 바람직한 행동 변화에 영향을 미치는 도구적 방법이 된다. 이러한 방식으로 말초 치료는 복잡한 질병으로 여겨지는 턱관절 장애의 궤적을 변화시킬 수 있으며, 말초 치료가 행동의 변화에 영향을 미치는 가능성은 다른 수준의 부가적 치료에 의해 크게 증가한다.

임상의사결정과 치료의 통합

(Clinical decision making and integration of treatments)

턱관절 장애 환자에 있어서 통증은 복잡한 과정임이 명백하다고 여겨진다. 결과적으로, 현재의 교과서는 유해수용자극의 원인에 관한 다른 관점과 유해수용자극이 유지되는 방식 그리고 행동과 기분의 역할에 대한 많은 치료적 관리 전략을 제공한다. 현재의 임상 및 과학적 근거는 턱관절 장애 환자의 관리가 치과의사, 치과교정사, 의사, 물리치료사 및 심리학자와 같은 여러 건강 관리 전문가들의 참여가 필요한 다양한 모드가 되어야 한다고 설명하고 있는데, 이는 턱관절 장애와 같은 복잡한 질환에서는 건강 관리 전문가들이 제공하는 형태는 생체심리사회학적 패러다임에 의해 요구되는 서로 다른 치료의 구성요소로 제한되기 때문이다. 사실, 우리는 이 책에서의 보완적 치료가 개인에 맞춰져 있는 의학의 틀 안에서 물리치료 중재의 디딤돌로 보여지기를 제안한다: 환자의 관점에 맞춘 치료. 이러한 치료들에는 다음과 같은 것들이 포함될 수 있다 : 특별 수동 및 능동 전략(이 책에서 소개된), 임상가의 능동적 듣기 및 공감, 필요하다면, 환자의 검사를 하는 동안의 소견에 기초한 심리학적 문제(예를 들어, 우울, 불안, 파국화)에 대한 적절한 해결. 그러나, 개인 맞춤형 의학의 약속과 장점은 우리가 어떻게 임상결정을 하느냐는 것과 개인을 위해 주어진 치료를 맞춤화하는데 근거가 어떻게 사용되는가에 의해 제한된다.

환자 중심 관리는 임상가와 환자 사이의 상호 존중을 통한 의사결정을 서로 나누는 것이 포함된다. 환자의 믿음, 치료적 선호 그리고 결과의 기대는 이러한 것들이 치료 과정에 영향을 미칠 수 있기 때문에 각 환자의 가치를 이해하기 위해 임상가에 의해 평가되어야 한다. 환자의 불만 그리고 관련된 문제의 전체 범위에 대한 환자의 교육은 온정적인 관리(compassionate care)의 중요한 부분이다. 그 전체 범위는 제안된 치료의 원리를 설명하는 것 뿐만 아니라 일반적 언어로 설명되는 질병의 기전(예, 신경과학 통증 교육도 포함된다. 이러한 시나리오에서, 임상가는 특정 개인에게 적용될 수 있는 어떤 중재의 영향(긍정적 및 부정적)에 초점을 맞춘 잠재적 신경생리학적 및 인지 기전을 고려해야 한다. 의식이 있는 환자에 대한 모든 신체적 치료는 인지적 요소를 가지고 있다; 가장 잘 알려진 것은 물론 기대(환자 및 제공자 모두에서)가 상당한 역할을 한다고 알려진 플라시보 효과이다(Carvalho 등, 2016; Marchant, 2016; Story 등, 2016; Wager와 Atlas, 2015). 신경생리학적 및 인지적 기전 모두에 중점을 두는 것은, 비록 그들이 가정적일지라도, 만성 통증 환자에게 특히 중요하다. 왜냐하면 각 치료 접근법의 이익과 위험을 적절하게 설명한 후 다양한 치료 옵션 중에서 선택하도록 하는 것이 환자에게 도움이 되기 때문이다. 환자에게 임상과 치료 결정 과정에 참여하게 하는 것은 그들의 상태를 관리하는데 중요하며 특히 만성 통증일 경우 큰 영향을 미친다.

그러므로, 임상가가 직면하는 과제는 턱관절 장애 환자를 위한 특별한 치료를 어떻게 결정하느냐는 것인데, 환자는 그들 개인의 임상적 호소와 관련된 요소들이 다소 다르기 때문이다. 다양한 모드의 치료 접근법들을 선택하기 위해 임상가들은 환자의 임상적 패턴이 말초적 입력에 의한 것인지 또는 중추 입력에 의한 것인지를 결정해야 한다. 만일 임상가가 턱관절 장애 환자의 통증을 말초적 유해수용자극에 의한 것으로 구분한다면 영향을 받는 조직(디스크, 관절 또는 근육)의 특별한 치료와 운동 그리고 기능적 활동의 적용을 권장해야 한다. 예를 들어, 근육에 과부하가 주어진 이후에 대부분의 통증이 치아에서 나타난다는 환자에서는, 만성으로의 발전을 방지하기 위해 주위 조직의 치료가 필요할 것이다. 손상 후 턱관절 주위에 급성 증상이 발생한 환자에서, 관절과 디스크의 적절한 관리는 효과적일 것이며, 동시에 복합적인 위험 결정 요인의 더 복잡한 맥락에서 발생하는 손상보다, 간단한 손상은 아마도 덜 일반적이라는 것에 주목해야 한다(Sharma 등 [in press]). 만일 임상가가 환자의 턱관절 장애 통증이 주로 중추성 유해자극 과정에서의 변화로 인해 발생하는 것으로 보인다고 한다면, 다양한 약리학적, 신체적 및 인지적 접근법이 권장되어야 할 것이다. 이러한 상황에서 환자들은 적절한 보조 치료와 함께 능동적이고 특별한 운동의 수행과 최적의 정상 기능적 움직임을 또한 교육받아야 한다.

턱관절 장애는, 한 분야로서, 제안된 치료법이 부족하지 않았다. 이 분야는 이러한 치료들의 효과와 관련된 근거가 부족했으며, 이러한 상황은 이 장이 발표된 시점에서도 그렇게 남아있다. 임상적 치료의 매칭에 대한 최근의 접근법은 한 번에 하나의 치료를 사용하는 시행착오 전략 중 하나이며, 50%에 달하는 환자들이 거의 또는 전혀 이익을 얻지 못한다(List와 Axelsson, 2010; Michelotti 등, 2004). 자가 관리 전략(self-care strategies)이 종종 활용되지만, 일반적으로 한 번에 하나이며, 실패율이 높다. 환자는 포기하며, 임상가는 실망하고, 치료를 계속 이어나가기가 어렵다(Merskey, 2012; Ohrbach와 List, 2013; Velly와 Fricton, 2011). 이러한 암울한 상황의 두 가지 이유는 턱관절 장애가 복합적 질병이라는 것에 대한 인식이 부족하며(적어도 최근까지) 대부분의 지지되고 있는 치료들은 통증 생리학 및 심리학에 대한 충분한 이해에서 나온 것이 아니라 특별성이나 훈련 편향에서 나왔다는 것이다.

체계적 고찰(systematic review)은 옥스퍼드 근거 계층구조(Oxford hierarchy of evidence) 내에서(Phillips 등, 2011), 임상의사결정의 발달을 위한 가장 높은 형태의 근거로 여겨지며, 개별 무작위 임상시험(randomized clinical trials, RCTs)은 일반적 적용에 대한 신뢰도가 낮은 수준의 근거를 제공한다. 무작위 임상시험을 효과적으로 디자인하고 실행하는 것은 매우 도전이 되는 일이며, 결과적으로 임상가는 환자에게 제공하기 위한 치료에 대해 임상의사결정을 위해 필요한 적절한 근거 없이 일을 하게 된다. 턱관절 장애의 치료와 관련된 30개의 체계적 고찰 연구에 대해 다시 체계적 검토를 한 결과에서는, 행동적 또는 심리적 문제가 없는 턱관절 장애 환자 대부분은 간단한 치료에서 이득을 얻는 반면, 주요한 행동적 또는 심리학적 장애를 가지고 있는 턱관절 장애 환자들은 복합적인 치료적 접근법이 필요하다고 하였다(List와 Axelsson, 2010). 물론 복합적인 접근법은 임상의사결정이 매우 어려운데, 무작위 임상시험은 일반적으로 복합적 치료가 아닌 하나의 치료에만 초점을 맞추고 있으며, 또한 상담실에서 환자를 대표할 수도 있고 그렇지 않을 수도 있는 특정 환자 집단에 초점을 맞춘다. 결과적으로, 무작위 임상시험은 임상가에게 별로 도움이 되지 않으며, 체계적 검토는 치료에 대한 일반적 패턴에 대한 통찰력을 제공한다(위에서 설명한 바와 같이). 이러한 한계 내에서, 현재 이용 가능한 정보는 – 예를 들어, 행동적 또는 심리적 문제가 있는 경우 대 없는 경우, 그리고 급성 대 만성과 같은 기본적 틀 안에 환자를 배치하는 것이 임상가가 맞춤형 치료를 시작하는 방법을 이해하는데 더욱 도움이 된다는 것을 알려줄 수 있다. 그리고, 지속적으로 부정적인 결과를 보이는 치료(예를 들어, 폐색 치료(Fricton, 2006))는 어떤 종류의 치료가 더 도움이 될 것인가에 대한 더 유용하고 근거 기반 모델을 기반으로 한 결정을 통해 회피되어야 한다.

만성 통증 환자를 관리하는 중요한 발걸음은 치료 과정에 환자를 능동적으로 참여시키는 것이다. 많은 건강 관리 전문가들은 보통 환자에게 수동적 접근방법을 적용한다. 그러나 환자는 치료 과정에 능동적으로 참여해야만 한다. 말초 및 중추 유해수용성 통증 과정 모두를 목표로 하는 가장 효과적인 방법 중 하나는 자가 관리(self care)를 통한 것이다(Durham 등, 2016; Gatchel 등, 2006; Lorig와 Holman, 2003). 환자는 통합 운동치료 방법으로 그들 자신을 위한 치료에 반드시 참여될 수 있도록 교육되어야 하며 그들의 생활 패턴 속에서, 새로운 활동과 동작들이 습관이 되는 것과 같은, 자가 관리를 하는 것이 반드시 필요하다. 그러나 임상가들은 턱관절 장애 통증 환자와 같은, 중추 민감화(central sensitization) 환자들은 운동에 비정상적인 통증 반응을 보일 수 있으며, 이러한 잠재적 반응이 의도되고 기대되는 것의 반대로 될 수 있고 증상을 더욱 악화시킬 수 있다는 것을 깨달아야 한다. 그러므로, 특정 환자에 대한 중재의 맞춤화를 극대화시키기 위해 증상 변화를 위한 반복적 재평가와 함께 임상가와 환자 간의 지속적인 상호작용, 밀착성 측면에서의 환자에 의한 치료 과정 참여 그리고 초기 자가 관리 치료의 적정화가 치료 과정에 있어서 필수적이다.

결론(Conclusion)

턱관절 장애의 역학은 이 책의 결론 단락에서 정보를 제공한다. 턱관절 장애 통증의 여러 단계에서 다양한 복합적인 위험 결정 요인들이 있다 : 초기 발병, 만성화로의 변화, 지속성. 우리는 턱관절 장애의 추정 원인에 대해 많이 알고 있지는 못하다. 유용한 근거에 의하면, 다른 범위에서의 말초 및 중추적 요소들은 턱관절 장애를 가진 대부분의 사람들의 통증에 기여한다. 더 나은 표적 치료와, 특별히, 치료의 통합은 각각의 개별 환자에 포함된 많은 요소들을 다루기 위해 필수적인 다음 단계를 밟아나가기 위해 결합된다. 치료 결정은 포괄적 병력, 신뢰할 수 있는 검사와 다른 테스트들, 그리고 환자와 의사 결정을 공유하는 것으로부터 나와야 한다. 이 책은 임상적 고려를 위한 설득력있는 근거를 가진, 다양한 치료들을 설명하고 있으며, 이러한 소견에 맞춘 포괄적인 치료 접근법에 통합될 때, 우리는 턱관절 장애에 대한 치료 결과가 향상될 것이라고 믿는다.

참고문헌

Apkarian AV, Baliki MN, Geha PY. Towards a theory of chronic pain. Prog Neurobiol 2009; 87: 81–97.

Bair E, Brownstein NC, Ohrbach R et al. Study protocol, sample characteristics and loss-to-follow-up: the OPPERA prospective cohort study. J Pain 2013; 14: T2–19.

Bair E, Gaynor S, Slade GD et al. Identification of clusters of individuals relevant to temporomandibular disorders and other chronic pain conditions: The OPPERA Study. Pain 2016; 157: 1266–1278.

Carvalho C, Caetano JM, Cunha L, Rebouta P, Kaptchuk TJ, Kirsch I. Open-label placebo treatment in chronic low back pain: a randomized controlled trial. Pain 2016; 157: 2766–2772.

Craig AD. How do you feel? Interoception: the sense of the physiological condition of the body. Nat Rev Neurosci 2002; 3: 655–666.

Craig AD. A new view of pain as a homeostatic emotion. Trends Neurosci 2003; 26: 303–307.

Drangsholt M, LeResche L. Epidemiology of temporomandibular disorders. In: Crombie IK, Croft PR, Linton SJ, LeResche L, Von Korff M, (eds). Epidemiology of Pain. Seattle: IASP Press; 1999, pp. 203–233.

Dunn KM, Croft PR, Main CJ, Von KM. A prognostic approach to defining chronic pain: replication in a UK primary care low back pain population. Pain 2008; 135: 48–54.

Durham J, Al-Baghdadi M, Baad-Hansen L et al. Self-management programmes in temporomandibular disorders: results from an international Delphi process. J Oral Rehabil 2016; 43: 929–936.

Fillingim RB, Ohrbach R, Greenspan JD et al. Psychosocial factors associated with development of TMD: the OPPERA prospective cohort study. J Pain 2013; 14: T75–90.

Fricton J. Current evidence providing clarity in management of temporomandibular disorders: summary of a systematic review of randomized clinical trials for intra-oral appliances and occlusal therapies. J Evidence Based Dental Pract 2006; 6: 48–52.

Gatchel RJ, Stowell AW, WIldenstein L, Riggs R, Ellis EI. Efficacy of an early intervention for patients with acute temporomandibular disorder-related pain: a one-year outcome study. JADA 2006; 137: 339–347.

Glaros AG. Temporomandibular disorders and facial pain: a psychophysiological perspective. Appl Psychophysiol Biofeedback 2008; 33: 161–171.

Glaros AG, Marszalek JM, Williams KB. Longitudinal multilevel modeling of facial pain, muscle tension, and stress. J Dent Res 2016; 95: 416–422.

IASP – International Association for the Study of Pain. IASP Taxonomy. IASP; 2017. Available: https://www.iasp-pain.org/Taxonomy [Nov 22, 2017].

Leeuw M, Goossens ME, Linton SJ, Crombez G, Boersma K, Vlaeyen JW. The fear-avoidance model of musculoskeletal pain: current state of scientific evidence. J Behav Med 2007; 30: 77–94.

LeResche L, Mancl LA, Drangsholt MT, Huang G, Von Korff M. Predictors of onset of facial pain and temporomandibular disorders in early adolescence. Pain 2007; 129: 269–278.

List T, Axelsson S. Management of TMD: evidence from systematic reviews and meta-analyses. J Oral Rehabil 2010; 6: 430–451.

Lorig KR, Holman H. Self-management education: history, definition, outcomes, and mechanisms. Annals Behavior Med 2003; 26: 1–7.

Marchant J. Placebos: Honest fakery. Nature 2016; 535: S14–S5.

Melzack R. Phantom limb pain: implications for treatment of pathologic pain. Anesthesiology 1971; 35 :409–419.

Melzack R. Pain and the brain. APS Journal 1993; 2: 172–174.

Melzack R, Wall PD. Pain mechanisms: a new theory. Science 1965; 150: 971–979.

Merskey H. Introduction. In Giamberardino MA, Jensen TS (eds). Pain Comorbidities: Understanding and Treating the Complex Patient. Seattle: IASP Press; 2012, pp. 1–20.

Meulders A, Vlaeyen JWS. Reduction of fear of movement-related pain and pain-related anxiety: an associative learning approach using a voluntary movement paradigm. Pain 2012; 153: 1504–1513.

Michelotti A, Steenks MH, Farella M, Parisini F, Cimino R, Martina R. The additional value of a home physical therapy regimen versus patient education only for the treatment of myofascial pain of the jaw muscles: short-term results of a randomized clinical trial. J Orofac Pain 2004; 18: 114–125.

Ohrbach R, List T. Predicting treatment responsiveness: somatic and psychologic factors. In Greene CS, Laskin DM. (eds). Treatment of TMDS: Bridging the Gap between Advances in Research and Clinical Patient Management. Chicago: Quintessence; 2013, pp. 91–98.

Ohrbach R, Bair E, Fillingim RB et al. Clinical orofacial characteristics associated with risk of first-onset TMD: the OPPERA prospective cohort study. J Pain 2013; 14: T33–T50.

Perry HT. Stop! Look and listen. J Orofacial Pain 1993; 7: 233.

Phillips B, Ball C, Badenoch D, Straus S, Haynes B, Dawes M. Oxford Centre for evidence-based medicine levels of evidence (May 2001). BJU international 2011; 107: 870.

Roelofs K, Spinhoven P. Trauma and medically unexplained symptoms: towards an integration of cognitive and neuro-biological accounts. Clin Psychol Rev 2007; 27: 798–820.

Rothman KJ, Greenland S. Causation and causal inference in epidemiology. Am J Public Health 2005; 95: S144–S50.

Sanders AE, Essick GK, Fillingim R et al. Sleep apnea symptoms and risk of temporomandibular disorder: OPPERA cohort. J Dental Res 2013a; 92: S70–S77.

Sanders AE, Slade GD, Bair E et al. General health status and incidence of first-onset temporomandibular disorder: the OPPERA prospective cohort study. J Pain 2013b; 14: T51–62.

Sanders AE, Akinkugbe AA, Bair E et al. Subjective sleep quality deteriorates before development of painful temporomandibular disorder. J Pain 2016; 17: 669–677.

Schiffman EL, Ahmad M, Hollender L et al. Longitudinal stability of common TMJ structural disorders. J Dent Res 2017; 96: 270–276.

Sharma S, Ohrbach R, Häggman-Henrikson B. The role of trauma and whiplash injury in TMD. In Connelly ST, Tartaglia GM, Silva R (eds). Contemporary Management of TemporoMandibular Disorders: Current Concepts and Emerging Opportunities. Berlin: Springer-Nature [In press].

Slade GD, Bair E, Greenspan JD et al. Signs and symptoms of first-onset TMD and socio-demographic predictors of its development: the OPPERA prospective cohort study. J Pain 2013a; 14: T20–32.

Slade GD, Fillingim RB, Sanders AE et al. Summary of findings from the OPPERA prospective cohort study of incidence of first-onset temporomandibular disorder: implications and future directions. J Pain 2013b; 14: T116-T24.

Slade G, Sanders A, Bair E et al. Preclinical episodes of orofacial pain symptoms and their association with healthcare behaviors in the OPPERA prospective cohort study. Pain 2013c; 154: 750–760.

Slade GD, Sanders AE, Ohrbach R et al. Pressure pain thresholds fluctuate with, but do not usefully predict, the clinical course of painful temporomandibular disorder. Pain 2014; 155: 2134–2143.

Slade G, Sanders A, Ohrbach R et al. COMT diplotype amplifies effect of stress on risk of temporomandibular pain. J Dental Res 2015; 94: 1187–1195.

Slade GD, Ohrbach R, Greenspan JD et al. Painful temporomandibular disorder: Decade of discovery from OPPERA studies. J Dental Res 2016; 95: 1084–1092.

Smith S, Maixner D, Greenspan JD et al. Case-control association study of TMD reveals genetic risk factors. J Pain 2011; 12: T92-T101.

Smith SB, Mir E, Bair E, Slade GD et al. Genetic variants associated with development of TMD and its intermediate phenotypes: the genetic architecture of TMD in the OPPERA prospective cohort study. J Pain 2013; 14: T91-T101.

Story WP, Durham J, Al-Baghdadi M, Steele J, Araujo-Soares V. Self-management in temporomandibular disorders: a systematic review of behavioural components. J Oral Rehabil 2016; 43: 759–770.

Turk DC, Rudy TE. The robustness of an empirically derived taxonomy of chronic pain patients. Pain 1990; 43: 27–35.

Velly AM, Fricton J. The impact of comorbid conditions on treatment of temporomandibular disorder. JADA 2011; 142: 170–172.

Von Korff M, Dunn KM. Chronic pain reconsidered. Pain 2008; 138: 267–276.

Wager TD, Atlas LY. The neuroscience of placebo effects: connecting context, learning and health. Nat Rev Neurosci 2015; 16: 403–418.

Wall PD. On the relation of injury to pain. Pain 1979; 6: 253–264.

Woolf CJ. Pain: moving from symptom control toward mechanism-specific pharmacologic management. Annals Internal Med 2004; 140: 441–451.

Wordsworth H. The history of 'biopsychosocial' pain – A tale of gladiators, war, papal doctrine and a wrestler; 2012.

찾아보기 INDEX